国家卫生健康委员会"十三五"规划教材

全国高等学历继续教育（专科）规划教材

供临床、预防、口腔、护理、检验、影像等专业用

U0658756

人体解剖学

第 4 版

主　　编　张雨生　金昌洙

副主编　武　艳　姜　东　李　岩

人民卫生出版社

图书在版编目（CIP）数据

人体解剖学/张雨生,金昌洙主编. —4版. —北京:人民卫生出版社,2019
全国高等学历继续教育"十三五"（临床专科）规划教材
ISBN 978-7-117-27153-0

Ⅰ. ①人… Ⅱ. ①张… ②金… Ⅲ. ①人体解剖学－成人高等教育－教材 Ⅳ. ①R322

中国版本图书馆 CIP 数据核字（2018）第 282410 号

人卫智网	www.ipmph.com	医学教育、学术、考试、健康,购书智慧智能综合服务平台
人卫官网	www.pmph.com	人卫官方资讯发布平台

人体解剖学
第 4 版

主　　编：张雨生　金昌洙
出版发行：人民卫生出版社（中继线 010-59780011）
地　　址：北京市朝阳区潘家园南里 19 号
邮　　编：100021
E - mail: pmph @ pmph.com
购书热线：010-59787592　010-59787584　010-65264830
印　　刷：中农印务有限公司
经　　销：新华书店
开　　本：850×1168　1/16　印张：19
字　　数：561 千字
版　　次：2000 年 7 月第 1 版　2019 年 2 月第 4 版
　　　　　2025 年 2 月第 4 版第 9 次印刷（总第 31 次印刷）
标准书号：ISBN 978-7-117-27153-0
定　　价：69.00 元
打击盗版举报电话：010-59787491　E-mail: WQ @ pmph.com
（凡属印装质量问题请与本社市场营销中心联系退换）

数字负责人　汪坤菊

编　　者（以姓氏笔画为序）

王志勇 / 新乡医学院　　　　　范　艳 / 昆明医科大学

王海燕 / 内蒙古医科大学　　　武志兵 / 长治医学院

李　岩 / 大连医科大学　　　　武　艳 / 首都医科大学

李益民 / 哈尔滨医科大学　　　金昌洙 / 滨州医学院

汪坤菊 / 海南医学院　　　　　庞　刚 / 安徽医科大学

张军峰 / 西安医学院　　　　　姜　东 / 锦州医科大学

张雨生 / 海南医学院　　　　　彭田红 / 南华大学

张海玲 / 肇庆医学高等专科学校　曾昭明 / 西南医科大学

编写秘书　汪坤菊 / 海南医学院

数字秘书　范　艳 / 昆明医科大学

第四轮修订说明

随着我国医疗卫生体制改革和医学教育改革的深入推进,我国高等学历继续教育迎来了前所未有的发展和机遇。为了全面贯彻党的十九大报告中提到的"健康中国战略""人才强国战略"和中共中央、国务院发布的《"健康中国 2030"规划纲要》,深入实施《国家中长期教育改革和发展规划纲要(2010-2020 年)》《中共中央国务院关于深化医药卫生体制改革的意见》,贯彻教育部等六部门联合印发《关于医教协同深化临床医学人才培养改革的意见》等相关文件精神,推进高等学历继续教育的专业课程体系及教材体系的改革和创新,探索高等学历继续教育教材建设新模式,经全国高等学历继续教育规划教材评审委员会、人民卫生出版社共同决定,于 2017 年 3 月正式启动本套教材临床医学专业(专科)第四轮修订工作,确定修订原则和要求。

为了深入解读《国家教育事业发展"十三五"规划》中"大力发展继续教育"的精神,创新教学课程、教材编写方法,并贯彻教育部印发《高等学历继续教育专业设置管理办法》文件,经评审委员会讨论决定,将"成人学历教育"的名称更替为"高等学历继续教育",并且就相关联盟的更新和定位、多渠道教学模式、融合教材的具体制作和实施等重要问题进行探讨并达成共识。

本次修订和编写的特点如下:

1. 坚持国家级规划教材顶层设计、全程规划、全程质控和"三基、五性、三特定"的编写原则。

2. 教材体现了高等学历继续教育的专业培养目标和专业特点。坚持了高等学历继续教育的非零起点性、学历需求性、职业需求性、模式多样性的特点,教材的编写贴近了高等学历继续教育的教学实际,适应了高等学历继续教育的社会需要,满足了高等学历继续教育的岗位胜任力需求,达到了教师好教、学生好学、实践好用的"三好"教材目标。

3. 本轮教材从内容和形式上进行了创新。内容上增加案例及解析,突出临床思维及技能的培养。形式上采用纸数一体的融合编写模式,在传统纸质版教材的基础上配数字化内容,以一书一码的形式展现,包括 PPT、同步练习、图片等。

4. 整体优化。注意不同教材内容的联系与衔接,避免遗漏、矛盾和不必要的重复。

本次修订全国高等学历继续教育"十三五"规划教材临床医学专业专科教材 25 种,于 2018 年出版。

第四轮教材目录

序号	教材品种	主编	副主编
1	人体解剖学（第4版）	张雨生　金昌洙	武 艳　姜 东　李 岩
2	生物化学（第4版）	徐跃飞	马红雨　徐文华
3	生理学（第4版）	肖中举　杜友爱	苏莉芬　王爱梅　李玉明
4	病原生物与免疫学（第4版）	陈 廷　李水仙	王 勇　万红娇　车昌燕
5	病理学（第4版）	阮永华　赵卫星	赵成海　姚小红
6	药理学（第4版）	闫素英　鲁开智　王传功	王巧云　秦红兵　许键炜
7	诊断学（第4版）	刘成玉	王 欣　林发全　沈建箴
8	医学影像学（第3版）	王振常　耿左军	张修石　孙万里　夏 宇
9	内科学（第4版）	杨立勇　高素君	于俊岩　赖国祥
10	外科学（第4版）	孔垂泽　蔡建辉	王昆华　许利剑　曲国蕃
11	妇产科学（第4版）	王晨虹	崔世红　李佩玲
12	儿科学（第4版）	方建培	韩 波
13	传染病学（第3版）	冯继红	李用国　赵天宇
14*	医用化学（第3版）	陈莲惠	徐 红　尚京川
15*	组织学与胚胎学（第3版）	郝立宏	龙双涟　王世鄂
16*	皮肤性病学（第4版）	邓丹琪	于春水
17*	预防医学（第4版）	肖 荣	龙鼎新　白亚娜　王建明　王学梅
18*	医学计算机应用（第3版）	胡志敏	时松和　肖 峰
19*	医学遗传学（第4版）	傅松滨	杨保胜　何永蜀
20*	循证医学（第3版）	杨克虎	许能锋　李晓枫
21*	医学文献检索（第3版）	赵玉虹	韩玲革
22*	卫生法学概论（第4版）	杨淑娟	卫学莉
23*	临床医学概要（第2版）	闻德亮	刘晓民　刘向玲
24*	全科医学概论（第4版）	王家骥	初 炜　何 颖
25*	急诊医学（第4版）	黄子通	刘 志　唐子人　李培武
26*	医学伦理学	王丽宇	刘俊荣　曹永福　兰礼吉

注：1. * 为临床医学专业专科、专科起点升本科共用教材

2. 本套书部分配有在线课程，激活教材增值服务，通过内附的人卫慕课平台课程链接或二维码免费观看学习

3.《医学伦理学》本轮未修订

评审委员会名单

前　言

　　根据"全国高等学历继续教育临床医学专业'十三五'规划教材主编人会议"精神,按照高等学历继续教育临床医学专科"非零起点性""职业需求性""模式多样性"的特点,本着"适用、够用、适度结合临床"的基本编写原则,强调"三基"即基础理论、基本知识、基本技能,体现"五性"即思想性、科学性、先进性、启发性和适应性的要求,在第 3 版的基础上,我们编写了《人体解剖学》(第 4 版)教材。

　　本教材采用纸数一体的融合教材编写模式,在传统纸质版教材的基础上配以相应的数字化内容。纸质内容每章均包括学习目标、章节文字、学习小结和复习参考题四部分;数字化内容以纸质教材为基本载体和服务入口,通过"一书一码"的应用链接,将传统纸质内容与数字内容、互联网平台有机融合,从而实现内容与平台、线下与线上服务的无缝对接。数字化内容包括 PPT、同步练习题和其他数字资源等,扫描二维码即可查看。

　　本教材包括绪论、运动系统、消化系统、呼吸系统、泌尿系统、生殖系统、腹膜、脉管系统、感觉器、神经系统、内分泌系统。本教材中的解剖学名词均以全国科学技术名词审定委员会公布的《人体解剖学名词》为标准,所采用的插图选自人民卫生出版社《人体解剖学》第 3 版。在此对上述作者表示感谢!

　　本教材的编写得到了参编院校的支持与帮助,在此一并感谢。由于时间仓促,编者水平有限,不当和错漏之处在所难免,恳请同仁和读者不吝指正,提出宝贵的修改意见,以促使本书不断完善。

张雨生　金昌洙

2018 年 12 月

目 录

绪　　论

学习目标	
掌握	人体解剖学标准姿势、方位术语、人体的轴和面。
熟悉	人体的组成与分部。
了解	人体解剖学的定义和分科。

一、人体解剖学的定义和任务

人体解剖学（human anatomy）是研究正常人体形态、结构的科学，属于生物学科中的形态学范畴。学习人体解剖学的任务是让医学生理解和掌握正常人体的形态结构和各个器官的位置毗邻关系、生长发育规律及其功能意义，只有在掌握人体正常形态结构的基础上，才能理解人体的正常生理功能和疾病的发展过程，正确判断正常与异常，鉴别生理与病理状态，从而对疾病进行正确的诊断和治疗。因此，人体解剖学是一门重要的医学基础课程，是学习其他基础医学和临床医学课程的形态学基础和基石。

二、人体解剖学的分科

随着人类的进步和科学技术的发展，人体解剖学在研究方法、研究重点方面产生了差异，其学科的分支也越来越细，逐渐出现了若干独具特色的分科：

巨视解剖学（macro anatomy）通过肉眼观察人体的宏观结构的解剖学，又分为系统解剖学及局部解剖学等。

微视解剖学（micro anatomy）以显微镜为观察手段的解剖学，又分为组织学、细胞学、胚胎学。

系统解剖学（systematic anatomy）按人体功能系统（如运动系统、消化系统等）研究各器官形态结构的科学。

局部解剖学（regional anatomy）按人体的某一局部（如胸部、腹部等）由浅至深研究人体器官的形态位置、毗邻关系和层次结构的科学。

同时还可依据研究角度和研究目的不同分若干分科：

应用解剖学（applied anatomy）结合临床需要研究人体形态结构的解剖学。

表面解剖学（surface anatomy）研究人体表面形态特征的解剖学。

外科解剖学（surgical anatomy）密切联系外科手术的解剖学。

X线解剖学（X-ray anatomy）运用X线摄影技术研究人体形态结构的解剖学。

运动解剖学（locomotive anatomy）结合体育运动需要，研究人体器官的形态结构及其与运动关系的解剖学。

断面解剖学（sectional anatomy）研究人体各局部或器官的断面形态结构的解剖学。

艺术解剖学（artistic anatomy）艺术院校为绘画艺术服务的解剖学等。

由于各门科学的发展是相互促进、相互渗透、相互联系的，因此解剖学的研究也会不断深入、不断更新，不断出现新的分支学科。当人类进入了"智能化""信息化"和"数字化"的知识经济时代，解剖学的研究也与时俱进，随着人体奥秘不断被破译和揭示，又会有一些新学科不断从解剖学中脱颖而出，但在广义上它们仍属于解剖学范畴。

三、人体的组成和系统的划分

构成人体结构和功能的基本单位是细胞。许多形态相似和功能相近的细胞借细胞间质结合在一起构成组织。人体有四大基本组织，即上皮组织、结缔组织、肌组织和神经组织。几种不同的组织有机地组合成具有一定形态、担负一定功能的结构称器官，如心、肺、肝、胃、脾、肾等。由若干个功能相关的器官组合在一起，完成某一方面生理功能，构成系统。人体有运动、消化、呼吸、泌尿、生殖、脉管、感觉器官、神经、内分泌九大系统。各系统在神经体液的调节下，相互联系、彼此协调、互相影响，共同构成一个完整的有机体。

按照人体的局部,可分为:头部(包括颅、面部)、颈部(包括颈、项部)、背部、胸部、腹部、盆会阴部(后四部合称躯干部)和上肢、下肢。

四、人体解剖学标准姿势和方位术语

为了正确地描述人体的形态结构和位置,便于应用和交流,世界各国形态学研究者公认了描述人体形态结构和位置的统一标准和术语,从而确定了医务工作者的共同语言。

(一)人体解剖学标准姿势

人体的标准解剖学姿势:是指身体直立,两眼平视正前方,双上肢垂于躯干两侧,两足并拢,掌心和足尖向前。在观察人体的形态和结构时,不论被观察的对象、标本或模型是俯卧或仰卧,是直立或倒立,是整体或局部,均应以此姿势为标准进行描述。

(二)方位术语

以人体解剖学标准姿势为标准,规定了表示方位的术语。按照这些方位术语,可以正确地描述各器官或结构的相互位置关系。常用的方位术语有:

1. **上和下** 表示距颅顶或足底相对距离的术语。近颅者为上,近足者为下。如眼位于鼻的上方,口位于鼻的下方。

2. **前和后** 表示距身体前面或后面相对距离的术语。近腹面者为前,也可以称腹侧;近背面者为后,也可以称背侧。腹侧和背侧可以通用于人体和四足动物。

3. **内侧和外侧** 表示距人体正中矢状面相对距离的术语。靠近正中矢状面者为内侧,远离正中矢状面者为外侧。如眼位于鼻的外侧,位于耳的内侧。

4. **内和外** 表示与空腔相互位置关系的术语。在腔内或近腔者为内,在腔外或远腔者为外。如心位于胸腔内,乳房位于胸腔外。

5. **浅和深** 表示距身体表面或器官表面相对距离的术语。近表面者为浅,远离表面者为深。如静脉因距体表远近的不同,而分为浅静脉和深静脉。

常用于四肢的方位术语:

近侧和远侧 表示距肢体根部相对距离的术语。距肢体根部近者为近侧,距肢体根部远者为远侧。

尺侧和桡侧 根据前臂尺骨和桡骨的位置,上肢的内侧也叫尺侧,上肢的外侧也叫桡侧。

胫侧和腓侧 根据小腿胫骨和腓骨的位置,下肢的内侧也叫胫侧,下肢的外侧也叫腓侧。

(三)轴和面

轴和面是描述人体器官形态,尤其是叙述关节运动时常用的术语(绪图-1)。

1. **轴** 根据人体解剖学标准姿势,设计出人体相互垂直的三个轴,以此来描述关节的运动方式。

(1)矢状轴:呈前后方向与地面平行的轴,躯干沿此轴可作侧屈,肢体沿此轴可作内收和外展运动。

(2)冠状轴:呈左右方向与地面平行的轴,沿此轴可作前屈和后伸运动。

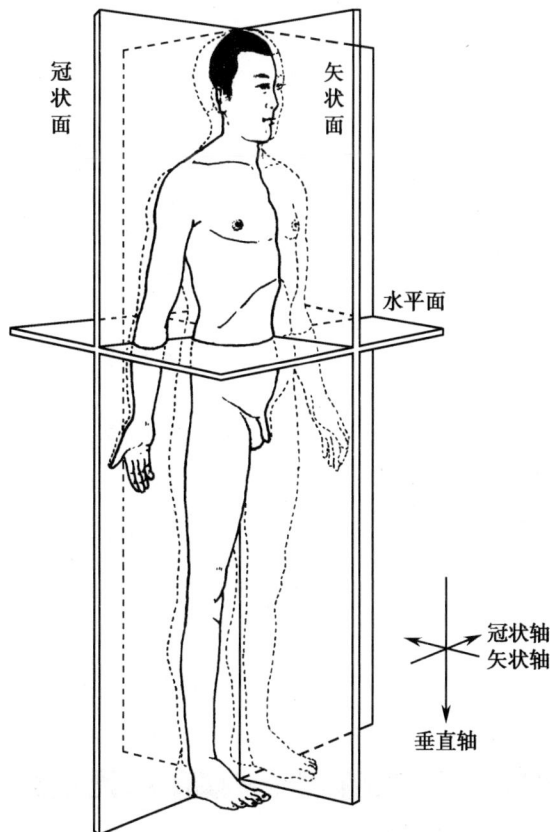

绪图-1 人体的轴和面

（3）垂直轴：呈上下方向与地面垂直的轴，沿此轴可作旋转（旋内、旋外）运动。

2. 面　在人体解剖学标准姿势条件下，分割人体时所作的相互垂直的三个切面。

（1）矢状面：呈前后方向纵行切开人体，得到的左、右两个纵切面。通过人体正中的矢状面称正中矢状面，它将人体分成左右相等的两半。

（2）冠状面（额状面）：呈左右方向纵行切开人体，得到的前、后两个纵切面。

（3）水平面（横切面）：与地面平行切开人体，得到的上、下两个平面。

在描述器官的切面时，则应以该器官的长轴为准，与长轴平行的切面称纵切面；与长轴垂直的切面称横切面。

五、人体器官的变异、异常与畸形

根据中国人体的体质调查资料，通常把统计学上占优势的结构称之为正常（normal）。有些人某器官的形态、结构、位置、大小可能与正常形态不完全相同，但与正常值比较接近，相差并不显著，又不影响其正常生理功能者，称之为变异（variation）。若超出一般变异范围，统计学上出现率极低甚至影响其正常生理功能者，则称之为异常（abnormal）或畸形。

（张雨生）

学习小结

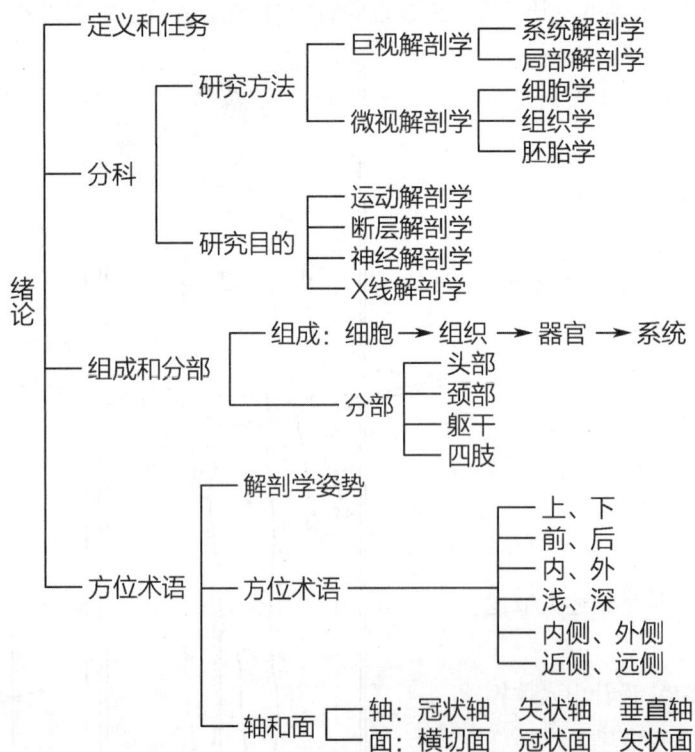

复习参考题

1. 什么是人体解剖学姿势？

2. 人体解剖学的方位术语有哪些？

3. 人体有哪些轴和面？

第一章　运 动 系 统

1

掌握　骨的分类和构造，主要骨的形态；滑膜关节的结构及运动；主要关节的结构特点及功能；肌的构造和形态分类；主要肌的位置、结构特点及作用。

熟悉　各部椎骨的主要特征；颅骨的组成；脊柱的整体观和正常的生理性弯曲；骨盆的组成、分布和性别差异；肌的起止点、配布；胸固有肌的名称、位置及作用。

了解　骨的化学成分和物理特性；足弓的概念、构成和功能；肌的命名原则；咀嚼肌的名称、功能。

运动系统（locomotor system）由骨、骨连结和骨骼肌组成，起支持、保护和运动的作用。全身各骨借骨连结构成骨骼，赋予人体基本形态。骨骼肌附着于骨并跨过关节，在神经系统支配下，收缩时牵拉骨改变位置而产生运动。在运动中，骨起杠杆作用，骨连结是运动的枢纽，骨骼肌是运动的动力器官。

第一节　骨学

学习目标	
掌握	骨的分类和构造；椎骨的一般形态；胸骨的位置和形态；上、下肢骨的组成；肩胛骨、肱骨、尺骨、桡骨、髋骨、股骨、胫骨的形态。
熟悉	各部椎骨的主要特征；颅骨的组成；颅底内面观的主要结构；骨性鼻旁窦的名称、位置和开口。
了解	骨的化学成分和物理特性；肋的组成和形态结构；颅的整体观；新生儿颅的特征及其出生后变化；手骨和足骨的名称及排列；髌骨、腓骨的形态。

一、总论

骨（bone）以骨组织为主体构成，具有一定的形态，坚硬而有弹性。骨内有骨髓，外被骨膜，分布有丰富的血管、淋巴管和神经，能不断进行新陈代谢和生长发育，并有修复、再生及改建的能力。骨是人体钙、磷贮存库，红骨髓具有造血功能。

（一）骨的分类

成人有 206 块骨，按部位分为**颅骨**（29 块，包括听小骨 6 块）、**躯干骨**（51 块）和**四肢骨**（上肢骨 64 块，下肢骨 62 块），前二者合称中轴骨（图 1-1）。按形态，骨可分为 4 类。

1. **长骨**　分布于四肢，呈长管状，分一体两端。体又称骨干，内含髓腔，容纳骨髓。两端膨大，称骺，表面有光滑的关节面。骨干与骺邻接的部分称干骺端，在幼年时为骺软骨，软骨细胞不断分裂、增殖和骨化，使骨不断加长；成年后，骺软骨骨化形成骺线，骨干与骺融为一体，长骨不再增长。

2. **短骨**　近似立方体，多成群分布于承受压力较大和运动复杂的部位，如腕骨和跗骨。

3. **扁骨**　呈板状，参与构成颅顶、胸壁和盆壁，起保护作用，如顶骨、胸骨和肋骨。

4. **不规则骨**　形状不规则，主要分布于躯干、颅底和面部，如椎骨、颞骨和上颌骨。

位于某些肌腱内的小骨块称**籽骨**，在运动中可改变力的方向和减少对肌腱的摩擦。髌骨是人体最大的籽骨。

骨的表面形态各异，这种形态均与功能相对应。骨表面的突起或凹陷均为肌或韧带附着处，突起有结节、粗隆、转子、髁、嵴、踝等，凹陷有窝、压迹、切迹、沟、陷窝等。此外，空腔包括管、道、孔、裂、腔、窦、房等，其中管、道、孔、裂处常有神经、血管通过。

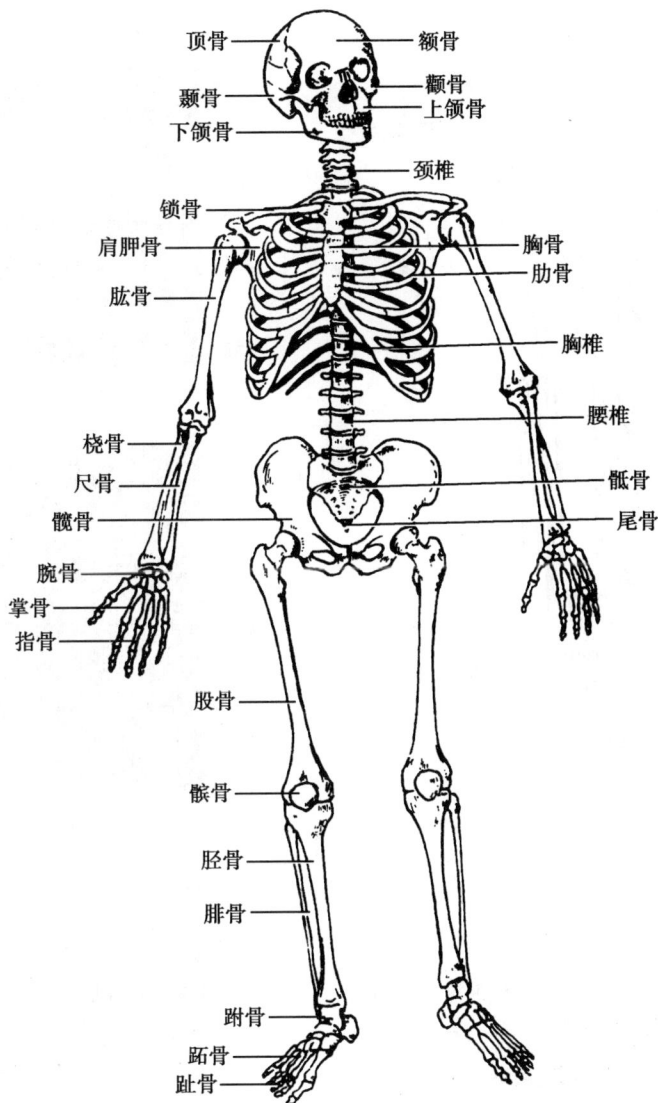

图 1-1　全身骨（前面）

顶骨　额骨
颞骨　颧骨
颞骨　上颌骨
下颌骨
颈椎
锁骨
肩胛骨　胸骨
肱骨　肋骨
胸椎
腰椎
桡骨
尺骨　骶骨
髋骨　尾骨
腕骨
掌骨
指骨
股骨
髌骨
胫骨
腓骨
跗骨
跖骨
趾骨

（二）骨的构造

骨主要由骨质、骨膜、骨髓构成（图 1-2）。

1. **骨质**（bony substance）　由骨组织构成，分为骨密质和骨松质。骨密质由紧密成层排列的骨板构成，质地坚硬，抗压、抗扭曲力强，分布于骨的表面，临床上又称骨皮质。骨松质由大量相互交错排列的骨小梁构成，呈海绵状，分布于骨的内部。骨小梁按力的方向排列，体现出既轻便又坚固的性能。颅盖骨表层的骨密质称**内板**和**外板**，其间的骨松质称**板障**。

2. **骨膜**（periosteum）　由致密结缔组织构成，覆于骨的表面（关节面除外）。骨膜富有血管、淋巴管及神经，可分内、外两层。外层致密，有许多胶原纤维束穿入骨质，使之固着于骨面；内层疏松，含有成骨细胞和破骨细胞，具有产生新骨质、破坏原骨质和重塑骨的功能。因此，骨膜对骨的营养、再生、感觉具有重要作用。

3. **骨髓**（bone marrow）　充填于骨髓腔和骨松质间隙内，分为红骨髓和黄骨髓两种。红骨髓内含大量不同发育阶段的血细胞，具有造血功能。胎儿和幼儿的骨内均为红骨髓，5 岁后，骨干内的红骨髓逐渐被脂肪组织代替，转变为黄骨髓，失去造血功能。在椎骨、髂骨、肋骨、胸骨及肱骨和股骨等长骨的骺内终身保留红骨髓，临床上常选髂骨和胸骨等处进行骨髓穿刺，检查骨髓象。

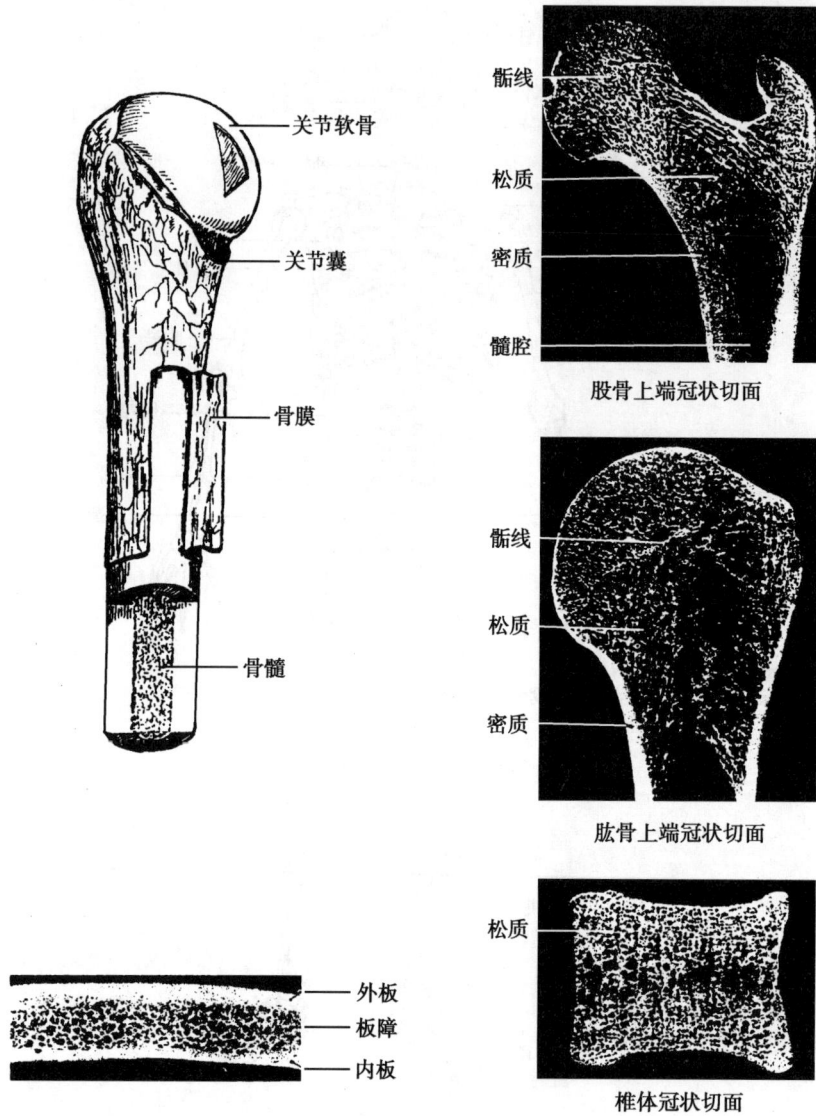

关节软骨
关节囊
骨膜
骨髓

髋线
松质
密质
髓腔
股骨上端冠状切面

髋线
松质
密质
肱骨上端冠状切面

松质
椎体冠状切面

外板
板障
内板

图 1-2　骨的构造

（三）骨的化学成分和物理特性

骨由有机质和无机质组成。有机质主要是骨胶原纤维和黏多糖蛋白，使骨具有弹性和韧性；无机质主要是碱性磷酸钙，使骨具有硬度和脆性。两种成分的比例随年龄增长而逐渐变化。幼儿骨有机质和无机质各占一半，故弹性大、柔软易变形，不易骨折或折而不断；成人骨有机质和无机质的比例约为 3:7，故具有较大的硬度和一定的弹性；老年人的骨无机质所占的比例更大，故脆性较大、易骨折。

二、中轴骨

中轴骨包括躯干骨和颅骨，居于人体中轴线上，借骨连结形成颅、脊柱和胸廓，以支持并保护脑、脊髓和胸腔脏器等。

（一）躯干骨

成人躯干骨共 51 块，包括 24 块椎骨、1 块骶骨、1 块尾骨、1 块胸骨和 12 对肋。

1. 椎骨（vertebrae）　幼年时有 32～33 块，包括颈椎 7 块、胸椎 12 块、腰椎 5 块、骶椎 5 块和尾椎 3～4 块。成年后，骶椎和尾椎分别融合成骶骨和尾骨。

椎骨由椎体和椎弓构成。**椎体**为椎骨的前部,呈短圆柱状;**椎弓**为弓状骨板,附于椎体后方,并与椎体围成**椎孔**,全部椎骨的椎孔上下贯通,构成**椎管**,容纳脊髓。椎弓与椎体相连的部分较细,称**椎弓根**,其上、下缘分别为**椎上切迹**和**椎下切迹**,相邻椎骨的上、下切迹围成**椎间孔**(intervertebral foramina),有脊神经和血管通过。椎弓的后部较宽扁,称**椎弓板**,自椎弓板发出 7 个突起,包括自正中伸向后方或后下方的**棘突**、伸向两侧的**横突**以及分别伸向上、下方的一对**上关节突**和一对**下关节突**(图1-3)。

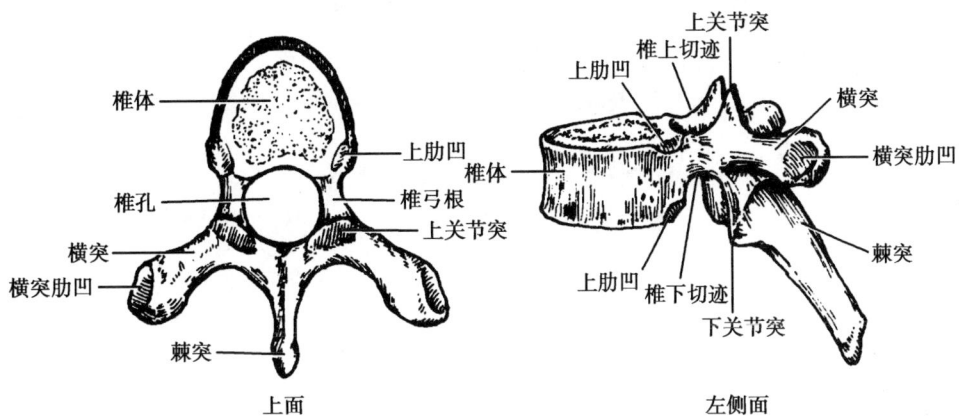

图 1-3 胸椎

(1)**颈椎**(cervical vertebrae):椎体较小,呈椭圆形。椎孔较大,呈三角形。成人第 3～7 颈椎体上面的两侧向上突起,称**椎体钩**,常与上位颈椎相应处构成**钩椎关节**。若椎体钩骨质增生使椎间孔缩小,可压迫脊神经而产生相应的临床症状。横突根部有**横突孔**,内有椎血管通过。第 2～6 颈椎的棘突短,末端分叉(图1-4)。

第 1 颈椎又称**寰椎**,呈环状,由前弓、后弓和两个侧块组成,无椎体、棘突和关节突。前弓较短,后面正中有齿突凹;侧块上、下各有一关节面,上关节面较大,与枕髁构成寰枕关节。第 2 颈椎又称**枢椎**,椎体向上伸出齿突,与齿突凹相关节。第 7 颈椎又称**隆椎**,棘突长,末端不分叉,在活体易于触及,常作为计数椎骨序数的骨性标志。

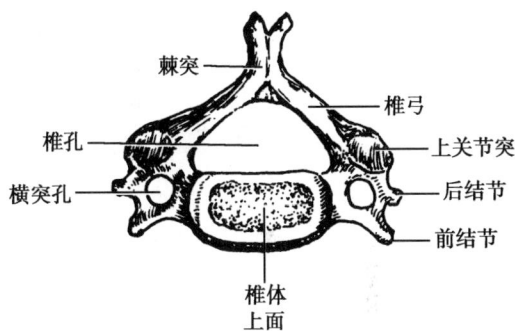

图 1-4 颈椎

(2)**胸椎**(thoracic vertebrae):椎体呈心形,椎孔较小。在椎体上、下缘的两侧后份以及横突末端均有半圆形浅凹,分别称**上肋凹**、**下肋凹**和**横突肋凹**。棘突较长,伸向后下方,呈叠瓦状排列(见图1-3)。

(3)**腰椎**(lumbar vertebrae):椎体粗壮,呈肾形。椎孔较大,呈三角形。棘突呈板状,水平伸向后方,故棘突间隙较宽,临床上常从第 3～4 或 4～5 腰椎棘突间隙进行腰椎穿刺术(图1-5)。

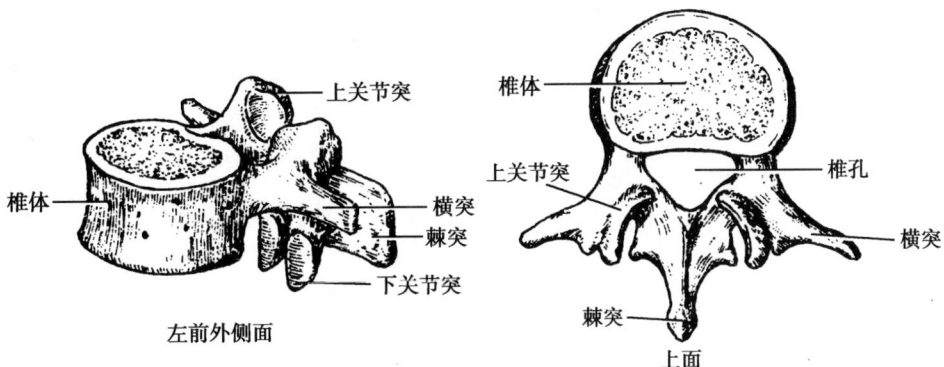

图 1-5 腰椎

（4）**骶骨**（sacrum）：由 5 块骶椎融合而成，呈底在上、尖向下的三角形。其上缘中份向前隆凸，称**岬**。骶骨前面凹陷光滑，有 4 对**骶前孔**；后面隆凸粗糙，正中线上有**骶正中嵴**，其外侧有 4 对**骶后孔**。骶前、后孔分别有骶神经前、后支通过。骶骨内有**骶管**，向上通连椎管，下端敞开称**骶管裂孔**，后者两侧有向下突出的**骶角**，是骶管麻醉的定位标志。骶骨两侧有耳状面，与髂骨的耳状面相关节（图 1-6）。

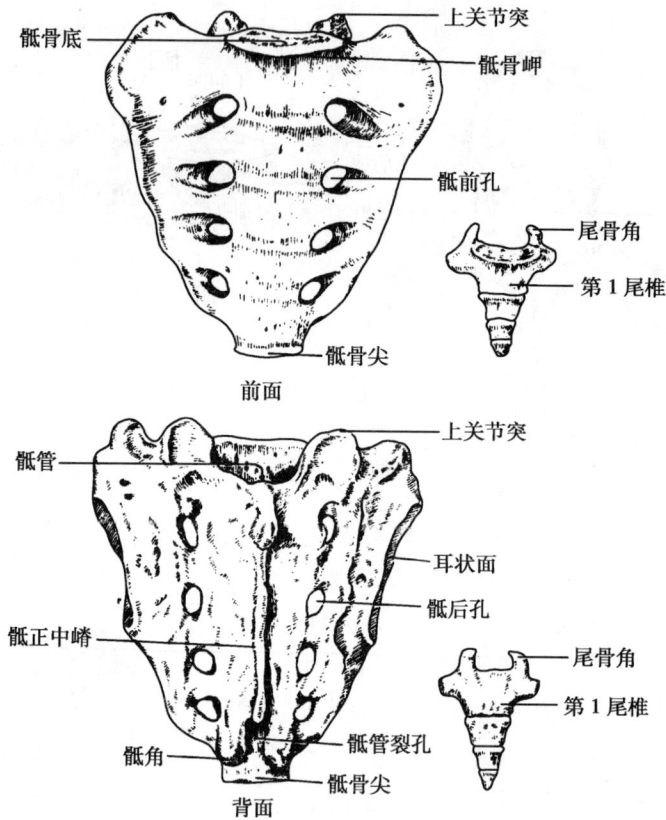

图 1-6　骶骨和尾骨

（5）**尾骨**（coccyx）：由 3～4 块退化的尾椎融合而成，上接骶骨，下端游离（见图 1-6）。

2. **胸骨**（sternum）　属扁骨，位于胸前壁正中，自上而下分为柄、体和剑突三部分。**胸骨柄**的上缘中部有**颈静脉切迹**，两侧有锁切迹，与锁骨相连结；**胸骨体**呈长方形，两侧与第 2～7 肋软骨相连；剑突扁薄，下端游离。胸骨柄与体连接处微向前突，称**胸骨角**（sternal angle），可在体表扪及，两侧与第 2 肋软骨相连，是计数肋的重要标志，向后平对第 4 胸椎体下缘（图 1-7）。

3. **肋**（rib）　共 12 对，由肋骨和肋软骨构成。第 1～7 对肋前端与胸骨直接相连，称**真肋**；第 8～10 对肋前端与上位肋软骨相连，而不与胸骨直接相连，称**假肋**；第 11～12 对肋前端游离，称**浮肋**。

（1）**肋骨**（costal bone）：属扁骨，呈细长的弯弓形，分为体和前、后两端。后端包括肋头、肋颈和

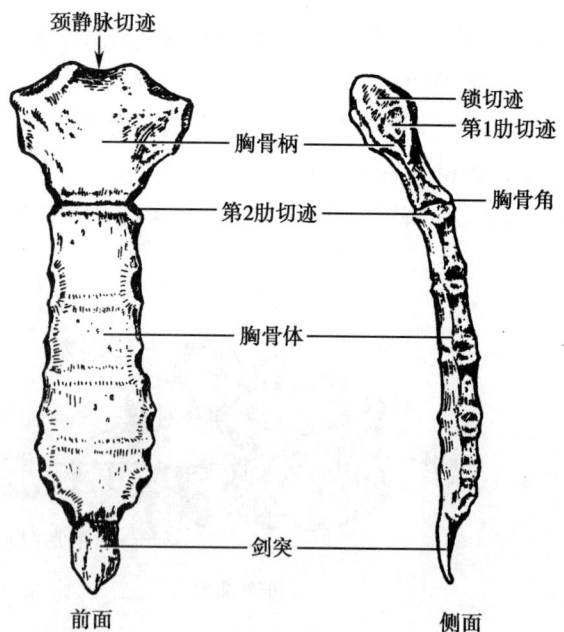

图 1-7　胸骨

肋结节等；体的内面近下缘处有肋沟，内有肋间神经和血管走行，体的后份急转处称**肋角**；前端与肋软骨相接。第1肋骨扁平而宽短，其上面内缘的前部有**前斜角肌结节**，锁骨下动、静脉分别行经结节的后、前方（图1-8）。

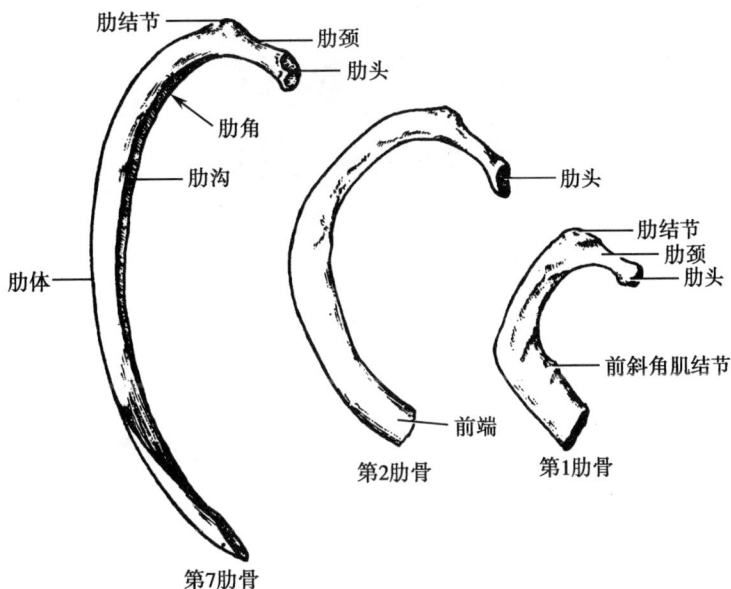

图1-8　肋骨

（2）**肋软骨**（costal cartilage）：连于肋骨前端，为透明软骨，终生不骨化。

（二）颅骨

除3对听小骨外，**颅骨**（cranial bone）共23块，以眶上缘和外耳门上缘的连线为界，可分为后上部的脑颅骨和前下部的面颅骨（图1-9、图1-10）。

1. **脑颅骨**　共8块，包括不成对的**额骨**、**筛骨**、**蝶骨**和**枕骨**以及成对的**颞骨**和**顶骨**，参与围成颅腔，支持和保护脑。颅腔的顶称**颅盖**，由额骨、顶骨、枕骨和一部分颞骨构成；颅腔的底由额骨、筛骨、蝶骨、颞骨和枕骨构成。

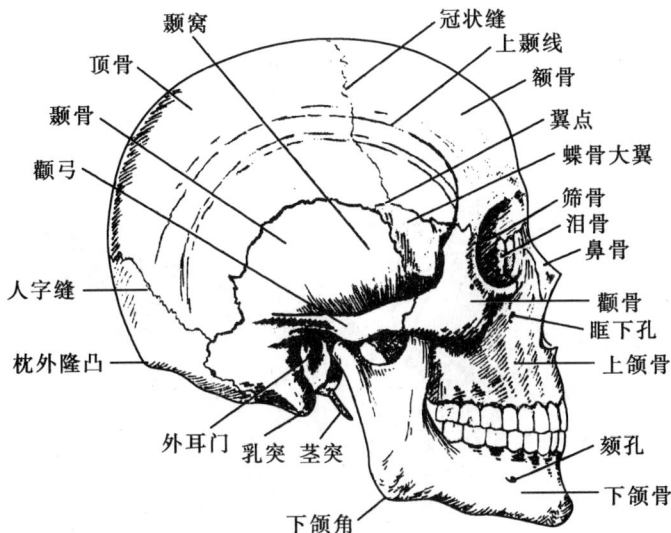

图1-9　颅骨（侧面）

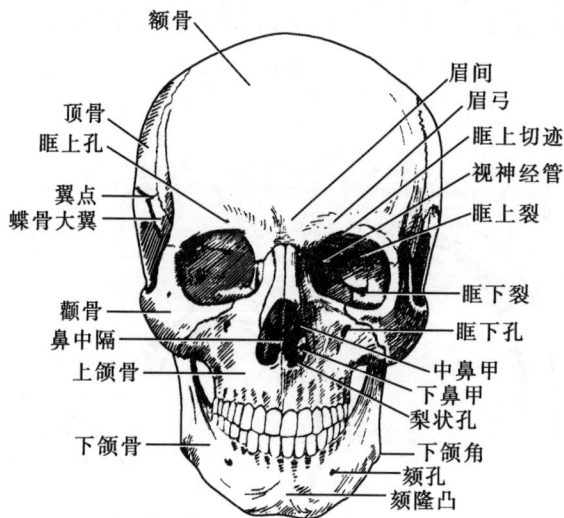

图 1-10 颅骨(前面)

（1）**筛骨**：为脆弱的含气骨，位于鼻腔上方、两眶之间，呈"巾"字形，可分为 3 部。①**筛板**，为水平骨板，有许多筛孔，构成鼻腔的顶；②**垂直板**，自筛骨正中向下伸出，构成骨性鼻中隔的上部；③**筛骨迷路**，位于垂直板的两侧，内有蜂窝状的筛窦，筛骨迷路内侧壁上有 2 个向下卷曲的菲薄的上鼻甲和中鼻甲，外侧壁即眶内侧壁（图 1-11）。

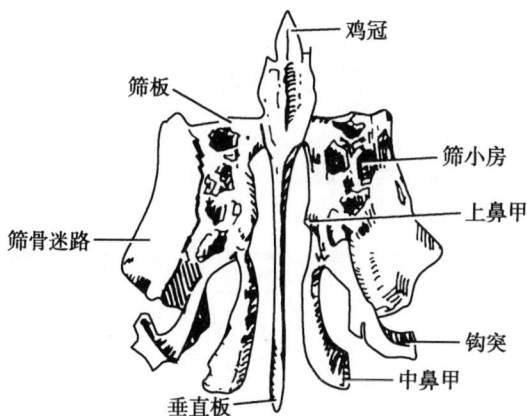

图 1-11 筛骨(前面)

（2）**蝶骨**：位于颅底中央，形似展翅的蝴蝶，可分为 4 部，中间部为**蝶骨体**，其内的空腔为蝶窦；体向前上方发出一对**小翼**，向两侧伸出一对**大翼**，在体和大翼结合处向下伸出一对**翼突**（图 1-12）。

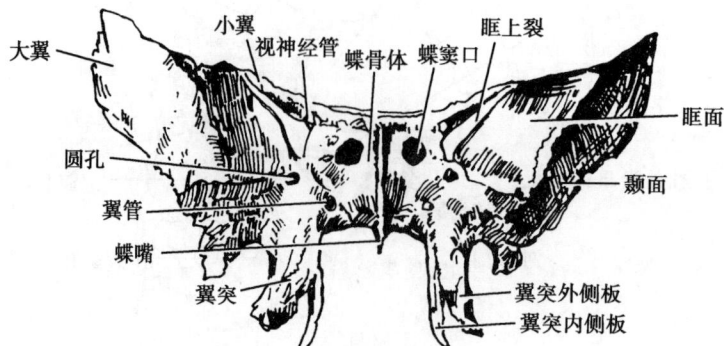

图 1-12 蝶骨(前面)

（3）颞骨：位于颅的侧面，形状不规则，其外面下部的圆形孔称**外耳门**。以外耳门为中心，颞骨可分为3部，即前上方呈鳞片状的**鳞部**、后下方呈薄环状的**鼓部**以及伸向前内侧呈三棱锥体形的**岩部**。**乳突**为岩部的后下份，其内有许多大小不等的腔隙，称**乳突小房**（图1-13、图1-14）。

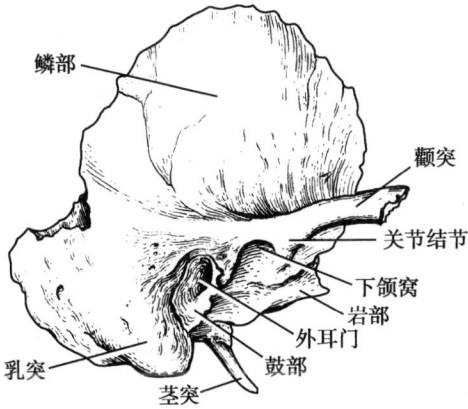

图1-13　颞骨（外面）

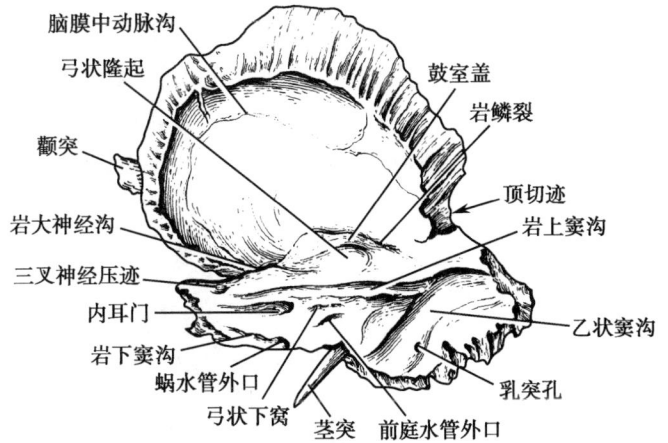

图1-14　颞骨（内面）

2. **面颅骨**　共15块，包括不成对的**犁骨**、**下颌骨**和**舌骨**以及成对的**上颌骨**、**鼻骨**、**颧骨**、**泪骨**、**腭骨**和**下鼻甲**，参与围成眶腔、骨性鼻腔和骨性口腔（见图1-10）。

（1）**下颌骨**：分为一体两支。**下颌体**上缘构成**牙槽弓**，下缘称**下颌底**，前外侧面有**颏孔**，后面的正中有**颏棘**。**下颌支**向上伸出两个突起，即前方的**冠突**和后方的**髁突**。髁突上端膨大，称**下颌头**，头下方较细处为**下颌颈**。下颌支内面中央有**下颌孔**，此孔经下颌管通颏孔。下颌支后缘与下颌底相交处为**下颌角**（图1-15）。

（2）**舌骨**：位于下颌骨后下方，呈马蹄铁形。中部为较宽厚的**舌骨体**，向后外侧伸出一对**大角**，体和大角结合处向后上伸出一对**小角**。舌骨体和大角都可在体表扪及（图1-16）。

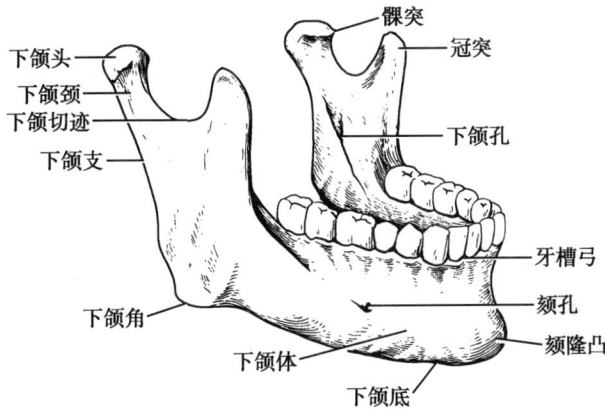

图1-15　下颌骨（外面）

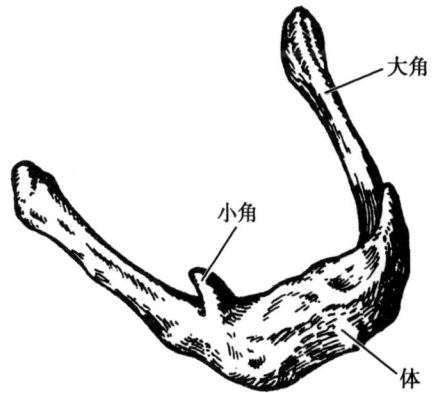

图1-16　舌骨

3. **颅的整体观**　除下颌骨和舌骨外，颅骨借膜和软骨牢固结合。

（1）颅顶面观：主要有3条缝，即位于额骨与两侧顶骨间的**冠状缝**、两侧顶骨间的**矢状缝**以及两侧顶骨与枕骨间的**人字缝**。

（2）颅侧面观：侧面中部有外耳门，向内通入外耳道。外耳门后方为乳突，前方为颧弓。颧弓将颅侧面分为上方的**颞窝**和下方的**颞下窝**。在颞窝前下部，额、顶、颞、蝶骨汇合处构成"H"形的缝，称**翼点**（pterion），此处骨质薄弱，骨折时易伤及通过其内面的脑膜中动脉前支，引起颅内血肿而危及生命。颞下窝容纳咀嚼肌和血管神经等，其深部为**翼腭窝**，可通向颅腔、眶腔、鼻腔和口腔（见图1-9）。

（3）颅前面观：由额骨和面颅骨组成，赋予颜面基本轮廓。

1）**眶**：呈四棱锥体形，尖向后内侧，有视神经管通入颅中窝。底朝向前外侧，称**眶口**，在上缘的中、内 1/3 交界处有**眶上切迹**或**眶上孔**，下缘中点下方有**眶下孔**。眶上壁的前外侧部有**泪腺窝**，容纳泪腺；内侧壁的前下部有**泪囊窝**，向下经**鼻泪管**通鼻腔；下壁中部有**眶下沟**，向前经**眶下管**开口于**眶下孔**；外侧壁最厚，与上、下壁交界处的后份分别有**眶上裂**和**眶下裂**（见图 1-10）。

2）**骨性鼻腔**：位于面颅中央，前方开口称**梨状孔**，后方借**鼻后孔**与咽相通，骨性鼻中隔将其分为左右两半。每侧鼻腔的外侧壁自上而下有 3 个卷曲骨片，分别称**上鼻甲**、**中鼻甲**和**下鼻甲**；各鼻甲的下方为相应的鼻道，分别称**上鼻道**、**中鼻道**和**下鼻道**。上鼻甲后上方与蝶骨之间的间隙为**蝶筛隐窝**（图 1-17）。

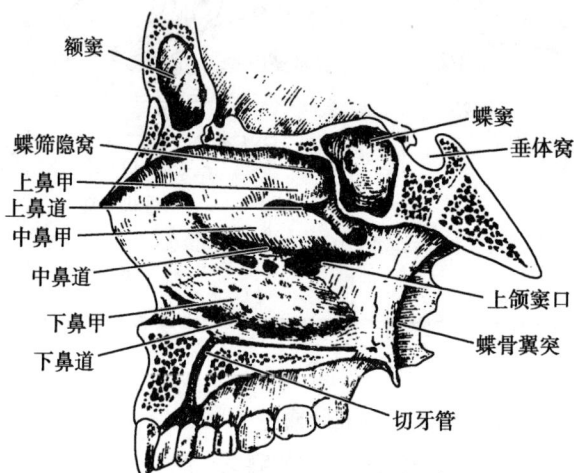

图 1-17　鼻腔外侧壁

3）**鼻旁窦**（paranasal sinuses）：旧称**副鼻窦**，包括上颌窦、额窦、筛窦和蝶窦，筛窦又分前、中、后 3 群，分别位于同名骨内，开口于鼻腔，具有发音共鸣和减轻颅骨重量的作用。上颌窦、额窦和筛窦的前、中群均开口于中鼻道，筛窦后群开口于上鼻道，蝶窦开口于蝶筛隐窝（图 1-18）。

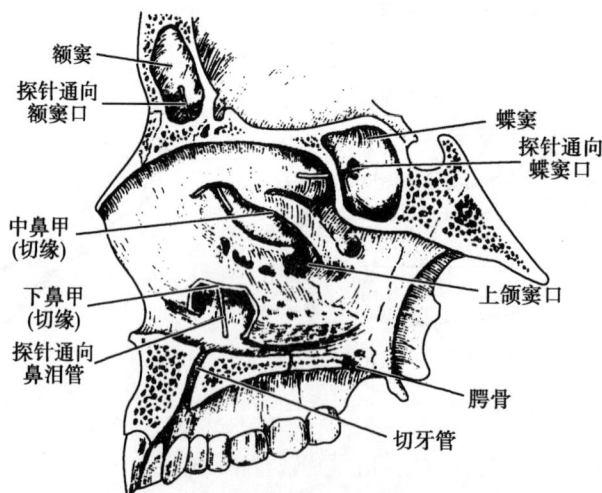

图 1-18　鼻腔外侧壁（切开鼻甲）

（4）颅底内面观：自前向后有 3 个呈阶梯状加深的陷窝。①**颅前窝**，位置最高，正中有向上突起的**鸡冠**，两侧为**筛板**，筛板上有**筛孔**通鼻腔。②**颅中窝**，中央为蝶骨体，上面有**垂体窝**，窝的前方有横行的**交叉前沟**，向两侧通向**视神经管**。垂体窝与后方的**鞍背**统称为**蝶鞍**，蝶鞍两侧自前向后依次有**眶上裂**、**圆孔**、**卵圆孔**和**棘孔**。蝶骨体与颞骨岩部尖端之间为**破裂孔**。在颅中窝后外侧部有一层薄骨板称**鼓室盖**，其下方为鼓室。③**颅后窝**,位置最低,中央有**枕骨大孔**,孔前上方的斜面称**斜坡**,后上方的十字形隆起称**枕内隆凸**,向两侧续于**横窦沟**。横窦沟弯向前下内侧,改称**乙状窦沟**,终于**颈静脉孔**。枕骨大孔前外侧缘的上方有**舌下神经管内口**。颞骨岩部的后面有**内耳门**,通入内耳道(图 1-19)。

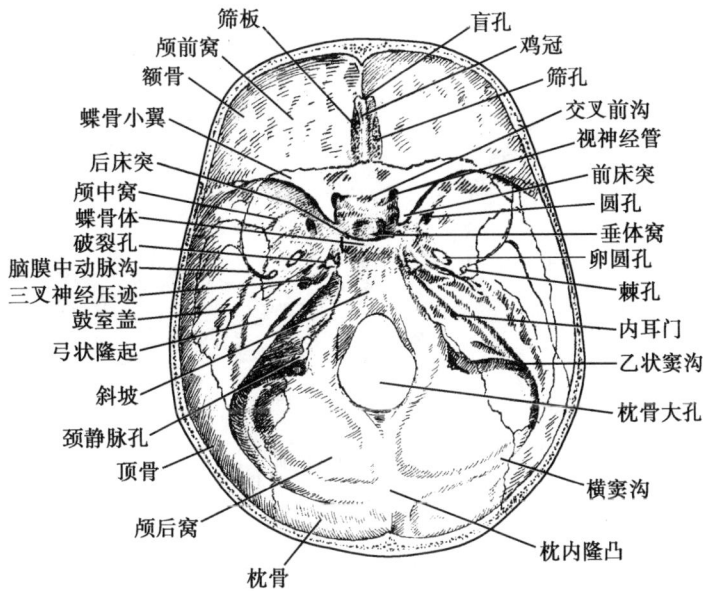

筛板　盲孔
颅前窝　鸡冠
额骨　筛孔
蝶骨小翼　交叉前沟
后床突　视神经管
颅中窝　前床突
蝶骨体　圆孔
破裂孔　垂体窝
脑膜中动脉沟　卵圆孔
三叉神经压迹　棘孔
鼓室盖　内耳门
弓状隆起　乙状窦沟
斜坡　枕骨大孔
颈静脉孔
顶骨　横窦沟
颅后窝　枕内隆凸
枕骨

图 1-19　颅底(内面)

(5)颅底外面观:颅底外面高低不平。在前部由上颌牙围绕的部分称**骨腭**,其前部正中有**切牙孔**,后部两侧有**腭大孔**。上颌牙后方的突起称**翼突**,在其根部的后外侧有**卵圆孔**和**棘孔**。颅底外面后部的正中为**枕骨大孔**,两侧有隆起的**枕髁**,髁的前外侧有**舌下神经管外口**。**颈静脉孔**位于枕髁侧部和颞骨岩部之间,前方有圆形的**颈动脉管外口**,后外侧有向下伸出的**茎突**。茎突根部与乳突之间有**茎乳孔**。茎突前外侧有**下颌窝**,窝前缘的隆起称**关节结节**。枕骨大孔后方的突起称**枕外隆凸**,可在体表触及。隆凸向两侧的横向骨嵴为**上项线**(图 1-20)。

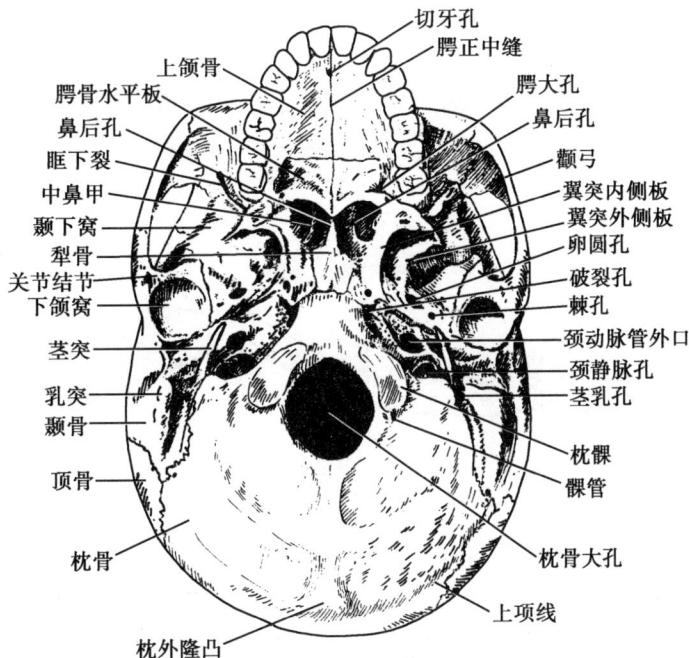

切牙孔
腭正中缝
上颌骨
腭骨水平板　腭大孔
鼻后孔　鼻后孔
眶下裂　颧弓
中鼻甲　翼突内侧板
颞下窝　翼突外侧板
犁骨　卵圆孔
关节结节　破裂孔
下颌窝　棘孔
茎突　颈动脉管外口
乳突　颈静脉孔
颞骨　茎乳孔
顶骨　枕髁
髁管
枕骨　枕骨大孔
上项线
枕外隆凸

图 1-20　颅底(外面)

4. 新生儿颅的特征及出生后变化 在胎儿时期,因脑和感觉器官的发育早于咀嚼和呼吸器官的发育,鼻旁窦亦未完全发育,故脑颅远大于面颅。新生儿面颅仅为全颅的 1/8,而成人为 1/4。新生儿颅骨尚未完全发育,相邻骨间的间隙较大,其中颅盖骨间的间隙被结缔组织膜封闭,称**颅囟**,其中位于矢状缝前后、端的**前囟**和**后囟**较大,前囟一般在 1 岁半左右闭合,后囟于生后不久即闭合。前囟闭合的早晚可作为婴儿发育和颅内压力变化的测试指标(图 1-21)。

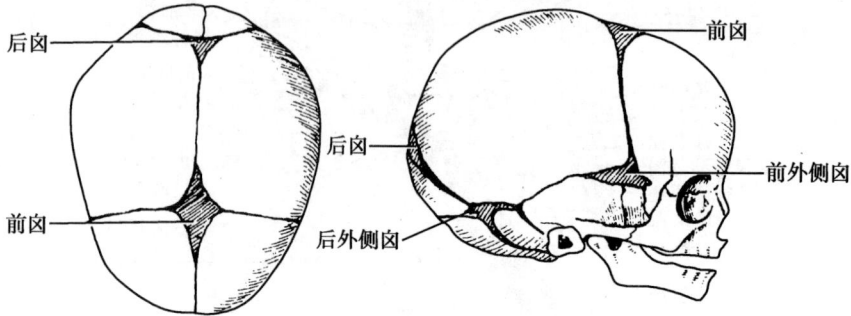

图 1-21 新生儿颅

三、附肢骨

附肢骨包括上肢骨和下肢骨。上、下肢骨分别由与躯干相连的肢带骨和游离的自由肢骨组成。上肢骨共 64 块,每侧 32 块;下肢骨共 62 块,每侧 31 块。由于人体直立和劳动的需要,四肢的功能发生分化,上肢成为灵活的劳动器官,故上肢骨纤细轻巧,利于劳动;下肢骨则粗壮坚实,起支持和移位的作用。

(一)上肢骨

1. 上肢带骨

(1)锁骨(clavicle):位于颈、胸交界处,呈"~"形,全长均可在体表扪及。内侧端粗大,称**胸骨端**,与胸骨柄相关节;外侧端扁平,称**肩峰端**,与肩峰相关节。锁骨上面光滑,下面粗糙,内侧 2/3 凸向前,外侧 1/3 凸向后。锁骨中、外 1/3 交界处较薄弱,骨折多发于此处(图 1-22)。

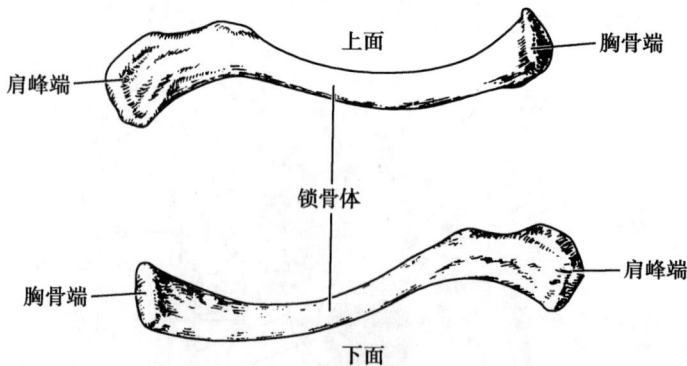

图 1-22 锁骨

(2)肩胛骨(scapula):贴于胸廓后外侧面,为三角形扁骨,可分两面、三缘、三角。前面为大而浅的**肩胛下窝**;后面的横嵴为**肩胛冈**,冈上、下方的浅窝分别为**冈上窝**和**冈下窝**,肩胛冈外侧端扁平,称**肩峰**,是肩部的最高点。上缘短而薄,外侧份有**肩胛切迹**,更外侧有突向前方的**喙突**;内侧缘薄而锐利,因邻近脊柱,又称**脊柱缘**,当上肢上举时,此缘可作为肺斜裂的体表投影;外侧缘较厚,邻近腋窝,又称**腋缘**。上角平对第 2 肋；下角平对第 7 肋或第 7 肋间隙，是计数肋的标志；外侧角肥厚，有朝向外侧的梨形浅窝，称**关节盂**，盂上、下方的粗糙隆起分别称**盂上结节**和**盂下结节**（图 1-23）。

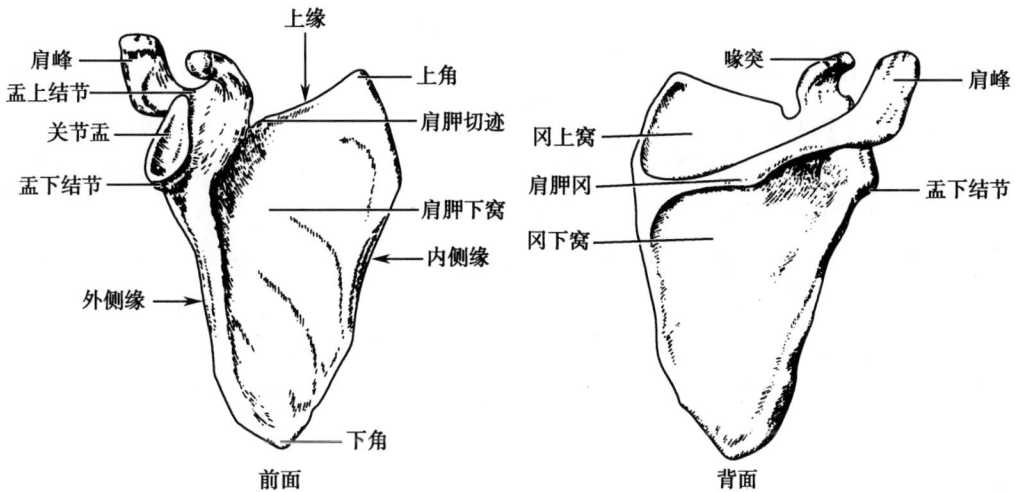

图 1-23　肩胛骨

2. 自由上肢骨

（1）**肱骨**（humerus）：位于臂部，分一体两端（图 1-24）。上端膨大，有朝向上后内侧呈半球形的**肱骨头**，与肩胛骨的关节盂相关节。头周围的环形浅沟称**解剖颈**。颈的外侧和前方有隆起的**大结节**和**小结节**，两结节分别向下延伸为**大结节嵴**和**小结节嵴**，两者间的纵沟为**结节间沟**。肱骨上端与体交界处为**外科颈**，较易发生骨折。肱骨体中部的外侧面有粗糙的**三角肌粗隆**，后面有自上内侧斜向下外侧的浅沟，称**桡神经沟**，有桡神经和肱深动脉通过，肱骨中部骨折时可伤及桡神经。肱骨下端宽扁，内侧部有滑车状的**肱骨滑车**，外侧部有半球状的**肱骨小头**，二者前上方分别有**冠突窝**和**桡窝**，肱骨滑车后上方为较深的**鹰嘴窝**。肱骨下端两侧的突起分别称**内上髁**和**外上髁**。**尺神经沟**位于内上髁的后方，有尺神经通过。肱骨下端与体交界处骨质较薄弱，易发生肱骨髁上骨折。

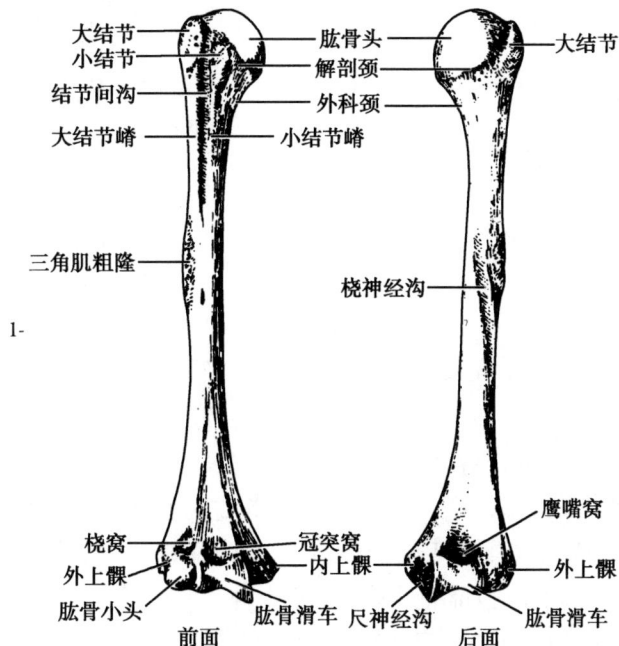

图 1-24　肱骨

（2）尺骨（ulna）：位于前臂内侧部，分一体两端。上端粗大，有两个朝向前方的突起，上方较大者称**鹰嘴**，下方较小者称**冠突**，两者间的半圆形深凹为**滑车切迹**，与肱骨滑车相关节。冠突的外侧面有**桡切迹**；冠突的前下方有粗糙隆起，称**尺骨粗隆**。尺骨体呈三棱柱形，上端粗，下端细，外侧缘锐利为**骨间缘**。尺骨下端有球形的**尺骨头**，头后内侧向下的突起称**尺骨茎突**（图1-25）。

（3）**桡骨**（radius）：位于前臂外侧部，分一体两端。上端膨大，称**桡骨头**，头的上面凹陷，与肱骨小头相关节；头周缘的环状关节面与尺骨桡切迹相关节；头下方略细，称**桡骨颈**，颈的下内侧有隆起的**桡骨粗隆**。桡骨体呈三棱柱形，内侧缘薄锐，称**骨间缘**。桡骨下端前凹后凸，内侧面有**尺切迹**，与尺骨头相关节；下面有**腕关节面**与腕骨相关节；外侧向下的突起称**桡骨茎突**（见图1-25）。

（4）**手骨**：包括腕骨、掌骨和指骨（图1-26）。①**腕骨**，属短骨，共8块，分为2列。由桡侧向尺侧，近侧列依次为**手舟骨**、**月骨**、**三角骨**和**豌豆骨**，远侧列依次为**大多角骨**、**小多角骨**、**头状骨**和**钩骨**。8块腕骨构成前面凹陷的腕骨沟。②**掌骨**，属长骨，共5块，由桡侧向尺侧依次为第1~5掌骨。掌骨的近侧端为**底**，中部稍向背侧弯曲为**体**，远侧端呈球形为**头**。③**指骨**：属长骨，共14块。拇指为2节，其余各指为3节，由近侧向远侧依次为近节、中节和远节指骨。每节指骨均分为**底**、**体**和**滑车**，远节指骨末端掌面粗糙，称**远节指骨粗隆**。

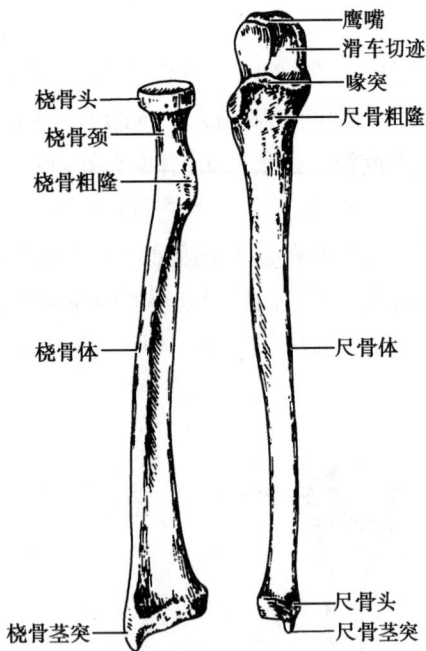

图1-25　尺骨与桡骨（前面）

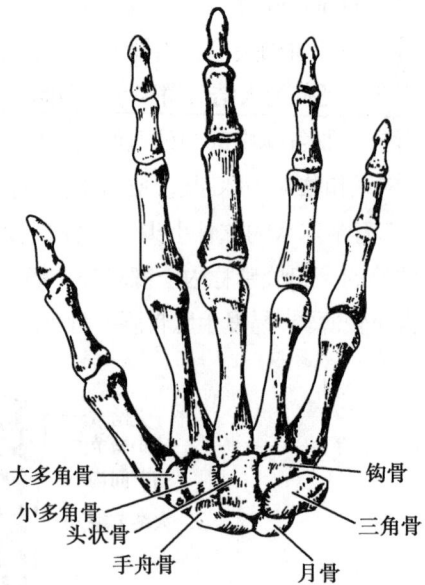

图1-26　手骨（后面）

（二）下肢骨

1. **下肢带骨**　髋骨（hip bone）为不规则骨，上部扁阔；中部窄厚，有朝向下外侧的深窝，称**髋臼**，其中央为**髋臼窝**，窝周边的半月形关节面称**月状面**，髋臼边缘下部的缺口称**髋臼切迹**；下部有一大孔，为**闭孔**（图1-27）。髋骨由髂、坐、耻骨组成，三骨会合于髋臼，16岁左右完全融合。

（1）**髂骨**（ilium）：为髋骨的上部，分为体和翼。**髂骨体**肥厚，构成髋臼的上2/5。**髂骨翼**扁阔，上缘为弓形的**髂嵴**，其前、中1/3交界处向外侧突出，称**髂结节**。两侧髂嵴最高点的连线约平对第4腰椎棘突，是计数椎骨的标志。髂嵴前、后端分别为**髂前上棘**和**髂后上棘**，其下方各有一突起，分别称**髂前下棘**和**髂后下棘**。髂骨翼内面的浅窝为**髂窝**，下方以**弓状线**与髂骨体分界。窝的后上方有**髂粗隆**，后下方为**耳状面**，与骶骨耳状面相关节。髂骨翼的外面为**臀面**。

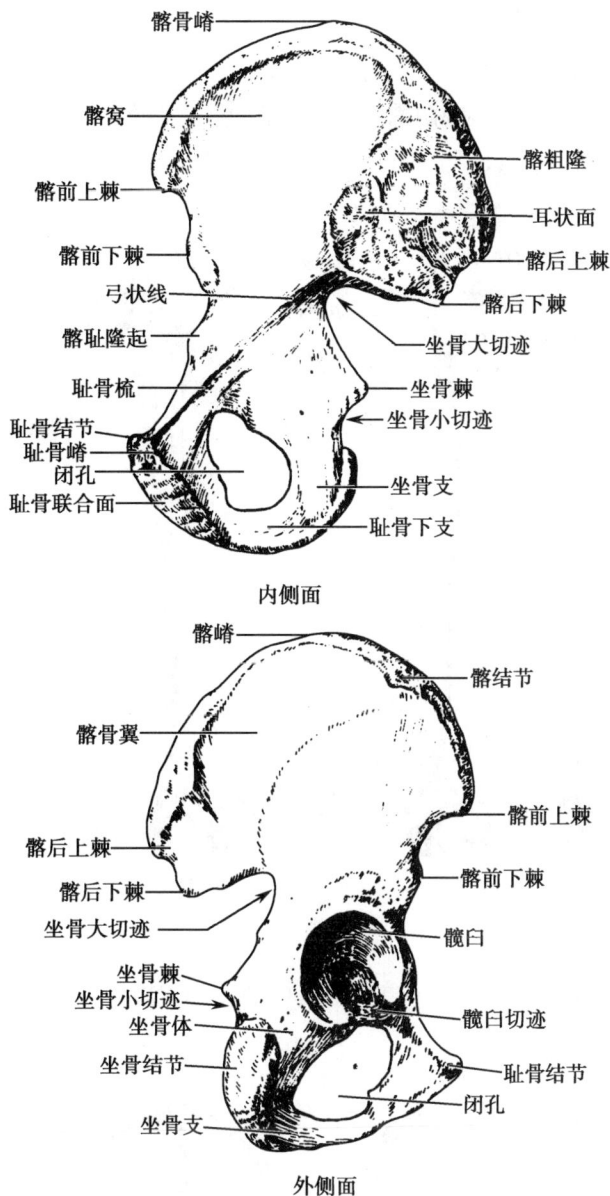

髂骨嵴
髂窝
髂前上棘
髂前下棘
弓状线
髂耻隆起
耻骨结节
耻骨嵴
闭孔
耻骨联合面

髂粗隆
耳状面
髂后上棘
髂后下棘
坐骨大切迹
坐骨棘
坐骨小切迹
坐骨支
耻骨下支

内侧面

髂嵴
髂骨翼
髂后上棘
髂后下棘
坐骨大切迹
坐骨棘
坐骨小切迹
坐骨体
坐骨结节
坐骨支

髂结节
髂前上棘
髂前下棘
髋臼
髋臼切迹
耻骨结节
闭孔

外侧面

图 1-27 髋骨

（2）坐骨（ischium）：为髋骨的后下部，分为体和支。**坐骨体**构成髋臼的后下 2/5，后缘有向后突起的**坐骨棘**，棘的上、下方分别有**坐骨大切迹**和**坐骨小切迹**。坐骨体向前上内侧延续为**坐骨支**，体与支移行处后部的粗糙隆起为**坐骨结节**，是坐位时体重的承受点。

（3）耻骨（pubis）：为髋骨的前下部，分一体两支。**耻骨体**构成髋臼前下 1/5，与髂骨体结合处有粗糙的**髂耻隆起**，由此向前内侧伸出**耻骨上支**，其末端急转向下，成为**耻骨下支**，与坐骨支相结合，耻骨与坐骨围成**闭孔**。耻骨上、下支移行处内侧的椭圆形粗糙面，称**耻骨联合面**。耻骨上支上缘的锐嵴称**耻骨梳**，向后接续弓状线，向前终于**耻骨结节**。自结节至中线的粗钝上缘为**耻骨嵴**。

2. 自由下肢骨

（1）股骨（femur）：位于大腿部，是人体最长最结实的长骨，长度约为体高的 1/4，分一体两端（图 1-28）。上端有朝向上内侧的**股骨头**，与髋臼相关节。头的中央稍下方有小的**股骨头凹**，为股骨头韧带附着处。头下外侧的狭细部称**股骨颈**，颈与体之间的夹角称**颈干角**，男性平均为 132°，女性平均为 127°。颈与体交界处的上外侧和下内侧分别有**大转子**和**小转子**。大、小转子之间，前有**转子间线**，后有**转子间嵴**。股骨体粗壮微向前凸，后面有纵行骨嵴，称**粗线**。粗线上、下两端均分叉，向上外侧续为**臀肌粗隆**，向上内侧续为**耻骨肌线**，下方分叉间的骨面称**腘面**。股骨下端有两个向后突出的膨大，分别为**内侧髁**和**外侧髁**。两髁的前面、下面和后面均为光滑的关节面，其中两髁前面的关节面彼此相连，形成**髌面**，与髌骨相关节。两髁后份间的深窝称**髁间窝**。两髁侧面的最突出处分别为**内上髁**和**外上髁**。

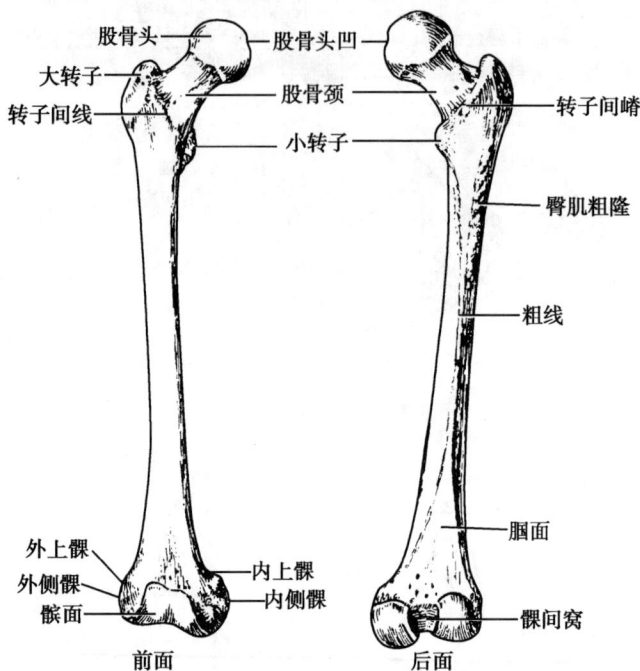

图 1-28　股骨

（2）**髌骨**（patella）：是人体最大的籽骨，位于股四头肌腱内，上宽下尖，前面粗糙，后面光滑（图 1-29）。

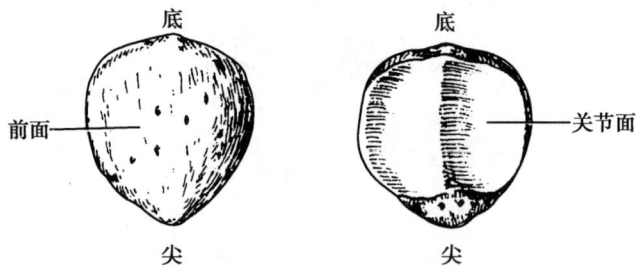

图 1-29　髌骨

（3）**胫骨**（tibia）：位于小腿内侧部，粗壮，是小腿主要承重骨，分一体两端。上端膨大，向两侧突出形成**内侧髁**和**外侧髁**，两髁之间为突向上方的**髁间隆起**。外侧髁的后下方有**腓关节面**，与腓骨头相关节。胫骨上端前面的粗糙隆起称**胫骨粗隆**。胫骨体呈三棱柱形，在体表可触及其锐利的前缘和平滑的内侧面，外侧缘称**骨间缘**，后面上份有斜行的**比目鱼肌线**。胫骨下端稍膨大，下内侧的突起称**内踝**，外侧面有**腓切迹**（图 1-30）。

（4）**腓骨**（fibula）：位于小腿后外侧部，细长，分一体两端。上端稍膨大，称**腓骨头**。头下方缩窄，为**腓骨颈**。腓骨体的内侧缘锐利，称**骨间缘**。下端膨大，称**外踝**，其内侧有外踝关节面（见图 1-30）。

（5）**足骨**：包括跗骨、跖骨和趾骨（图 1-31）。①跗骨，属短骨，共 7 块，分为 3 列。后列包括上方的距骨和下方的跟骨，跟骨后端的粗糙隆起为跟骨结节；中列为足舟骨，位于距骨前方；前列由内侧向外侧依次为内侧楔骨、中间楔骨、外侧楔骨和骰骨。②跖骨，属长骨，共 5 块，由内侧向外侧依次为第 1~5 跖骨。跖骨亦分底、体、头三部。第5跖骨底的外侧向后突出,称第5跖骨粗隆。③趾骨,属长骨,共14块,形状和排列与指骨相似,但均较短小。

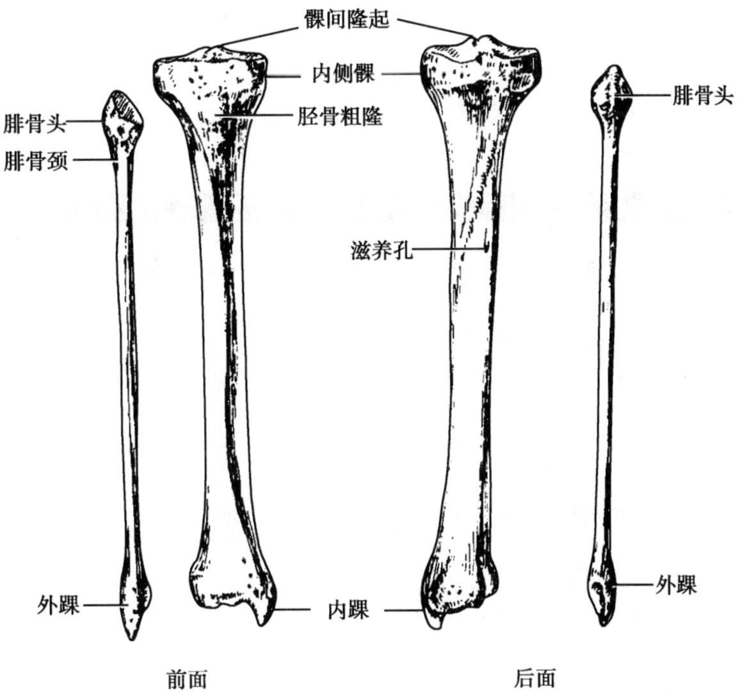

图 1-30 胫骨与腓骨

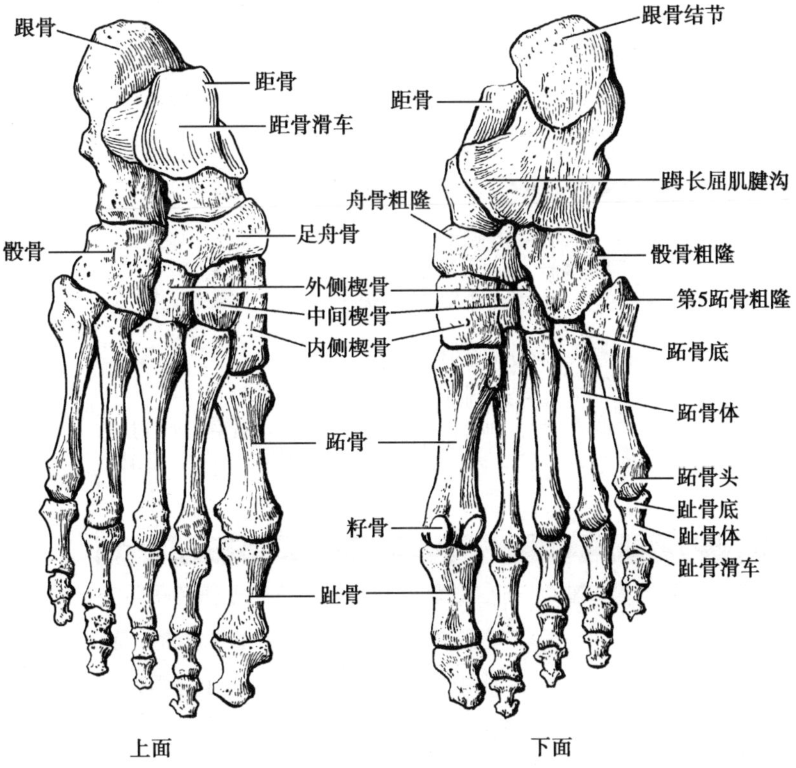

图 1-31 足骨

(庞　刚)

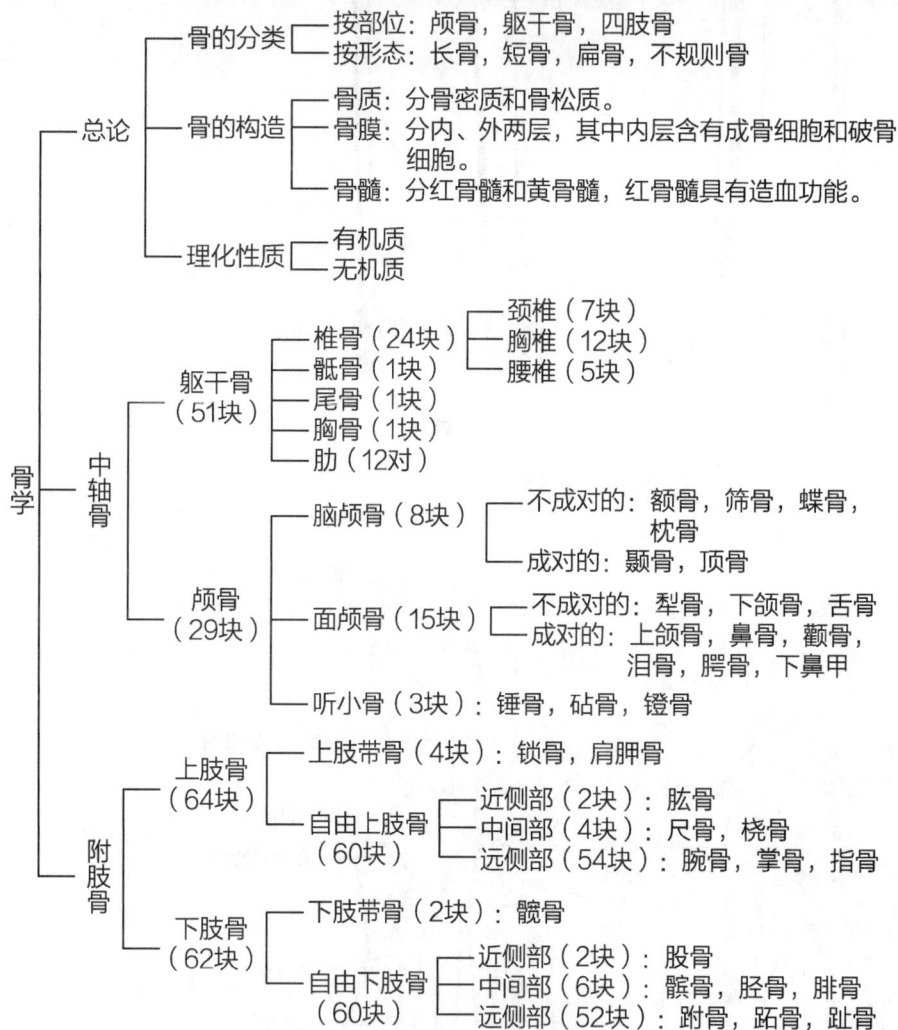

骨学
- 总论
  - 骨的分类
    - 按部位：颅骨，躯干骨，四肢骨
    - 按形态：长骨，短骨，扁骨，不规则骨
  - 骨的构造
    - 骨质：分骨密质和骨松质。
    - 骨膜：分内、外两层，其中内层含有成骨细胞和破骨细胞。
    - 骨髓：分红骨髓和黄骨髓，红骨髓具有造血功能。
  - 理化性质
    - 有机质
    - 无机质
- 中轴骨
  - 躯干骨（51块）
    - 椎骨（24块）
      - 颈椎（7块）
      - 胸椎（12块）
      - 腰椎（5块）
    - 骶骨（1块）
    - 尾骨（1块）
    - 胸骨（1块）
    - 肋（12对）
  - 颅骨（29块）
    - 脑颅骨（8块）
      - 不成对的：额骨，筛骨，蝶骨，枕骨
      - 成对的：颞骨，顶骨
    - 面颅骨（15块）
      - 不成对的：犁骨，下颌骨，舌骨
      - 成对的：上颌骨，鼻骨，颧骨，泪骨，腭骨，下鼻甲
    - 听小骨（3块）：锤骨，砧骨，镫骨
- 附肢骨
  - 上肢骨（64块）
    - 上肢带骨（4块）：锁骨，肩胛骨
    - 自由上肢骨（60块）
      - 近侧部（2块）：肱骨
      - 中间部（4块）：尺骨，桡骨
      - 远侧部（54块）：腕骨，掌骨，指骨
  - 下肢骨（62块）
    - 下肢带骨（2块）：髋骨
    - 自由下肢骨（60块）
      - 近侧部（2块）：股骨
      - 中间部（6块）：髌骨，胫骨，腓骨
      - 远侧部（52块）：跗骨，跖骨，趾骨

复习参考题

1. 简述椎骨的一般形态？各部椎骨的主要特征有哪些？

2. 颅骨的分部及各部颅骨的组成？

3. 简述上、下肢骨的分部、组成和排列。

4. 患者，男，74 岁，10 余年前因脑出血瘫痪在家长期卧床，营养状态较差。为防止压疮发生，家人每隔 2 小时给予翻身 1 次，6 小时前，家人协助其自仰卧位向右侧翻身时，患者突感压在被子下的左上肢疼痛并可闻及声响，故急诊入院，X 线检查示左肱骨上、中 1/3 交界处斜形骨折。

问题：

（1）临床上常见的压疮部位主要有哪些？

（2）该患者为何在翻身时会出现骨折？

第二节　关节学

一、总论

骨与骨之间借纤维结缔组织、软骨和骨相连，称骨连结。根据骨连结的结构和形式，可分为直接连结和间接连结两种（图 1-32）。

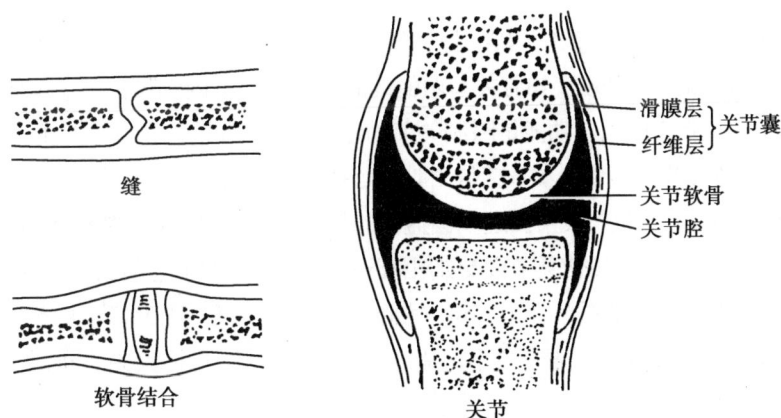

图 1-32　骨连结的分类与构造

（一）直接连结

骨与骨之间借结缔组织、软骨或骨直接相连，其间没有腔隙。这类连结运动性能很小或不能运动，依连结的组织不同可分为三类。

1. **纤维连结**　骨与骨之间借致密结缔组织相连，多呈膜状、扁带状或束状。如果两骨间距较宽，连结两骨的结缔组织比较长，称韧带连结，如尺、桡骨以及胫、腓骨之间的骨间膜，椎骨棘突间的棘间韧带等。如果两骨间距很窄，借少量结缔组织相连，则称缝，如颅盖骨之间的冠状缝、矢状缝等。一般的韧带连结允许两骨间有较小的活动，而缝则几乎不活动，随着年龄增长可骨化成骨性结合。

2. 软骨连结 骨与骨之间以软骨组织直接相连。软骨连结有弹性和韧性,可缓冲震荡。软骨连结有两种形式:①纤维软骨联合,两骨借纤维软骨连结,多位于人体中轴承受压力之处,如椎间盘、耻骨联合等。②透明软骨结合,两骨间借透明软骨连结,如婴幼儿的髂骨、坐骨和耻骨间的结合,蝶骨和枕骨间的结合等,此种结合随着年龄的增长,可骨化形成骨性结合。

3. 骨性结合 两骨之间以骨组织相连结,一般由软骨连结或缝经骨化演变而成,如骶骨、髋骨等,通过骨性结合融为一体。

(二)间接连结

间接连结又称滑膜关节(synovial joint),简称**关节**(articulation)。骨与骨之间通过结缔组织膜囊相连,相对的骨面之间具有腔隙。这类连结可进行各种运动,是人体骨连结的主要形式。

1. 关节的基本结构 每个关节包括关节面、关节囊和关节腔三部分(见图1-32)。

(1)**关节面**(articular surface):组成关节各骨间相互接触的面,关节面的形态常为一凸一凹,分别称为关节头和关节窝。关节面上覆盖一层薄而光滑的关节软骨,关节软骨使关节头和关节窝的形态更为适应,其表面光滑,摩擦系数小于冰面,使运动更加灵活,软骨具有弹性,可承受负荷和减缓震荡。

(2)**关节囊**(articular capsule):包在关节周围的结缔组织膜性囊,分内、外两层。外层为纤维层,由致密结缔组织构成,并与骨膜相续,有丰富的血管、神经和淋巴管分布。其厚薄、松紧随关节的部位和运动的情况而不同,在某些部位增厚形成韧带,以加强关节的牢固和限制关节的过度运动。内层为滑膜层,衬于纤维层内面,由薄而光滑、柔软的疏松结缔组织膜构成,周缘与关节软骨相连续。滑膜能产生滑液,滑液是透明蛋清样液体,略呈碱性,含透明质酸,除具润滑作用外,还是关节软骨和关节盘等进行物质交换的媒介。

(3)**关节腔**(articular cavity):是关节囊滑膜层和关节软骨所围成的密闭性腔隙。内含少量滑液,腔内呈负压,有助于维持关节的稳固性,这种结构也体现了关节运动灵活性与稳固性的统一。

2. 关节的辅助结构 关节除上述基本结构外,还有韧带、关节盘、关节唇等辅助结构,可增加关节的稳固性,或增加关节的灵活性。

(1)**韧带**(ligament):由致密结缔组织构成,呈扁带状、束状或膜状,分为囊外韧带和囊内韧带两种,囊外韧带多为关节囊纤维层的增厚部分,如肘关节两侧的副韧带等。囊内韧带位于关节囊内,被滑膜包绕,如膝关节的交叉韧带等。韧带的主要功能是限制关节的运动幅度,增强关节的稳固性,其次是为骨骼肌提供附着点,有的韧带如膝关节的髌韧带本身就是由肌腱延续而成的。

(2)**关节盘**(articular disc):是位于关节面之间圆盘状的纤维软骨板,中间薄周缘厚,周缘附着于关节囊。关节盘将关节腔分隔为上、下两部,使关节面更加相互适应,从而增加了运动的灵活性和多样化,此外还具有缓冲震荡的作用。膝关节内的关节盘不完整,呈新月形,称半月板,其功能与关节盘相似。

(3)**关节唇**(articular labrum):是附着在关节窝周缘的纤维软骨环,可增大关节面,加深关节窝,增加关节的稳固性。

3. 关节的运动 关节的运动一般都是围绕一定的运动轴而转动,围绕某一运动轴可产生方向相反的两种运动形式。根据运动轴的方向不同,关节的运动形式可分为以下四种:

(1)屈和伸:是围绕冠状轴的运动。一般将两骨间夹角变小的运动称为屈,反之为伸。足的屈、伸运动分别称为跖屈和背屈。

(2)收和展:是围绕矢状轴的运动。骨向正中矢状面靠拢为收,反之为展。对手指而言,则以中指为准,靠近中指为收,离开为展,足趾则以第2趾为准。

(3)旋转:是围绕垂直轴的运动。骨的前面转向内侧为旋内,反之为旋外。在前臂则称旋前和旋后,手背转向前方为旋前,反之为旋后。

(4)环转:是围绕冠状轴和矢状轴的复合运动。是屈、收、伸、展四种动作的连续运动。运动时,骨的近端在原位转动,远端做圆周运动。

关节运动幅度的大小主要取决于关节两骨关节面大小的差别。关节面大小差别愈大,运动的幅度也愈大;反之则较小。此外,关节韧带的发达程度和附近骨突的形态对关节的运动幅度也有一定的影响。

二、中轴骨的连结

(一)躯干骨的连结

所有椎骨相互连结构成**脊柱**(vertebral column),胸骨、肋和胸椎连结构成**胸廓**(thoracic cage)。

1. 脊柱

(1)椎体间连结:包括椎间盘、前纵韧带和后纵韧带。

1)椎间盘(intervertebral disc):是连结相邻两个椎体间的纤维软骨盘,由髓核和纤维环两部分组成。髓核位于椎间盘的中央部,为柔软富有弹性的胶状物。纤维环围绕髓核周围,由多层同心圆排列的纤维软骨环构成,质坚韧,牢固连结相邻椎体,并限制髓核向外膨出。整个椎间盘既坚韧又富有弹性,可缓冲震荡,起"弹性垫"的作用。脊柱各部椎间盘厚薄不一,腰部最厚,颈部次之,胸部最薄,故脊柱腰部活动度最大(图1-33)。

2)前纵韧带:位于椎体和椎间盘的前面,上自枕骨大孔前缘,下至第1或第2骶椎椎体,可限制脊柱过度后伸,防止椎间盘向前脱出。

3)后纵韧带:位于椎体和椎间盘的后面,上自第2颈椎,下至骶骨,可限制脊柱过度前屈。此韧带较窄不能完全遮盖椎体后部,故椎间盘易向后外侧脱出。

(2)椎弓间的连结:椎弓之间借黄韧带、棘上韧带、棘间韧带和关节突关节等相连(图1-34)。

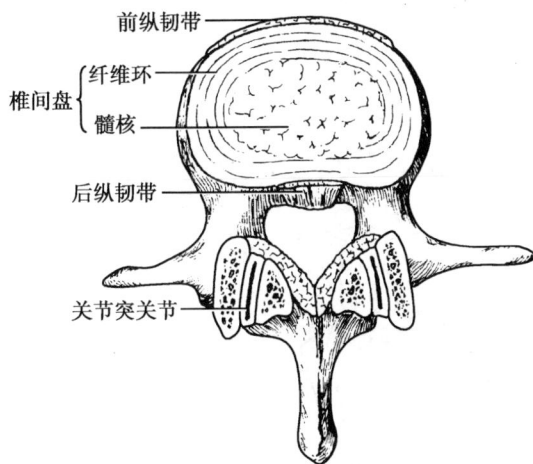

图1-33 椎间盘和关节突关节(水平面)

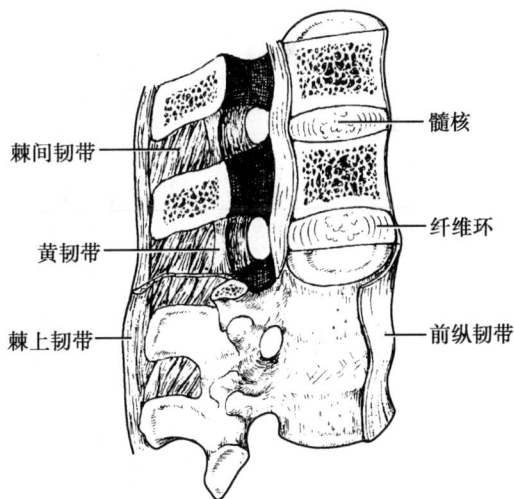

图1-34 椎骨间的连结

1)黄韧带:又称弓间韧带,连于相邻椎弓板之间的短韧带,由黄色的弹性纤维构成,坚韧且富有弹性。黄韧带参与围成椎管,可限制脊柱过度前屈。因损伤引起的黄韧带肥厚,可导致椎管狭窄,压迫脊髓。

2)棘上韧带:位于棘突尖端的纵行韧带,可限制脊柱过度前屈。自第7颈椎棘突到枕外隆凸之间韧带增宽加厚,形成项韧带,可协助仰头。

3)棘间韧带:位于相邻棘突之间的短韧带,前连黄韧带,后连棘上韧带。腰椎穿刺时,针尖依次穿过棘上韧带、棘间韧带和黄韧带进入椎管。

4)关节突关节:由相邻椎骨的上、下关节突构成,属于微动关节。在脊柱整体运动时,这些小关节的运动可叠加起来而使运动幅度增大。此外，由寰椎和枕骨构成寰枕关节，寰椎和枢椎构成寰枢关节，可使头前俯、后仰、侧屈和旋转运动。

（3）脊柱的整体观：脊柱因年龄、性别和发育不同而各有差异。成人脊柱长约70cm。

前面观察脊柱，椎体自上而下逐渐增大，从骶骨耳状面以下又逐渐缩小，这种变化与脊柱承受重力的变化有关。

后面观察脊柱，可见棘突纵行排列成一条直线。颈椎棘突较短，但第7颈椎的棘突长而突出；胸椎棘突斜向后下方，呈叠瓦状，棘突间隙较窄；腰椎棘突呈板状，水平向后伸出，棘突间隙较宽。临床工作中应切记棘突排列的上述特征。

侧面观察脊柱，可见四个生理性弯曲：颈曲和腰曲凸向前，胸曲和骶曲凸向后。这些弯曲增大了脊柱的弹性，在行走和跳跃时可缓冲震荡，保护中枢神经系统；同时又可以增加胸、腹、盆腔的容积，保护其内的脏器。脊柱的弯曲是在长期进化过程中形成的，对维持人体直立姿势也具有重要作用（图1-35）。

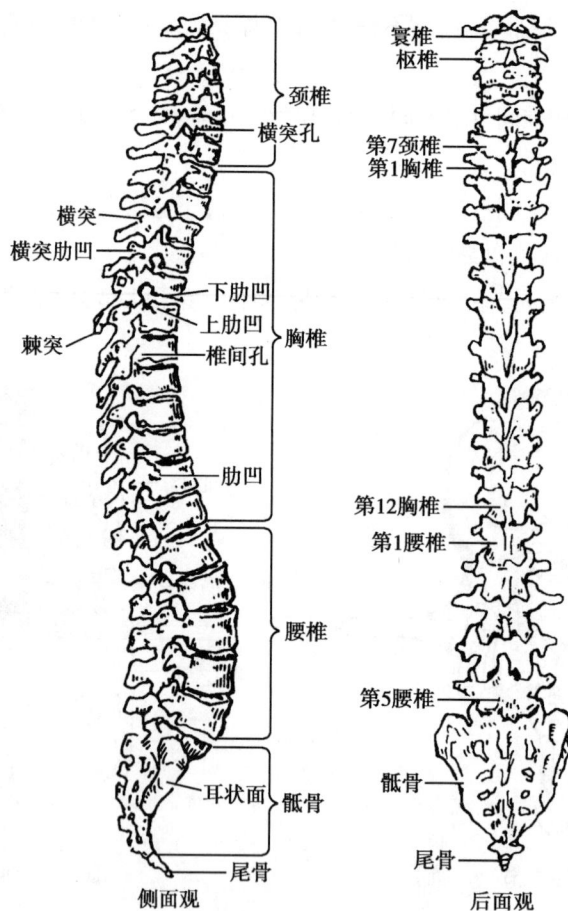

图1-35 脊柱

（4）脊柱的功能：脊柱是躯干的支柱，上承托颅，下连下肢骨，具有支持体重、传递重力的作用；脊柱参与胸廓和骨盆的构成，保护体腔内器官；脊柱内有椎管，容纳和保护脊髓及脊神经根；脊柱是躯干运动的中轴和枢纽，可做前屈、后伸、侧屈、旋转和环转等多种形式的运动。虽然相邻两个椎骨间的运动幅度有限，但是多个椎骨间的运动总合起来，整个脊柱的活动幅度就很大，尤其是颈部和腰部运动幅度最大，临床上脊柱的损伤也以这两处较为多见。

2. 胸廓 胸廓是由12块胸椎、12对肋、胸骨借骨连结构成的椭圆形骨性支架。胸廓的内腔为胸腔，容纳心、肺和大血管等重要器官。

（1）肋椎关节：肋的后端与胸椎间形成两个关节：肋头与胸椎肋凹构成肋头关节；肋结节与横突肋凹构成肋横突关节。两者合称肋椎关节，属联合关节，可提肋或降肋，以助呼吸。

（2）肋与胸骨的连结：第1肋前端与胸骨柄间为软骨连结，第2~7肋前端分别与胸骨体各肋切迹构成胸肋关节。第8~10肋前端依次与上位肋软骨相连，其下缘共同形成肋弓。第11、12肋前端游离（图1-36）。

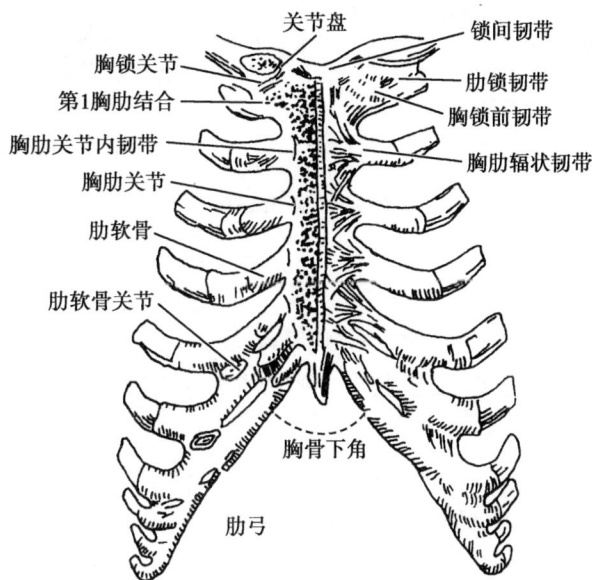

图1-36　胸肋关节

（3）胸廓的整体观：成人胸廓前后略扁，上窄下宽。胸廓上口较小，由第1胸椎、第1肋和胸骨柄上缘围成，自后上向前下方倾斜，是颈部、上肢与胸腔之间的通道。胸廓下口较大，由第12胸椎、第12肋、第11肋前端、肋弓和剑突围成。相邻两肋间的间隙称肋间隙。两侧肋弓间的夹角称胸骨下角。剑突与肋弓间的夹角为剑肋角，左剑肋角的顶是心包穿刺的部位。

胸廓的形态和大小与年龄、性别、体型及健康状况密切相关。新生儿胸廓横径与前后径近似，呈桶状；成年女性的胸廓较男性略短而圆，各径线均较男性小；老年人胸廓则扁而长；佝偻病患儿的胸廓前后径大，胸骨向前突出，形成所谓"鸡胸"；肺气肿病人的胸廓各径线都增大，形成"桶状胸"。

胸廓是胸壁的支架，对胸腔内器官起保护作用。胸廓的运动功能主要是参与呼吸运动。吸气时提肋，使胸廓前后径和横径加大，扩大胸腔容积；反之，呼气时降肋，使胸腔容积缩小。肋软骨具有良好的弹性，不仅使胸廓增强了抗冲击的能力，也有利于急救时对病人进行胸壁按压和人工呼吸。

（二）颅骨的连结

1. 颅骨的直接连结　各颅骨间的连结多为直接连结，诸骨间多借缝、软骨连结或骨性结合相连，故彼此结合牢固，共同保护颅腔内的脑。

2. 颞下颌关节　颞下颌关节（temporomandibular joint）或称下颌关节，由颞骨的下颌窝和关节结节与下颌头构成。关节囊附于下颌窝、关节结节周缘及下颌颈，关节囊较松弛，囊的外侧有颞下颌韧带加强。关节腔内有纤维软骨构成的关节盘，将关节腔分为上、下两部分，关节盘周围附着于关节囊（图1-37）。

颞下颌关节属于联合关节。两侧同时运动可使下颌骨上提、下降和向前、后及两侧运动，以完成咀嚼功能。关节结节有限制下颌头过度前移作用。若张口过大，下颌头滑至关节结节的前方，进入颞下窝，造成下颌关节脱位。复位时应将下颌骨下压，使下颌头越过关节结节后回复原位。

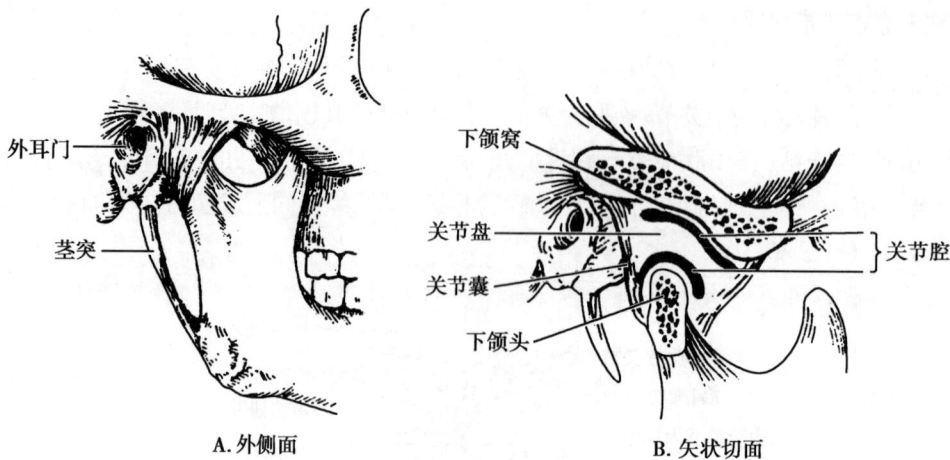

外耳门
茎突

A. 外侧面

下颌窝
关节盘
关节囊
下颌头
} 关节腔

B. 矢状切面

图 1-37　颞下颌关节

三、附肢骨的连结

由于上、下肢功能不同,其骨连结在结构、形态和功能上也各有特点。上肢骨连结以灵活为主,下肢骨连结以稳固为主。

(一)上肢骨的连结

上肢骨的连结包括上肢带骨的连结和自由上肢骨的连结。

1. 上肢带骨的连结

(1)胸锁关节(sternoclavicular joint):是上肢骨与躯干骨间唯一的关节。由锁骨的胸骨端与胸骨的锁切迹及第1肋软骨的上面共同构成。关节囊厚而坚韧,周围有韧带增强,囊内有关节盘。胸锁关节可使锁骨外侧端上提、下降和前后运动,此外尚能做轻微的旋转运动。

(2)肩锁关节(acromioclavicular joint):由肩胛骨的肩峰和锁骨的肩峰端连结而成。关节囊坚韧,有喙锁韧带等加固,此关节主要伴随肩关节作轻微运动。

2. 自由上肢骨的连结

(1)肩关节(shoulder joint):由肩胛骨的关节盂和肱骨头构成,属球窝关节。其结构特点是:①关节头大,关节窝浅小,关节盂的面积仅为关节头的1/3或1/4,因此,肱骨头的运动幅度大;②关节盂周缘有纤维软骨构成的关节唇;③关节囊薄而松弛,下壁最薄弱;④关节囊内有肱二头肌长头腱通过。肩关节周围的韧带少且弱,在肩关节的上方,有喙肱韧带、喙肩韧带和盂肱韧带加强(图 1-38)。

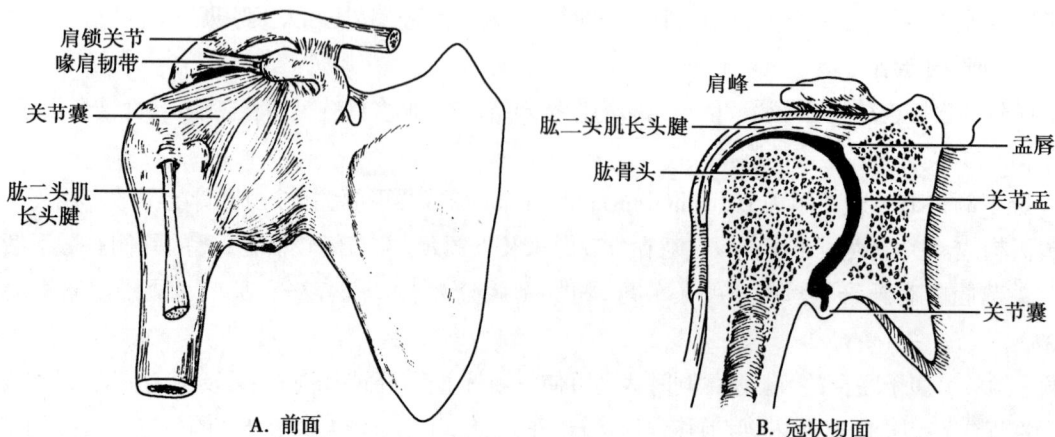

肩锁关节
喙肩韧带
关节囊
肱二头肌
长头腱

A. 前面

肩峰
肱二头肌长头腱
肱骨头
盂唇
关节盂
关节囊

B. 冠状切面

图 1-38　肩关节

肩关节为全身最灵活的关节,可作屈、伸、收、展、旋内、旋外以及环转运动。肩关节周围有大量肌通过。这些肌对维护肩关节的稳固性有重要意义,但关节的前下方肌较少,关节囊最为松弛,是关节稳固性最差的薄弱点。当上肢处于外展、外旋位向后跌倒时,手掌或肘部着地,肱骨头脱向前下方,发生肩关节的前脱位,表现为肩峰突出,肩部呈"方肩",上肢弹性固定等,是肩关节脱位的典型体征。

（2）**肘关节**（elbow joint）：由肱骨下端与尺、桡骨上端组成。包括三个关节：①肱尺关节,由肱骨滑车和尺骨的滑车切迹构成；②肱桡关节,由肱骨小头和桡骨头凹构成；③桡尺近侧关节,由桡骨头环状关节面与尺骨的桡切迹构成。三个关节包于一个关节囊内,故称为复合关节。关节囊的前后壁较薄而松弛,便于作大幅度屈、伸运动。囊的两侧壁增厚,分别有桡侧副韧带和尺侧副韧带加强。此外,在桡骨头周围有桡骨环状韧带,附着于尺骨桡切迹的前、后缘,此韧带与尺骨的桡切迹共同形成一个漏斗形的纤维环,容纳桡骨头。因小儿的桡骨头发育不全,在前臂伸直位受到突然袭击牵拉时,有可能发生桡骨头半脱位（图1-39）。

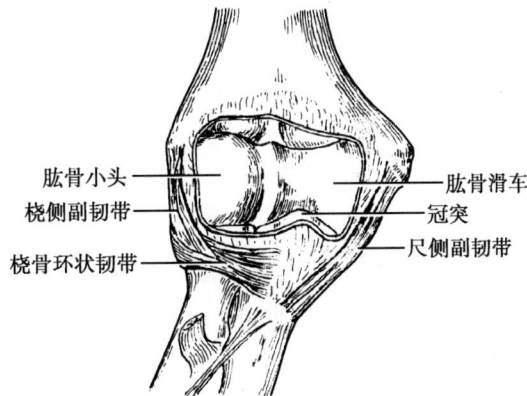

图 1-39　肘关节（关节囊前面剖开）

肘关节主要作屈、伸运动,桡尺近侧关节与桡尺远侧关节和肱桡关节共同参与前臂的旋前和旋后运动。

肱骨内、外上髁和尺骨鹰嘴可在体表触及,当肘关节伸直时,肱骨内、外上髁和尺骨鹰嘴三点位于一条直线上；屈肘90°时,三点成一等腰三角形。临床上常以此鉴别肘关节脱位或肱骨髁上骨折。肘关节在伸直的情况下,若受暴力如跌倒时一侧手掌着地,使肱骨下端向前移位、尺骨鹰嘴则向后移,形成肘关节后脱位,三点的位置关系发生改变。

（3）前臂骨间的连结：包括桡尺近侧关节、前臂骨间膜和桡尺远侧关节。前臂骨间膜为致密结缔组织构成的薄膜,连结于桡骨体和尺骨体的骨间缘之间。桡尺近侧关节已在肘关节中叙述。桡尺远侧关节由桡骨的尺切迹与尺骨头的环状关节面构成（图1-40）。

前臂处于旋前或旋后位时,骨间膜松弛；前臂处于半旋前位时,骨间膜最紧张,是骨间膜的最大宽度。前臂骨折时应将前臂固定于半旋前位或半旋后位状态,使骨间膜展开,距离增大,以防止骨间膜挛缩,影响前臂旋转功能。

（4）手关节：包括桡腕关节、腕骨间关节、腕掌关节、掌指关节和指骨间关节等,各关节的名称与构成关节各骨的名称相应（图1-41）。

桡腕关节（radiocarpal joint）又称**腕关节**（wrist joint）,由桡骨下端的腕关节面和尺骨头下方的关节盘共同构成关节窝,与手舟骨、月骨和三角骨近侧关节面共同组成的关节头构成,可作屈、伸、收、展和环转运动,其中伸的幅度小于屈的幅度,是由于桡腕掌侧韧带较为坚韧,使后伸的运动受到限制。另外,由于桡骨茎突低,在外展时与大多角骨抵接,因此,外展的幅度小于内收。

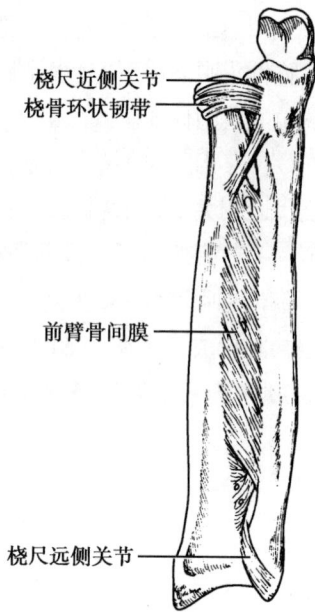

图1-40 前臂骨间的连结

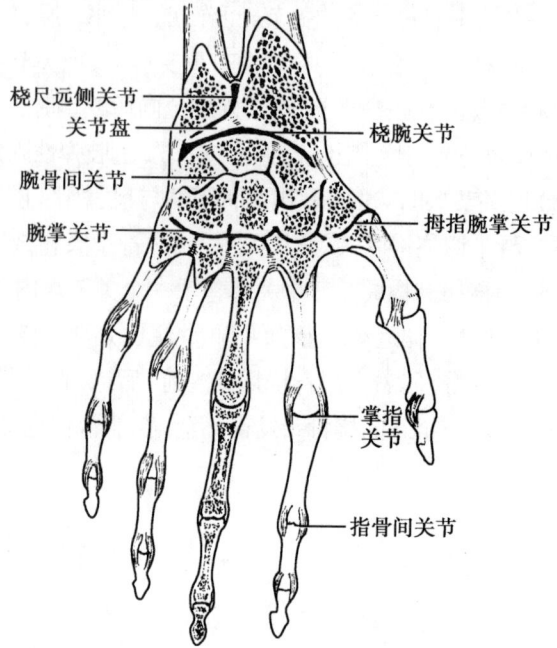

图1-41 手关节

（二）下肢骨的连结

1. **下肢带骨的连结**　下肢带骨的连结包括骶髂关节、耻骨联合、骶骨与坐骨间的韧带连结等。

（1）**耻骨联合**（pubic symphysis）：由两侧耻骨联合面借纤维软骨构成的耻骨间盘连结而成，盘内有一矢状位裂隙，称耻骨联合腔。耻骨联合的上、下面及前面都有韧带加强，上方为耻骨上韧带，下方为耻骨弓状韧带。此联合牢固、结实，几乎不动。女性的耻骨联合只有在妊娠或分娩过程中可出现轻度的分离，使骨盆发生暂时性的扩大，以助分娩（图1-42）。

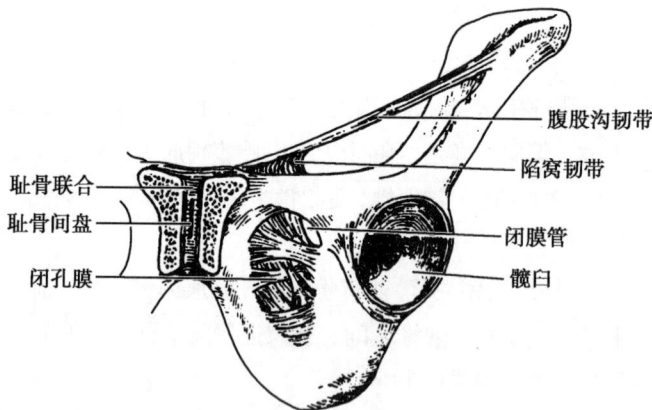

图1-42 耻骨联合

（2）**骶髂关节**（sacroiliac joint）：由骶骨与髂骨的耳状面构成，关节面凸凹不平，互相嵌合十分紧密，关节囊坚韧，囊外分别有骶髂前韧带和骶髂后韧带加强。这些结构特征增强了该关节的稳固性，在一定程度上限制了关节的活动，从而有利于重力通过该关节向下肢传递，并在自高处着地或跳跃时起缓冲震荡的作用。

（3）**骶骨与坐骨的韧带连结**：骶骨与坐骨间有两条韧带相连，一条称骶结节韧带，从骶、尾骨侧缘连至坐骨结节；另一条称骶棘韧带，从骶、尾骨侧缘连至坐骨棘。两条韧带与坐骨大、小切迹共同围成坐骨大孔和坐骨小孔，是臀部与盆腔和会阴部之间的通道，有肌、肌腱、神经和血管等通过（图1-43）。

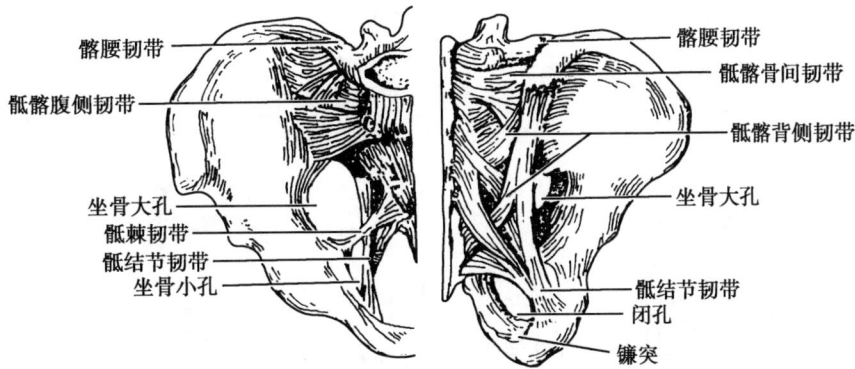

图 1-43　骨盆的韧带

（4）**骨盆**（pelvis）：由左右髋骨和骶骨、尾骨及其间的骨连结构成。从骶骨岬经两侧弓状线、耻骨梳、耻骨结节和耻骨嵴到耻骨联合上缘连成的环行线称骨盆界线。骨盆以界线为界分为上部的大骨盆和下部的小骨盆两部分，临床上所说的骨盆通常是指小骨盆。小骨盆上口称骨盆上口，由界线围成。小骨盆下口称骨盆下口，由尾骨尖、骶结节韧带、坐骨结节、坐骨支、耻骨下支和耻骨联合下缘围成。骨盆上、下口间的小骨盆内腔，称骨盆腔。在耻骨联合的下方，左、右耻骨下支所形成的夹角称耻骨下角。骨盆除具有承受、传递重力和保护盆腔内器官的作用外，在女性还是胎儿娩出的通道。成人男、女性骨盆有明显的性别差异（图 1-44）。主要区别见表 1-1。

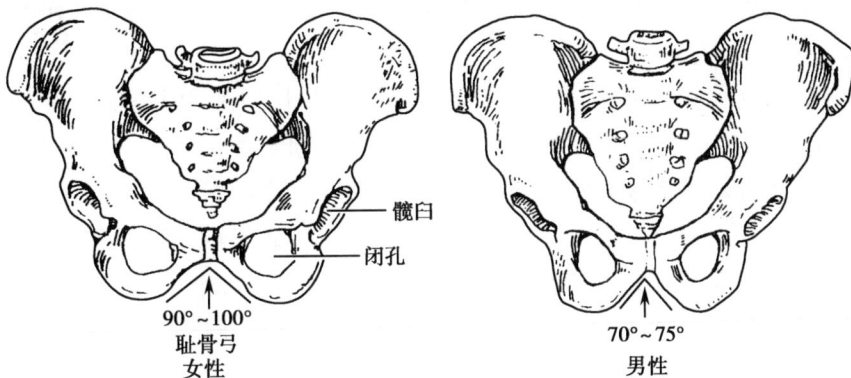

图 1-44　男、女性骨盆

表 1-1　骨盆的性别差异

	骨盆外形	骨盆下口	骨盆上口	骨盆内腔	骶骨岬突出	耻骨下角
男性	窄而长	近似心形	较窄小	漏斗形	明显	70°～75°
女性	宽而短	近似圆形	较宽大	圆桶形	不明显	90°～100°

2. 自由下肢骨的连结

（1）**髋关节**（hip joint）：由髋臼和股骨头组成，属杵臼关节。在髋臼的边缘有关节唇附着，加深了髋臼的深度，股骨头全部纳入髋臼内。在髋臼切迹上横架有髋臼横韧带，并与髋臼切迹围成一孔，有神经、血管等通过。关节囊厚而坚韧，上端附于髋臼的周缘和髋臼横韧带，下端前面越过股骨颈附于转子间线，后面包绕股骨颈的内侧 2/3 附于转子间嵴的内侧（距转子间嵴约 1cm 处）。股骨颈的后面有一部分处于关节囊外，而颈的前面则完全包在关节囊内。股骨颈骨折时，根据其骨折部位有囊内、囊外或混合性骨折之分。关节囊内有股骨头韧带，起于髋臼横韧带，止于股骨头凹，韧带有滑膜被覆，内有滋养股骨头的血管通过。一般认为股骨头韧带对髋关节的运动并无限制作用。关节囊表面有韧带加强，其中位于关节囊前壁的髂股韧带最为强大,可限制大腿过度后伸,对维持人体直立姿势具有重要意义。此外,关节囊下部有耻股韧带增强,可限制大腿过度外展及旋外。关节囊后部有坐股韧带增强,有限制大腿旋内的作用(图1-45)。

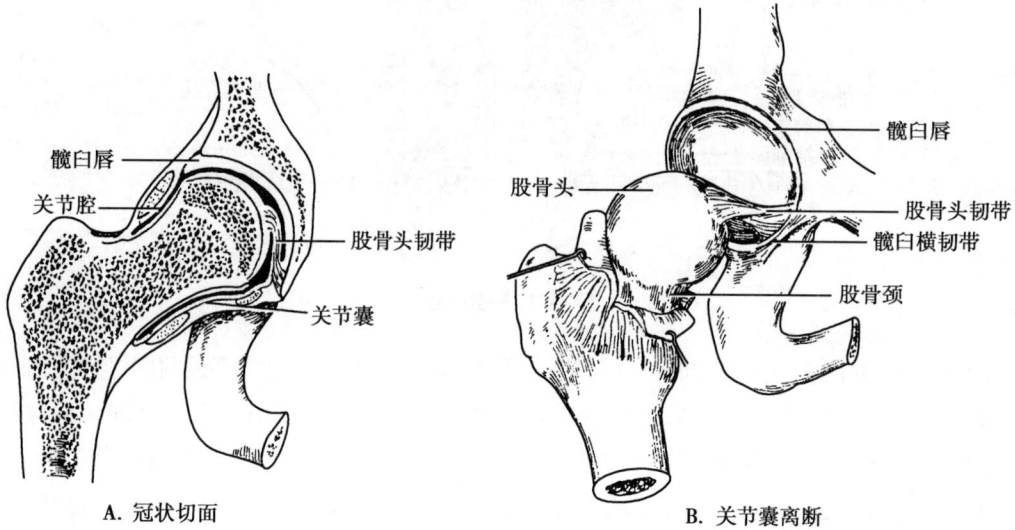

A. 冠状切面

B. 关节囊离断

图1-45 髋关节

　　髋关节的运动形式与肩关节相同,可作屈、伸、收、展、旋内、旋外和环转运动。由于髋关节的结构比肩关节牢固,其灵活性和运动幅度均不如肩关节,但其稳定性较大,以适应支持和运动的功能。当髋关节屈曲、内收、旋内时,股骨头大部分脱离髋臼抵向关节囊的后下部,此时若外力从前方作用于膝关节,再沿股骨传到股骨头,易发生髋关节后脱位。

　　(2)膝关节(knee joint):由股骨下端、胫骨上端和髌骨构成,为人体最大且构造最复杂,损伤机会亦较多的关节。关节囊较薄,宽阔而松弛,周围有韧带加固。关节囊前方为髌韧带,厚而强韧,是股四头肌腱的延续(髌骨为该肌腱内的籽骨),从髌骨下端延伸至胫骨粗隆。髌韧带的两侧有髌内、外侧支持带。囊的内侧有胫侧副韧带,外侧有腓侧副韧带,后面有腘斜韧带加强。关节囊内有两条交叉韧带连结于股骨和胫骨关节面之间,分别为前交叉韧带和后交叉韧带。前交叉韧带起自胫骨髁间隆起的前方,止于股骨外侧髁的内侧面,有限制胫骨前移的作用。后交叉韧带起自髁间隆起的后方,止于股骨内侧髁的外侧面,有限制胫骨后移的作用(图1-46)。

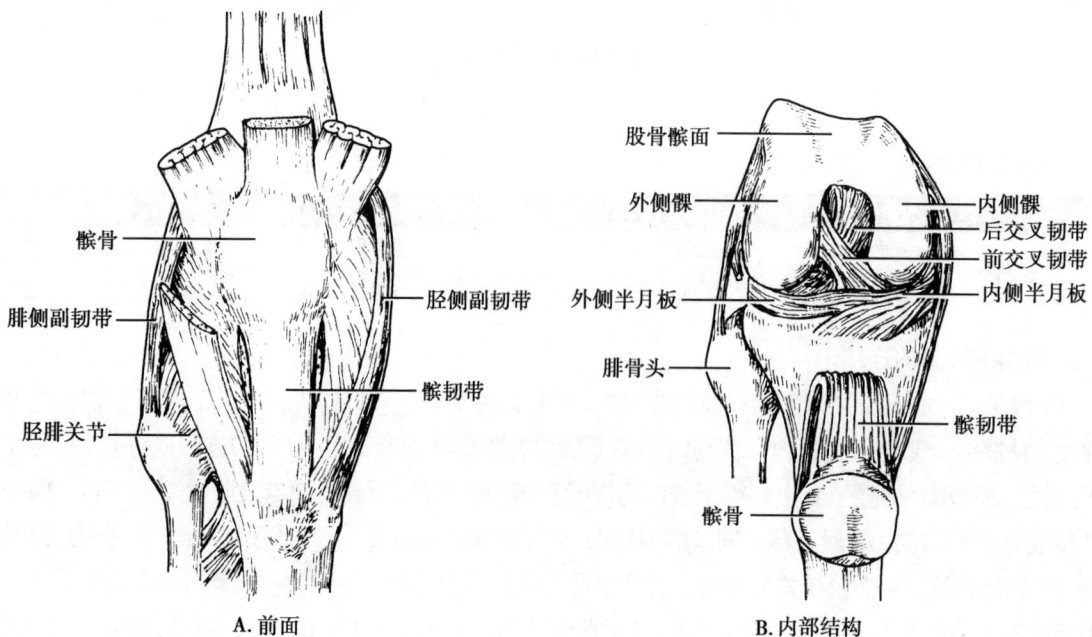

A. 前面

B. 内部结构

图1-46 膝关节

在股骨、胫骨关节面之间垫有两块由纤维软骨构成的半月板。内侧半月板较大，呈"C"形，外侧半月板较小，呈"O"形。两半月板的外侧缘均与关节囊或囊外韧带相连，内缘较薄，两端借韧带附于髁间隆起。半月板具有一定的弹性，能缓冲重力，起着保护关节面的作用。由于半月板的存在，将关节腔分为不完全分隔的上、下两腔，除使关节头和关节窝更加适应外，也增加了运动的灵活性，如屈伸运动主要在上关节腔进行，而屈膝时轻度的回旋运动则主要在下关节腔完成。半月板还具有一定的活动性，屈膝时半月板向后移，伸膝时则向前移。强烈骤然运动易造成半月板损伤甚至撕裂。当膝关节处于半屈而胫骨固定时，股骨下端由于外力骤然过度旋内、伸直，可导致内侧半月板损伤；如该时股骨下端骤然外旋、伸直，可导致外侧半月板损伤（图1-47）。

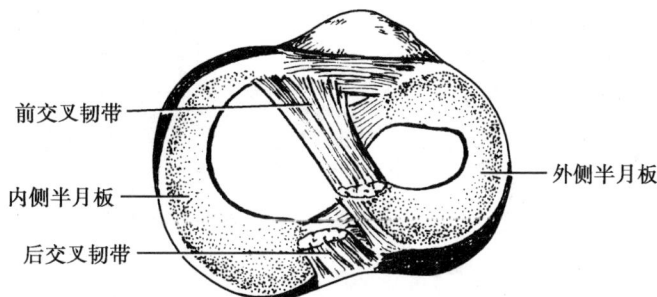

图1-47 膝关节半月板（上面观）

膝关节主要作屈、伸运动；当膝关节半屈位时，可作轻微的旋内和旋外运动。

（3）小腿骨的连结：胫骨与腓骨间的连结包括三部分：胫骨与腓骨的上端构成胫腓关节；两骨干之间借小腿骨间膜相连；下端借胫腓前、后韧带构成韧带连结。胫、腓骨间活动度甚小，几乎不能运动。由于腓骨不参加膝关节的组成，重力通过胫骨传递，故腓骨部分切除用于骨移植，并不影响下肢的活动。

（4）足关节：包括距小腿关节（踝关节）、跗骨间关节、跗跖关节、跖趾关节和趾骨间关节等，均与手的相应关节相当（图1-48）。

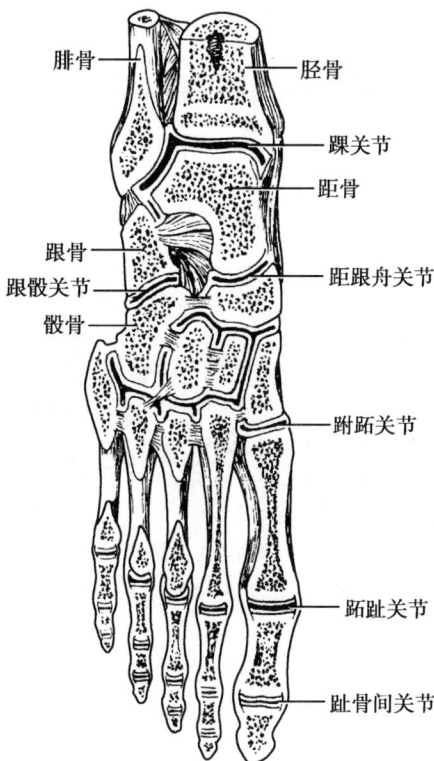

图1-48 足关节

踝关节(ankle joint)由胫、腓骨的下端与距骨构成,故又名距小腿关节。关节囊的前后部薄而松弛,两侧紧张并有韧带加强。其中内侧韧带为一强韧的三角形韧带,又名三角韧带,起自内踝尖,呈扇形向下止于距、跟和舟三骨。外侧韧带连于外踝与距、跟骨之间。外侧韧带较内侧薄弱松弛,故足过度内翻时,易发生损伤(图1-49)。

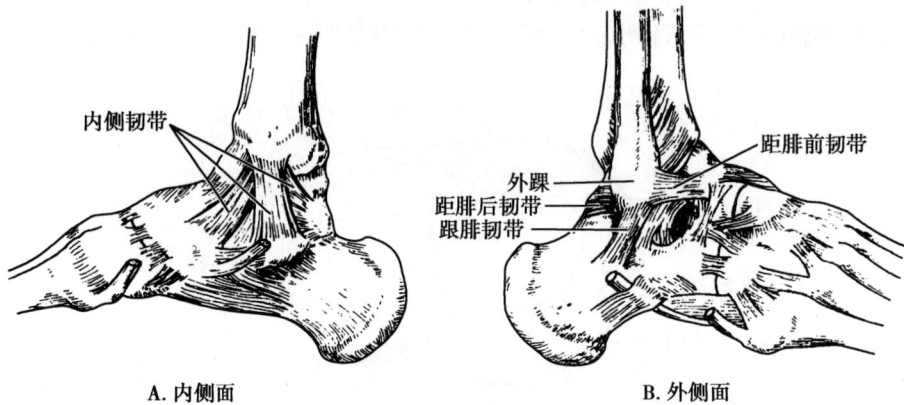

内侧韧带
距腓前韧带
外踝
距腓后韧带
跟腓韧带

A. 内侧面　　　　　　　　　B. 外侧面

图1-49　踝关节韧带

　　踝关节可作背屈和跖屈运动,与跗骨间关节协同作用时,可使足作内翻和外翻运动。由于距骨关节面前宽后窄,足跖屈时关节稳定性较差,此时踝关节容易发生扭伤,其中以内翻损伤最多见。
　　足弓(arches of the foot)是由跗骨和跖骨的拱形契合以及足底韧带和肌腱等紧密相连,在纵、横方向都形成凸向上的弓形。站立时,足仅以跟骨结节及第1、5跖骨头三点着地,使足如同具有弹性的"三脚架",对身体重力下传和地面反弹力间的节奏有着缓冲作用,并有保持足底的血管和神经免受压迫等作用。足弓的维持一是靠楔骨保证拱形的契合,二是靠韧带的弹性和肌肉收缩使肌腱紧张,后者是维持足弓的能动因素。韧带或肌肉(腱)损伤,遗传因素造成的先天性软组织发育不良或足骨骨折等,均可导致足弓塌陷,形成扁平足,影响行走或跑跳运动(图1-50)。

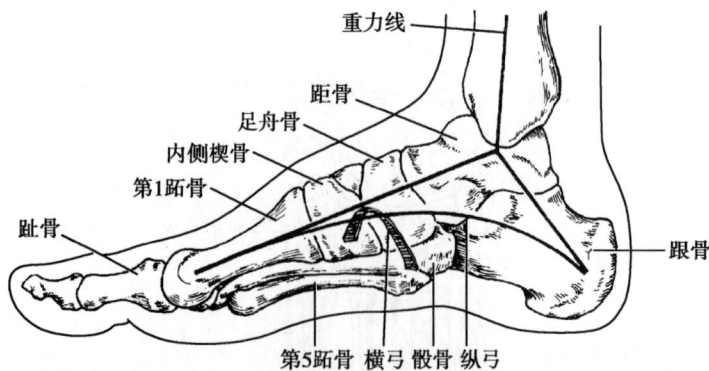

重力线
距骨
足舟骨
内侧楔骨
第1跖骨
趾骨
跟骨
第5跖骨　横弓　骰骨　纵弓

图1-50　足弓

(张海玲)

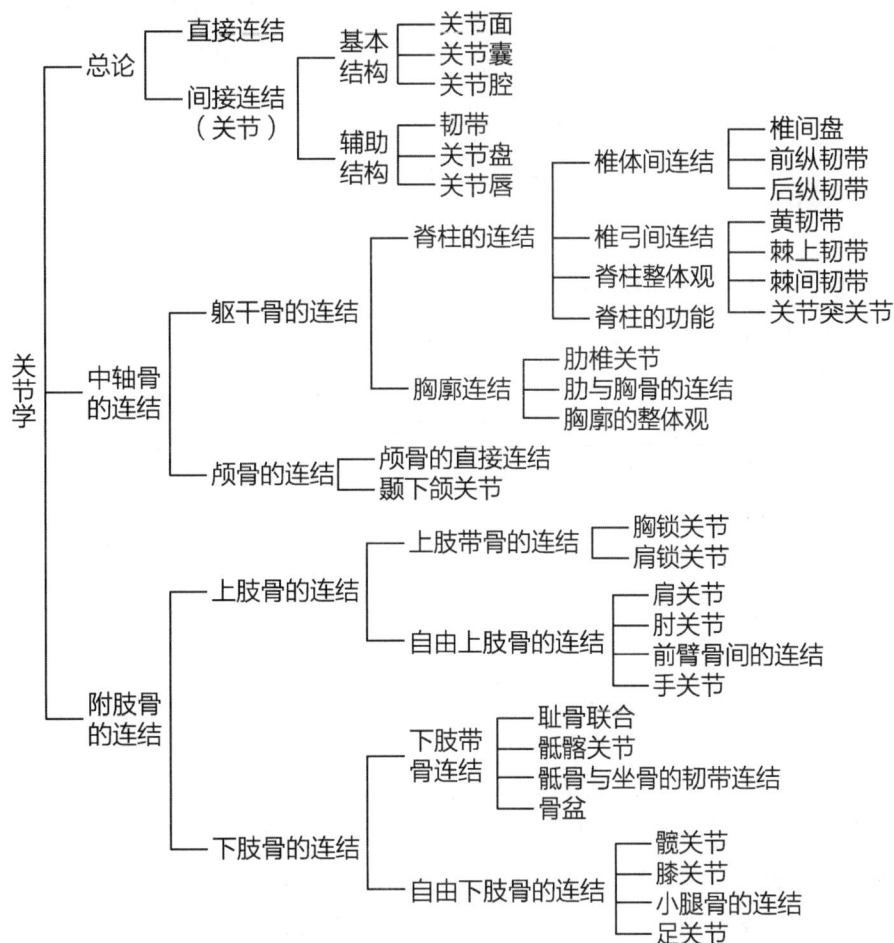

1. 试述肩关节、肘关节、腕关节、髋关节、膝关节、踝关节和颞下颌关节的组成、特点和运动？

2. 简述椎间盘的构造、功能和临床意义？

3. 试比较男女骨盆的区别？

第三节　肌学

一、总论

肌（muscle）根据结构和功能的不同，可分为平滑肌、心肌和骨骼肌。平滑肌和心肌受内脏神经调节，不受意志控制，属不随意肌；骨骼肌（skeletal muscle）是运动系统的动力部分，由躯体神经支配，直接受意志控制，属随意肌。

骨骼肌在人体内分布广泛，多附着于骨，共有 600 多块，约占体重的 40%。每块骨骼肌都是一个器官，具有一定的形态、结构、位置及辅助装置，有着丰富的血管、淋巴管和神经分布，并能完成一定的功能。

（一）肌的构造和形态

每块骨骼肌由肌腹和肌腱两部分构成。肌腹主要由肌纤维（即肌细胞）组成，位于肌的中部，色红、柔软并有收缩能力；肌腱主要由平行而致密的胶原纤维束构成，位于肌的两端，色白、坚韧而无收缩能力。肌借肌腱附着于骨。长肌的腱多呈条索状，而阔肌的呈薄膜状。

肌的形态多样，按外形大致可分为长肌、短肌、扁肌和轮匝肌 4 种（图 1-51）。长肌呈梭形，多分布于四肢，收缩时长度显著缩短，故产生的运动幅度较大。部分长肌起端有两个以上的头，再合成一个肌腹，称为二头肌、三头肌或四头肌；有些长肌的肌腹被中间腱分为两个或两个以上的肌腹，如二腹肌和腹直肌。短肌小而短，具有明显的节段性，多见于躯干部深层，收缩时产生的运动幅度较小。扁肌宽阔呈薄片状，多见于胸腹壁，具有运动以及保护和支持内脏器官的作用。扁肌的肌腱呈膜状，称腱膜。轮匝肌由环形肌纤维构成，主要分布在孔裂的周围，收缩时可关闭孔裂。

（二）肌的起止、配布和作用

1. 肌的起止　肌通常以两端附于两块或两块以上的骨，中间跨过一个或数个关节。肌收缩时，使两骨靠近或分离而产生运动，其中一骨的位置相对固定，而另一骨相对移动。肌在固定骨上的附着点，称为定点（通常为起点）；在移动骨上的附着点，称为动点（通常为止点）。肌的定、动点在一定条件下可以互换。通常将肌靠近身体正中面或四肢近侧端的附着点作为起点，反之为止点。

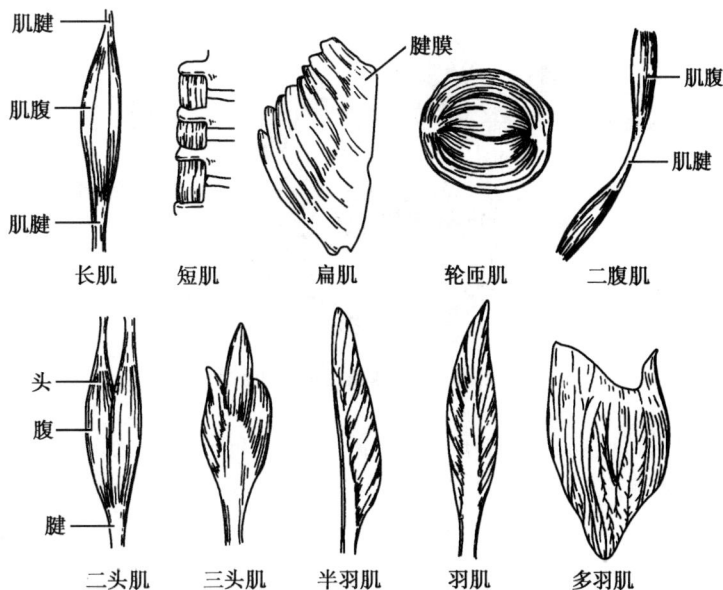

图1-51 肌的各种形态

肌腱 肌腹 肌腱 长肌

腱膜 短肌 扁肌

轮匝肌

肌腹 肌腱 二腹肌

头 腹 腱 二头肌

三头肌 半羽肌 羽肌 多羽肌

2. 肌的配布 肌在关节周围配布的方式和多少与关节的运动轴一致。在一个运动轴的相对侧至少配布有两组作用相反的肌,这两组肌互为拮抗肌,既互相拮抗,又相互协调和依存。而配布在一个运动轴同侧、并具有相同作用的多块肌,称为协同肌。人体的运动是复杂的,完成一种运动需要许多肌参与,但起不同的作用,如屈肘关节时,是肱二头肌和肱肌发动,此二肌称原动肌;与原动肌作用相反的肱三头肌为拮抗肌;肱桡肌、桡侧腕屈肌等协助屈肘,称协同肌;斜方肌、菱形肌等使肩胛骨固定,称固定肌。单轴关节常配备2组肌,如肘关节前方的屈肌群和后方的伸肌群;双轴关节则常有4组肌,三轴关节有6组肌。各肌在神经系统的统一支配下,彼此协调,相辅相成,共同完成某种动作。除少数肌止于皮肤、黏膜、筋膜或关节囊等结构外,大多数肌则通过骨的杠杆作用来表现其产生的运动。

3. 肌的作用 肌收缩牵引骨围绕关节而产生运动,其原理犹如杠杆装置,有3种基本形式。①平衡杠杆运动,其支点在重点和力点之间,如寰枕关节进行的仰头和低头运动;②省力杠杆运动,其重点位于支点和力点之间,如起步抬足跟时踝关节的运动;③速度杠杆运动,其力点位于重点和支点之间,如举重物时肘关节的运动。

(三)肌的命名原则

肌可根据形状、大小、位置、起止点、作用或肌束走行方向等命名。如斜方肌、菱形肌、三角肌是按形状命名的;冈上肌、冈下肌、骨间肌是按位置命名的;肱二头肌、股四头肌是按肌的形态结构和部位综合命名的;胸大肌、腰大肌是以位置和大小综合命名的;胸锁乳突肌、胸骨舌骨肌是按起止点命名的;旋后肌、大收肌是按作用命名的;腹外斜肌、腹横肌是按位置和肌束方向命名的。了解肌的命名原则有助于加深理解和记忆。

(四)肌的辅助装置

肌的辅助装置位于肌的周围,包括筋膜、滑膜囊、腱鞘和籽骨等,具有保持肌的位置、减少运动时的摩擦以及保护等功能。

1. **筋膜** 筋膜(fascia)遍布全身,可分为浅、深两种(图1-52)。

浅筋膜(superficial fascia)又称皮下筋膜(subcutaneous fascia),在真皮之下,由疏松结缔组织构成,内有脂肪、浅血管、浅淋巴管和皮神经,有些部位还有乳腺和皮肌,其中脂肪的含量因身体的部位、性别及营养状态而不同。在眼睑、耳廓、乳晕和阴茎等部位,浅筋膜内缺乏脂肪组织。浅筋膜在下腹部和会阴部可分为2层,浅层含脂肪较多,深层呈膜状,不含脂肪而含较多弹性纤维。临床上,皮下注射即将药物注入浅筋膜内。

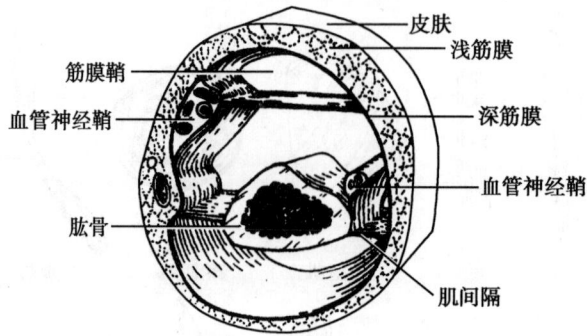

图 1-52 臂中部横切面(示筋膜)

深筋膜(deep fascia)又称固有筋膜(proper fascia),位于浅筋膜的深面,由致密结缔组织构成,包裹肌、血管和神经等,其厚薄与肌的强弱有关。深筋膜与肌的关系密切,随肌的分层而分层。在四肢,深筋膜插入肌群之间,并附着于骨,形成肌间隔,将不同肌群分隔开来,肌间隔与深筋膜、骨膜构成骨筋膜鞘,以保证肌群能单独活动。深筋膜还包绕血管、神经形成血管神经鞘。在腕、踝部增厚形成支持带以约束和支持其深面的肌腱。

2. 滑膜囊　滑膜囊为封闭的结缔组织囊,形扁壁薄,内有滑液,多位于肌腱与骨面相接触处,可减少其间的摩擦。在关节附近的滑膜囊可与关节腔相通。

3. 腱鞘　腱鞘(tendinous sheath)是套在长肌腱外的鞘管,位于腕、踝、手指和足趾等活动性较大的部位(图1-53)。腱鞘可分为外、内两层。外层为纤维层(腱纤维鞘),是深筋膜增厚形成的骨性纤维性管道,起滑车和约束肌腱的作用。内层为滑膜层(腱滑膜鞘),是由滑膜构成的双层圆筒状鞘。滑膜鞘的外层称壁层,紧贴于纤维层内面和骨面;内层称脏层,包被于肌腱的表面。壁、脏两层相互移行,围成腔隙,内含少量滑液,使肌腱能在鞘内自由滑动。腱滑膜鞘自骨面移行至肌腱的部分,称为腱系膜,内有供应肌腱的血管通过。临床上常见腱鞘损伤而致腱鞘炎,出现疼痛并影响肌腱的滑动,多因手指不恰当地长期、过度、快速的活动所致。

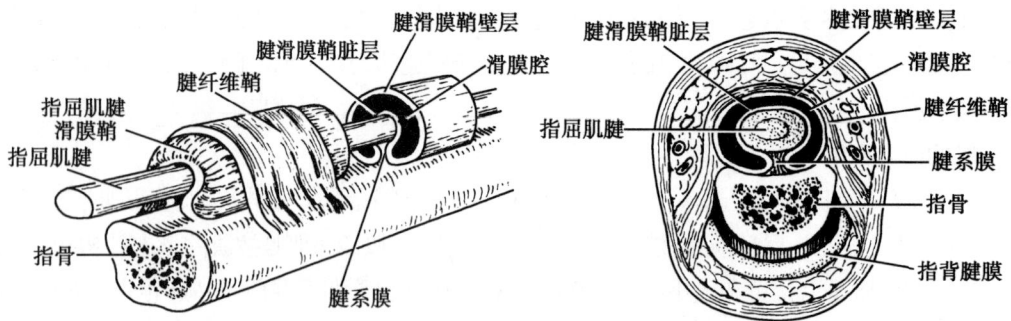

图 1-53 腱鞘示意图

4. 籽骨　籽骨由肌腱骨化而成,位于某些关节周围,直径一般仅数毫米,但髌骨例外。其在运动中起减少肌腱与骨面的摩擦、改变骨骼肌牵引方向和加大肌力的作用。

(五)肌的血管、淋巴管和神经

每块骨骼肌均有各自的血液供应,血管束多与神经伴行,沿肌间隔或筋膜间隙走行,经肌门入肌,反复分支后最终在肌内膜形成毛细血管网,再汇入微静脉和小静脉离开肌门。临床上常根据肌及其血管蒂设计肌瓣或肌皮瓣以修复缺损。

在肌外膜和肌束膜内有毛细淋巴管,离开肌后沿途伴随静脉回流,注入较大的淋巴管。

每块肌的神经多与主要血管束伴行,包括躯体神经和内脏神经。躯体神经的传入纤维传导痛温觉和本体感觉,传出纤维支配肌的收缩。一个运动神经元的轴突及其分支所支配的全部肌纤维合称为一个运动单位,是肌收缩的最小单位。在正常清醒的人体中,各肌均有少量运动单位在轮流收缩,使肌保持一定的张力,这对维持身体姿势具有重要作用。

二、头肌

头肌可分为面肌和咀嚼肌两群。

(一)面肌

面肌为扁薄的皮肌,位置表浅,多起自颅骨的不同部位,止于面部皮肤,主要分布于眼、鼻、口等孔裂周围;可分为环形肌和辐射肌两种,作用是闭合或开大上述孔裂,同时牵引面部皮肤显示各种表情,故又称表情肌(图 1-54、图 1-55)。

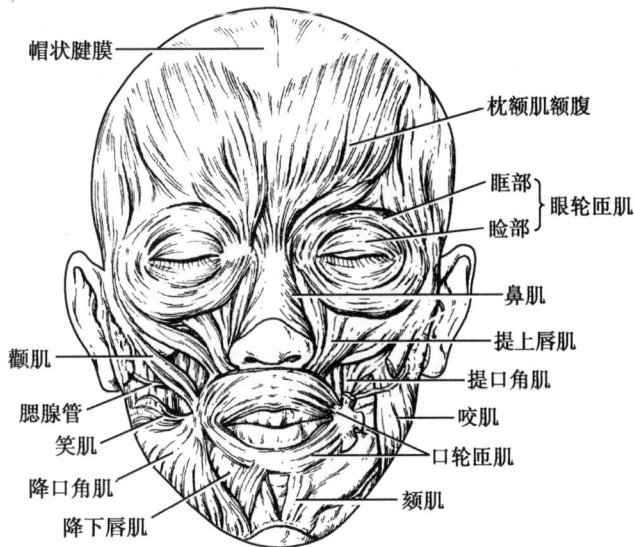

图 1-54 头肌(前面观)

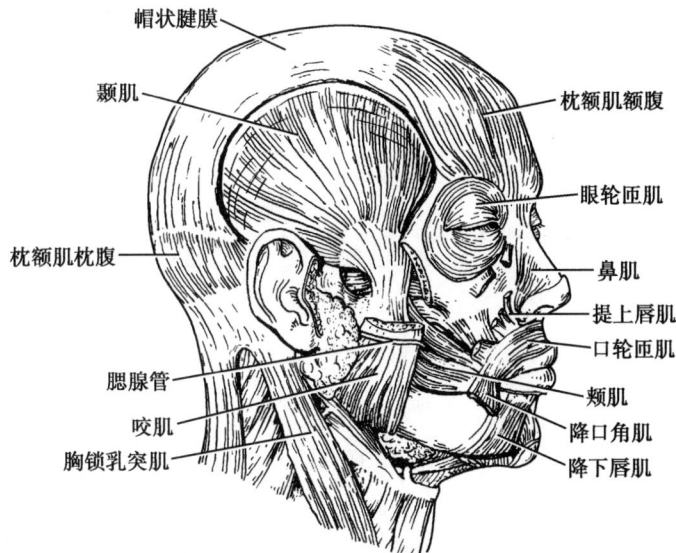

图 1-55 头肌(侧面观)

1. **颅顶肌** 颅顶肌（epicranius）扁而薄，几乎覆盖颅盖的全部。左右各有一块枕额肌，其由位于额部皮下的额腹、枕部皮下的枕腹和中间坚韧的帽状腱膜构成。枕额肌与颅部的皮肤和皮下组织结合紧密，不易分离，常合称为"头皮"，但与颅骨外膜间结合疏松，故头皮易从此处撕脱。额腹收缩时可提眉和使额部皮肤出现皱纹，枕腹可向后牵拉帽状腱膜。

2. **眼轮匝肌** 眼轮匝肌（orbicularis oculi）呈扁椭圆形，位于睑裂周围，分眶部、睑部、泪囊部。睑部纤维可眨眼，与眶部纤维共同收缩使睑裂闭合；泪囊部纤维可扩张泪囊，以利泪液引流。

3. **口周围肌** 口周围肌的结构在人类高度分化，形成复杂的肌群。环形肌环绕口裂，称口轮匝肌（orbicularis oris），收缩时闭口，并使上、下唇与牙贴紧。辐射肌位于口唇的上、下方和口角两侧，可牵拉口唇或口角。颊肌位于面颊深部，紧贴口腔侧壁，可牵口角向外侧，并使唇、颊紧贴牙，帮助咀嚼和吸吮，与口轮匝肌共同作用，能做吹口哨的动作。

（二）咀嚼肌

咀嚼肌（masticatory muscles）每侧有 4 块，包括咬肌（masseter）、颞肌（temporalis）、翼内肌（medial pterygoid）和翼外肌（lateral pterygoid），配布于颞下颌关节周围，参与咀嚼运动（图 1-56）。因闭口肌力量大于张口肌力量，故颞下颌关节的自然姿势是闭口。当肌痉挛或下颌神经受刺激时，呈现牙关紧闭或张口困难。

头肌的起止点、作用和神经支配见表 1-2。

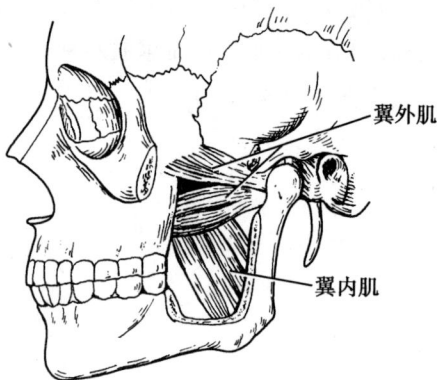

图 1-56　翼内肌和翼外肌

表 1-2　头肌的起止点、作用和神经支配

肌群	肌名	起点	止点	主要作用	神经支配
面肌	额肌	帽状腱膜	眉部皮肤	提眉，下牵皮肤	面神经
	枕肌	上项线	帽状腱膜	后牵头皮	
	眼轮匝肌	环绕睑裂周围		闭合睑裂	
	口轮匝肌	环绕口裂周围		闭合口裂	
	提上唇肌	上唇上方的骨面	口角或唇的皮肤等	提口角与上唇	
	提口角肌				
	颧肌				
	降口角肌	下唇下方、下颌骨前面		降口角与下唇	
	降下唇肌				
	颊肌	面颊深层		使唇颊贴紧牙，帮助咀嚼和吸吮，牵口角向外侧	
咀嚼肌	咬肌	颧弓的下缘和内面	下颌骨的咬肌粗隆	上提下颌（闭口）	三叉神经
	颞肌	颞窝	下颌骨冠突		
	翼内肌	翼窝	下颌骨内面的翼肌粗隆		
	翼外肌	蝶骨大翼下面和翼突外侧面	下颌颈、颞下颌关节的关节盘等处	两侧收缩拉下颌向前（张口），单侧收缩拉下颌向对侧	

三、颈肌

颈肌依其所在位置分为颈浅肌与颈外侧肌、颈前肌和颈深肌 3 群。

（一）颈浅肌与颈外侧肌

1. **颈阔肌** 颈阔肌（platysma）为皮肌，位于颈部浅筋膜内，起自胸大肌和三角肌表面的深筋膜，向上止于口角（图 1-57）。作用是拉口角向下，使颈部皮肤出现皱褶，故亦属表情肌。

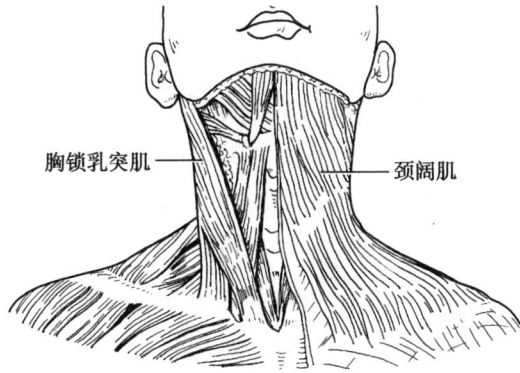

图 1-57　颈浅肌和颈外侧肌（前面观）

2. **胸锁乳突肌**　胸锁乳突肌（sternocleidomastoid）斜位于颈部两侧，颈阔肌深面，在颈部形成明显的体表标志。起自胸骨柄前面和锁骨胸骨端，两头会合斜向后上外侧，止于颞骨乳突（见图 1-57）。作用是一侧肌收缩使头向同侧倾斜，脸转向对侧；两侧肌同时收缩可使头后仰。

（二）颈前肌

颈前肌以舌骨为界分为 2 群，参与张口、吞咽和发音（图 1-58）。

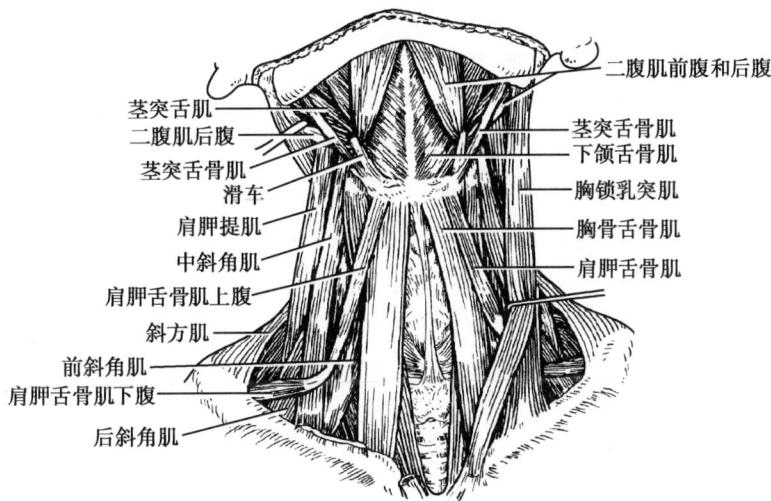

图 1-58　颈前肌（前面观）

1. **舌骨上肌群**　位于舌骨与下颌骨、颅底之间，参与构成口底，每侧有 4 块，包括二腹肌、下颌舌骨肌、茎突舌骨肌和颏舌骨肌，作用是上提舌骨或下降下颌骨。

2. **舌骨下肌群**　位于舌骨与胸骨、肩胛骨之间，在喉、气管和甲状腺的前方，每侧有 4 块，包括浅层的胸骨舌骨肌和肩胛舌骨肌以及深层的胸骨甲状肌和甲状舌骨肌，作用是下降舌骨和喉。

（三）颈深肌

位于脊柱颈段的前方及两侧，可分为外侧群和内侧群（图 1-59）。

1. **外侧群**　位于脊柱颈段的两侧，包括前、中、后斜角肌。各肌均起自颈椎横突，其中前、中斜角肌止于第 1 肋，后斜角肌止于第 2 肋。外侧群的作用是一侧肌收缩使颈侧屈；两侧肌同时收缩可上提第 1、2 肋，助深吸气，如肋骨固定，则使颈前屈。

2. **内侧群**　位于脊柱颈段的前方，包括头长肌和颈长肌等，合称椎前肌，作用是屈头、屈颈。

颈肌的起止点、作用和神经支配见表 1-3。

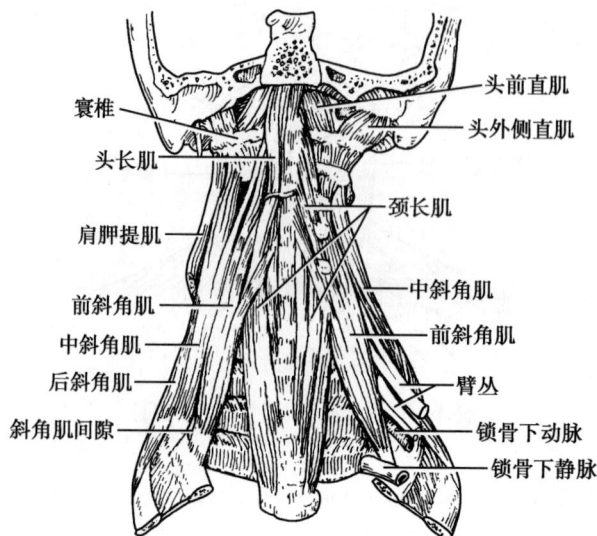

图 1-59　颈深肌

表 1-3　颈肌的起止点、作用和神经支配

肌群		肌名	起点	止点	主要作用	神经支配
颈浅肌		颈阔肌	三角肌、胸大肌筋膜	口角	紧张颈部皮肤	面神经
		胸锁乳突肌	胸骨柄、锁骨的胸骨端	颞骨乳突	一侧收缩使头向同侧屈,两侧收缩使头向后仰	副神经
颈前肌	舌骨上群肌	二腹肌	前腹:下颌体 后腹:乳突	以中间腱附于舌骨体	降下颌骨,上提舌骨	前腹:三叉神经 后腹:面神经
		下颌舌骨肌	下颌体内面	舌骨体	上提舌骨	三叉神经
		茎突舌骨肌	茎突	舌骨	上提舌骨	面神经
		颏舌骨肌	颏嵴	舌骨	上提舌骨	第1颈神经前支
	舌骨下群肌	肩胛舌骨肌	与名称一致		下降舌骨	颈袢
		胸骨舌骨肌				
		胸骨甲状肌				
		甲状舌骨肌				
颈深肌		前斜角肌	颈椎横突	第1肋上面	上提第1~2肋助吸气	颈神经前支
		中斜角肌				
		后斜角肌		第2肋上面		
		颈长肌	第1~3胸椎体前、第3~6颈椎横突前结节	第2~4颈椎体及寰椎前结节	一侧收缩使头和颈向同侧屈;两侧收缩使头和颈前屈	颈神经前支
		头长肌	第3~6颈椎横突前结节	枕骨底部		

四、躯干肌

躯干肌可分为背肌、胸肌、膈、腹肌和会阴肌。其中会阴肌(包括盆肌)见生殖系统一章。

(一) 背肌

背肌位于躯干的背面,分浅、深两群(图1-60)。

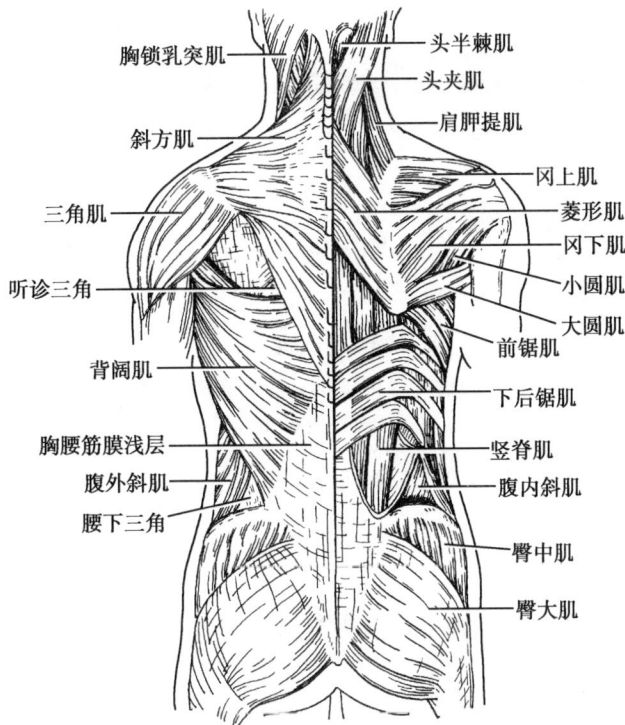

图 1-60　背肌

1. 背浅肌　背浅肌可分为 2 层,浅层有斜方肌和背阔肌,深层有肩胛提肌和菱形肌,均起自脊柱的不同部位,止于上肢骨。

（1）斜方肌（trapezius）:为三角形的扁肌,位于项部和背上部的浅层。起自上项线、枕外隆凸、项韧带、第 7 颈椎和全部胸椎的棘突,肌束向外侧集中,止于锁骨外 1/3、肩峰和肩胛冈。作用是拉肩胛骨向脊柱靠拢,其上部肌束可上提肩胛骨,下部肌束可下降肩胛骨;如肩胛骨固定,一侧肌收缩使颈向同侧屈、脸转向对侧,两侧肌同时收缩可使头后仰。此肌瘫痪时,产生"塌肩"。

（2）背阔肌（latissimus dorsi）:为全身最大的扁肌,位于背下部及胸部后外侧,起自下 6 个胸椎和全部腰椎的棘突、骶正中嵴及髂嵴后部等处,肌束向上外侧集中,止于肱骨小结节嵴。作用是使肩关节内收、旋内和后伸;当上肢上举固定时,可引体向上。

2. 背深肌　背深肌位于脊柱两侧,分为长肌和短肌。长肌位置较浅,主要有竖脊肌和夹肌;短肌位置较深,有枕下肌、棘间肌、横突间肌和肋提肌等。长、短肌对维持人体直立姿势起重要作用,短肌还与脊柱韧带共同保证各椎骨间的稳固连接。

竖脊肌（erector spinae）又称骶棘肌,是背肌中最长、最大的肌,纵列于躯干背面、脊柱两侧的沟内。起自骶骨背面和髂嵴后部,向上分出 3 组肌束,沿途止于椎骨和肋骨,向上可达颞骨乳突。作用是使脊柱后伸、仰头,一侧收缩使脊柱侧屈,对维持人体直立有重要作用。破伤风患者的竖脊肌可强烈收缩,从而形成特有的"角弓反张"征。临床上所谓的"腰肌劳损"亦多因此肌受累所致,出现腰痛症状。

背肌的起止点、作用和神经支配见表 1-4。

背部深筋膜在斜方肌和背阔肌表面较薄弱,但在竖脊肌周围特别发达,称胸腰筋膜（thoracolumbar fascia）(图 1-61）。此筋膜包裹在竖脊肌和腰方肌的周围,在腰部明显增厚,可分为 3 层。浅层在竖脊肌后面,内侧附于棘上韧带,外侧附于肋角,下方附于髂嵴,也是背阔肌的起始腱膜;中层分隔竖脊肌与腰方肌,并在竖脊肌外侧缘与浅层会合,构成竖脊肌鞘;深层在腰方肌前面,并与中层构成腰方肌鞘。3 层筋膜在腰方肌外侧缘会合,成为腹内斜肌和腹横肌的起点。因腰部活动度大,胸腰筋膜在剧烈运动中常可扭伤,为腰背劳损病因之一。

表 1-4　背肌的起止点、作用和神经支配

肌群	肌名	起点	止点	主要作用	神经支配
背浅肌	斜方肌	上项线、枕外隆凸、项韧带、第 7 颈椎棘突和全部胸椎棘突	锁骨外 1/3、肩峰、肩胛冈	拉肩胛骨向中线靠拢,上部纤维提肩胛骨,下部纤维降肩胛骨	副神经
	背阔肌	下 6 个胸椎棘突、全部腰椎棘突、骶正中嵴、髂嵴	肱骨小结节嵴	肩关节后伸、内收及旋内	胸背神经
	肩胛提肌	上位颈椎横突	肩胛骨上角	上提肩胛骨	肩胛背神经
	菱形肌	下位颈椎和上位胸椎棘突	肩胛骨内侧缘	上提和内牵肩胛骨	
背深肌	竖脊肌	骶骨后面及其附近、下位椎骨的棘突、横突、肋骨等	上位椎骨的棘突、横突,肋骨及枕骨及颞骨乳突	伸脊柱、仰头	脊神经后支
	夹肌	项韧带下部、第 7 颈椎和上部胸椎棘突	颞骨乳突和第 1～3 颈椎横突	单侧收缩,使头转向同侧,两侧收缩使头后仰	颈神经后支

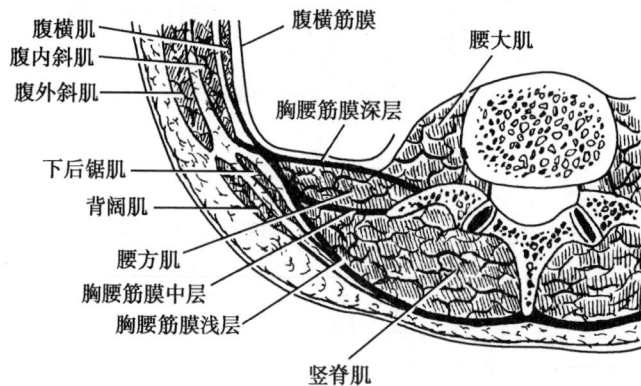

图 1-61　胸腰筋膜

(二)胸肌

胸肌可分为胸上肢肌和胸固有肌 2 群(图 1-62)。胸上肢肌为扁肌,位于胸壁前外侧面的浅层,止于上肢带骨或肱骨;胸固有肌参与构成胸壁,仍保持节段性。

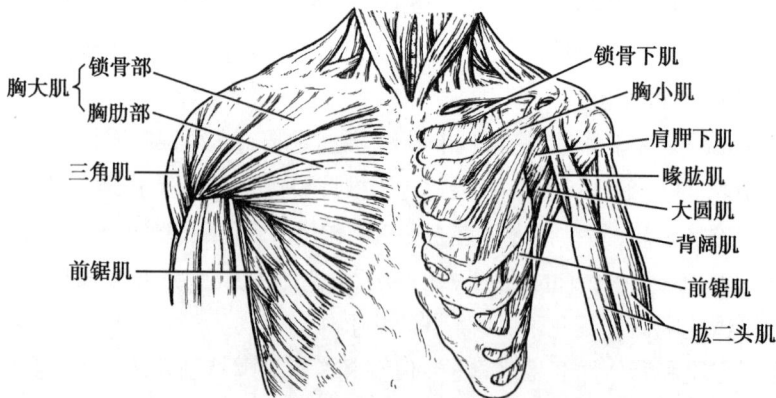

图 1-62　胸肌

1. 胸上肢肌

(1)胸大肌(pectoralis major):宽厚而呈扇形,覆于胸廓前壁的大部。起自锁骨内侧半、胸骨和第 1～6 肋软骨等处,肌束向外侧集中,止于肱骨大结节嵴。作用是使肩关节内收、旋内和前屈;如上肢上举固定,

可上提躯干，还可提肋助吸气。

（2）胸小肌（pectoralis minor）：呈三角形，位于胸大肌深面。起自第 3～5 肋骨，止于肩胛骨喙突。作用是拉肩胛骨向前下方；如肩胛骨固定，可提肋助吸气。

（3）前锯肌（serratus anterior）：位于胸廓侧壁，以肌齿起自上 8 个或 9 个肋骨，肌束斜向后上内侧，经肩胛骨前方止于肩胛骨内侧缘和下角。作用是拉肩胛骨向前并紧贴胸廓，下部肌束使肩胛骨下角旋外，助臂上举；如肩胛骨固定，可提肋助深吸气。此肌瘫痪时，产生"翼状肩"，即肩胛骨内侧缘和下角离开胸廓而突出于皮下。

2. 胸固有肌　胸固有肌位于肋间隙内，参与构成胸壁。

（1）肋间外肌（intercostales externi）：位于各肋间隙的浅层。起自上位肋骨下缘，肌束斜向前下，止于下位肋骨的上缘。此肌前部在肋软骨间隙处移行为肋间外膜。作用是提肋助吸气。

（2）肋间内肌（intercostales interni）：位于肋间外肌的深面。起自下位肋骨上缘，止于上位肋骨下缘。此肌前部达胸骨外侧缘，后部仅至肋角，此后移行为肋间内膜。作用是降肋助呼气。

（三）膈

膈（diaphragm）位于胸、腹腔之间，为向上膨隆呈穹窿状的扁肌。膈的周边是肌性部，以 3 部分肌束起自胸廓下口周缘及腰椎前面，其中胸骨部起自剑突后面，肋部起自下 6 对肋的内面，腰部以左、右两个膈脚起自上 2～3 个腰椎。3 部分肌束向中心移行为腱膜，称中心腱（图 1-63）。

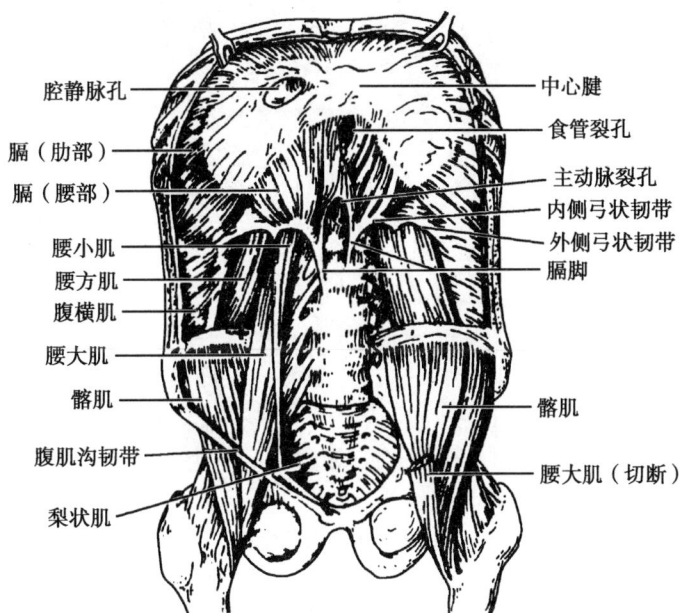

图 1-63　膈与腹后壁肌

膈有 3 个裂孔。在第 12 胸椎体前方，左、右两个膈脚与脊柱围成主动脉裂孔，有主动脉和胸导管通过；约在第 10 胸椎水平，在主动脉裂孔的左前上方有食管裂孔，有食管和迷走神经通过；约在第 8 胸椎水平，在食管裂孔右前上方的中心腱上有腔静脉孔，有下腔静脉通过。

在膈的三部分起始处之间常留有三角形薄弱区，无肌纤维，仅覆盖结缔组织。其中胸骨部与肋部起点之间为胸肋三角，肋部与腰部起点之间为腰肋三角。腹部脏器可经上述三角区突入胸腔而形成膈疝。

膈为主要的呼吸肌。收缩时，膈穹隆下降，胸腔容积扩大，以助吸气；松弛时，膈穹隆上升恢复原位，胸腔容积减小，以助呼气。膈与腹肌同时收缩可增加腹压，协助排便、呕吐、咳嗽、喷嚏及分娩等活动。

胸肌和膈的起止点、作用和神经支配见表 1-5。

表 1-5 胸肌与膈的起止点、作用和神经支配

肌群	肌名	起点	止点	主要作用	神经支配
胸上肢肌	胸大肌	锁骨内侧半、胸骨、第1~6肋软骨	肱骨大结节嵴	内收、旋内及屈肩关节	胸内侧神经、胸外侧神经
	胸小肌	第3~5肋骨	肩胛骨喙突	拉肩胛骨向前下	胸内侧神经
	前锯肌	第1~8或9肋骨	肩胛骨内侧缘及下角	拉肩胛骨向前	胸长神经
胸固有肌	肋间外肌	上位肋骨下缘	下位肋骨上缘	提肋助吸气	肋间神经
	肋间内肌	下位肋骨上缘	上位肋骨下缘	降肋助呼气	
	胸横肌	胸骨内面下部	第2~6肋的内面	拉肋向下助呼气	
膈	胸骨部 肋部 腰部	剑突后面 第7~12肋内面 第2~3腰椎体前面	中心腱	膈穹隆下降,扩大胸腔助吸气,增加腹压	膈神经

（四）腹肌

腹肌位于胸廓与骨盆之间,参与构成腹壁,可分为前外侧群和后群两群。

1. 前外侧群 腹肌前外侧群参与构成腹前外侧壁,包括腹外斜肌、腹内斜肌和腹横肌3块扁肌和腹直肌(图1-64)。

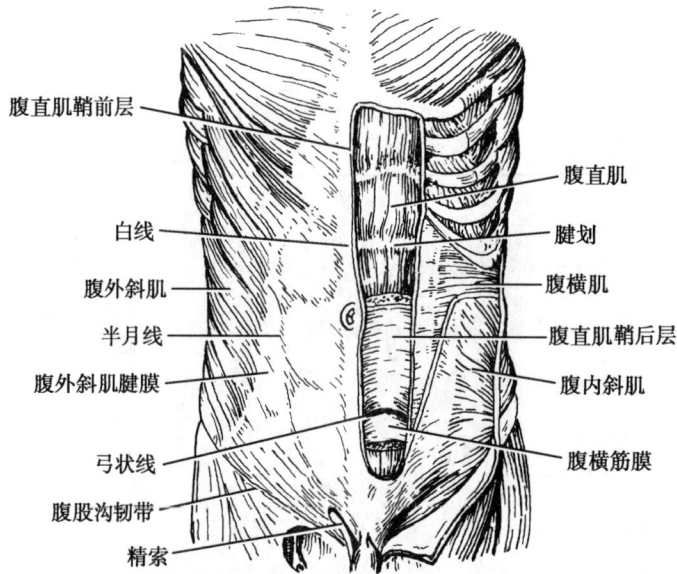

图1-64 腹前外侧壁肌

（1）腹外斜肌(obliquus externus abdominis):位于腹前外侧部的浅层,以肌齿起自下8个肋骨的外面,肌束斜向前下内侧,小部分止于髂嵴前部,余部向内侧移行为腱膜,经腹直肌前面至前正中线止于白线,并参与构成腹直肌鞘的前层。腹外斜肌腱膜的下缘卷曲增厚形成腹股沟韧带(inguinal ligament),连于髂前上棘与耻骨结节之间。腹股沟韧带内侧端有一小束腱纤维向后下方返折至耻骨梳,称腔隙韧带(陷窝韧带),其延伸并附于耻骨梳的部分为耻骨梳韧带(Cooper 韧带)。腹外斜肌腱膜在耻骨结节上外侧形成三角形的裂孔,为腹股沟管浅(皮下)环(superficial inguinal ring)。

（2）腹内斜肌(obliquus internus abdominis):位于腹外斜肌深面,起自胸腰筋膜、髂嵴和腹股沟韧带外侧半,后部肌束几乎垂直上行止于下位3个肋骨,大部分肌束向前上方续为腱膜,在腹直肌外侧缘分为前、后两层包裹腹直肌,参与构成腹直肌鞘的前层及后层,在前正中线止于白线。腹内斜肌下部肌束行向前下方,越过精索前面并续为腱膜,与腹横肌腱膜会合形成腹股沟镰(inguinal falx)(联合腱 conjoint tendon),止于耻骨梳内侧端及耻骨结节附近(图1-65)。腹内斜肌最下部分出一些细散的肌束,与腹横肌最下部肌束一

起包绕精索和睾丸等，称提睾肌，收缩时可上提睾丸。此肌虽为骨骼肌，但不受意志控制。此肌在女性非常薄弱，仅少许纤维贴附于子宫圆韧带表面。

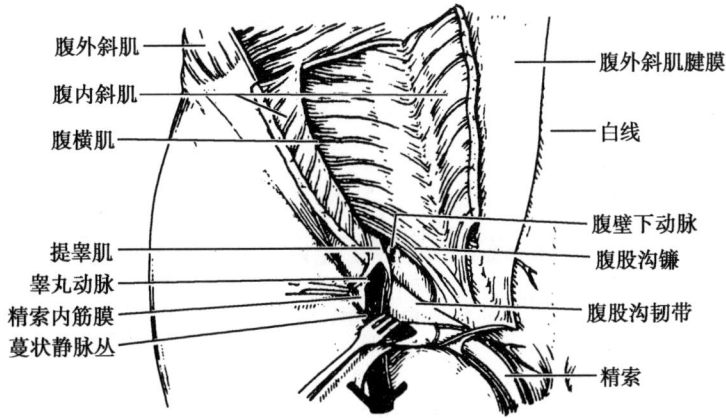

图1-65　腹前外侧壁肌（下部）

（3）腹横肌（transversus abdominis）：位于腹内斜肌深面，起自下6个肋软骨的内面、胸腰筋膜、髂嵴和腹股沟韧带外侧1/3，肌束横行向前续为腱膜，经腹直肌后面止于白线，并参与构成腹直肌鞘的后层。腹横肌最下部肌束和腱膜下缘的内侧部分别参与构成提睾肌和腹股沟镰。

（4）腹直肌（rectus abdominis）：上宽下窄，位于腹前壁正中线两旁的腹直肌鞘内，起自耻骨联合和耻骨嵴，肌束向上止于胸骨剑突和第5～7肋软骨的前面。肌的全长被3～4条横行的腱划分成数个肌腹，腱划处在体表呈横行浅沟。腱划与腹直肌鞘前层紧密结合，而在腹直肌后面不明显，亦不与腹直肌鞘后层愈合，故腹直肌后面是游离的。

腹直肌鞘（sheath of rectus abdominis）包裹腹直肌，分前、后两层。前层由腹外斜肌腱膜与腹内斜肌腱膜前层构成，后层由腹内斜肌腱膜后层与腹横肌腱膜构成。在脐下4～5cm以下，腹直肌鞘后层的腱膜全部转至腹直肌的前面，参与构成鞘的前层，使后层缺如，故腹直肌鞘后层因腱膜中断而形成一凸向上方的弧形分界线，称弓状线（半环线）。此线以下的腹直肌后面与腹横筋膜相贴（图1-66）。

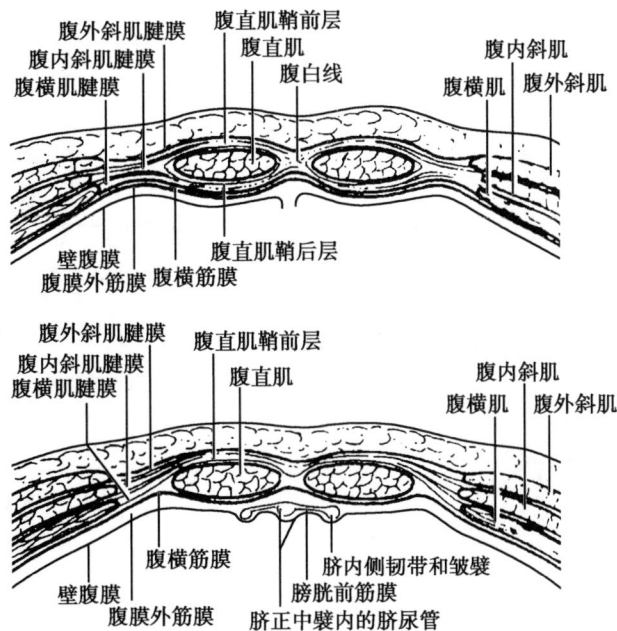

图1-66　腹直肌鞘

腹肌前外侧群的作用是保护腹腔脏器,维持腹内压;参与完成排便、分娩、呕吐和咳嗽等生理功能;可降肋助呼气,使脊柱前屈、侧屈与旋转。

2. 后群 腹肌后群包括腰大肌和腰方肌,腰大肌见下肢肌一节。

腰方肌(quadratus lumborum)位于腹后壁、脊柱的两侧,内侧邻腰大肌,后方有竖脊肌。起自髂嵴后部,向上止于第12肋和第1~4腰椎横突(见图1-63)。作用是下降和固定第12肋,使脊柱侧屈。

腹肌的起止点、作用和神经支配见表1-6。

表1-6 腹肌的起止点、作用和神经支配

肌群	肌名	起点	止点	主要作用	神经支配
前外侧群	腹直肌	耻骨联合和耻骨嵴	胸骨剑突、第5~7肋软骨	脊柱前屈,增加腹压	肋间神经
	腹外斜肌	下8肋的外面	白线、髂嵴、腹股沟韧带	增加腹压,脊柱前屈、侧屈、旋转	肋间神经、髂腹下神经、髂腹股沟神经
	腹内斜肌	胸腰筋膜、髂嵴、腹股沟韧带	白线		
	腹横肌	下6肋内面、胸腰筋膜、腹股沟韧带	白线		
后群	腰方肌	髂嵴	第12肋、第1~4腰椎横突	降第12肋,脊柱腰部侧屈	腰神经前支

五、上肢肌

上肢肌数量多,运动灵活,这与人类上肢经常进行的精巧劳动功能相适应,可分为上肢带肌、臂肌、前臂肌和手肌(图1-67、图1-68)。

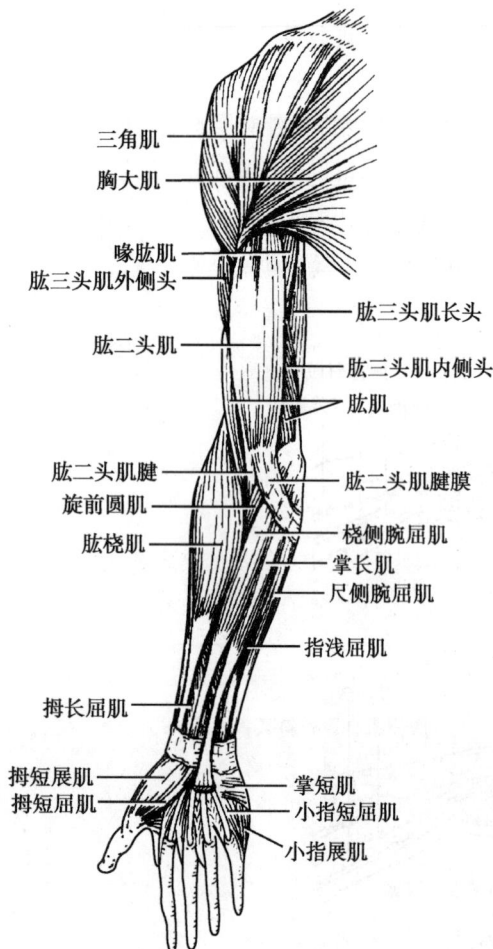

图1-67 上肢肌浅层(前面观)

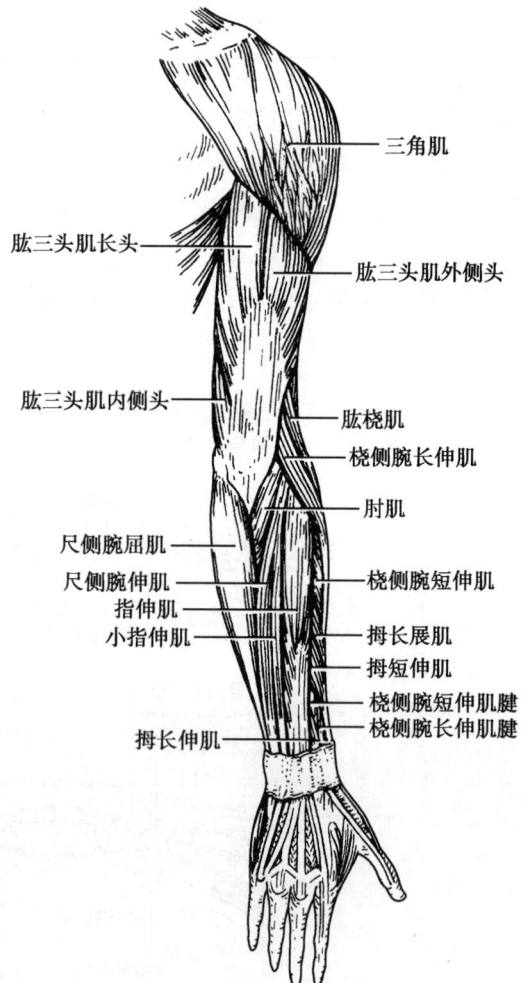

图1-68 上肢肌浅层(后面观)

（一）上肢带肌

上肢带肌又称肩肌，配布在肩关节周围，分为浅、深两群，均起自上肢带骨，止于肱骨，能运动肩关节并增加关节的稳固性。

1. 浅群 三角肌（deltoid）位于肩部，呈三角形，起自锁骨外侧 1/3、肩峰和肩胛冈，肌束从前方、外侧和后方覆盖肩关节，并向下外侧集中，止于肱骨三角肌粗隆。作用是外展肩关节，前部肌束可使肩关节屈和旋内，后部肌束能使肩关节伸和旋外。此肌瘫痪时，肩峰突出于皮下，产生"方肩"。三角肌在临床上为肌内注射的常用部位之一。

2. 深群

（1）冈上肌（supraspinatus）：位于斜方肌深面，起自肩胛骨冈上窝，肌束向外侧经肩峰和喙肩韧带的下方，跨越肩关节，止于肱骨大结节上份。作用是使肩关节外展。

（2）冈下肌（infraspinatus）：位于冈下窝内，肌束向外侧经肩关节后面，止于肱骨大结节中份。作用是使肩关节旋外。

（3）小圆肌（teres minor）：在冈下肌下方，起自肩胛骨外侧缘的背面，止于肱骨大结节下份。作用是使肩关节旋外。

（4）大圆肌（teres major）：在小圆肌下方，起自肩胛骨下角的背面，肌束向上外侧方止于肱骨小结节嵴。作用是使肩关节内收和旋内。

（5）肩胛下肌（subscapularis）：呈三角形，起自肩胛下窝，肌束向上外侧经肩关节前面，止于肱骨小结节。作用是使肩关节内收和旋内。

上肢带肌的起止点、作用和神经支配见表 1-7。

表 1-7　上肢带肌的起止点、作用和神经支配

肌群	肌名	起点	止点	主要作用	神经支配
浅群	三角肌	锁骨外侧 1/3、肩峰、肩胛冈	肱骨三角肌粗隆	肩关节外展、前屈和旋内（前部肌束）、后伸和旋外（后部肌束）	腋神经
深群	冈上肌	肩胛骨冈上窝	肱骨大结节上份	肩关节外展	肩胛上神经
	冈下肌	肩胛骨冈下窝	肱骨大结节中份	肩关节旋外	
	小圆肌	肩胛骨外侧缘背面	肱骨大结节下份		腋神经
	大圆肌	肩胛骨下角背面	肱骨小结节嵴	肩关节后伸、内收及旋内	肩胛下神经
	肩胛下肌	肩胛下窝	肱骨小结节	肩关节内收、旋内	

（二）臂肌

臂肌覆盖肱骨，分为前、后两群，前群为屈肌，后群为伸肌。

1. 前群

（1）肱二头肌（biceps brachii）：呈梭形，位于臂前面的浅层，起端有 2 个头，长头以长腱起自肩胛骨盂上结节，通过肩关节囊，经结节间沟下行，内侧的短头起自肩胛骨喙突。两头在臂下部合成梭形肌腹，跨过肘关节前面，以肌腱止于桡骨粗隆。作用是屈肘关节；当前臂在旋前位时，可使其旋后；此外还能协助屈肩关节。

（2）喙肱肌（coracobrachialis）：在肱二头肌短头的后内侧，起自肩胛骨喙突，止于肱骨中部内侧。作用是协助肩关节屈和内收。

（3）肱肌（brachialis）：在肱二头肌下部的深面，起自肱骨体下部前面，止于尺骨粗隆。作用是屈肘关节。

2. 后群 肱三头肌（triceps brachii）位于臂后部，起端有 3 个头，长头以长腱起自肩胛骨盂下结节，向下行经大、小圆肌之间，内、外侧头分别起自肱骨体后面桡神经沟的内下方和外上方的骨面。3 个头会合成肌腹，向下以坚韧的腱止于尺骨鹰嘴。作用是伸肘关节，长头还可使肩关节伸和内收。

臂肌的起止点、作用和神经支配见表 1-8。

表 1-8　臂肌的起止点、作用和神经支配

肌群	肌名		起点	止点	主要作用	神经支配
前群	肱二头肌	长头:肩胛骨盂上结节;	桡骨粗隆		屈肘关节、前臂旋后	肌皮神经
		短头:肩胛骨喙突				
	喙肱肌	肩胛骨喙突	肱骨中部内侧		肩关节屈、内收	
	肱肌	肱骨体下部前面	尺骨粗隆		屈肘关节	
后群	肱三头肌	长头:肩胛骨盂下结节; 内侧头:桡神经沟内下方的骨面; 外侧头:桡神经沟外上方的骨面	尺骨鹰嘴		伸肘关节、助肩关节伸及内收 (长头)	桡神经
	肘肌	肱骨外上髁、桡侧副韧带	尺骨上端的背面、肘关节囊		伸肘	

(三) 前臂肌

前臂肌位于尺、桡骨的周围,分为前(屈肌)、后(伸肌)两群。多为长肌,跨过多个关节,运动前臂和手,肌腹位于近侧,细长的肌腱位于远侧。

1. **前群**　前群位于前臂前面,共 9 块肌,分 4 层排列(见图 1-67、图 1-69)。

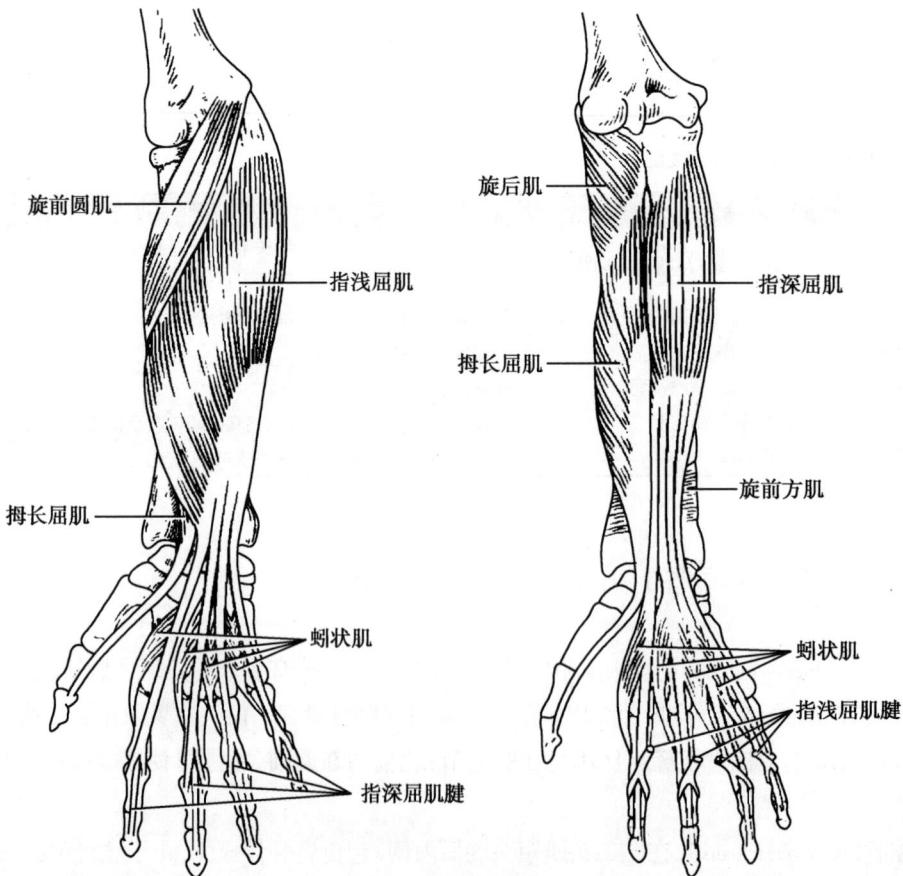

图 1-69　前臂肌前群深层

(1)第一层:有 5 块肌,自桡侧向尺侧依次为肱桡肌、旋前圆肌、桡侧腕屈肌、掌长肌和尺侧腕屈肌。除肱桡肌起自肱骨外上髁外,其余均以屈肌总腱起自肱骨内上髁及前臂深筋膜。

(2)第二层:仅 1 块肌,即指浅屈肌。肌束向下分为 4 条腱,经腕管入手掌,分别进入第 2～5 指的屈肌

腺鞘,每一个腱分为二脚,止于中节指骨体的两侧。

（3）第三层:有2块肌,即拇长屈肌和指深屈肌,肌腱均经腕管入手掌。指深屈肌的4条腱分别进入第
2～5指的屈肌腱鞘,在鞘内穿指浅屈肌腱二脚之间,止于2～5指远节指骨底。

（4）第四层:仅1块肌,即旋前方肌,位于尺、桡骨远端的前面。

2. **后群**　后群位于前臂后面,共10块肌,分浅、深两层排列(见图1-68～图1-70)。

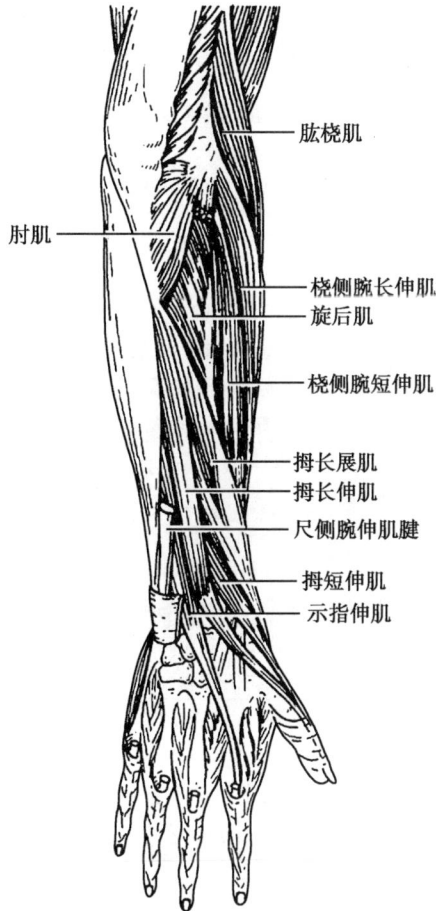

肱桡肌

肘肌

桡侧腕长伸肌
旋后肌

桡侧腕短伸肌

拇长展肌
拇长伸肌
尺侧腕伸肌腱
拇短伸肌
示指伸肌

图 1-70　前臂肌后群深层

（1）浅层:有5块肌,自桡侧向尺侧依次为桡侧腕长伸肌、桡侧腕短伸肌、指伸肌、小指伸肌和尺侧腕
伸肌,以一伸肌总腱起自肱骨外上髁及邻近的深筋膜。

（2）深层:有5块肌,从上外侧向下内侧依次为旋后肌、拇长展肌、拇短伸肌、拇长伸肌和示指伸肌。
除旋后肌起自肱骨外上髁和尺骨上端外,其余均起自桡、尺骨和骨间膜的背面。

拇长展肌和拇短、长伸肌自深层浅出,从而将前臂后外侧浅层的肌分为2组。桡侧腕长、短伸肌和肱
桡肌组成外侧组,由桡神经支配;指伸肌、小指伸肌和尺侧腕伸肌组成后组,由骨间后神经支配。而两组
肌间的缝隙无神经跨过,故为前臂后区手术的安全入路。

前臂肌的起止点、作用和神经支配见表1-9。

（四）手肌

手肌短小众多,位于手的掌侧,为手的固有肌,作用为运动手指,完成手的精细的技巧性动作;而来自
前臂的长肌(外在肌)完成手和手指的用力运动。长、短肌共同作用,使手能执行抓、捏、握持、夹、提等一
系列重要功能。

手肌分为内侧、中间和外侧3群(图1-71)。

表 1-9　前臂肌的起止点、作用和神经支配

肌群		肌名	起点	止点	主要作用	神经支配
前群	第一层	肱桡肌	肱骨外上髁上方	桡骨茎突	屈肘关节	桡神经
		旋前圆肌	肱骨内上髁、前臂深筋膜	桡骨中部外侧面	屈肘、前臂旋前	正中神经
		桡侧腕屈肌		第2掌骨底	屈肘、屈腕、腕外展	
		掌长肌		掌腱膜	屈腕、紧张掌腱膜	
		尺侧腕屈肌		豌豆骨	屈腕、腕内收	尺神经
	第二层	指浅屈肌	肱骨内上髁和尺、桡骨前面	第2～5指中节指骨两侧	屈肘、屈腕、屈2～5指的掌指关节和近侧指骨间关节	正中神经
	第三层	拇长屈肌	桡骨及骨间膜前面	拇指远节指骨底	屈腕、屈拇指的掌指和指骨间关节	正中神经
		指深屈肌	尺骨及骨间膜前面	第2～5指远节指骨底	屈腕、屈2～5指骨间关节和掌指关节	正中神经、尺神经
	第四层	旋前方肌	尺骨远端前面	桡骨远端掌面	前臂旋前	正中神经
后群	浅层	桡侧腕长伸肌	肱骨外上髁	第2掌骨底背面	伸腕、腕外展	桡神经
		桡侧腕短伸肌		第3掌骨底背面		
		指伸肌		第2～5指中、远节指骨底背面(指背腱膜)	伸肘、伸腕、伸指	
		小指伸肌		小指中、远节指骨底背面	伸小指	
		尺侧腕伸肌		第5掌骨底背面	伸腕、腕内收	
	深层	旋后肌	肱骨外上髁、尺骨上端	桡骨上端前面	前臂旋后、伸肘	
		拇长展肌	桡、尺骨和骨间膜的背面	第1掌骨底外侧	拇指外展	
		拇短伸肌		拇指近节指骨底背面	伸拇指	
		拇长伸肌		拇指远节指骨底背面		
		示指伸肌		示指指背腱膜	伸示指	

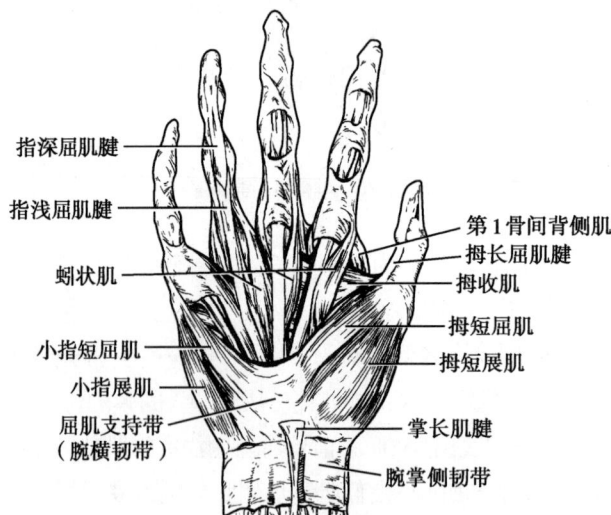

图 1-71　手肌浅层

1. **内侧群**　内侧群在手掌尺侧形成较小的隆起,称小鱼际(hypothenar)。有 3 块肌,分浅、深两层。小指展肌在浅层内侧,小指短屈肌在浅层外侧,小指对掌肌在深层。可使小指作展、屈和对掌运动。

2. **中间群**　中间群位于掌心,包括蚓状肌和骨间肌。

(1)蚓状肌:为 4 条小肌束,起自指深屈肌腱桡侧,经掌指关节桡侧至第 2～5 指背面,止于指背腱膜。作用是屈掌指关节、伸指骨间关节。

（2）骨间掌侧肌：有3块，位于2～5掌骨间隙内，起自掌骨，分别经第2指尺侧、第4～5指桡侧，止于第2、4、5指的近节指骨底和指背腱膜。作用是使第2、4、5指向中指靠拢（内收）（图1-72）。

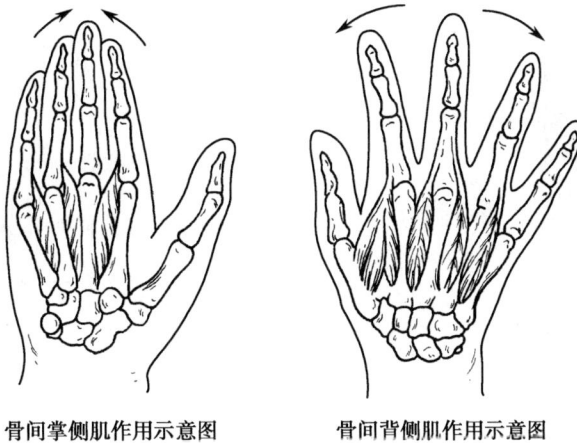

骨间掌侧肌作用示意图　　　　骨间背侧肌作用示意图

图1-72　骨间肌作用示意图

（3）骨间背侧肌：有4块，位于2～5掌骨间隙背面。各以两头起自相邻掌骨，止于第2～4指近节指骨和指背腱膜。作用是以中指为中心外展第2、3、4指（见图1-71）。

因骨间肌止于指背腱膜，故均能协同蚓状肌屈掌指关节、伸指骨间关节。

3. **外侧群**　外侧群较发达，在手掌桡侧形成较大的隆起，称鱼际（thenar）。有4块肌，分浅、深两层。浅层外侧有拇短展肌，内侧有拇短屈肌；深层外侧有拇对掌肌，内侧有拇收肌。可使拇指作展、屈、对掌和收等运动。

手肌的起止点、作用和神经支配见表1-10。

表1-10　手肌的起止点、作用和神经支配

肌群	肌名	起点	止点	主要作用	神经支配
内侧群	小指展肌	屈肌支持带及豌豆骨	小指近节指骨底	外展小指	尺神经
	小指短屈肌	钩骨、屈肌支持带		屈小指	
	小指对掌肌		第5掌骨内侧	小指对掌	
中间群	蚓状肌	指深屈肌腱桡侧	第2～5指的指背腱膜	屈掌指关节，伸指骨间关节	正中神经、尺神经
	骨间掌侧肌	第2掌骨的内侧面和第4、5掌骨的外侧面	第2、4、5指近节指骨底和指背腱膜	第2、4、5指内收，屈掌指关节、伸指骨间关节	尺神经
	骨间背侧肌	第1～5掌骨对缘	第2～4指近节指骨和指背腱膜	第2、4、5指外展，屈掌指关节、伸指骨间关节	
外侧群	拇短展肌	屈肌支持带、手舟骨	拇指近节指骨底	外展拇指	正中神经
	拇短屈肌	屈肌支持带、大多角骨		屈拇指近节指骨	
	拇对掌肌		第1掌骨	拇指对掌	
	拇收肌	屈肌支持带、头状骨和第3掌骨	拇指近节指骨	内收拇指、屈拇指近节指骨	尺神经

六、下肢肌

下肢功能主要是维持直立姿势、支持体重和行走，故下肢肌较上肢肌粗壮、强大。可分为髋肌、大腿肌、小腿肌和足肌（图1-73、图1-74）。

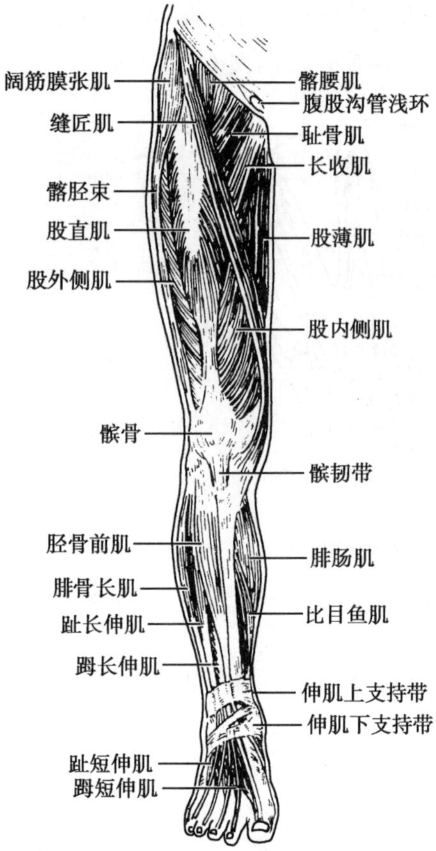
阔筋膜张肌
髂腰肌
腹股沟管浅环
缝匠肌
耻骨肌
长收肌
髂胫束
股直肌
股薄肌
股外侧肌
股内侧肌
髌骨
髌韧带
胫骨前肌
腓肠肌
腓骨长肌
趾长伸肌
比目鱼肌
踇长伸肌
伸肌上支持带
伸肌下支持带
趾短伸肌
踇短伸肌

图 1-73　下肢肌浅层（前面观）

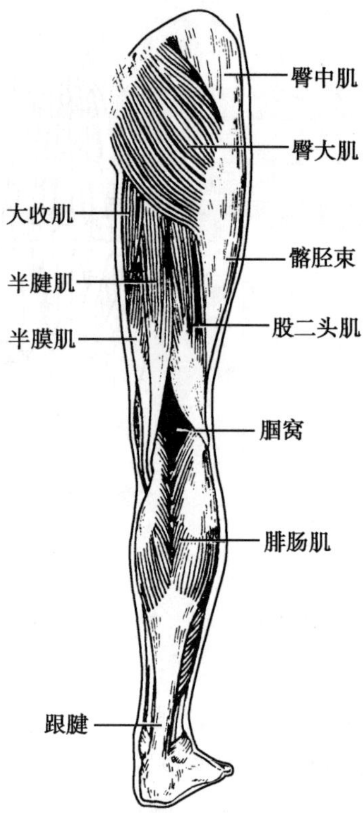
臀中肌
臀大肌
大收肌
髂胫束
半腱肌
股二头肌
半膜肌
腘窝
腓肠肌
跟腱

图 1-74　下肢肌浅层（后面观）

（一）髋肌

髋肌又称盆带肌，可分为前、后群，主要起自骨盆的内面和外面，跨越髋关节，止于股骨上部，主要运动髋关节。

1. 前群　髂腰肌（iliopsoas）由腰大肌和髂肌共同组成。腰大肌（psoas major）位于脊柱腰部两侧，起自腰椎体侧面及横突；髂肌（iliacus）位于腰大肌外侧，以扇形起自髂窝。两肌向下会合，经腹股沟韧带深面，止于股骨小转子。作用是使髋关节屈和旋外，下肢固定时可使躯干前屈。

阔筋膜张肌（tensor fasciae latae）位于大腿上部前外侧，起自髂前上棘，肌腹在大腿阔筋膜两层之间，向下移行为髂胫束，止于胫骨外侧髁。作用是使阔筋膜紧张并屈髋。

2. 后群　后群主要位于臀部，又称臀肌，有 7 块，分 3 层排列（见图 1-74、图 1-75）。

（1）浅层：有 1 块，即臀大肌（gluteus maximus），大而肥厚，形成特有的臀部隆起。起自髂骨翼外面和骶骨背面，肌束向下外侧，止于髂胫束和股骨的臀肌粗隆。作用是使髋关节伸和旋外；下肢固定时可伸直躯干，防止躯干前倾，是维持人体直立的重要肌。

（2）中层：有 4 块，即臀中肌、梨状肌、闭孔内肌和股方肌。

臀中肌（gluteus medius）前上部位于皮下，后下部在臀大肌深面。臀小肌（gluteus minimus）在臀中肌深面。两肌均呈扇形，起自髂骨翼外面，肌束向下以短腱止于股骨大转子。作用均为使髋关节外展，前部肌束使髋关节旋内，后部肌束使髋关节旋外。梨状肌（piriformis）位于臀中肌下方，起自骶骨前面、骶前孔外侧，肌束向外侧集中，穿坐骨大孔达臀部，止于股骨大转子。作用是使髋关节外展和旋外。

（3）深层：有 2 块，即臀小肌和闭孔外肌。

髋肌的起止点、作用和神经支配见表 1-11。

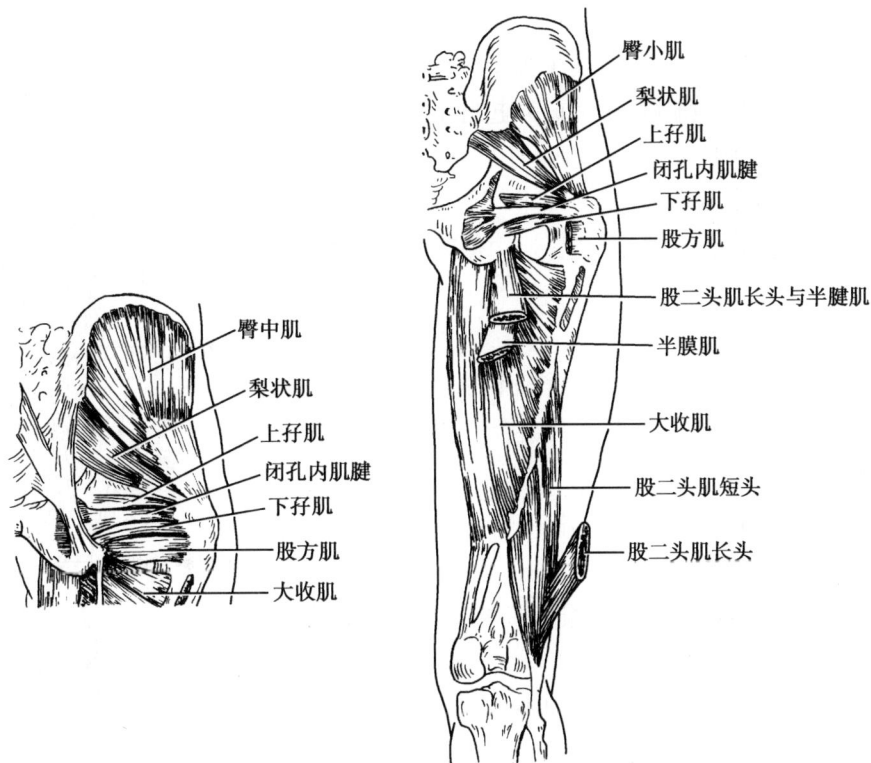

图 1-75　髋肌和大腿肌后群（深层）

表 1-11　髋肌的起止点、作用和神经支配

肌群	肌名		起点	止点	主要作用	神经支配
前群	髂腰肌	髂肌	髂窝	股骨小转子	髋关节前屈和旋外，下肢固定时，使躯干和骨盆前屈	腰丛神经
		腰大肌	腰椎体侧面和横突			
	阔筋膜张肌		髂前上棘	经髂胫束至胫骨外侧髁	紧张阔筋膜并屈髋关节	臀上神经
后群	浅层	臀大肌	髂骨翼外面和骶骨背面	臀肌粗隆及髂胫束	髋关节伸及旋外	臀下神经
	中层	臀中肌	髂骨翼外面	股骨大转子	髋关节外展、旋内（前部肌束）和旋外（后部肌束）	臀上神经
		梨状肌	骶骨前面、骶前孔外侧		髋关节外展、旋外	骶丛分支
		闭孔内肌	闭孔膜内面及其周围骨面	股骨转子窝	髋关节旋外	骶丛分支
		股方肌	坐骨结节	转子间嵴		
	深层	臀小肌	髂骨翼外面	股骨大转子	髋关节外展、旋内（前部肌束）和旋外（后部肌束）	臀上神经
		闭孔外肌	闭孔膜外面及其周围骨面	股骨转子窝	髋关节旋外	闭孔神经

（二）大腿肌

大腿肌位于股骨周围，分为前群、后群和内侧群。

1. 前群

（1）缝匠肌（sartorius）：是全身最长的肌，呈扁带状，起自髂前上棘，肌束向下内侧，止于胫骨上端内侧面。作用是屈髋关节、屈膝关节，并使已屈的膝关节旋内。

（2）股四头肌（quadriceps femoris）：是全身最大的肌，有 4 个头。股直肌起自髂前下棘和髋臼上缘，股内侧肌和股外侧肌分别起自股骨粗线内、外侧唇，股中间肌起自股骨体前面。4 个头向下合成一腱，包绕髌骨后续为髌韧带,止于胫骨粗隆。作用是伸膝关节、屈髋关节。

2. 内侧群 内侧群有 5 块,包括浅层的耻骨肌、长收肌和股薄肌以及深层的短收肌和大收肌(图 1-76)。均起自闭孔周围的耻骨支、坐骨支和坐骨结节等骨面,除股薄肌止于胫骨上端内侧外,其他各肌均止于股骨粗线,大收肌还有一腱止于收肌结节,此腱与股骨之间形成收肌腱裂孔,有股血管通过。内侧群主要作用使髋关节内收。

3. 后群

(1)股二头肌(biceps femoris):位于股后部外侧,有 2 个头,长头起自坐骨结节,短头起自股骨粗线,两头会合后以长腱止于腓骨头。

(2)半腱肌(semitendinosus):位于股后部内侧,起自坐骨结节,以细长的肌腱止于胫骨上端内侧。

(3)半膜肌(semimembranosus):在半腱肌的深面,上部为扁薄的腱膜。起自坐骨结节,止于胫骨内侧髁后面。

后群的作用是屈膝关节、伸髋关节。屈膝时,股二头肌可使小腿旋外,而半腱肌和半膜肌使小腿旋内。

大腿肌的起止点、作用和神经支配见表 1-12。

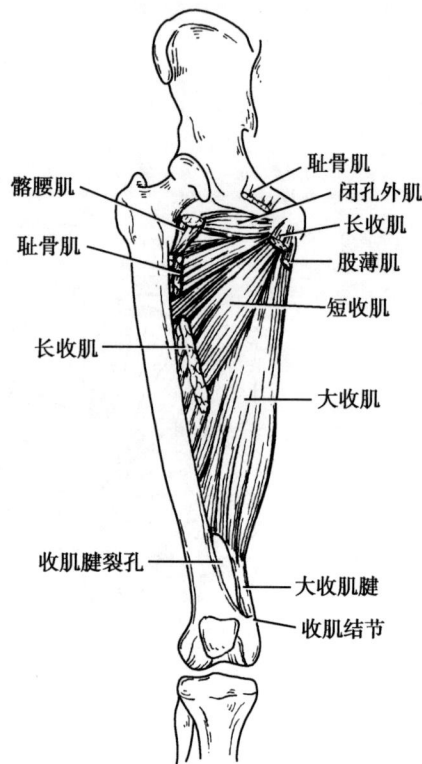

图 1-76 大腿肌内侧群(深层)

表 1-12 手肌的起止点、作用和神经支配

肌群		肌名	起点	止点	主要作用	神经支配
前群		缝匠肌	髂前上棘	胫骨上端内侧面	屈髋、屈膝,使已屈的膝关节旋内	股神经
		股四头肌	髂前下棘、髋臼上缘、股骨粗线内外侧唇、股骨体前面	经髌骨及髌韧带止于胫骨粗隆	屈髋、伸膝	
内侧群	浅层	耻骨肌	耻骨支、坐骨支前面	股骨耻骨肌线	髋关节内收、旋外	股神经、闭孔神经
		长收肌		股骨粗线		闭孔神经
		股薄肌		胫骨上端内侧面		
	深层	短收肌		股骨粗线		
		大收肌	耻骨支、坐骨支、坐骨结节	股骨粗线和收肌结节		
后群		股二头肌	长头:坐骨结节;短头:股骨粗线	腓骨头	伸髋、屈膝并微旋外	坐骨神经
		半腱肌	坐骨结节	胫骨上端内侧面	伸髋、屈膝并微旋内	
		半膜肌		胫骨内侧髁后面		

(三)小腿肌

小腿肌位于胫、腓骨的周围,分为前群、后群和外侧群。因小腿肌分化程度不如前臂肌,故数目较少;且因旋转功能甚微,故无旋转肌,其旋转功能来自大腿肌。

1. 前群

(1)胫骨前肌(tibialis anterior):起自胫骨外侧面,止于内侧楔骨内侧面和第 1 跖骨底(见图 1-73)。作用是伸踝关节(背屈)、使足内翻。

(2)趾长伸肌(extensor digitorum longus):起自腓骨前面、胫骨上端和小腿骨间膜,向下至足背分为 4 条腱,在第 2~5 趾背移行为趾背腱膜,止于中、远节趾骨底(见图 1-73)。作用是伸踝关节(背屈)、伸第 2~5 趾。此肌最外侧尚分出一腱,止于第 5 跖骨底,称第三腓骨肌,为人类所特有,可使足外翻。

(3)姆长伸肌(extensor hallucis longus):起自腓骨内侧面下 2/3 和骨间膜,下行于胫骨前肌与趾长伸肌之间的深面,止于𧿹趾远节趾骨底(见图1-73)。作用为伸踝关节(背屈)、伸𧿹趾。

2. 外侧群 外侧群有2块,即腓骨长肌(peroneus longus)和腓骨短肌(peroneus brevis),分别起自腓骨头和腓骨外侧面,肌腱向下均经外踝后方转向前,前者绕至足底,斜行向足内侧,止于内侧楔骨和第1跖骨底,后者向前止于第5跖骨粗隆(图1-77)。作用是屈踝关节(跖屈)、使足外翻。

3. 后群 后群分浅、深两层(见图1-74、图1-78)。

（1）浅层:有1块强大的小腿三头肌(triceps surae),由2块肌合成。浅面的称腓肠肌(gastrocnemius),以内、外侧头分别起自股骨内、外上髁的后面,两头会合后在小腿中部移行为肌腱;深面的称比目鱼肌(soleus),起自胫骨的比目鱼肌线和腓骨上部的后面,肌束向下移行为肌腱,与腓肠肌腱合成粗大的跟腱(tendo calcaneus),止于跟骨结节。作用是屈踝关节、屈膝关节;站立时能固定踝关节和膝关节,防止身体前倾,对维持人体直立姿势也有重要作用。

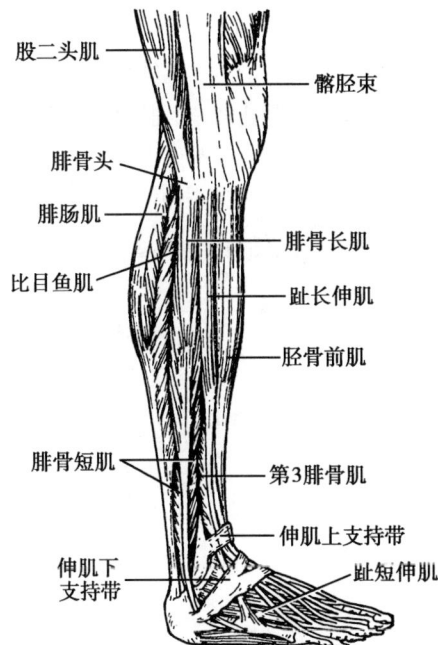

图1-77 小腿肌外侧群

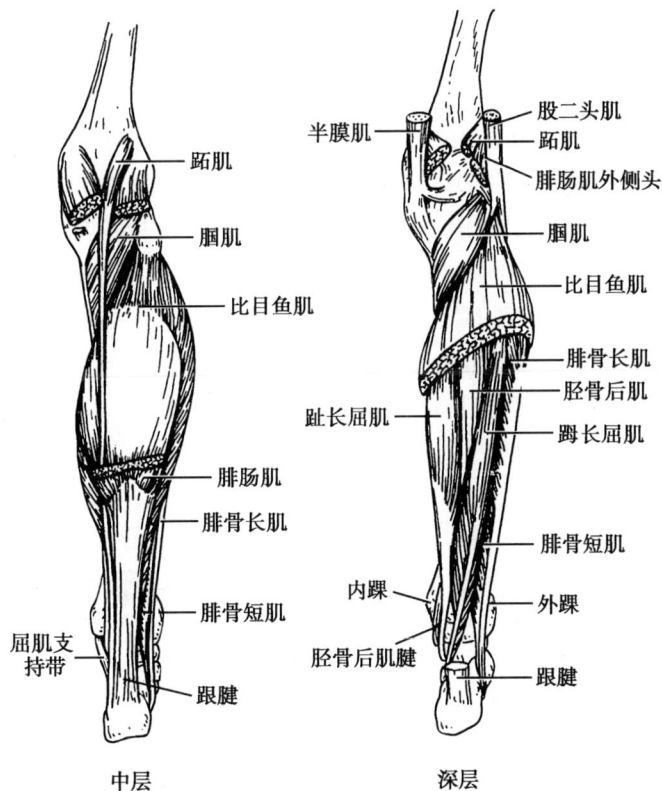

中层　　　　　　深层

图1-78 小腿肌后群

（2）深层:有4块肌,腘肌在上方,另3块在下方。①腘肌:位于腘窝底,起自股骨外侧髁的外侧份,止于胫骨比目鱼肌线以上的骨面。作用是屈膝关节并使小腿旋内。②胫骨后肌:起自胫、腓骨和小腿骨间膜的后面,长腱经内踝后方至足底内侧,止于足舟骨粗隆和3块楔骨。作用是屈踝关节、使足内翻。③趾长屈肌:起自胫骨后面,下行于胫骨后肌内侧,长腱经内踝后方至足底,分为4条肌腱止于第2~5趾的远节趾骨底。作用是屈踝关节、屈第2~5趾。④𧿹长屈肌:起自腓骨后面,下行于胫骨后肌外侧,长腱在内踝后上方越过胫骨后肌腱浅面斜向外侧，经内踝后方至足底，在趾长屈肌腱深面与之交叉，止于蹬趾远节趾骨底。作用是屈踝关节、屈蹬趾。

小腿肌的起止点、作用和神经支配见表 1-13。

表 1-13　小腿肌的起止点、作用和神经支配

肌群		肌名	起点	止点	主要作用	神经支配
前群		胫骨前肌	胫、腓骨上端和骨间膜前面	内侧楔骨内侧面、第1跖骨底	足背屈、内翻	腓深神经
		蹬长伸肌		蹬趾远节趾骨底	足背屈、伸蹬趾	
		趾长伸肌		第2～5趾趾背腱膜，止于第5跖骨底者为第3腓骨肌	伸第2～5趾、足背屈	
外侧群		腓骨长肌	腓骨外侧	内侧楔骨、第1跖骨底	足跖屈、外翻	腓浅神经
		腓骨短肌		第5跖骨粗隆		
后群	浅层	腓肠肌	内侧头：股骨内上髁；外侧头：股骨外上髁	跟骨结节	屈膝、足跖屈	胫神经
		比目鱼肌	胫、腓骨上端		足跖屈	
		跖肌	股骨外侧髁的外侧面上缘			
	深层	腘肌	股骨外侧髁的外侧份	胫骨比目鱼肌线以上骨面	屈膝、小腿旋内	
		趾长屈肌	胫、腓骨后面及骨间膜	第2～5趾远节趾骨底	足跖屈、屈第2～5趾骨	
		胫骨后肌		足舟骨粗隆，内侧、中间和外侧楔骨	足跖屈、内翻	
		蹬长屈肌		蹬趾远节趾骨	屈蹬趾、足跖屈	

（四）足肌

足肌可分为足背肌和足底肌，作用是运动足趾和参与维持足弓。

1. **足背肌**　足背肌较细小，包括伸蹬趾的蹬短伸肌和伸第2～4趾的趾短伸肌。
2. **足底肌**　足底肌的配布和作用与手肌类似，也分为内侧群、中间群和外侧群，但无对掌肌（图1-79）。
（1）内侧群：有3块，包括浅层的蹬展肌、蹬短屈肌和深层的蹬收肌。
（2）中间群：由浅入深排列有趾短屈肌、足底方肌、4条蚓状肌、3块骨间足底肌和4块骨间背侧肌。
（3）外侧群：有2块，包括小趾展肌和小趾短屈肌。

足底肌的作用与肌名一致，并共同维持足弓。

足肌的起止点、作用和神经支配见表 1-14。

表 1-14　足肌的起止点、作用和神经支配

肌群		肌名	起点	止点	主要作用	神经支配
足背肌		趾短伸肌	跟骨前端的上面和外侧面	第2～4趾近节趾骨底	伸第2～4趾	腓深神经
		蹬短伸肌		蹬趾近节趾骨底	伸蹬趾	
足底肌	内侧群	蹬展肌	跟骨、足舟骨	蹬趾近节趾骨底	外展蹬趾	足底内侧神经
		蹬短屈肌	内侧楔骨		屈蹬趾	
		蹬收肌	第2～4跖骨底面		内收和屈蹬趾	足底外侧神经
	中间群	趾短屈肌	跟骨	第2～5中节趾骨	屈第2～5趾	足底内侧神经
		足底方肌	跟骨	趾长屈肌腱		足底外侧神经
		蚓状肌	趾长屈肌腱	趾背腱膜	屈跖趾关节、伸趾骨间关节	足底内、外侧神经
		骨间足底肌	第3～5跖骨内侧半	第3～5近节趾骨底和趾背腱膜	内收第3～5趾	足底外侧神经
		骨间背侧肌	跖骨相对缘	第2～4近节趾骨底和趾背腱膜	外展第2～4趾	
	外侧群	小趾展肌	跟骨	小趾近节趾骨底	屈和外展小趾	足底外侧神经
		小趾短屈肌	第5跖骨底		屈小趾	

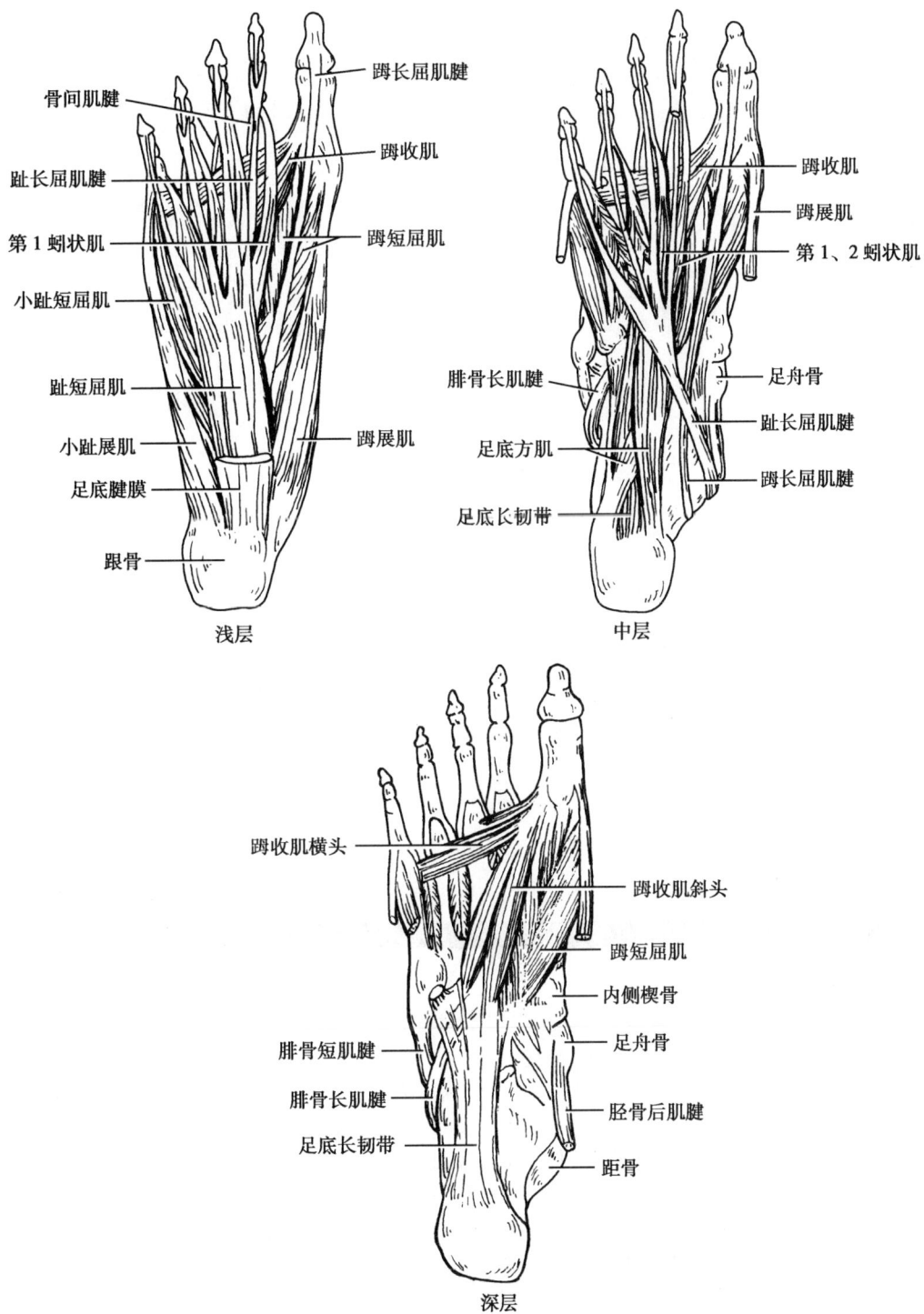

图 1-79　足底肌

浅层

骨间肌腱
趾长屈肌腱
第 1 蚓状肌
小趾短屈肌
趾短屈肌
小趾展肌
足底腱膜
跟骨

踇长屈肌腱
踇收肌
踇短屈肌
踇展肌

中层

踇收肌
踇展肌
第 1、2 蚓状肌
足舟骨
趾长屈肌腱
踇长屈肌腱
腓骨长肌腱
足底方肌
足底长韧带

深层

踇收肌横头
踇收肌斜头
踇短屈肌
内侧楔骨
足舟骨
胫骨后肌腱
距骨
腓骨短肌腱
腓骨长肌腱
足底长韧带

（张军峰）

学习小结

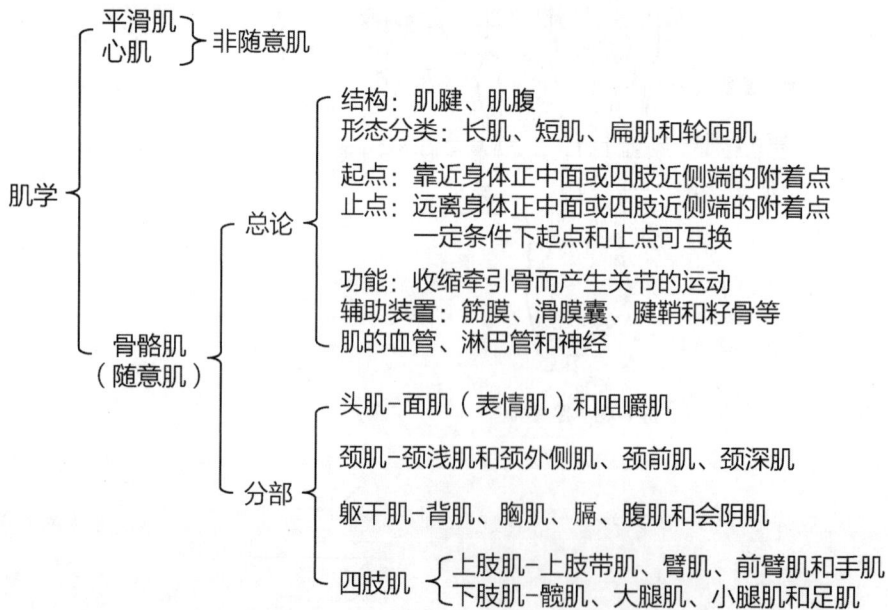

肌学
- 平滑肌 ┐
- 心肌 ┘ 非随意肌
- 骨骼肌（随意肌）
  - 总论
    - 结构：肌腱、肌腹
    - 形态分类：长肌、短肌、扁肌和轮匝肌
    - 起点：靠近身体正中面或四肢近侧端的附着点
    - 止点：远离身体正中面或四肢近侧端的附着点
      - 一定条件下起点和止点可互换
    - 功能：收缩牵引骨而产生关节的运动
    - 辅助装置：筋膜、滑膜囊、腱鞘和籽骨等
    - 肌的血管、淋巴管和神经
  - 分部
    - 头肌-面肌（表情肌）和咀嚼肌
    - 颈肌-颈浅肌和颈外侧肌、颈前肌、颈深肌
    - 躯干肌-背肌、胸肌、膈、腹肌和会阴肌
    - 四肢肌
      - 上肢肌-上肢带肌、臂肌、前臂肌和手肌
      - 下肢肌-髋肌、大腿肌、小腿肌和足肌

复习参考题

1. 试述膈的位置、形态、裂孔及功能？

2. 试述运动肩关节、肘关节、髋关节和膝关节的骨骼肌有哪些？它们在运动各关节时有什么作用？

第二章 消化系统

2

学习目标

掌握　内脏的概念和功能；消化系统的组成；上、下消化道的概念；咽峡的构成、舌的形态和舌黏膜特征、牙的形态和构造、3 对大唾液腺的位置及开口部位；咽的位置、分部及形态结构和通连关系；食管的位置、分部及 3 个狭窄；胃的形态、分部和位置；十二指肠的位置、分部及各部的形态结构特征；大肠的分部、盲肠和结肠形态特点；阑尾的位置和体表投影；肛管的位置及形态结构；肝的形态、位置；肝外胆管系统的组成；胆囊的位置、形态、分部；胰的位置和分部。

熟悉　胸腹部的标志线及腹部分区；颏舌肌的起止和作用；牙的种类和排列、牙组织及牙周组织；腭扁桃体的位置，咽淋巴环的构成；空、回肠的特征。

了解　内脏器官的结构；消化系统的功能；口腔的境界及分部；胃壁的结构；直肠的位置和形态结构；肝的毗邻，肝的分叶与分段。

第一节　内脏学总论

内脏(viscera)包括消化、呼吸、泌尿和生殖4个系统。研究内脏各器官位置、形态和结构的科学,称内脏学(splanchnology)。大部分内脏器官位于胸腔、腹腔和盆腔内,并借管(道)直接或间接与外界相通。它们的主要功能是执行机体与外界的物质交换,以保证机体各部的新陈代谢和繁殖后代。

人体所必需的营养物质和氧,分别由消化系统和呼吸系统摄入,新陈代谢产生的二氧化碳由呼吸系统排出,代谢后的废物和多余的水分由消化系统、泌尿系统和皮肤排出体外。生殖系统能产生生殖细胞和分泌性激素,并进行生殖活动,借以繁殖后代。内脏各系统中的许多器官还具有内分泌功能,产生激素,参与对机体多种功能的调节活动。

一、内脏器官的结构

内脏各器官的形态虽不尽相同,但按其构造可分为中空性器官和实质性器官两大类。

(一)中空性器官

中空性器官内部均有明显的空腔。如胃、肠、气管、子宫和膀胱等,其管壁通常由4层或3层组成。以消化管为例,管壁由4层组成,由内到外依次为:黏膜、黏膜下层、肌层和外膜。

(二)实质性器官

实质性器官内部没有特定的空腔,多属腺体,具有分泌功能,如肝和胰等。其表面包以结缔组织的被膜,并深入器官实质内,将器官分隔成若干小叶。分布于实质性器官的血管、神经和淋巴管,以及该器官的导管等出入器官的部位常为一凹陷,称为该器官的门,如肝门和肾门等。

二、胸部的标志线和腹部分区

为了便于描述内脏器官的正常位置和体表投影,供临床诊断检查需要,通常在胸、腹部体表确定若干标志线和分区(图2-1)。

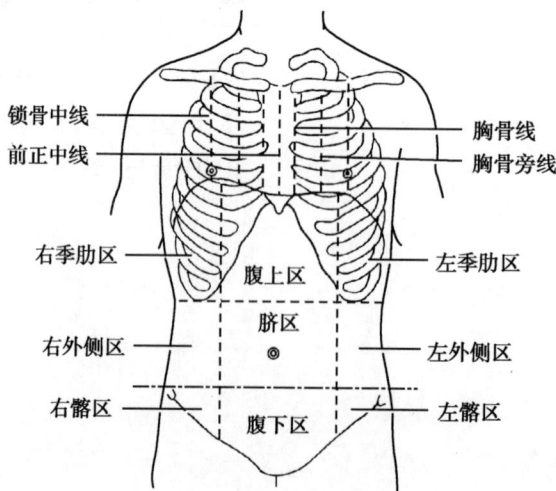

图 2-1　胸腹部的标志线及分区

(一)胸部的标志线

1. **前正中线**　沿身体前面正中所作的垂直线。

2. **胸骨线**　沿胸骨外侧缘最宽处所作的垂直线。

3. **锁骨中线**　通过锁骨中点所作的垂直线。

4. **胸骨旁线**　在胸骨线与锁骨中线之间连线中点所作的垂直线。

5. **腋前线**　通过腋前襞所作的垂直线。

6. **腋后线**　通过腋后襞所作的垂直线。

7. **腋中线**　通过腋前、后线之间连线中点所作的垂直线。

8. **肩胛线**　通过肩胛骨下角所作的垂直线。

9. **后正中线**　沿身体后面正中所作的垂直线。

（二）腹部的分区

在腹部前面,用两条横线和两条纵线将腹部分成3部9区。上横线为通过两侧肋弓最低点的连线。下横线为通过两侧髂结节的连线。两条纵线分别为通过腹股沟韧带中点所作的垂直线。两条横线将腹部分为上腹部、中腹部和下腹部3部。上述4条线相交将腹部分为9区:上腹部分为中间的腹上区和两侧的季肋区;中腹部分为中间的脐区和两侧的腹外侧区;下腹部分为中间的耻区(腹下区)和两侧的腹股沟区(髂区)(见图2-1)。

在临床上,常通过脐作一条横线和一条竖线,将腹部分为右上腹、左上腹、右下腹、左下腹4个区。

消化系统(alimentary system)由消化管和消化腺两部分组成。消化管(alimentary canal)包括口腔、咽、食管、胃、小肠和大肠。临床上常把从口腔至十二指肠这段管道称上消化道;空肠以下的部分称下消化道。消化腺(alimentary gland)包括独立存在于消化管壁外的大消化腺(如唾液腺、肝和胰)及位于消化管壁内的小消化腺(如肠腺、胃腺等)。消化系统的功能是消化食物,吸收营养物质,并将食物残渣排出体外(图2-2)。

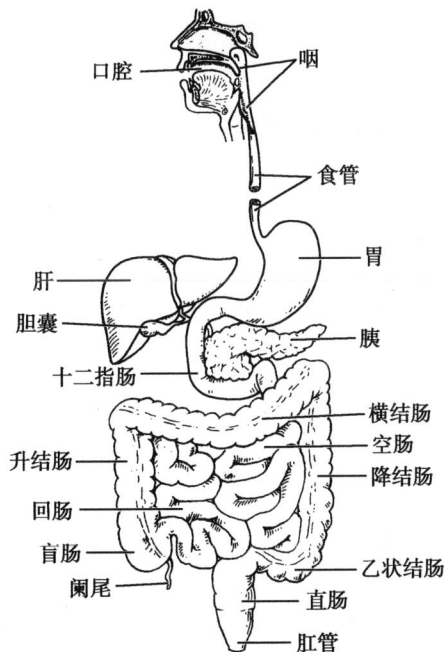

图2-2　消化系统模式图

第二节　口腔

口腔(oral cavity)是消化管的起始部,向前经口裂与外界相通;向后借咽峡与咽相通。口腔前壁为唇,两侧壁为颊,上壁为腭,下壁为口腔底。唇、颊与牙弓之间为口腔前庭;牙弓与咽峡之间为固有口腔

（图2-3）。当上、下颌牙咬合时,再者间可经第三磨牙后方的间隙相通。

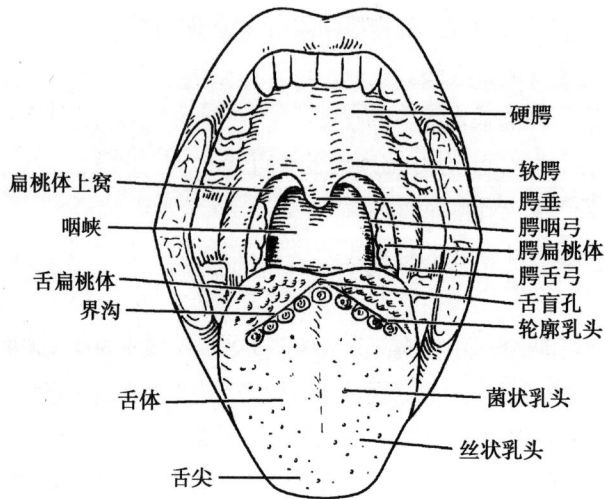

图2-3　口腔

一、口唇

口唇(oral lips)分上唇和下唇,外被皮肤,中间为口轮匝肌,内衬黏膜。口唇的游离缘是皮肤与黏膜的移行部,因含丰富的毛细血管而色泽红润,称唇红。当缺氧时则呈绛紫色,临床称为发绀。上、下唇间的裂隙称口裂,其左、右结合处称口角,常平对第1前磨牙。在上唇外面中线处有一纵行浅沟称人中,上唇两侧与颊部交界处,各有一浅沟,称鼻唇沟。在上、下唇内面正中线上,分别有上、下唇系带从口唇连于牙龈基部。

二、颊

颊(cheek)是口腔的两侧壁,由黏膜、颊肌和皮肤构成。在上颌第2磨牙牙冠平对的颊黏膜上有腮腺管乳头,其上有腮腺管的开口。

三、腭

腭(palate)构成固有口腔的顶,分前2/3的硬腭和后1/3的软腭。软腭的后部称腭帆,其后缘游离,中部向下有突起,称腭垂。自腭垂向两侧各形成两条弓状黏膜皱襞,前方者延至舌根,称腭舌弓;后方者延至咽侧壁,称腭咽弓。腭垂、两侧腭舌弓和舌根共同围成咽峡(isthmus of fauces),是口腔和咽的分界。

四、牙

牙(teeth)是人体最坚硬的器官,嵌于上、下颌骨的牙槽内,具有咀嚼食物和辅助发音等功能。

(一)牙的名称和排列

人的一生中先后有两套牙。一套称乳牙,一般生后约6个月开始萌出,3岁左右出全,6岁左右开始脱落。另一套称恒牙,约在6~7岁开始萌出,逐渐替换全部的乳牙,约在13~14岁出全,但第3磨牙要迟至18~25岁或更晚一些时间方可萌出,称迟牙或智牙,也可因多种原因阻生或终生不萌出(约占30%)。

乳牙共 20 个，在上、下颌左侧和右侧各 5 个，由前向后分别为乳中切牙、乳侧切牙、乳尖牙、第 1 乳磨牙和第 2 乳磨牙。恒牙共 32 个，在上、下颌左侧和右侧各 8 个，由前向后分别为中切牙、侧切牙、尖牙、第 1 前磨牙、第 2 前磨牙、第 1 磨牙、第 2 磨牙和第 3 磨牙。临床上为记录牙的位置，常以"十"号划分四区来表示上、下颌左、右侧的牙位，并以罗马数字 I～V 代表乳牙，阿拉伯数字 1～8 代表恒牙。

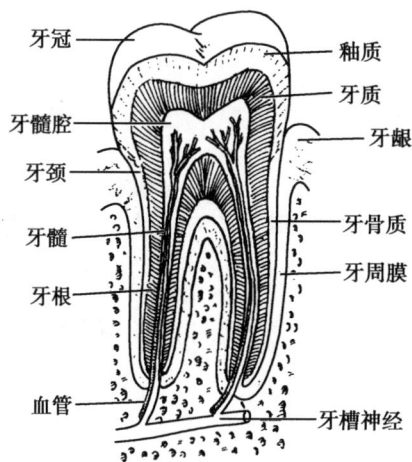

图 2-4　牙的形态与构造

（二）牙的形态

牙可分为牙冠、牙根和牙颈 3 部分（图 2-4）。切牙牙冠呈楔形，尖牙牙冠呈锥形，均只有一个牙根。前磨牙牙冠呈方圆形，通常也只有一个牙根。磨牙牙冠呈方形，上颌磨牙有 3 个牙根，下颌磨牙有 2 个牙根。

（三）牙的构造

牙由牙质、釉质、牙骨质（又称黏合质）和牙髓构成。牙质构成牙的主体，呈淡黄色。在牙冠部的牙质外面覆盖有白色的釉质，为全身最坚硬的组织。牙根和牙颈部的牙质外面包有牙骨质。牙的中央有一空腔，称髓腔（或牙腔），包括牙冠内的牙冠腔和牙根内的牙根管两部分。牙根尖端的小孔，称尖孔。髓腔内容纳牙髓，由神经、血管、淋巴管和结缔组织组成。牙髓通过根尖孔及牙根管进入髓腔。由于牙髓内有丰富的感觉神经末梢，当牙髓发炎时，可产生剧痛（见图 2-4）。

（四）牙周组织

包括牙龈、牙周膜和牙槽骨 3 部分。牙龈为包在牙槽弓和牙颈表面的口腔黏膜，富含血管、色淡红，坚韧而有弹性。牙周膜为牙根和牙槽骨之间的致密结缔组织，使牙根牢固地固定于牙槽骨内。牙槽骨为上、下颌的牙槽突，在牙脱落后会逐渐萎缩、变形或消失。牙周组织对牙具有保护、支持和固定的作用（见图 2-4）。

五、舌

舌（tongue）位于口腔底。以骨骼肌为基础，表面被覆黏膜。具有协助咀嚼、吞咽、感受味觉和辅助发音等功能。

（一）舌的形态

舌呈圆隆形，在其背面有向前开放的"Λ"形界沟将舌分为前 2/3 的舌体和后 1/3 的舌根，舌体的前端狭窄，称舌尖。界沟尖端的小凹，称舌盲孔，是胚胎时期甲状舌管的遗迹（图 2-5）。

（二）舌黏膜

舌体上面和边缘部黏膜粗糙，有许多小的突起，称舌乳头。按形态及功能的不同可分为 4 种：丝状乳头体积小，色白，如丝绒状，数量最多，遍布舌背前 2/3；菌状乳头体积稍大，红色，呈钝圆形，数量较多，散在于丝状乳头之间；轮廓乳头体积最大，呈圆形，中央隆起，周围有环状沟，约有 7～11 个，排列在界沟前方；叶状乳头位于舌体侧缘后部，人类不发达（见图 2-5）。菌状乳头、轮廓状乳头和叶状乳头内均含有味觉感受器，称味蕾，具有感受酸、甜、苦、咸等味觉功能。丝状乳头无味蕾，具有一般感觉功能。舌根部黏膜内含有丰富的淋巴组织，称舌扁桃体。

舌的下面光滑，正中线上有连于口腔底前端的黏膜皱襞，称舌系带。系带根部两侧的圆形隆起，称舌下阜，其上有下颌下腺管和舌下腺大管的开口。舌下阜两侧的嵴形隆起，称舌下襞，其深面藏有舌下腺，表面有舌下腺小管开口（图 2-6）。

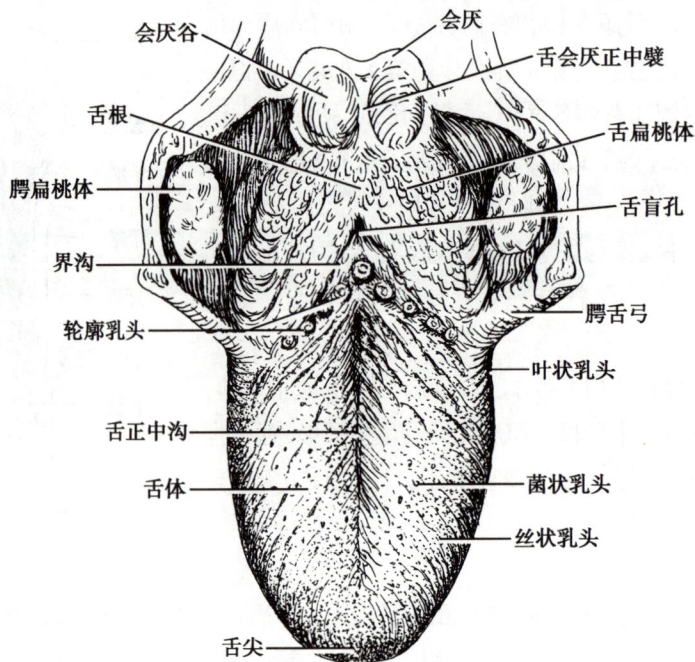

图2-5　舌的形态

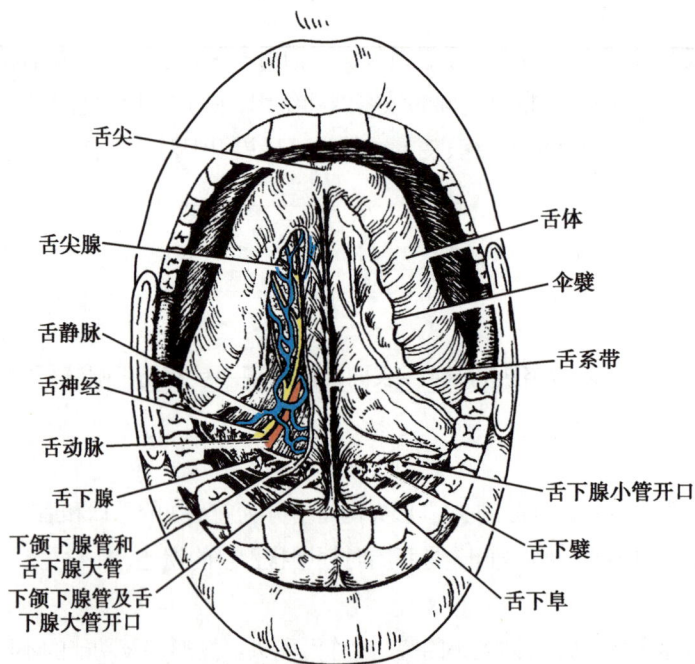

图2-6　舌下面

（三）舌肌

包括舌内肌和舌外肌。舌内肌的起、止均在舌内，肌纤维呈横、纵、垂直3种不同走向，收缩时分别可使舌变窄、变短和变薄。舌外肌起于舌外、止于舌内，共有3对。颏舌肌最重要，起于下颌体的颏棘，肌纤维向后上呈扇形止于舌根中心线的两侧。颏舌肌强而有力，两侧同时收缩，舌向前伸；一侧收缩，舌尖伸向对侧。一侧颏舌肌瘫痪，伸舌时舌尖偏向瘫痪侧。此外还有舌骨舌肌和茎突舌肌（图2-7）。

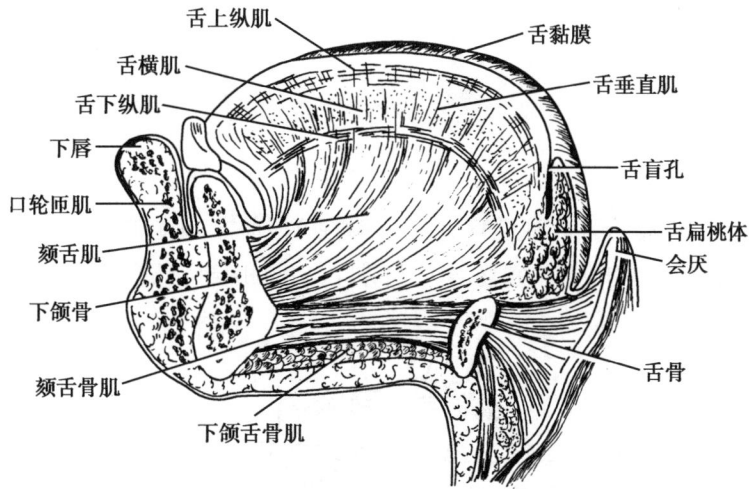

图2-7　舌肌(矢状切面)

六、唾液腺

唾液腺(salivary gland)又称口腔腺,位于口腔周围,分泌唾液,具有湿润口腔黏膜、帮助消化等作用。唾液腺包括小唾液腺和大唾液腺两类。小唾液腺有唇腺、颊腺、舌腺等,它们数量多,位于口腔黏膜内。大唾液腺有腮腺、下颌下腺和舌下腺3对,独立于口腔周围,借导管开口于口腔黏膜(图2-8)。

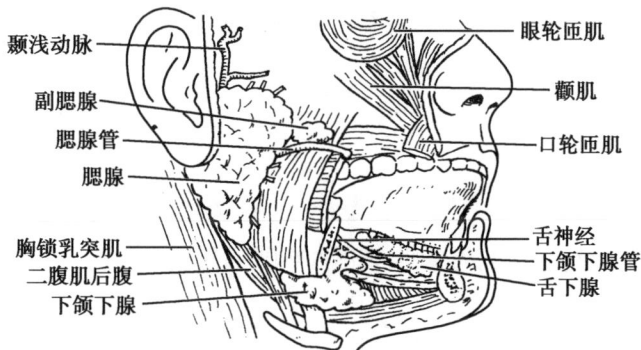

图2-8　唾液腺

(一)腮腺

腮腺(parotid gland)最大,形态不规则,分浅部和深部。浅部略呈三角形,位于耳郭前下方,后方与深部相连;深部位于下颌支与胸锁乳突肌之间的下颌后窝内。腮腺管由腮腺前缘上部发出,在颧弓下方一横指处经咬肌表面,至该肌前缘转向深部,穿过颊肌,开口于平对上颌第2磨牙牙冠的颊黏膜上。副腮腺的出现率约为35%,多位于腮腺管起始部的上方附近,其导管汇入腮腺管。

(二)下颌下腺

下颌下腺(submandibular gland)略呈卵圆形,位于下颌体下缘与二腹肌前、后腹所围成的下颌下三角内。其导管沿口腔底黏膜深面前行,开口于舌下阜。

(三)舌下腺

舌下腺(sublingual gland)扁而长,位于舌下襞深面。其导管有两种,小导管有数条,开口于舌下襞;大导管有1条,常与下颌下腺管汇合,开口于舌下阜。

第三节　咽

一、咽的位置和形态

咽(pharynx)是前后略扁的漏斗形肌性管道,位于脊柱颈段前方,上起自颅底,下至第6颈椎体下缘平面与食管相续,长约12cm。咽的前壁不完整,分别与鼻腔、口腔和喉腔相通(图2-9)。

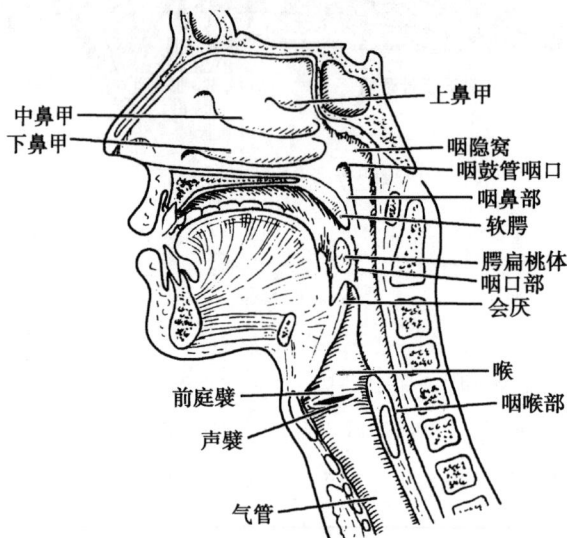

图2-9　头正中矢状面

二、咽的分部

咽以软腭下缘和会厌上缘为界,分为鼻咽、口咽和喉咽3部。

(一)鼻咽

鼻咽(nasopharynx)上附颅底,下至软腭下缘平面,向前经鼻后孔通鼻腔。后壁黏膜内有丰富的淋巴组织,称咽扁桃体,婴儿较发达,6~10岁后逐渐退化。侧壁上,于下鼻甲后方约1cm处,有咽鼓管咽口,经咽鼓管与中耳鼓室相通。位于咽鼓管咽口附近的淋巴组织称咽鼓管扁桃体。咽鼓管咽口的前、上和后方的明显隆起,称咽鼓管圆枕,为寻找咽鼓管咽口的标志。咽鼓管圆枕后方与咽后壁之间的纵行凹陷,称咽隐窝,是鼻咽癌的好发部位。

(二)口咽

口咽(oropharynx)位于软腭下缘和会厌上缘平面之间,向前经咽峡通口腔。在外侧壁上,腭舌弓和腭咽弓之间的隐窝,称扁桃体窝,容纳腭扁桃体。腭扁桃体由淋巴组织及其表面的黏膜构成。黏膜上皮下陷,形成10~20个大小不等的小凹,称腭扁桃体小窝,发炎时常有脓液滞留。

腭扁桃体、咽扁桃体、咽鼓管扁桃体和舌扁桃体共同围成咽淋巴环,是消化道和呼吸道起始部的重要防御装置。

(三)喉咽

喉咽(laryngopharynx)起自会厌上缘平面,下至第6颈椎体下缘平面与食管相续,向前经喉口通喉腔。在喉口两侧的下方有一对深窝,称梨状隐窝,是异物易滞留的部位(图2-10)。

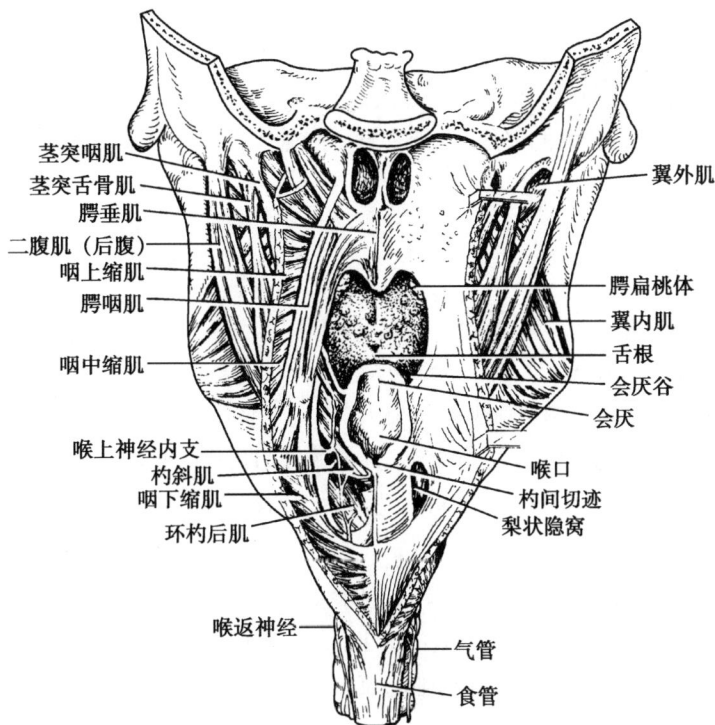

图 2-10 咽腔（咽后壁切开）

第四节 食管

一、食管的位置与分部

食管（esophagus）是前后略扁的肌性管道。上端与咽相接，沿脊柱的前方下行，经胸廓上口入胸腔，穿膈的食管裂孔入腹腔，下端约在第 11 胸椎体的左侧与胃的贲门相续，全长约 25cm。以胸骨颈静脉切迹和膈的食管裂孔为界，将其分为 3 部：颈部长约 5cm，胸部长约 18cm，腹部长 1~2cm（图 2-11）。

二、食管的狭窄部

食管全长有 3 处狭窄，第 1 处在食管起始处，平第 6 颈椎体下缘，距中切牙 15cm；第 2 处在与左主支气管交叉处，平第 4 胸椎体下缘，距中切牙 25cm；第 3 处在穿膈的食管裂孔处，平第 10 胸椎，距中切牙 40cm。这些狭窄是异物易滞留的部位，也是炎症和肿瘤的好发部位，进行食管插管时应注意这些狭窄。

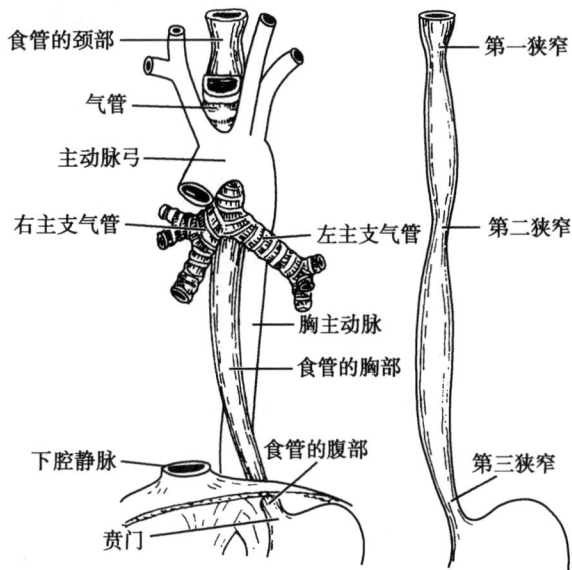

图 2-11 食管

第五节 胃

　　胃(stomach)是消化管中最膨大的部分,上连食管,下续十二指肠,有容纳和消化食物的功能,同时还有内分泌功能。

一、胃的形态和分部

　　胃的形态可因充盈状态、体位、体型、年龄和性别等多种因素影响而不同。胃在完全空虚时略呈管状,高度充盈时可呈球囊形。胃有两口、两缘和两壁。入口称贲门,与食管相接。出口称幽门,与十二指肠相续。胃的上缘凹而短,朝向右上方,称胃小弯,其最低处的角状弯曲,称角切迹,是胃体与幽门部在胃小弯侧的分界。下缘凸而长,朝向左下方,称胃大弯。胃大弯起始处与食管构成的锐角,称贲门切迹。胃的前壁隆凸,后壁较平坦(图2-12)。

　　胃可分4部:靠近贲门的部分为贲门部;贲门平面以上膨出的部分为胃底,临床上称胃穹隆;角切迹与幽门之间的部分为幽门部,临床上称胃窦。在幽门部大弯侧有一不明显的浅沟,称中间沟,此沟将幽门部分成左侧的幽门窦和右侧的幽门管。胃底与幽门部之间的部分为胃体(图2-12)。

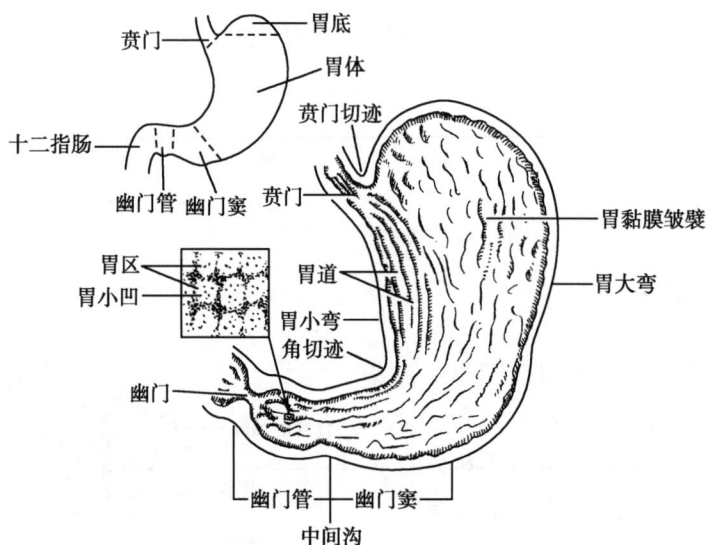

图2-12　胃的形态、分部及黏膜

二、胃的位置

　　胃的位置常因体型、体位和充盈程度不同而有较大变化。胃在中等充盈时,大部分位于左季肋区,小部分位于腹上区。贲门在第11胸椎左侧,幽门在第1腰椎右侧。

三、胃壁的结构

　　胃壁分4层。黏膜层柔软,血供丰富,呈橘红色,胃空虚时形成许多皱襞,充盈时变平坦。幽门处的黏膜形成环形的皱襞称幽门瓣,突向十二指肠腔内。黏膜下层由疏松结缔组织构成,内有丰富的血管、淋巴管和神经丛,当胃扩张和蠕动时起缓冲作用。肌层较厚,由外纵、中环、内斜的3层平滑肌构成。中层的环行肌较纵行肌发达,在幽门处较厚称幽门括约肌,在幽门瓣的深面,有延缓胃内容物排空和防止肠内容物逆流至胃的作用。胃的外膜层为浆膜。临床上常将胃壁的4层一起称为全层,将肌层和浆膜两层合称为浆肌层。

第六节 小肠

小肠(small intestine)长5~7m,上接幽门,下续盲肠,是消化管中最长的一段,也是消化、吸收的主要部位。可分为十二指肠、空肠和回肠3部分。

一、十二指肠

十二指肠(duodenum)长约25cm,呈"C"形,分为上部、降部、水平部和升部(图2-13)。

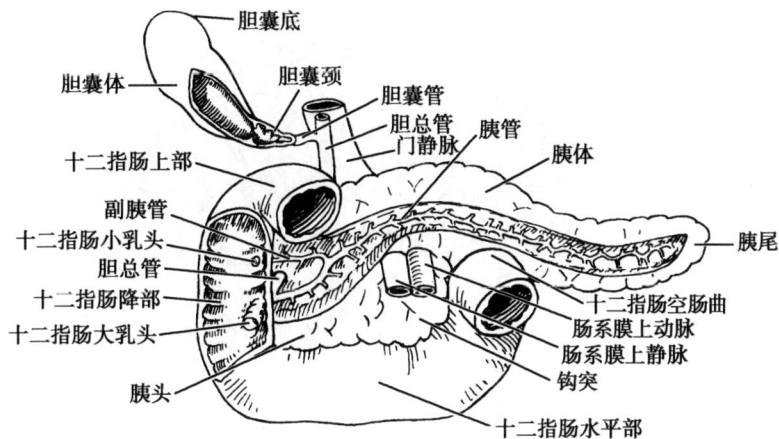

图2-13 胰和十二指肠

(一)上部

上部长约5cm,起自幽门,行向右后,至胆囊颈附近急转向下延续为降部,转弯处称十二指肠上曲。上部与幽门相接的一段肠壁较薄,内面光滑无皱襞,称十二指肠球,是十二指肠溃疡的好发部位。

(二)降部

降部长7~8cm,于第1腰椎右侧沿右肾内侧缘前方下降,至第3腰椎平面转向左延续为水平部,转弯处称为十二指肠下曲。降部内面黏膜环行皱襞发达,在后内侧壁上有一条纵行皱襞,称十二指肠纵襞,其下端的隆起,称十二指肠大乳头,为肝胰壶腹的开口。该乳头距幽门约8cm,距中切牙约75cm。在十二指肠大乳头上方约2cm处有时可见十二指肠小乳头,为副胰管的开口处。

(三)水平部

水平部长约10cm,于第3腰椎平面由右向左横行,越过下腔静脉,至腹主动脉前方移行为升部。

(四)升部

升部长2~3cm,自第3腰椎左侧斜向左上,至第2腰椎体左侧向前下呈锐角弯曲续于空肠,此弯曲称十二指肠空肠曲。十二指肠空肠曲被十二指肠悬肌(即Treitz韧带)连于右膈脚,该悬肌由肌纤维和结缔组织构成,有悬吊、固定十二指肠空肠曲的作用,同时也是手术时确认空肠起始部的标志。

十二指肠的上部、升部被腹膜包裹,有一定活动度,降部、水平部均位于腹膜后方,固定于腹后壁。

二、空肠和回肠

空肠（jejunum）和回肠（ileum）借肠系膜连于腹后壁，又称系膜小肠。以肠袢盘曲在腹腔中、下部，前方大部分被大网膜掩盖，周围由结肠环绕。空肠起自十二指肠空肠曲，回肠末端通盲肠，两者间无明显分界，在解剖和手术中可依下表进行区分（图2-14、表2-1）。

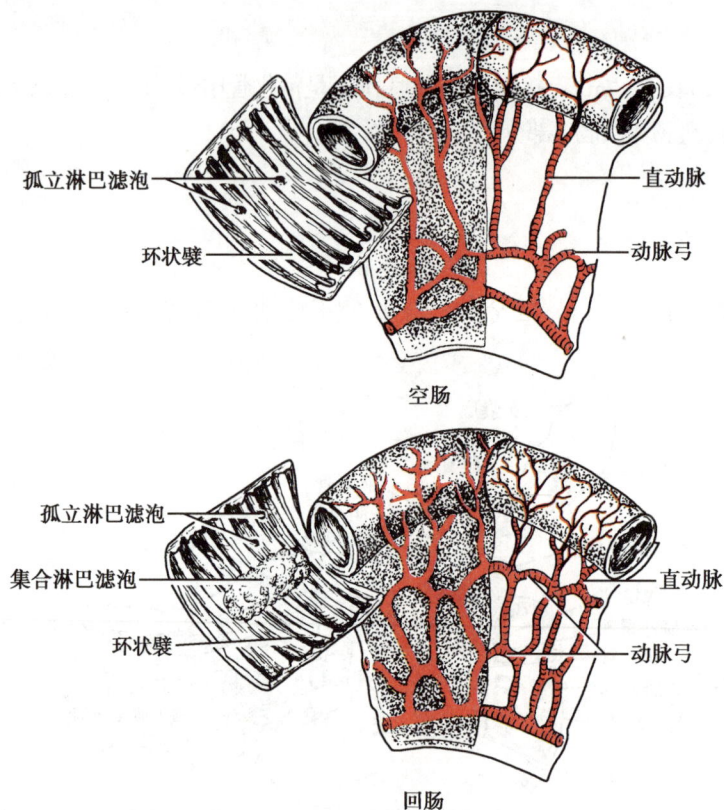

图 2-14　空肠与回肠

表 2-1　空肠与回肠的区分

	空肠	回肠
长度	占系膜小肠近侧 2/5	占系膜小肠远侧 3/5
位置	左上腹	右下腹
管径	较粗大	较细小
管壁	较厚	较薄
小肠袢	多呈横位排列	多呈纵位排列
活体色泽	较红	淡红
血管弓	1～3 级	4～5 级
黏膜皱襞	高而密	低而疏
淋巴滤泡	孤立淋巴滤泡为主	集合、孤立淋巴滤泡

第七节　大肠

大肠（large intestine）长约 1.5m，可分为盲肠、阑尾、结肠、直肠和肛管 5 部分。大肠的主要功能是吸收水分、无机盐和维生素,将食物残渣形成粪便排出体外。

结肠和盲肠有3个共同的形态特征:①结肠带是肠壁纵行平滑肌增厚形成的带状结构,有3条,沿肠的纵轴排列;②结肠袋是肠管向外膨出的囊状突起;③肠脂垂是附着于结肠带边缘的大小不等的脂肪突起(图2-15)。

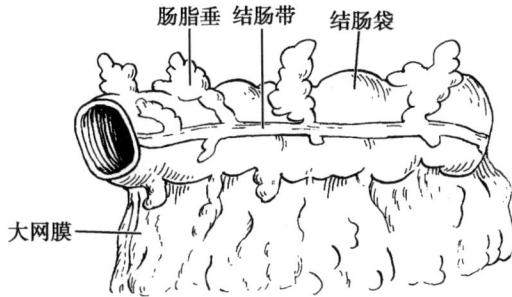

图2-15 结肠的特征

一、盲肠

盲肠(caecum)是大肠的起始部,位于右髂窝。向上移行为升结肠,左侧与回肠相连接。回肠在盲肠的开口称回盲口。回肠末端突入盲肠内形成上、下两片唇样的黏膜皱襞,称回盲瓣,具有控制回肠内容物的流速和防止盲肠内容物逆流的作用。临床上将回肠末段、盲肠和阑尾合称回盲部(图2-16)。

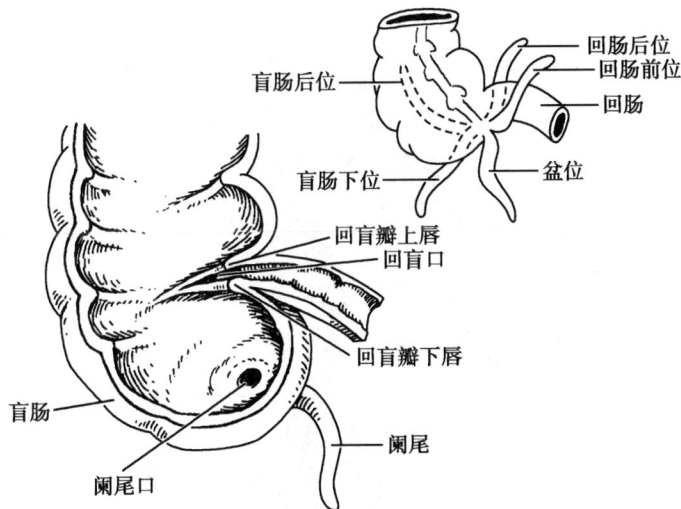

图2-16 回盲部及阑尾的位置

二、阑尾

阑尾(vermiform appendix)为一蚓状突起,根部连于盲肠后内侧壁,尖端游离,一般长6~8cm。阑尾的位置因人而异,以回肠前位、回肠下位和盲肠后位为多,盆位次之。阑尾根部的位置比较固定,3条结肠带均在阑尾根部汇集,手术中可循结肠带寻找阑尾。阑尾根部的体表投影,常以麦氏点(McBurney点)为标志,即脐与右髂前上棘连线的中、外1/3交点处,或以兰氏点(Lanz点)为标志,即左、右髂前上棘连线的中、右1/3交点处(见图2-16)。

三、结肠

结肠(colon)在右髂窝与盲肠相接,于第3骶椎平面与直肠相续。全长分为升结肠、横结肠、降结肠和乙状结肠4部,呈"M"形包绕于空、回肠周围。

(一)升结肠

升结肠(ascending colon)起自盲肠,沿腹后壁右侧部上升,至肝右叶下方向左弯曲形成结肠右曲(肝曲)。升结肠后壁借结缔组织连于腹后壁,活动度较小。

(二)横结肠

横结肠(transverse colon)起自结肠右曲,向左至脾下方向下弯曲形成结肠左曲(脾曲)。横结肠借横结肠系膜连于腹后壁,活动度大,中部下垂至脐或脐平面以下。

(三)降结肠

降结肠(descending colon)起自结肠左曲,沿腹后壁左侧部下行,至左髂嵴处移行为乙状结肠。降结肠后壁借结缔组织连于腹后壁,活动度也较小。

(四)乙状结肠

乙状结肠(sigmoid colon)起自降结肠,沿左髂窝转入盆腔内,呈"乙"字形弯曲,至第3骶椎平面与直肠相续。乙状结肠借乙状结肠系膜连于骨盆侧壁,活动度大,易发生肠扭转。

四、直肠

直肠(rectum)长10~14cm,起自第3骶椎平面,向下沿骶、尾骨前方下行,穿盆膈移行为肛管(图2-17)。

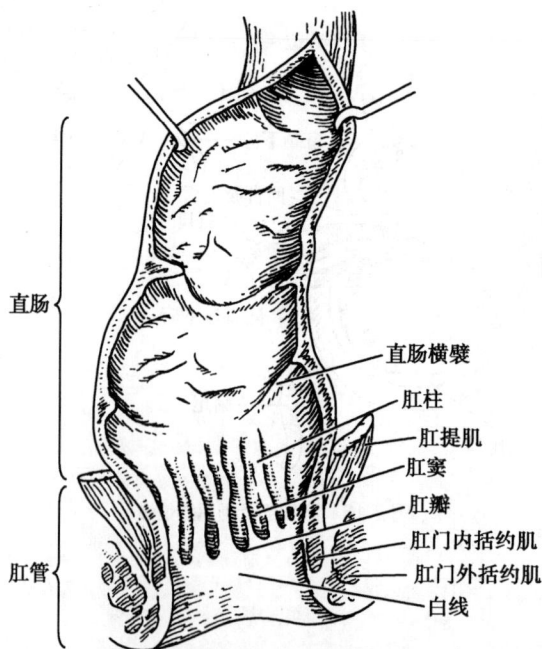

图2-17 直肠和肛管的冠状切面

直肠在矢状位上有两个弯曲,骶曲位于骶骨前面,凸向后,距肛门7~9cm;会阴曲位于尾骨前面,凸向前,距肛门3~5cm。在冠状位上也有弯曲。

直肠的管径粗细变化很大,上部与乙状结肠相似,下部管腔显著扩张,称直肠壶腹。直肠壁上常有3个半月形黏膜皱襞,称直肠横襞,以位于直肠右侧壁者最大且位置恒定,距肛门约7cm,可作为直肠镜检查的定位标志。

五、肛管

肛管（anal canal）长 3～4cm，上端自盆膈平面与直肠相接，下端终于肛门。

肛管内面有 6～10 条纵行的黏膜皱襞，称肛柱。连于肛柱下端的半月形黏膜皱襞，称肛瓣。肛瓣与肛柱下端围成的隐窝，称肛窦，窦内常积存粪屑，易感染而发生肛窦炎。肛柱下端与肛瓣连成锯齿状的环行线，称齿状线，是黏膜和皮肤的分界线，齿状线上、下方的动脉供应、静脉和淋巴回流、神经支配及胚胎发育来源都不相同。齿状线以下约 1cm 宽的环行带状区，称肛梳或痔环。肛梳下缘有一环行的浅沟，称白线，距肛门约 1.5cm，是肛门内、外括约肌的分界线。肛管的下口，称为肛门（见图 2-17）。

在肛柱的黏膜下层和肛梳的皮下组织中有丰富的静脉丛，有时可因某种病理原因而形成静脉曲张，向肛管腔内突起，称为痔。痔发生在齿状线以上称内痔，发生在齿状线以下称外痔。

肛管周围有两种括约肌，肛门内括约肌由肛管的环行平滑肌增厚形成，能协助排便；肛门外括约肌是骨骼肌，围绕在肛门内括约肌的外面，可控制粪便的排放。

第八节　肝

肝（liver）是人体最大的腺体，重 1200～1500g，是机体新陈代谢最活跃的器官，可分泌胆汁，参与糖、脂肪、蛋白质和维生素的合成、转化和分解；还具有吞噬、防御和解毒的功能；胚胎时期还具有造血功能。

一、肝的外形

肝呈红褐色，质软而脆，呈楔形，分上、下两面，前、后、左、右 4 缘。肝的上面与膈相贴，称膈面，前部借镰状韧带连于腹前壁，并将肝分成左、右两叶。后部没有腹膜覆盖的部分称肝裸区。肝的下面朝向下后方，邻腹腔脏器，称脏面，可见“H”形沟，将肝分成左叶、右叶、方叶和尾状叶。“H”形沟中的横沟称肝门（或第一肝门），是肝固有动脉左、右支，肝门静脉左、右支，肝左、右管，淋巴管和神经出入的部位。出入肝门的结构被结缔组织包裹构成肝蒂。左纵沟前部称肝圆韧带裂，容纳肝圆韧带，是脐静脉的遗迹；后部称静脉韧带裂，容纳静脉韧带，是静脉导管的遗迹。右纵沟前下方为胆囊窝，容纳胆囊；后上方为腔静脉沟，有下腔静脉通过。腔静脉沟的上端，肝左、中、右静脉注入下腔静脉处，称为第二肝门。肝的前缘锐利，在胆囊窝处，肝前缘有胆囊切迹，胆囊底常在此处露出肝前缘；在肝圆韧带通过处，肝前缘有肝圆韧带切迹，或称脐切迹。肝后缘钝圆，朝向脊柱。肝的右缘是肝右叶的右下缘，亦钝圆。肝的左缘即肝左叶的左缘，薄而锐利（图 2-18）。

二、肝的位置和毗邻

肝大部分位于右季肋区和腹上区，小部分位于左季肋区。其中大部分被肋掩盖，仅在腹上区左、右肋弓之间露于剑突下方与腹前壁相贴。

肝的上界与膈穹隆一致，在右锁骨中线平第 5 肋，前正中线平胸剑结合，左锁骨中线平第 5 肋间隙。肝的下界其右侧与右肋弓大体一致，中部在腹上区达剑突下方 3～5cm。正常成年人在右肋弓下一般不能触及肝。在 3 岁以下的幼儿由于肝的体积相对较大，肝下界可低于右肋弓下 1～2cm，至 7 岁以上则不能触及。

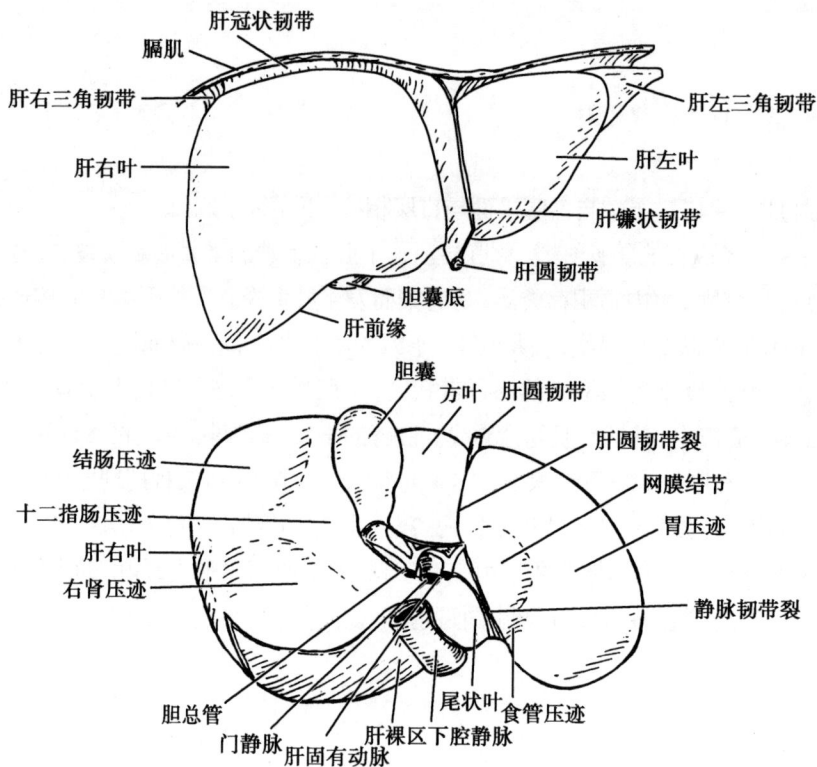

图 2-18 肝的形态

肝的膈面小部分贴近腹前壁，大部分被膈覆盖。肝左叶上面借膈邻心包和心；肝右叶上面借膈邻右侧胸膜腔和右肺。肝右叶脓肿时，炎症向上可波及右侧胸膜腔和右肺。在肝的脏面，肝右叶自前向后分别与结肠右曲、十二指肠、右肾和右肾上腺相邻；肝左叶大部分与胃前壁相接触，左叶后部与食管的腹部相邻。

三、肝的分叶与分段

根据肝的表面形态进行的分叶，不符合肝内管道系统的分布规律，因此不适应肝部分切除的要求。肝内存在 4 套管道，形成两个系统。肝静脉及其属支，构成肝静脉系统。肝门静脉、肝固有动脉及肝管的各级分支相互伴行，并被结缔组织鞘（Glisson 囊）包裹，构成门静脉系统（Glisson 系统）。在 Glisson 系统中，肝门静脉的分支较粗大且恒定，故以肝门静脉的分支为依据并结合肝的沟、裂、切迹等，将肝分为左右两个半肝、5 叶、6 段（图 2-19）。

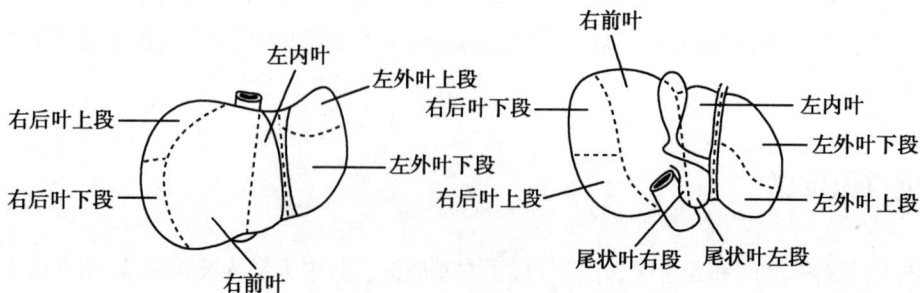

图 2-19 肝段模式图

1. **左半肝和右半肝**   肝被正中裂分隔成左、右两半肝。正中裂相当于胆囊切迹中点至下腔静脉左缘的斜行线，肝中静脉位于此裂中。

2. **左内叶和左外叶** 左半肝被左叶间裂分隔成内、外两叶。左叶间裂相当于肝圆韧带切迹至肝左静脉汇入下腔静脉处的连线。

3. **右前叶和右后叶** 右半肝被右叶间裂分隔成前、后两叶。右叶间裂相当于下腔静脉右缘至胆囊切迹右侧部分的外、中 1/3 交界处的弧形线,肝右静脉位于此裂中。

4. **尾状叶** 被纵行的正中裂分隔成尾状叶左段和尾状叶右段。

5. **左外叶上段和左外叶下段** 左外叶被左外叶段间裂分隔成上、下两段,两段间有肝左静脉通过。

6. **右后叶上段和右后叶下段** 右后叶被右后叶段间裂分隔成上、下两段。

四、肝外胆道

肝外胆道指肝细胞分泌的胆汁出肝后流经的各个器官,包括胆囊和输胆管道(肝左管、肝右管、肝总管和胆总管)(图 2-20)。

(一)胆囊

胆囊(gallbladder)呈长梨形,长 8 ~ 12cm,宽 3 ~ 5cm,容量 40 ~ 60ml。位于胆囊窝内,借结缔组织与肝相连,下面覆以腹膜,并与十二指肠、结肠右曲相邻。具有储存和浓缩胆汁的功能,并有调节胆道压力的作用。

胆囊分底、体、颈、管 4 部。胆囊底多于胆囊切迹处显露,并与腹前壁相接触,其体表投影在右腹直肌外侧缘与右肋弓交点稍下方处,胆囊疾患在此有明显压痛。胆囊体是胆囊的主要部分。胆囊颈细而弯曲,其起始部略膨大,称 Hartmann 囊,胆囊结石常存留于此处。胆囊管长 3 ~ 4cm,直径约 3mm,胆囊颈和胆囊管内的黏膜形成螺旋状的皱襞,称螺旋襞(或称 Heister 瓣),有调节胆汁进出的作用。肝总管、胆囊管和肝脏面围

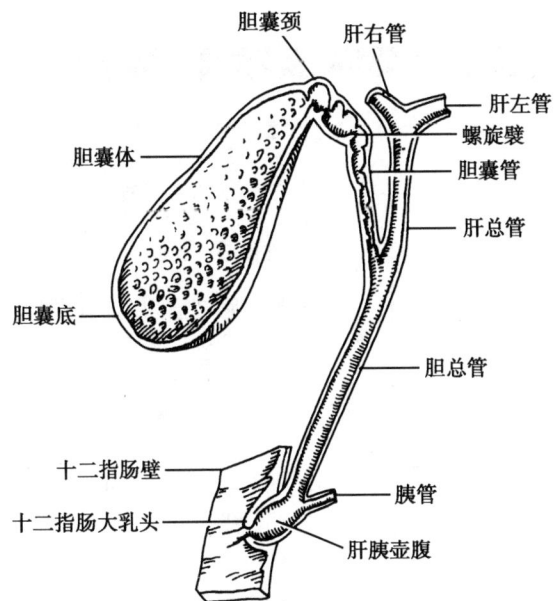

图 2-20　胆囊及输胆管道

成的三角形区域称胆囊三角(Calot 三角),胆囊动脉常在此三角内通过,是胆囊手术中寻找胆囊动脉的标志。

(二)输胆管道

肝左管和肝右管在肝门附近汇合成肝总管,肝总管与胆囊管汇合成胆总管。胆总管长 4 ~ 8cm,直径 6 ~ 8mm,行于肝十二指肠韧带内,位于肝固有动脉右侧、肝门静脉右前方,向下经十二指肠上部后方至胰头与十二指肠降部之间,斜穿十二指肠降部后内侧壁并与胰管汇合,两者汇合处的膨大部位,称肝胰壶腹(Vater 壶腹),开口于十二指肠大乳头。在胆总管和胰管的末端及肝胰壶腹周围,环行平滑肌增厚,形成肝胰壶腹括约肌(Oddi 括约肌),可控制胆汁和胰液的排放。未进食状态下,肝胰壶腹括约肌呈收缩状态,肝细胞分泌的胆汁经肝左、右管、肝总管、胆囊管进入胆囊储存;进食后,胆囊收缩,肝胰壶腹括约肌舒张,胆囊内的胆汁通过胆囊管、胆总管和肝胰壶腹经十二指肠大乳头,排入十二指肠。

第九节　胰

胰(pancreas)是人体第二大消化腺,胰的外分泌部分泌的胰液中含多种消化酶,参与糖、脂肪和蛋白质的分解。胰的内分泌部即胰岛,主要分泌胰岛素,调节血糖浓度。

胰位于胃的后方，在第1、2腰椎平面横卧于腹后壁，前面有腹膜覆盖。

胰呈棱柱形，质软，灰红色，重80～100g，分头、颈、体、尾4部。胰头膨大，被十二指肠环绕，若胰头癌压迫其后方的胆总管可出现阻塞性黄疸。胰头下份有突向左后上方的钩突，肠系膜上动、静脉夹在胰头与钩突之间，故胰头癌压迫肝门静脉的起始段，可出现腹水、脾大等肝门静脉高压症状。胰颈是胰头和胰体之间的狭窄扁薄部分，长2～2.5cm，前上方邻接胃幽门，后面邻肠系膜上静脉和肝门静脉起始部。胰体后方有下腔静脉、腹主动脉、左肾和左肾上腺，其前面隔网膜囊与胃相邻。胰尾向左上抵达脾门。

胰管与胰的长轴一致，自胰尾走向胰头，沿途收集许多小叶间导管，最后与胆总管汇合成肝胰壶腹，开口于十二指肠大乳头。在胰头上部常自胰管向右上发出一副胰管，开口于十二指肠小乳头（见图2-13）。

（曾昭明）

学习小结

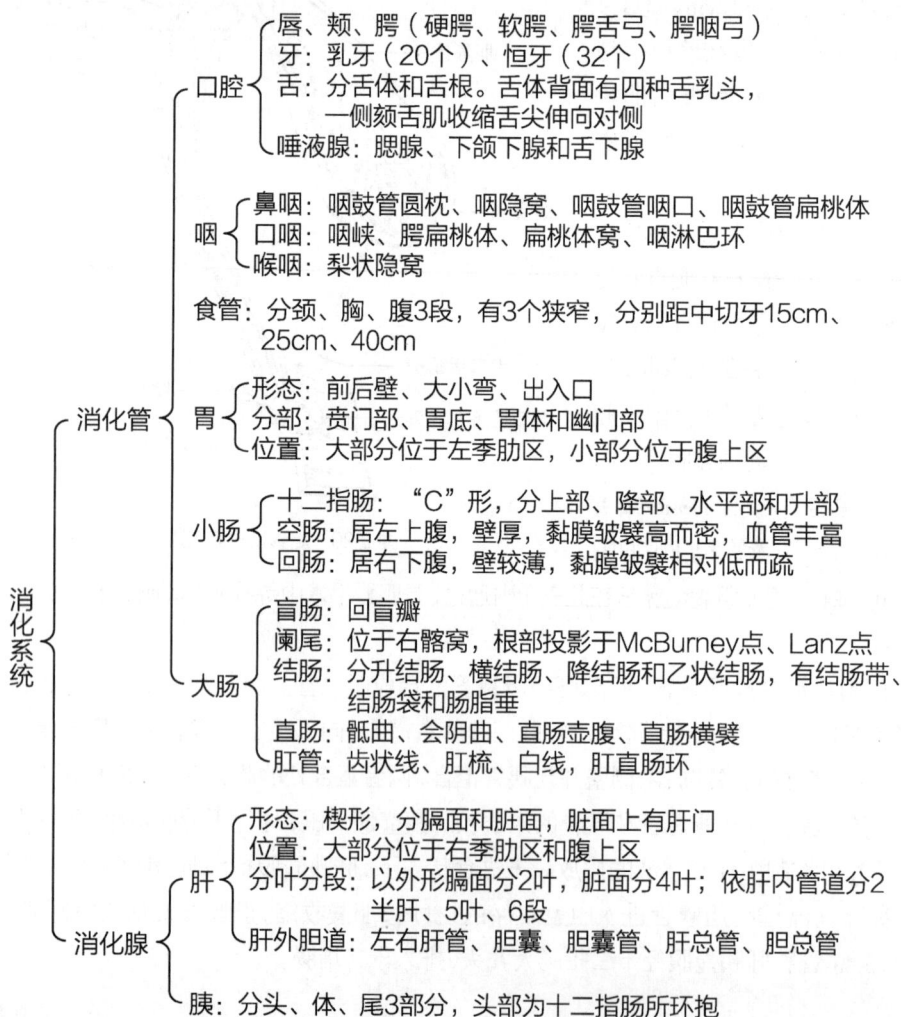

口腔
- 唇、颊、腭（硬腭、软腭、腭舌弓、腭咽弓）
- 牙：乳牙（20个）、恒牙（32个）
- 舌：分舌体和舌根。舌体背面有四种舌乳头，一侧颏舌肌收缩舌尖伸向对侧
- 唾液腺：腮腺、下颌下腺和舌下腺

咽
- 鼻咽：咽鼓管圆枕、咽隐窝、咽鼓管咽口、咽鼓管扁桃体
- 口咽：咽峡、腭扁桃体、扁桃体窝、咽淋巴环
- 喉咽：梨状隐窝

食管：分颈、胸、腹3段，有3个狭窄，分别距中切牙15cm、25cm、40cm

胃
- 形态：前后壁、大小弯、出入口
- 分部：贲门部、胃底、胃体和幽门部
- 位置：大部分位于左季肋区，小部分位于腹上区

小肠
- 十二指肠："C"形，分上部、降部、水平部和升部
- 空肠：居左上腹，壁厚，黏膜皱襞高而密，血管丰富
- 回肠：居右下腹，壁较薄，黏膜皱襞相对低而疏

大肠
- 盲肠：回盲瓣
- 阑尾：位于右髂窝，根部投影于McBurney点、Lanz点
- 结肠：分升结肠、横结肠、降结肠和乙状结肠，有结肠带、结肠袋和肠脂垂
- 直肠：骶曲、会阴曲、直肠壶腹、直肠横襞
- 肛管：齿状线、肛梳、白线、肛直肠环

消化管 / 消化系统 / 消化腺

肝
- 形态：楔形，分膈面和脏面，脏面上有肝门
- 位置：大部分位于右季肋区和腹上区
- 分叶分段：以外形膈面分2叶，脏面分4叶；依肝内管道分2半肝、5叶、6段
- 肝外胆道：左右肝管、胆囊、胆囊管、肝总管、胆总管

胰：分头、体、尾3部分，头部为十二指肠所环抱

复习参考题

1. 试述咽的分部和交通。

2. 试述食管3个狭窄的部位及距中切牙的距离。

3. 试述胃的位置、形态和分部。

4. 分别说明进食和非进食情况下胆汁的产生及排出途径。

第三章　呼 吸 系 统

3

学习目标

掌握	呼吸系统的组成及功能；上、下呼吸道的组成；鼻腔的分部及各部的形态结构、鼻旁窦的名称、位置和开口部位；喉腔的形态结构；左、右主支气管的形态特征；肺的位置、形态和分叶；胸膜的分部及肋膈隐窝。
熟悉	喉软骨的形态结构；气管的位置和结构特点；胸膜和胸膜腔的概念。
了解	外鼻的形态结构；喉的连结；喉肌的名称、位置和作用；胎儿肺与成人肺的区别；肺与胸膜的体表投影；纵隔的概念、纵隔的区分及其组成。

呼吸系统(respiratory system)由呼吸道和肺组成。呼吸道包括鼻、咽、喉、气管及各级支气管。临床上常将鼻、咽、喉称为上呼吸道,将气管和各级支气管称为下呼吸道。肺由肺实质和肺间质组成,肺实质包括支气管树和肺泡,肺间质包括结缔组织、血管、淋巴管、淋巴结和神经等。呼吸系统的主要功能是进行气体交换,吸入氧,呼出二氧化碳,呼吸系统还兼有嗅觉和发音的作用(图 3-1)。

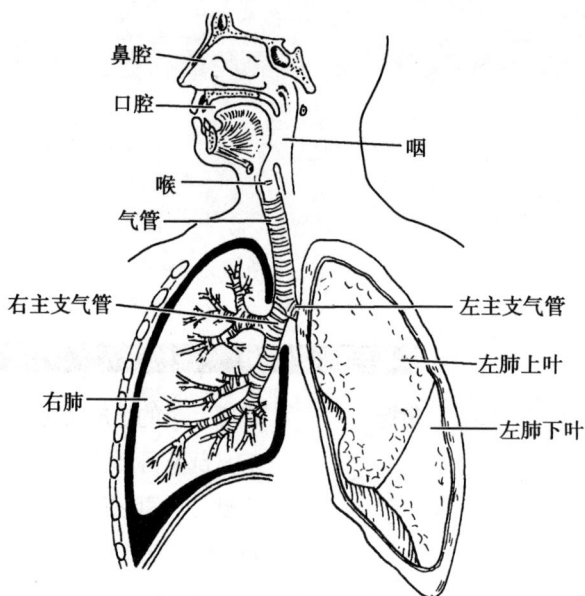

图 3-1 呼吸系统全貌

第一节 鼻

鼻(nose)既是呼吸道的起始部,又是嗅觉器官,由外鼻、鼻腔和鼻旁窦三部分组成。

一、外鼻

外鼻(external nose)位于面部中央,以鼻骨和鼻软骨为支架,外被皮肤,内覆黏膜,分为骨部和软骨部,骨部皮肤薄而松弛,软骨部皮肤较厚,富含皮脂腺和汗腺,常为痤疮和酒糟鼻好发部位。外鼻与额相连的狭窄部称鼻根,向下延续为鼻背,末端称鼻尖,鼻尖两侧扩大称鼻翼,呼吸困难的病人有鼻翼扇动的症状。左、右鼻翼下方各围成一个鼻孔,向内通向鼻腔。

二、鼻腔

鼻腔(nasal cavity)向前借鼻孔通外界,向后借鼻后孔通鼻咽。鼻腔被鼻中隔(nasal septum)分为左、右两半,鼻中隔由筛骨垂直板、犁骨和鼻中隔软骨构成,通常偏向一侧,表面被覆黏膜。鼻中隔前下部血管丰富而位置表浅,是鼻出血的常见部位,称为易出血区(Little 区)。每侧鼻腔以鼻阈为界,分为鼻前庭和固有鼻腔,鼻阈是皮肤和黏膜的分界标志。

(一)鼻前庭

鼻前庭(nasal vestibule)为鼻腔的前下部,是鼻翼内面较宽大的部分,其内面衬有皮肤,皮脂腺和汗腺丰富,是疖肿的好发部位,因缺少皮下组织,该部位发生疖肿肿胀时疼痛剧烈,鼻前庭生有鼻毛,有滤过和净化空气的功能(图3-2)。

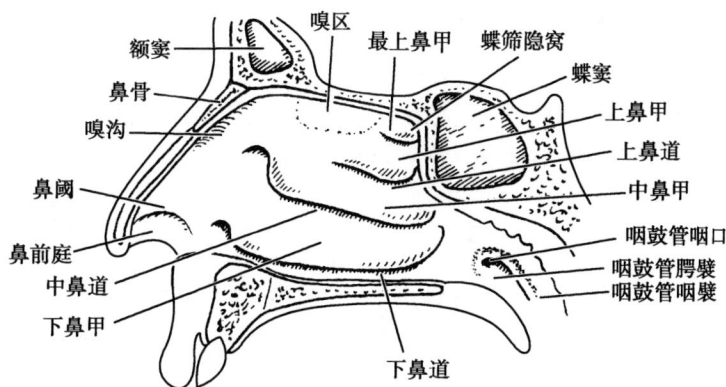

图3-2 鼻腔外侧壁(右侧)

(二)固有鼻腔

固有鼻腔(nasal cavity proper)为鼻腔的后上部,是鼻腔的主要部分。鼻腔外侧壁自上而下有上、中、下三个鼻甲,多数人上鼻甲的后上方有一小的隆起,称最上鼻甲。最上鼻甲或上鼻甲的后上方与蝶骨体之间的凹陷为蝶筛隐窝(sphenoethmoidal recess)。上、中、下鼻甲下方的间隙分别称上鼻道、中鼻道和下鼻道。将中鼻甲切开,在中鼻道中部可见一凹向上的弧形裂隙,称半月裂孔,裂孔的前端有漏斗形管道,称筛漏斗,通额窦,裂孔上方的圆形隆起,称筛泡,内为中筛窦。蝶筛隐窝、上鼻道和中鼻道分别有鼻旁窦的开口,下鼻道有鼻泪管的开口(见图3-2、图3-3)。

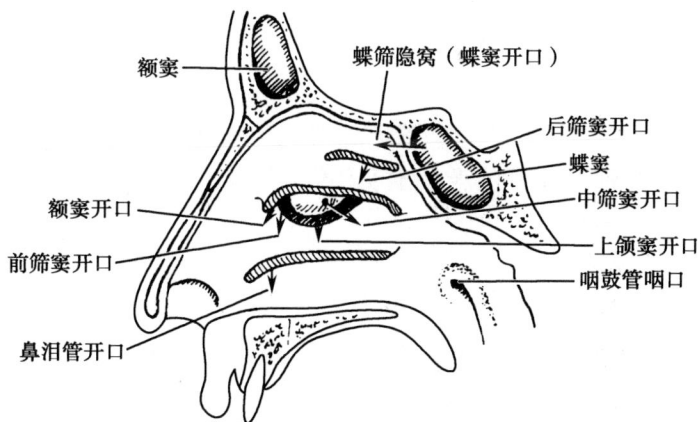

图3-3 鼻旁窦及鼻泪管的开口(鼻甲切除)

鼻黏膜覆盖固有鼻腔和鼻旁窦的表面,依其形态和功能的不同分为嗅区和呼吸区。嗅区为上鼻甲及其对应的鼻中隔以上的黏膜,活体呈苍白色或淡黄色,含有嗅细胞,能感受嗅觉的刺激。其余大部分的黏膜为呼吸区,富含血管及鼻腺,活体呈淡红色,对吸入的空气有温暖、湿润、净化和清除异物的作用。

三、鼻旁窦

鼻旁窦(paranasal sinuses)位于鼻腔周围的含气骨内,为骨性鼻旁窦内衬黏膜而成,鼻旁窦黏膜与鼻腔黏膜相移行,鼻腔发生炎症时,可波及鼻旁窦。鼻旁窦有4对,包括额窦、筛窦、蝶窦和上颌窦,均开口于鼻腔,有温暖、湿润空气及对发音产生共鸣的作用(见图3-3)。

(一)额窦

额窦(frontal sinus)位于额骨眉弓深面,左、右各一。窦的形状和大小不一,多为三棱锥体形,开口于中鼻道的筛漏斗。由于窦口低于窦体,额窦炎症时易于引流。

(二)筛窦

筛窦(ethmoidal sinus)位于筛骨迷路内,由大小不一、排列不规则的含气小房组成,分为前、中、后三群。前、中群开口于中鼻道,后群开口于上鼻道。筛窦后群与视神经管相邻,其感染向周围蔓延,可引起视神经炎。

(三)蝶窦

蝶窦(sphenoidal sinus)位于蝶骨体内,垂体窝下方,被中隔分为左、右二腔,分别开口于左、右蝶筛隐窝。

(四)上颌窦

上颌窦(maxillary sinus)位于上颌骨体内,是最大的一对鼻旁窦,呈三棱锥体形,有5个壁。上壁即眶下壁,骨质较薄,故上颌窦炎症或癌肿可经此壁侵入眶腔;下壁(底壁)即上颌骨的牙槽突,牙根与窦底仅隔薄层骨质或仅隔黏膜,故牙和上颌窦的炎症可互相累及;前壁即上颌骨体前面的尖牙窝,向内略凹陷,此处骨质亦较薄,上颌窦炎时,该部位可有压痛,也是上颌窦手术的常选入路;后壁较厚,与翼腭窝相邻;内侧壁即鼻腔的外侧壁,相当于中鼻道和大部分下鼻道,在下鼻甲附着处的下方,骨质较薄,是上颌窦穿刺的常用部位。上颌窦开口于中鼻道的半月裂孔,因开口位置较高,分泌物不易排除,故上颌窦炎症积液时易采用体位引流。上颌窦炎是临床上最多见的鼻旁窦炎症。

第二节 咽与喉

一、咽

咽(pharynx)是消化道和呼吸道共用的器官,详见消化系统。

二、喉

喉(larynx)既是呼吸的管道,又是发音的器官。喉以软骨为基础,借关节、韧带和喉肌连接而成,内衬喉黏膜。成年人的喉平对第3~6颈椎,上借甲状舌骨膜与舌骨相连,下接气管。喉的前方由浅入深有皮肤、浅筋膜、颈筋膜、舌骨下肌群等层次排列,后方为喉咽,两侧有颈血管、神经和甲状腺侧叶等。喉的活动性较大,可随吞咽或发音而上下移动。

(一)喉软骨

喉软骨包括甲状软骨、环状软骨、会厌软骨和成对的杓状软骨(图3-4)。

1. **甲状软骨(thyroid cartilage)** 构成喉的前壁和侧壁。由左、右两块方形软骨板构成,两板前缘相互融合构成前角。前角上缘向前突出,称喉结,成年男性明显。喉结上方呈"V"形的切迹,称上切迹。甲状软骨后缘向上、下各伸出一对突起,称上角和下角。上角借韧带与舌骨大角相连,下角与环状软骨构成关节。

2. **环状软骨(cricoid cartilage)** 位于甲状软骨下方,是喉软骨中唯一完整的软骨环,环状软骨对支撑呼吸道,保持其畅通有重要作用,损伤可致喉狭窄。环状软骨前部低而窄,称环状软骨弓,半对第6颈椎,是颈部的重要体表标志。后部高而宽，称环状软骨板。板上缘两侧各有一杓关节面，弓与板交界处有甲关节面，与甲状软骨下角构成环甲关节。

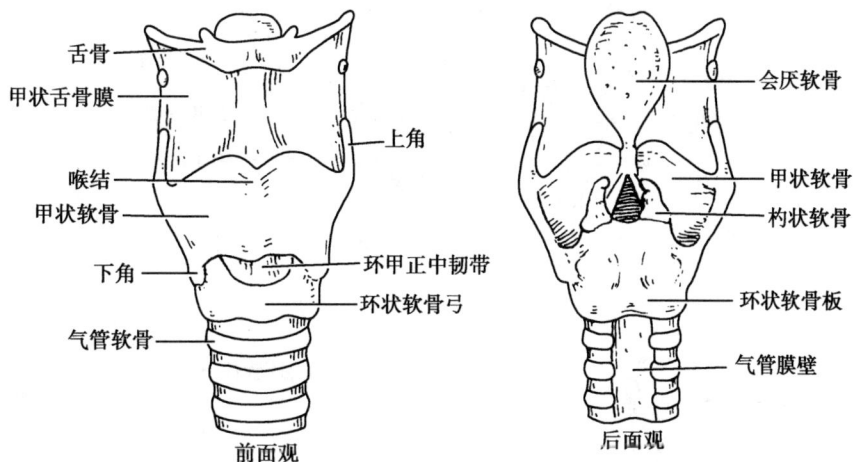

图3-4 喉的软骨及连结

3. **会厌软骨**（epiglottic cartilage） 位于舌骨体、甲状舌骨正中韧带和甲状软骨的后方，上宽下窄，形似叶状，下端借韧带连于甲状软骨前角内面。其表面被覆黏膜构成会厌，吞咽时随咽上提并前移，封闭喉口，防止食物误入喉腔。

4. **杓状软骨**（arytenoid cartilage） 位于环状软骨板的上方，成对，呈三棱锥体形；尖端向上，底向前的突起称声带突，有声韧带附着；底向外侧的突起称肌突，有喉肌附着。

（二）喉的连结

喉的连结包括喉软骨间的连接及舌骨、气管与喉之间的连结（见图3-4）。

1. **环甲关节**（cricothyroid joint） 由环状软骨外侧的甲关节面和甲状软骨下角与构成。甲状软骨在冠状轴上作前倾和复位运动，前倾使甲状软骨前角与杓状软骨之间的距离增大，声带紧张；复位时，两者间距缩小，声带松弛。

2. **环杓关节**（cricoarytenoid joint） 由环状软骨板上缘的杓关节面和杓状软骨底构成。杓状软骨可在垂直轴上作旋转运动以及向前、后、内侧和外侧滑动。杓状软骨旋内或向内侧滑动时，声门缩小；旋外或向外侧滑动时，声门开大；向前滑动时，声带松弛；向后滑动时，声带紧张。

3. **甲状舌骨膜**（thyrohyoid membrane） 连于甲状软骨与舌骨之间的结缔组织膜。其中部增厚称甲状舌骨正中韧带。

4. **方形膜**（quadrangular membrane） 左、右各一，呈斜方形，由会厌软骨两侧缘和甲状软骨前角内面向后附着于杓状软骨前内侧缘。此膜下缘游离称前庭韧带，构成前庭襞的支架。

5. **弹性圆锥**（conus elasticus） 又称环甲膜，为上窄下宽的圆锥形弹性纤维膜。起自甲状软骨前角后面，向后附于杓状软骨声带突，向下附于环状软骨上缘的内侧。弹性圆锥上缘游离增厚，称声韧带（vocal ligament）。此膜前部位于甲状软骨下缘与环状软骨弓之间，称环甲正中韧带。急性喉阻塞时，为抢救病人生命，可在环甲正中韧带处进行穿刺或切开，以建立暂时的通气道（图3-5）。

6. **环状软骨气管韧带**（cricotracheal ligament） 连于环状软骨下缘与第一气管软骨环之间的结缔组织膜。

（三）喉肌

喉肌（muscles of larynx）属骨骼肌，按其位置可分为喉外肌（主要是环甲肌）和喉内肌（包括环杓后肌、环杓侧肌、杓斜肌、杓横肌和甲杓肌等），其作用是紧张或松弛声带，开大或缩小声门裂，以及缩小喉口等（图3-6、图3-7、表3-1）。

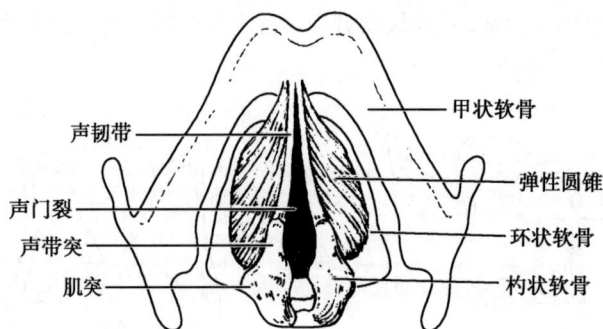

图 3-5　弹性圆锥

图中标注：声韧带、声门裂、声带突、肌突、甲状软骨、弹性圆锥、环状软骨、杓状软骨

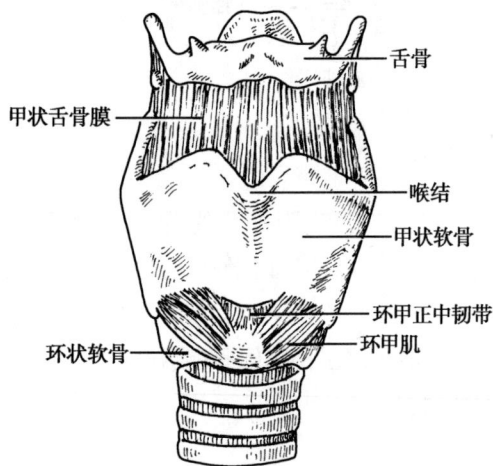

图 3-6　喉肌（前面）

图中标注：舌骨、甲状舌骨膜、喉结、甲状软骨、环甲正中韧带、环甲肌、环状软骨

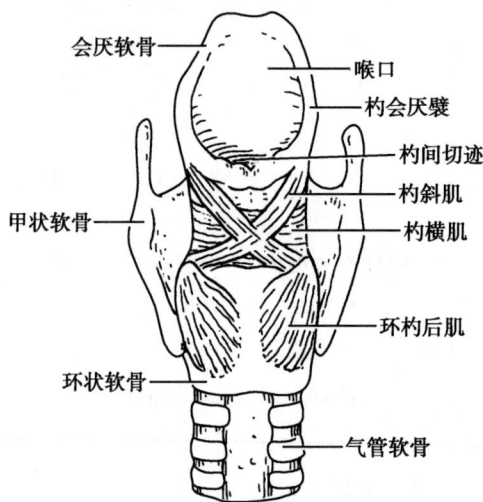

图 3-7　喉肌（后面）

图中标注：会厌软骨、甲状软骨、环状软骨、喉口、杓会厌襞、杓间切迹、杓斜肌、杓横肌、环杓后肌、气管软骨

表 3-1　喉肌的名称、起止和主要作用

名称	起止	主要作用
环甲肌	起自环状软骨弓前外侧面，止于甲状软骨下缘和下角	紧张声韧带
环杓后肌	起自环状软骨板后面，止于杓状软骨肌突	开大声门裂、紧张声带
环杓侧肌	起自环状软骨弓上缘和外面，止于杓状软骨肌突	缩小声门裂
杓横肌	肌束横行连于两侧杓状软骨肌突	缩小喉口、紧张声带
杓斜肌	起自杓状软骨肌突，止于对侧杓状软骨尖	缩小喉口和声门裂
甲杓肌	起于甲状软骨前角后面，止于杓状软骨外侧面	松弛声带、缩小声门裂
杓会厌肌	起于杓状软骨尖，止于会厌软骨及甲状会厌韧带	关闭喉口

（四）喉腔

喉腔（laryngeal cavity）即喉的内腔，由喉软骨及其连接和喉肌围成，内面衬以黏膜。向上经喉口通喉咽，向下通气管。

喉口（aperture of larynx）是喉腔的上口，由会厌上缘、杓会厌襞和杓间切迹围成。正常呼吸时呈开放状态，吞咽时关闭。

喉黏膜自喉腔侧壁向喉腔内突入，形成上、下两对黏膜皱襞。上方的称前庭襞（vestibular fold），呈粉红色。两侧前庭襞之间的裂隙称前庭裂（rima vestibuli）。下方的称声襞（vocal fold），比前庭襞更接近中线，呈苍白色。两侧的声襞、杓状软骨基部和声带突之间的裂隙，称声门裂（fissure of glottis），前窄后宽，是喉腔最狭窄的部位。声门裂前 2/3 位于两侧声襞之间，称膜间部（intermembranous part）；后 1/3 位于两侧杓状软骨基部和声带突之间，称软骨间部（intercartilaginous part）。气流通过时，声带振动而发出声音。声带振动时，在声带前、中 1/3 交界处振幅最大而易受损伤，是声带癌、声带小结和息肉的好发部位（图 3-8、图 3-9）。

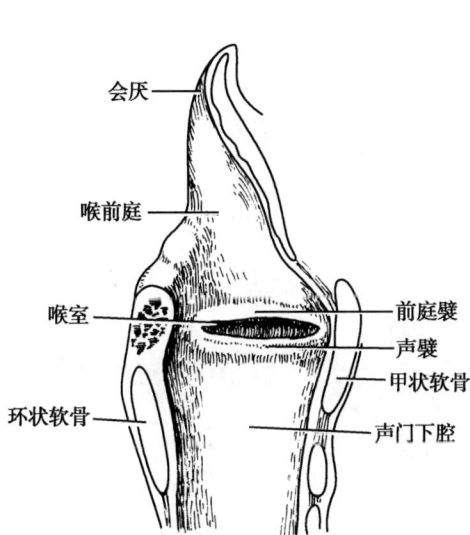

图 3-8　喉正中矢状切面

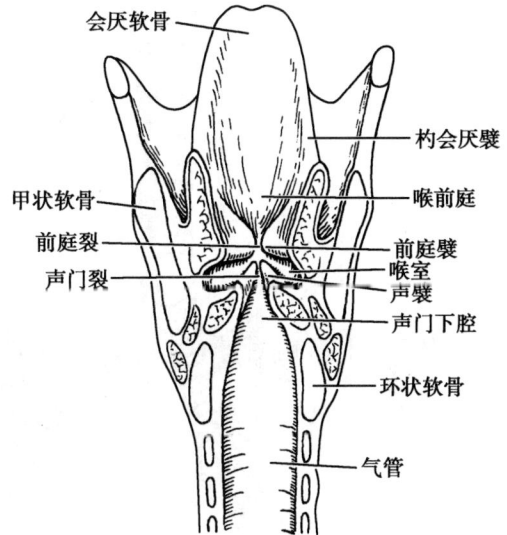

图 3-9　喉冠状切面

喉腔借前庭裂、声门裂分三部。喉口至前庭裂之间为喉前庭（vestibule of larynx）。前庭裂至声门裂之间为喉中间腔（intermedial cavity of larynx），向两侧经前庭襞与声襞间的凹陷为喉室（ventricle of larynx）。声门裂至环状软骨下缘之间为声门下腔（infraglottic cavity），此区黏膜下组织较疏松，感染时易发生喉水肿，尤以婴幼儿更易产生急性喉水肿而致喉梗塞，产生呼吸困难。

第三节　气管与支气管

一、气管

气管（trachea）上端在第 6 颈椎体下缘平面接喉部的环状软骨，向下经颈部进入胸腔，以胸口上口为界分为颈部和胸部，于胸骨角平面（平对第 4 胸椎下缘）分为左、右主支气管，分叉处称气管杈（bifurcation of trachea）。气管杈内面形成一向上凸的半月状纵嵴，称气管隆嵴（carina of trachea），略偏向左侧，是支气管镜检查时判断气管分叉的重要标志（图 3-10）。

气管由 14 ~ 18 个 "C" 形的气管软骨以及连接各环之间的平滑肌和结缔组织构成。气管内面衬以黏膜，其后壁缺少软骨，由弹性纤维及平滑肌封闭，称膜壁。气管颈部较短且位置表浅，甲状腺峡多位于第 2 ~ 4 气管软骨环前方，气管切开术常在第 3 ~ 5 气管软骨环处施行。

二、支气管

支气管（bronchi）是气管分出的各级分支，其中一级分支为左、右主支气管（principal bronchus）。左主支气管细而长,长约4~5cm,走向倾斜,与气管中线延长线的夹角为35°~36°;右主支气管粗而短,长约2~3cm,走向较陡直,与气管中线延长线的夹角为22°~25°,故气管异物易坠入右主支气管(见图3-10)。

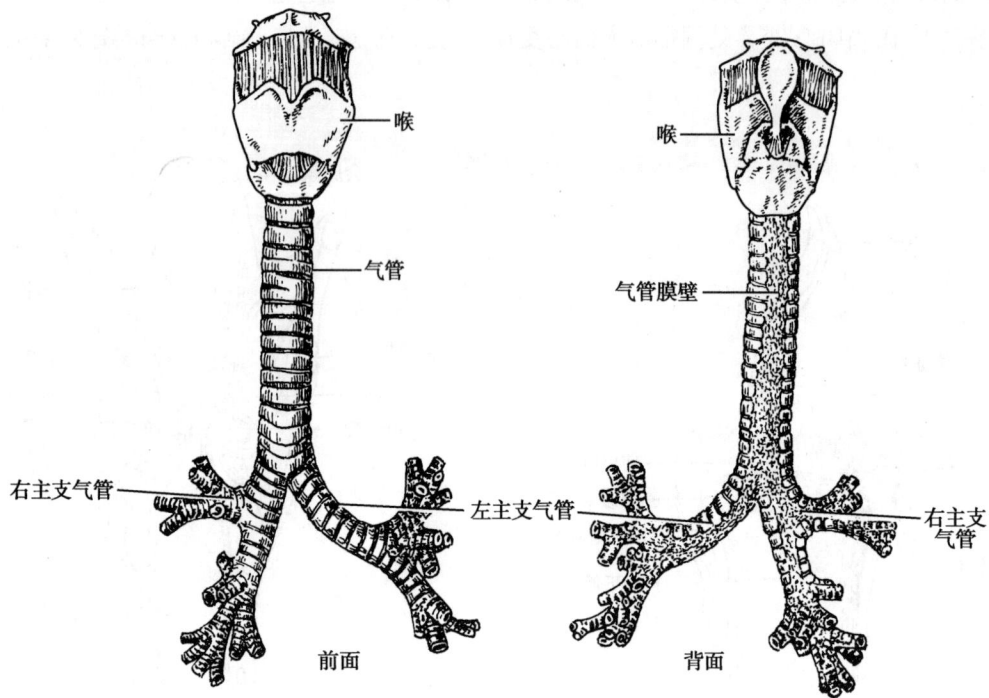

图3-10 气管与支气管

第四节 肺

一、肺的位置和形态

肺(lung)是进行气体交换的器官,位于胸腔内,膈上方,纵隔两侧,左、右各一。由于右侧膈下毗邻肝,膈顶较左侧高,且心脏位置偏左,故右肺宽短,左肺狭长。肺呈圆锥形,包括一尖、一底、二面和三缘。

肺尖(apex of lung)圆钝,经胸廓上口伸入颈根部,高出锁骨内侧1/3上方2~3cm。肺底(base of lung)又称膈面,位于膈肌上面,受膈压迫肺底呈半月形凹陷。肋面与胸廓的外侧壁和前、后壁相邻。内侧面又称纵隔面,其中部凹陷称肺门(hilum of lung),为支气管、血管、淋巴管和神经等出入肺的部位。出入肺门的所有结构被结缔组织包裹,构成肺根(root of lung)。两肺根内的结构排列自前向后依次为:肺静脉、肺动脉、主支气管,自上而下排列不同,左肺根为肺动脉、左主支气管、左肺静脉;右肺根为右肺上叶支气管、右肺动脉、右肺中下叶支气管、右肺静脉。肺门附近有支气管肺淋巴结(肺门淋巴结)。肺的两面之间及与肺底交界处形成前缘、后缘和下缘。肺的前缘锐薄,左肺前缘下份有心切迹(cardiac notch),切迹下方有一突起称左肺小舌(lingula of left lung);后缘圆钝;下缘薄锐(图3-11~图3-13)。

左肺被斜裂分为上、下两叶,右肺被斜裂和水平裂分为上、中、下三叶。

胎儿和未曾呼吸过的新生儿肺不含空气,比重较大(1.045~1.056),可沉于水底。呼吸者因肺含空气,比重较小(0.345~0.746),能浮出水面。这在法医鉴定上有重要价值。婴幼儿肺呈淡红色,随着生长,空气中的尘埃和炭粒等被吸入肺内并沉积,使肺变为暗红色或深灰色。生活在烟尘污染重的环境中的人和吸烟者的肺呈棕黑色。

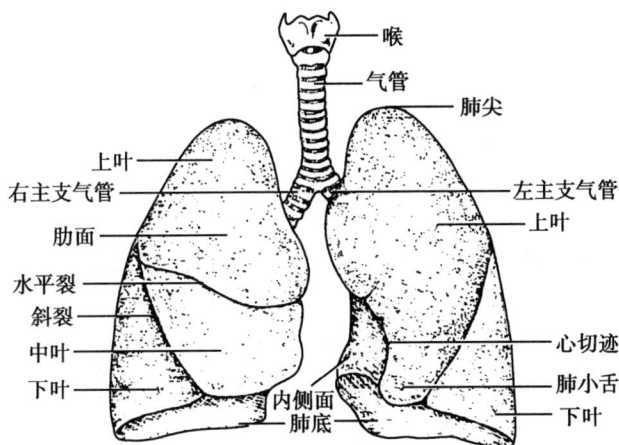

图 3-11　气管、主支气管和肺

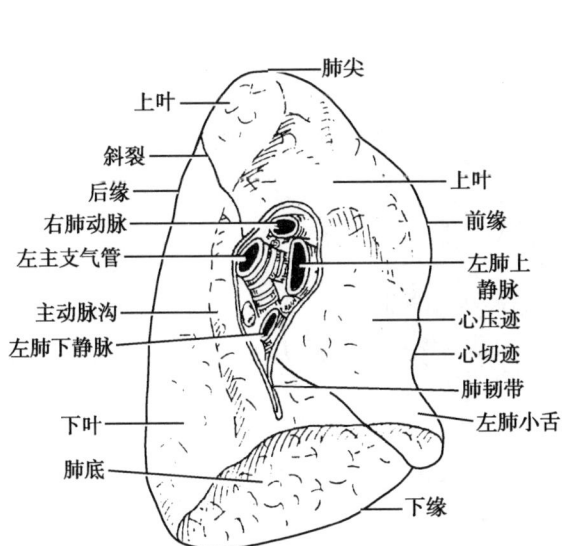

图 3-12　左肺纵隔面

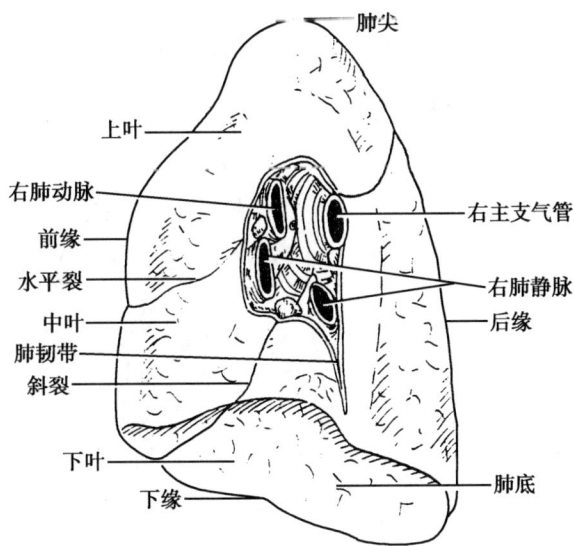

图 3-13　右肺纵隔面

二、肺内支气管和支气管肺段

支气管在肺内反复分支形如树状,称为支气管树。主支气管分为肺叶支气管,进入肺叶。左肺有上叶和下叶支气管;右肺有上叶、中叶和下叶支气管。肺叶支气管再分为肺段支气管。每一肺段支气管及其所属的肺组织,称支气管肺段(bronchopulmonary segment),简称肺段,是构成肺的形态和功能的基本单位。肺段呈圆锥形,尖朝向肺门,底达肺的表面。肺动脉的分支随肺段支气管入肺段,并与其分支伴行。肺段间有疏松结缔组织和肺静脉属支相隔。由于支气管肺段结构和功能的相对独立性,临床常以支气管肺段为单位进行手术切除。

依据肺段支气管的分支和分布,右肺分为10个肺段,左肺分为8~10个肺段(图3-14、表3-2)。

三、肺的血管

肺有两套血管,一套为功能性血管,是肺完成气体交换的血管,每侧肺有一条肺动脉和两条肺静脉,在肺内连于肺泡壁周围的毛细血管网,并在此进行气体交换。另一套为营养血管,是营养肺组织的血管,每侧肺有 1～2 支较细小的支气管动脉和支气管静脉，也与支气管的各级分支伴行，营养肺内支气管壁、肺血管壁和脏胸膜等。

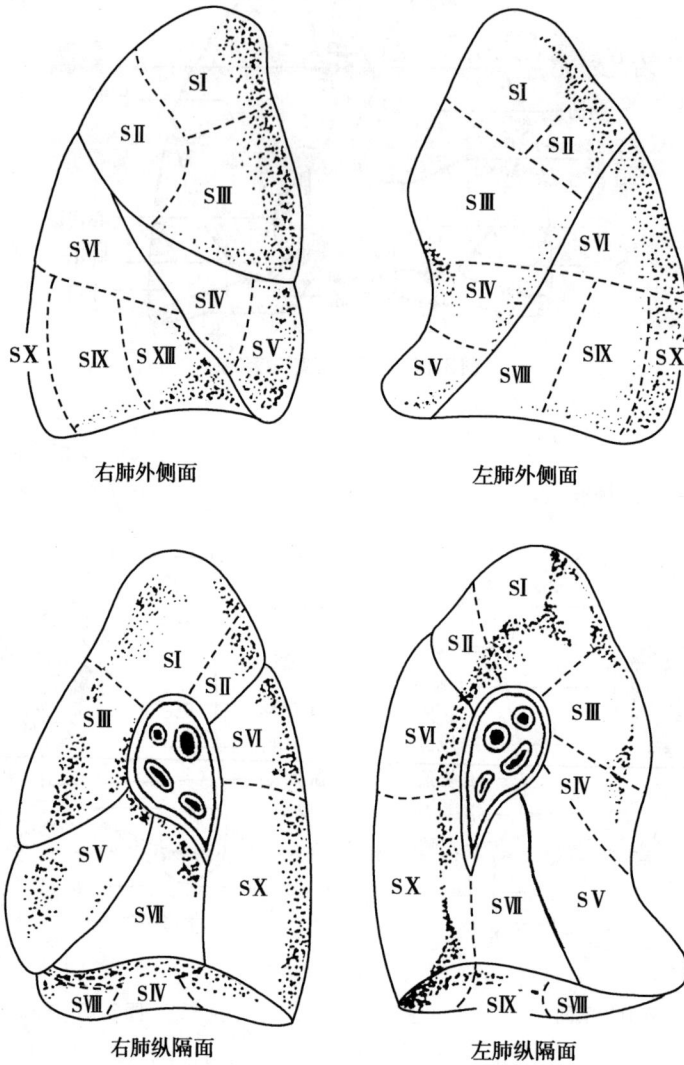

右肺外侧面　　　　　　　　左肺外侧面

右肺纵隔面　　　　　　　　左肺纵隔面

图 3-14　肺段模式图

表 3-2　支气管肺段

右肺支气管肺段			左肺支气管肺段		
上叶	尖段（sⅠ）		上叶	尖段（sⅠ）	尖后段
	后段（sⅡ）			后段（sⅡ）	（sⅠ+sⅡ）
	前段（sⅢ）			前段（sⅢ）	
				上舌段（sⅣ）	
中叶	外侧段（sⅣ）			下舌段（sⅤ）	
	内侧段（sⅤ）		下叶	上段（sⅥ）	
				内侧底段（sⅦ）	内前底段
下叶	上段（sⅥ）			前底段（sⅧ）	（sⅦ+sⅧ）
	内侧底段（sⅦ）			外侧底段（sⅨ）	
	前底段（sⅧ）			后底段（sⅩ）	
	外侧底段（sⅨ）				
	后底段（sⅩ）				

第五节　胸膜

一、胸腔、胸膜与胸膜腔的概念

胸腔(thoracic cavity)由胸廓和膈围成，上界为胸廓上口，与颈部交通；下界借膈与腹腔分隔。

胸膜(pleura)为一层薄而光滑的浆膜，分为脏、壁两层。覆于肺表面的胸膜称脏胸膜(visceral pleura)，与肺实质紧密相连，并深入叶间裂内；被覆于胸壁内面、膈上面及纵隔两侧的胸膜，称壁胸膜(parietal pleura)。

胸膜腔(parietal pleura)由脏胸膜和壁胸膜在肺根处相互移行，共同围成封闭的潜在性腔隙。腔内为负压，含少量浆液，可减少呼吸运动时脏、壁胸膜间的摩擦。

壁、脏两层胸膜在肺根下方相互移行，两层胸膜重叠形成三角形的皱襞称肺韧带(pulmonary ligament)，对肺有固定作用，也是肺手术时的标志性结构。

二、胸膜的分部及胸膜隐窝

脏胸膜紧贴肺表面并深入肺裂内。壁胸膜因贴附部位不同可分成4部分：肋胸膜(costal pleura)衬于胸壁内面，由于肋胸膜与肋骨和肋间肌之间有胸内筋膜存在，故结合不紧密，易于剥离。膈胸膜(diaphragmatic pleura)覆盖于膈上面，与膈紧密相贴、不易剥离。纵隔胸膜(mediastinal pleura)衬覆于纵隔两侧面，其中部包裹肺根并移行为脏胸膜。胸膜顶(cupula of pleura)是肋胸膜和纵隔胸膜向上的延续，突至胸廓上口平面以上，覆盖肺尖。在胸锁关节与锁骨中、内1/3交界处之间，胸膜顶高出锁骨上方2.5(1~4)cm。经锁骨上臂丛麻醉或针刺时，为防止刺破肺尖，进针点应高于锁骨上4cm(图3-15、图3-16)。

壁胸膜各部相互返折移行处的胸膜腔，即使在深吸气时，肺缘也不能充满其间，这部分胸膜腔称胸膜隐窝(pleural recesses)。主要包括肋膈隐窝、肋纵隔隐窝和膈纵隔隐窝等。

（一）肋膈隐窝(costodiaphragmatic recesses)

左、右各一，由肋胸膜与膈胸膜返折形成，是诸胸膜隐窝中位置最低、容量最大的部位。胸膜腔积液首先积聚于此，是临床上行胸膜腔穿刺抽液的常选部位，常在腋后线或肩胛线第8~9肋间隙进针。肋膈隐窝也是炎症后易发生粘连的部位。

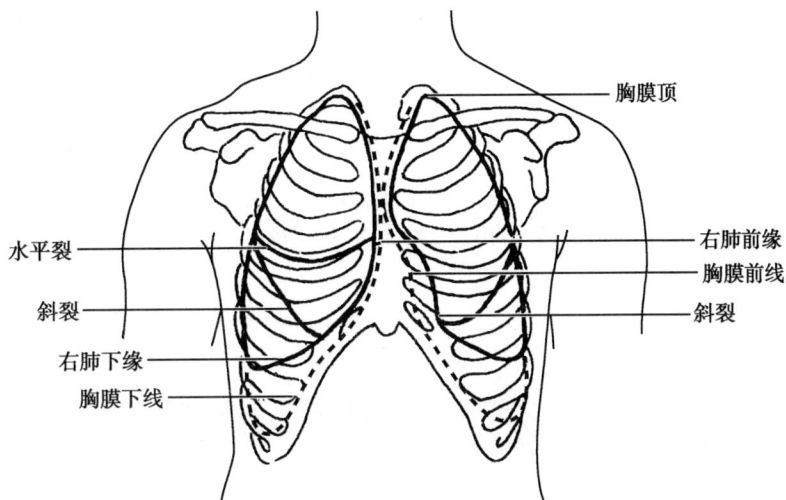

图3-15　胸膜及肺的体表投影(前面)

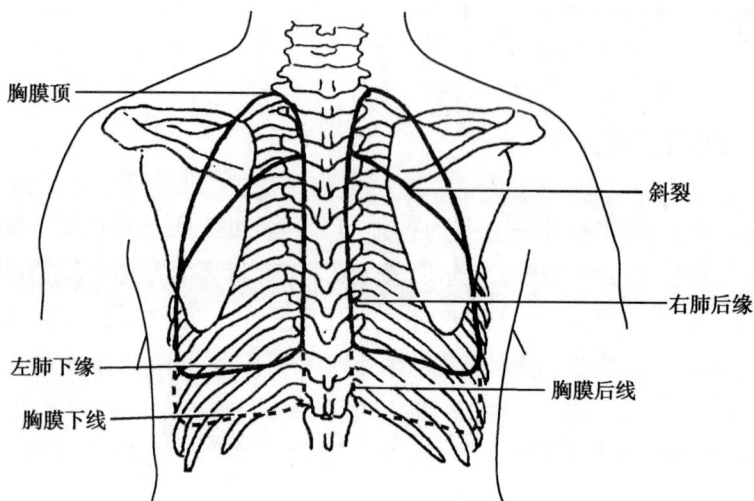

图 3-16　胸膜及肺的体表投影（后面）

（二）肋纵隔隐窝（costomediastinal recess）

肋胸膜与覆盖心包表面的纵隔胸膜相互转折处形成的腔隙。由于左肺前缘有心切迹存在，故左侧肋纵隔隐窝较大，位于胸骨左侧第4～5肋间隙后面，心包的前面。

（三）膈纵隔隐窝（phrennicomediastinal recess）

位于膈胸膜与纵隔胸膜之间，因心尖向左侧突出而形成，故该隐窝仅存在于左侧胸膜腔。

三、胸膜与肺的体表投影

（一）胸膜的体表投影

胸膜的体表投影是指壁胸膜各部相互移行形成的返折线在体表的投影，标志着胸膜腔的范围。

胸膜前界即肋胸膜与纵隔胸膜前缘的返折线。左、右侧均起自胸膜顶，斜向内下经胸锁关节后方至第2胸肋关节水平，两侧互相靠拢，在正中线附近垂直下行。右侧于第6胸肋关节处移行为胸膜下界。左侧在第4胸肋关节处转向外下方，沿胸骨的侧缘约2～2.5cm的距离向下行，于第6肋软骨后方与胸膜下界相移行。由于左、右胸膜前界的上、下端相互分开，中间部分彼此靠近，因此在胸骨后面形成两个无胸膜覆盖的三角区，上方的称胸腺区（region of thymus），儿童的胸腺区较宽，内有胸腺，成人胸腺区较窄，内有胸腺遗迹和结缔组织；下方的三角区称心包区（pericardial region），位于胸骨体下部和左侧第4、5肋软骨后方，此区心包前方无胸膜遮盖。因此，左剑肋角处是临床进行心包穿刺术的安全区。

胸膜下界即肋胸膜与膈胸膜的转折线。右侧起自第6胸肋关节后方，左侧起自第6肋软骨后方，两侧均行向外下方，在锁骨中线与第8肋相交，在腋中线与第10肋相交，在肩胛线与第11肋相交，在脊柱旁平第12胸椎棘突高度。在右侧由于膈的位置较高，胸膜下界的投影位置也较左侧略高（见图3-15、图3-16、表3-3）。

表3-3　肺和胸膜下界体表投影

	锁骨中线	腋中线	肩胛线	后正中线
肺下界	第6肋	第8肋	第10肋	第10胸椎棘突
胸膜下界	第8肋	第10肋	第11肋	第12胸椎棘突

(二)肺的体表投影

肺下界体表投影一般较胸膜下界高出约两个肋。即在锁骨中线处与第6肋相交,腋中线与第8肋相交,肩胛线与第10肋相交,在脊柱旁平第10胸椎棘突高度。

第六节 纵隔

纵隔(mediastinum)是两侧纵隔胸膜之间全部器官、结构和组织的总称。纵隔的前界为胸骨,后界为脊柱胸段,两侧界为纵隔胸膜,上界为胸廓上口,下界为膈。纵隔通常以胸骨角平面(平对第4胸椎体下缘)为界,分为上纵隔和下纵隔,下纵隔再以心包为界,分为前纵隔、中纵隔和后纵隔(图3-17)。

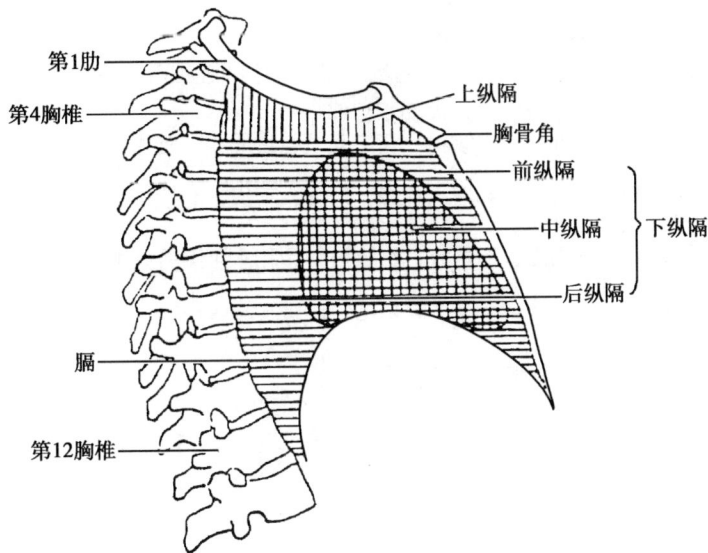

图3-17 纵隔的分区

上纵隔内主要有胸腺、头臂静脉和上腔静脉、膈神经、主动脉弓及其3大分支、气管、食管、迷走神经、胸导管和胸交感干等。

前纵隔位于胸骨与心包之间,内有胸腺下部,部分纵隔前淋巴结及疏松结缔组织。前纵隔是胸腺瘤、皮样囊肿和淋巴瘤的好发部位。

中纵隔位于前、后纵隔之间,内有心包、心和出入心的大血管根部、膈神经、奇静脉弓、心包膈血管及淋巴结等。中纵隔是心包囊肿的好发部位。

后纵隔位于心包与脊柱之间,内有主支气管、食管、胸主动脉、胸导管、奇静脉、半奇静脉、迷走神经、胸交感干和淋巴结等。后纵隔为支气管囊肿、神经瘤、主动脉瘤及膈疝的好发部位。

(李益民)

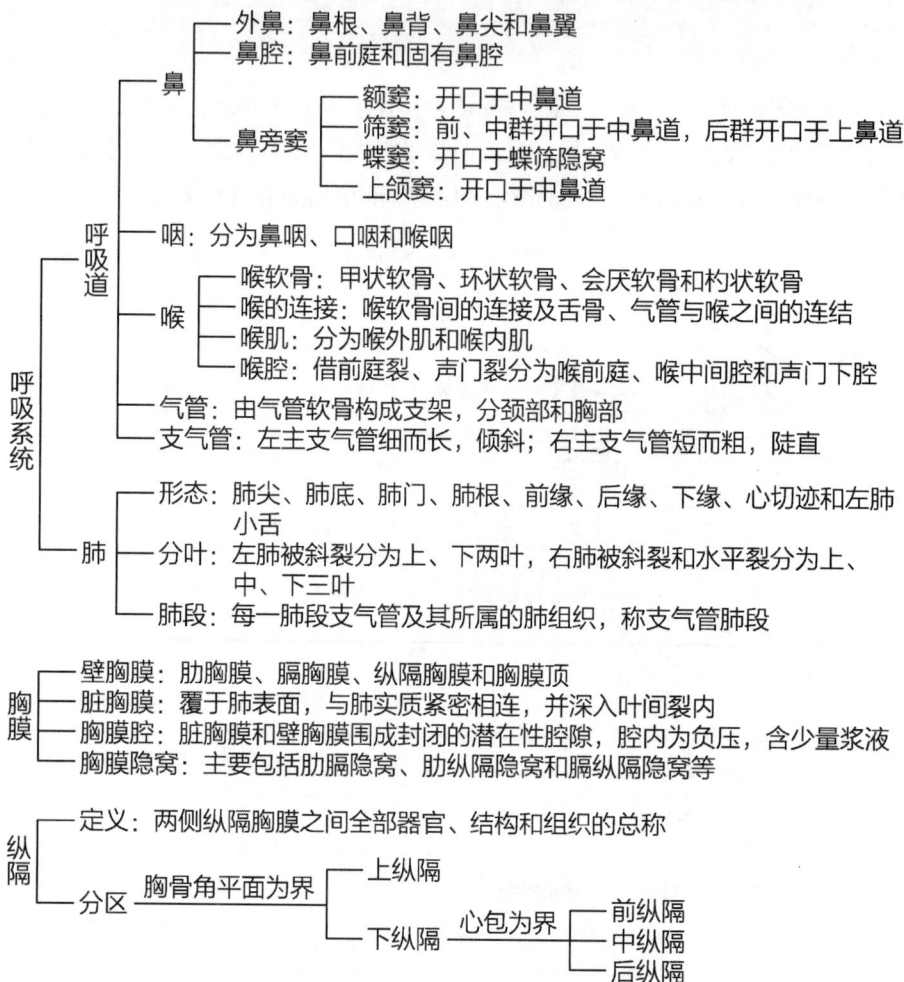

呼吸系统
├─ 呼吸道
│   ├─ 鼻
│   │   ├─ 外鼻：鼻根、鼻背、鼻尖和鼻翼
│   │   ├─ 鼻腔：鼻前庭和固有鼻腔
│   │   └─ 鼻旁窦
│   │   ├─ 额窦：开口于中鼻道
│   │   ├─ 筛窦：前、中群开口于中鼻道，后群开口于上鼻道
│   │   ├─ 蝶窦：开口于蝶筛隐窝
│   │   └─ 上颌窦：开口于中鼻道
│   ├─ 咽：分为鼻咽、口咽和喉咽
│   ├─ 喉
│   │   ├─ 喉软骨：甲状软骨、环状软骨、会厌软骨和杓状软骨
│   │   ├─ 喉的连接：喉软骨间的连接及舌骨、气管与喉之间的连结
│   │   ├─ 喉肌：分为喉外肌和喉内肌
│   │   └─ 喉腔：借前庭裂、声门裂分为喉前庭、喉中间腔和声门下腔
│   ├─ 气管：由气管软骨构成支架，分颈部和胸部
│   └─ 支气管：左主支气管细而长，倾斜；右主支气管短而粗，陡直
└─ 肺
    ├─ 形态：肺尖、肺底、肺门、肺根、前缘、后缘、下缘、心切迹和左肺小舌
    ├─ 分叶：左肺被斜裂分为上、下两叶，右肺被斜裂和水平裂分为上、中、下三叶
    └─ 肺段：每一肺段支气管及其所属的肺组织，称支气管肺段

胸膜
├─ 壁胸膜：肋胸膜、膈胸膜、纵隔胸膜和胸膜顶
├─ 脏胸膜：覆于肺表面，与肺实质紧密相连，并深入叶间裂内
├─ 胸膜腔：脏胸膜和壁胸膜围成封闭的潜在性腔隙，腔内为负压，含少量浆液
└─ 胸膜隐窝：主要包括肋膈隐窝、肋纵隔隐窝和肋纵隔隐窝等

纵隔
├─ 定义：两侧纵隔胸膜之间全部器官、结构和组织的总称
└─ 分区 ── 胸骨角平面为界
    ├─ 上纵隔
    └─ 下纵隔 ── 心包为界
        ├─ 前纵隔
        ├─ 中纵隔
        └─ 后纵隔

复习参考题

1. 某男，3岁，早餐时突发咳嗽、气促，其母亲认为有东西卡在孩子的喉咙里，就让孩子伏在自己手臂上捶打其背部，情况有所缓解。但不久孩子又开始咳嗽，呼吸困难入院。

体格检查：呼吸困难，右胸活动减少，右肺呼吸音减弱。叩诊右肺叩诊音较实。

X线检查：右肺中叶和下叶过度充气，纵隔左移，呼吸运动减弱。

支气管镜检：发现右侧中叶支气管内有异物。

临床诊断：右侧支气管异物阻塞。

临床解剖学问题：

（1）为什么异物易落入右侧支气管？

（2）呼吸道包括哪几部分？

（3）支气管镜检查时，判断气管分叉的重要标志是什么？

2. 试述鼻旁窦的名称、位置和开口部位。

3. 简述喉软骨的名称。

4. 喉腔分哪几部分，如何区分？

5. 试述肺的形态。

6. 简述胸膜的分部，肋膈隐窝的位置及临床意义。

第四章　泌尿系统

4

泌 尿 系 统

学习目标

掌握　肾的位置、形态、结构；输尿管的狭窄部位；膀胱的形态、位置及膀胱三角的概念。

熟悉　泌尿系统的组成和基本功能；肾的被膜、肾的体表投影和肾段的概念；输尿管的走行与分部；膀胱的位置及与腹膜的关系。

了解　肾段的概念；女性尿道的结构特点。

泌尿系统（urinary system）由肾、输尿管、膀胱和尿道 4 部分组成（图 4-1）。泌尿系统的主要功能是排出机体新陈代谢中产生的废物（如尿素、尿酸）和多余的水，保持机体内环境的平衡和稳定。其中肾是人体内最重要的排泄器官，其主要功能是通过产生尿液，以清除血液中的代谢废物、多余的水分和无机盐等，从而调节体液中代谢物的浓度，维持电解质的平衡。此外，肾还有内分泌功能，能产生促红细胞生成素、对血压有重要影响的肾素以及能调控钙和维生素 D 衍生物代谢的羟胆钙化醇等物质。输尿管为输送尿液至膀胱的管道。膀胱为暂时储存尿液的器官，当尿液积存到一定量时，再经尿道排出体外。

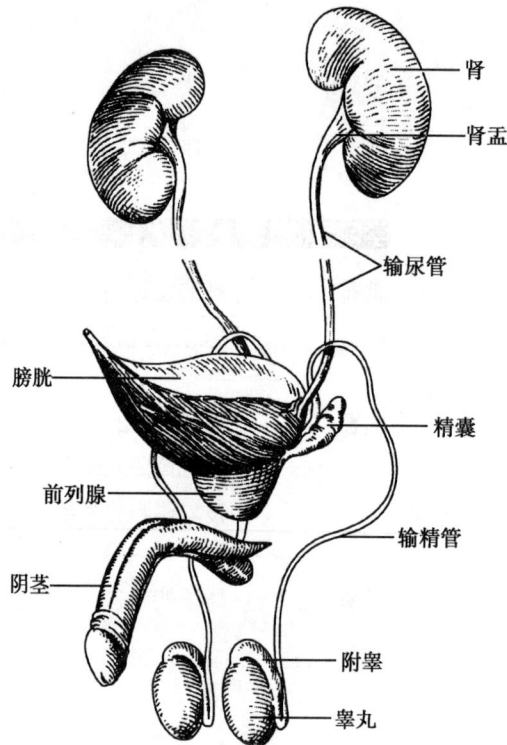

图 4-1 泌尿系统模式图

第一节　肾

一、肾的形态

　　肾（kidney）是成对的实质性器官，左、右各一，形似蚕豆，新鲜时呈红褐色，质地较软。肾的大小因人而异，重约 134～150g，男性略比女性重。肾长约 10cm、宽约 5cm、厚约 4cm。肾的表面光滑，可分为上、下两端，前、后两面和内、外侧两缘。上端宽而薄，下端窄而厚。前面较凸，朝向前外侧，后面平坦，贴近腹后壁。外侧缘隆凸，内侧缘中部凹陷，称为**肾门**（renal hilum），是肾动脉、肾静脉、肾盂、神经和淋巴管出入肾的部位（图 4-2）。出入肾门的结构被结缔组织包裹形成**肾蒂**（renal pedicle），由于右侧靠近下腔静脉，故右肾蒂较左侧短。肾蒂内主要结构的排列关系，从前向后依次为肾静脉、肾动脉、肾盂，由上向下为肾动脉、肾静脉、肾盂。由肾门深入肾实质内凹陷形成的腔隙称为**肾窦**（renal sinus），其内有肾动脉及其分支、肾静脉及其属支、肾小盏、肾大盏、肾盂、淋巴管和脂肪组织等。

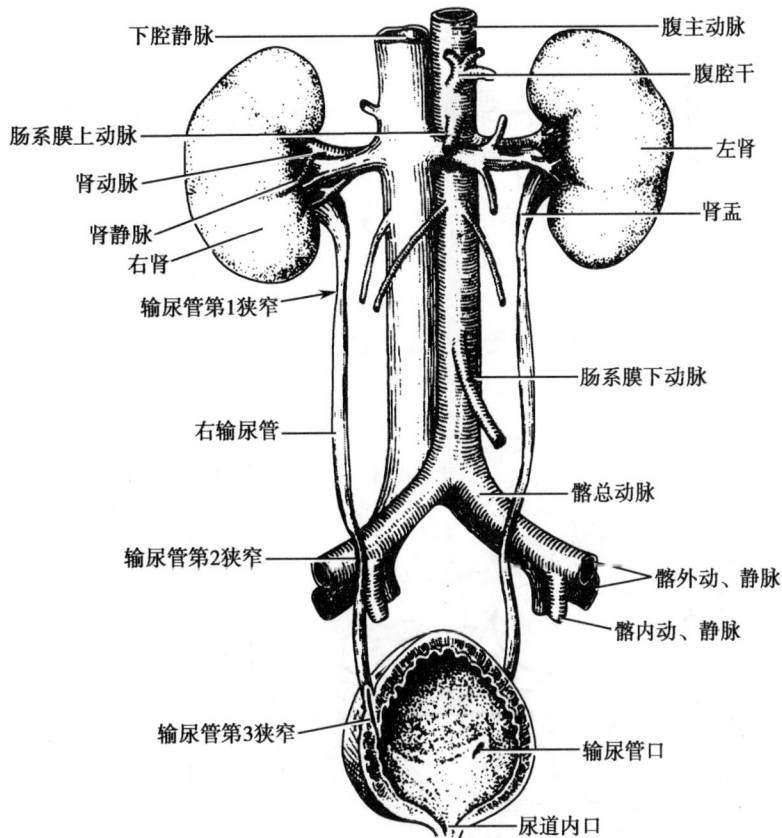

图 4-2 肾、输尿管和膀胱

二、肾的位置和毗邻

肾位于脊柱腰部的两侧,腹膜后方,是腹膜外位器官。肾的长轴斜向下外方,上端距离脊柱较近,下端较远。因受肝的影响,右肾略低于左肾(图4-3)。左肾上端平第11胸椎体下缘,下端平第2腰椎体下缘。右肾上端平第12胸椎体上缘,下端平第3腰椎体上缘(见图4-3)。肾门约平第1腰椎体平面。第12肋斜越左肾后面的中部和右肾后面的上部。竖脊肌外侧缘与第12肋之间形成的夹角处,称为**肾区**(kidney area)或**脊肋角**(rib angle),在某些肾病患者,叩击或触压该区常可引起疼痛。

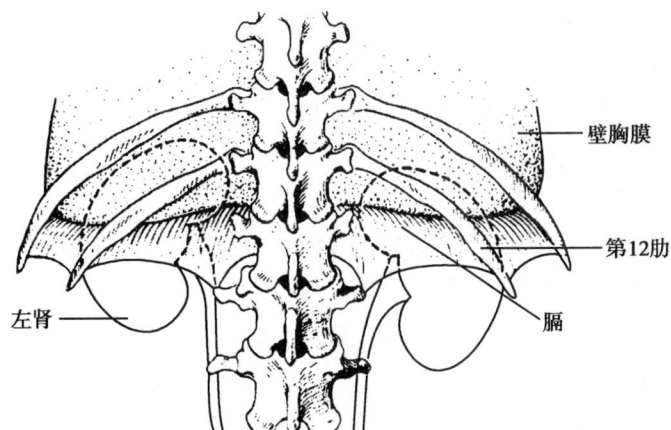

图 4-3 肾的位置

肾上腺(suprarenal gland)位于两肾的上方,两肾的内下方有肾盂和输尿管。左、右肾前方的毗邻不同;左肾前上部邻近胃底后面,中部与胰尾和脾血管相邻,下部邻空肠和结肠左曲;右肾前方的上部与肝右叶相邻,下部邻结肠右曲,内侧缘与十二指肠降部相邻。两肾后方上1/3的部分借膈与胸膜腔相邻,下2/3部自内向外分别与腰大肌、腰方肌及腹横肌相毗邻。

三、肾的被膜

肾的表面包有3层被膜,由内向外依次为纤维囊、脂肪囊和肾筋膜(图4-4、图4-5)。

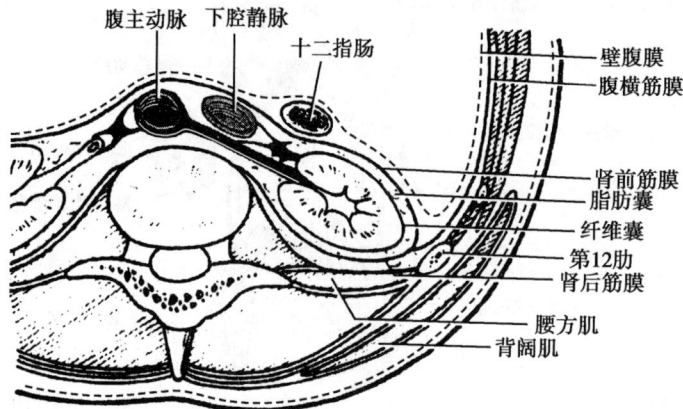

图4-4 肾的被膜(横断面)

(一)纤维囊(fibrous capsule)

为薄而坚韧的致密结缔组织膜,紧贴于肾实质表面。正常时纤维囊与肾实质连接疏松,易于剥离,但在病理情况下,则与肾实质粘连,不易剥离。在肾破裂或部分切除时,为防止肾实质撕裂,需缝合此膜。

(二)脂肪囊(fatty renal capsule)

又称肾床(renal bed),是包在纤维囊外周的脂肪组织层,并经肾门与肾窦内的脂肪组织相延续,对肾起着弹性垫样的保护作用。临床上作肾囊封闭,就是将药物注入脂肪囊内。

(三)肾筋膜(renal fascia)

是致密结缔组织膜,分前、后两层,包裹肾、肾上腺和脂肪囊。它发出的一些结缔组织小梁穿脂肪囊与纤维囊相连。位于肾前、后面的肾筋膜分别称为肾前筋膜(prerenal fascia)和肾后筋膜(retrorenal fascia),在肾的外侧缘和肾上腺的上方两层肾筋膜融

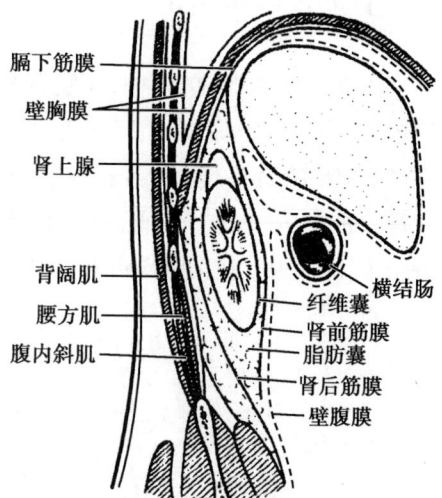

图4-5 肾的被膜(矢状面)

合,在肾的下方两层分离,其间有输尿管通过。在肾的内侧,肾前筋膜被覆肾血管表面,并与腹主动脉和下腔静脉表面的结缔组织及对侧的肾前筋膜相移行。肾后筋膜向内侧经肾血管和输尿管的后方,附于腰大肌筋膜。病理情况下,脓液或炎症可沿肾前、后筋膜间向下蔓延。

肾的正常位置靠多种因素维持,肾的被膜、腹压、肾的血管、腹膜以及邻近器官的承托对肾的位置的固定均起作用。当肾的固定装置不健全时,肾可经两层分开的肾前、后筋膜间向下移位,形成肾下垂(nephroptosis)或游走肾。

四、肾的剖面结构

在肾的冠状切面上，肾实质可分为**肾皮质**（renal cortex）和**肾髓质**（renal medulla）两部分（图4-6）。

肾皮质（renal cortex）主要位于肾实质的浅层，厚约1~1.5cm，富含血管，新鲜标本呈红褐色，密布红色小点状颗粒，由**肾小体**（renal corpuscles）和**肾小管**（renal tubulus）组成。肾皮质深入到肾髓质的部分称为**肾柱**（renal column）。

肾髓质（renal medulla）位于肾皮质的深面，呈淡红色，约占肾实质厚度的2/3，由集合管和乳头管组成。肾髓质由15~20个肾锥体构成，肾锥体在切面上呈三角形，底朝向皮质，尖端钝圆，朝向肾窦称为**肾乳头**（renal papillae），每个肾有7~12个肾乳头，肾乳头的顶端有许多**乳头孔**（papillary foramina），并突入肾小盏内，肾脏生成的尿由此流入肾小盏。**肾小盏**（minor renal calices）呈漏斗形，其边缘包绕肾乳头，每侧肾有7~8个肾小盏，相邻的2~3个肾小盏合成1个**肾大盏**（major renal calices）。每侧肾有2~3个肾大盏，由肾大盏汇合形成一个扁平漏斗形的**肾盂**（renal pelvis）。肾盂出肾门后向内下走行，约在第2腰椎上缘水平逐渐变细，移行为输尿管。肾盂是炎症和结石的好发部位。

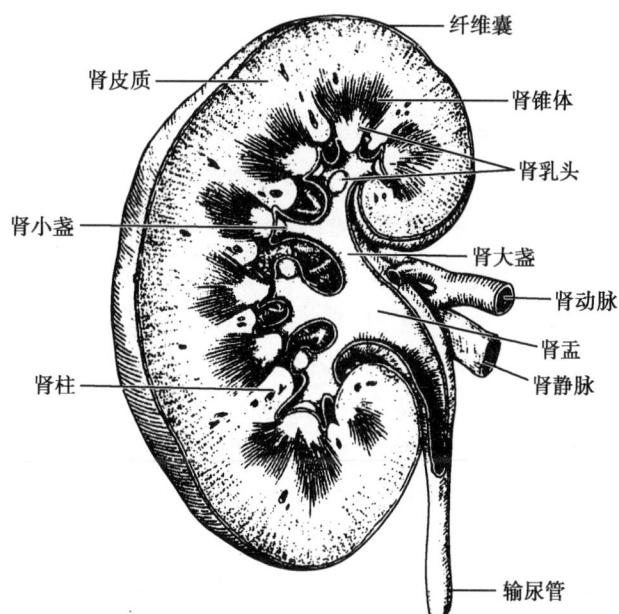

图4-6 肾的冠状切面

五、肾的血管与肾段

肾动脉（renal artery）自腹主动脉发出，在肾门处分为前支和后支，前支较粗，常分出4个分支后与后支一起进入肾实质，呈节段性分布，称**肾段动脉**（renal segmental artery），每支肾段动脉分布到一定区域的肾实质，称**肾段**（renal segment）。每个肾分5个肾段（图4-7），即上段、上前段、下段、下前段和后段，各肾段由同名动脉供血。由于各肾段动脉间吻合较少，若肾段动脉阻塞可致相应的肾组织坏死。肾静脉及其属支与同名动脉伴行，肾内静脉无一定的节段性，但有丰富的吻合支。

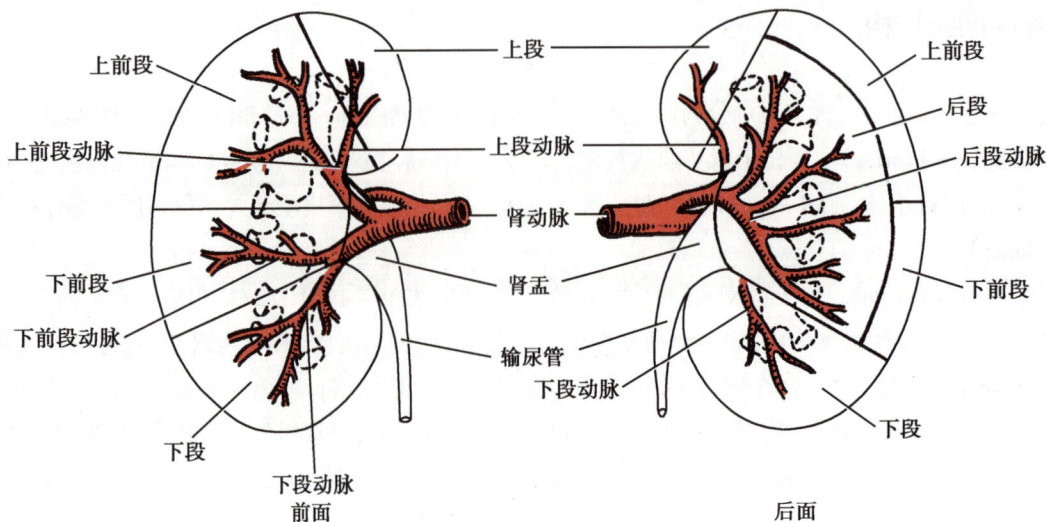

图 4-7　肾段动脉及肾段

第二节　输尿管

　　输尿管（ureter）是一对细长的肌性管道，约平第 2 腰椎上缘续于肾盂，下端终于膀胱，长 25～30cm，管径约 0.5～1.0cm。输尿管管壁有较厚的平滑肌层，通过管壁平滑肌的节律性蠕动，将尿液不断推入膀胱。

　　根据输尿管的走行可分为三部：**腹部、盆部和壁内部**（见图 4-2）。**输尿管腹部**（abdominal part of ureter）起自肾盂下端，经腰大肌前面下行至其中点附近，与睾丸血管（男性）或卵巢血管（女性）交叉，逐渐转向内侧，降至小骨盆入口处，右侧输尿管越过右髂外血管前面；左侧者越过左髂总血管前面，进入骨盆腔，即移行为盆部。**输尿管盆部**（pelvic part of ureter）起自小骨盆入口处，沿盆腔侧壁向后下，男性输尿管走向前内下方，经直肠前外侧壁与膀胱后壁之间，在输精管后外方与之交叉，从膀胱底外上角穿入膀胱壁；女性输尿管经子宫颈外侧 2cm 处，从子宫动脉的后下方绕过，行向下内至膀胱底穿入膀胱壁内。因此在妇产科施行子宫手术结扎子宫动脉时，切勿损伤后方的输尿管。两侧输尿管达膀胱后壁时相距约 5cm。**输尿管壁内部**（intramural part of ureter）斜穿膀胱壁，长约 1.5cm，以**输尿管口**（ureteric orifice）开口于膀胱底的内面。当膀胱充盈时，膀胱内压力升高使壁内部受压，管腔闭合，阻止尿液逆流入输尿管。

　　输尿管全长有三处狭窄：第一个狭窄位于肾盂与输尿管移行处；第二个狭窄位于小骨盆入口输尿管跨越髂血管处；第三个狭窄位于壁内部。狭窄处的口径约 2～3mm。这些狭窄为输尿管结石易嵌顿处。

第三节　膀胱

　　膀胱（urinary bladder）是储存尿液的肌性囊状器官，其形态、大小、位置、壁的厚薄和毗邻关系均随年龄、性别及尿液的充盈程度不同而异。成人膀胱容量为 350～500ml，最大容量可达 800ml，新生儿的膀胱容量约为 50ml。男性膀胱容量较女性略大，老年人因膀胱肌张力降低而容量增大。

一、膀胱的形态

　　成人膀胱空虚时近似锥体形，可分为尖、体、底和颈 4 部分（图 4-8），各部之间无明显界限。**膀胱尖**

（apex of bladder）朝向前上方，由此沿腹前壁至脐之间有一皱襞称**脐正中韧带**（median umbilical ligament）。**膀胱底**（fundus of bladder）朝向后下方，膀胱尖与底之间的部分是**膀胱体**（body of bladder），膀胱的最下部为**膀胱颈**（neck of bladder），颈的下端有**尿道内口**（internal urethral orifice）。膀胱充盈时呈卵圆形。

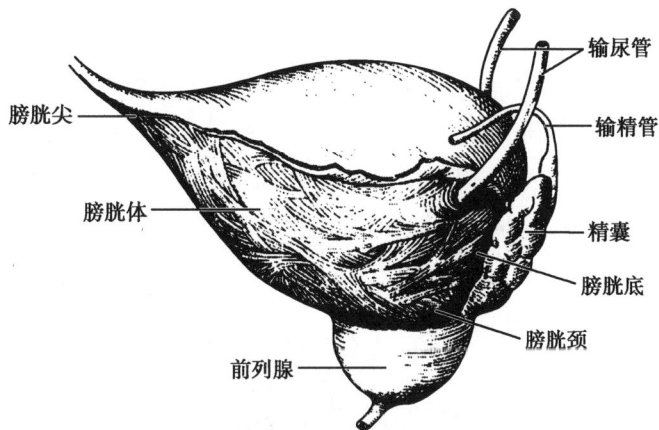

图 4-8　膀胱侧面观

二、膀胱内面的结构

膀胱壁由黏膜、肌层和外膜构成。膀胱空虚时黏膜收缩形成许多皱襞。但在膀胱底内面，两**输尿管口**（ureteric orifice）与**尿道内口**形成的三角形区域，此处由于缺少黏膜下组织，膀胱黏膜与肌层紧密相连，无论膀胱充盈或空虚时，黏膜始终保持平滑无皱襞，称为**膀胱三角**（trigone of bladder）（图 4-9）。膀胱三角是肿瘤、结核和炎症的好发部位，是膀胱镜检查时应特别注意的重要区域。两输尿管口之间的黏膜皱襞称为**输尿管间襞**（interureteric fold）（见图 4-9），膀胱镜下呈苍白色，是临床上寻找输尿管口的标志。

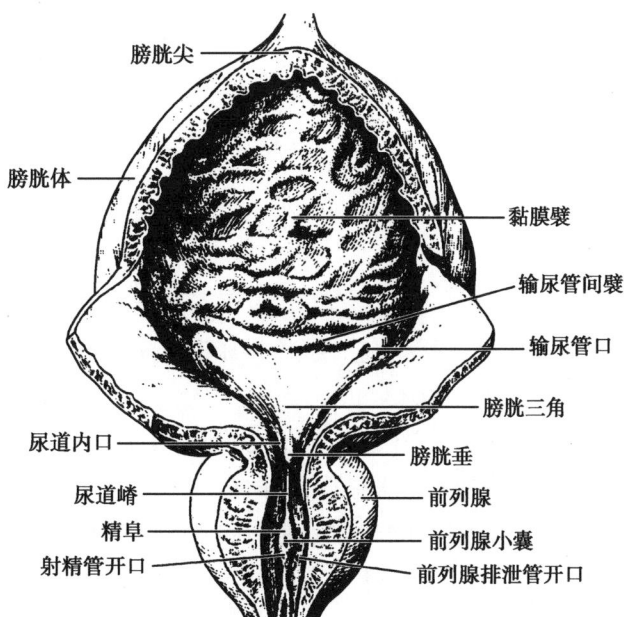

图 4-9　膀胱和男性尿道

三、膀胱的位置和毗邻

成人膀胱位于盆腔的前部，耻骨联合的后方。膀胱空虚时膀胱尖不超过耻骨联合上缘，充盈时的膀胱尖高至耻骨联合以上，此时，由腹前壁折向膀胱的腹膜也随之上移，使膀胱前下壁直接与腹前壁相贴（图4-10），此时可在耻骨联合上方进行膀胱穿刺术，既不经过腹膜腔伤及腹膜，也不会污染腹膜腔。

膀胱的前方邻耻骨联合，男性膀胱的后方与精囊、输精管末端和直肠相毗邻（见图4-10），下方邻接前列腺；女性膀胱的后方与子宫和阴道相毗邻，下方邻接尿生殖膈。膀胱的上面有腹膜覆盖，男性与小肠相邻，女性与子宫相邻。新生儿膀胱的位置比成年人高，尿道内口在耻骨联合上缘水平，6岁以后，膀胱逐渐降入小骨盆腔。老年人因盆膈承托力减弱，膀胱的位置更低。

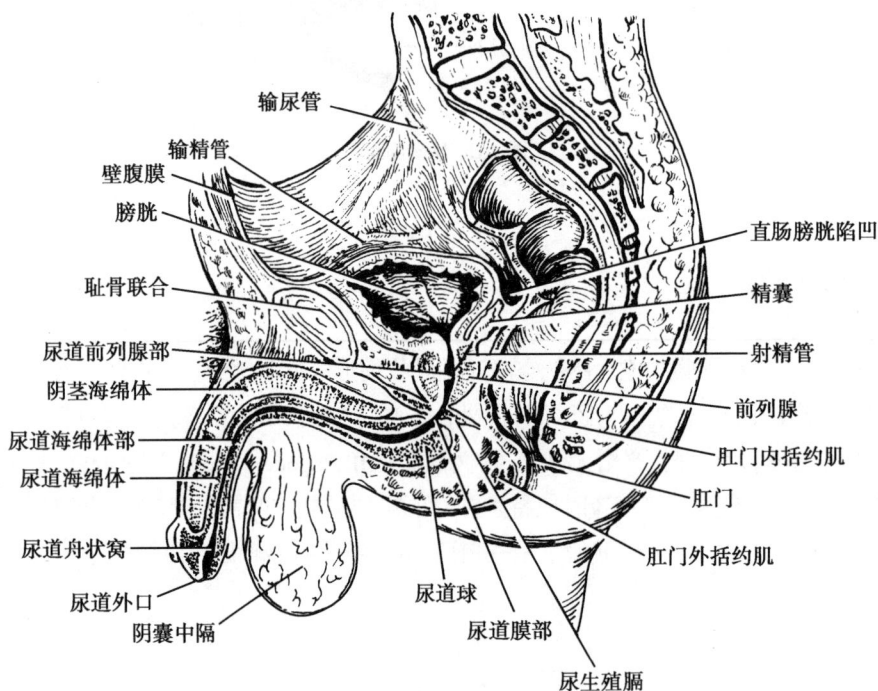

图4-10 男性盆腔

第四节 尿道

尿道（urethra）是膀胱与体外相通的一段管道，男、女性尿道差异较大。男性尿道除有排尿的功能外，还兼有排精的功能，故在男性生殖系统中叙述。

女性尿道（female urethra）长3～5cm，直径约0.6cm，较男性尿道短、宽而直。女性尿道起自膀胱的尿道内口（internal urethral orifice），经阴道前方行向前下（图4-11），穿过尿生殖膈，以尿道外口（external urethral orifice）开口于阴道前庭。在穿过尿生殖膈处被骨骼肌形成的尿道阴道括约肌环绕，有控制排尿和紧缩阴道的作用。由于女性尿道短、宽而直，且开口于阴道前庭，距阴道口和肛门较近，故易引起尿路逆行性感染。

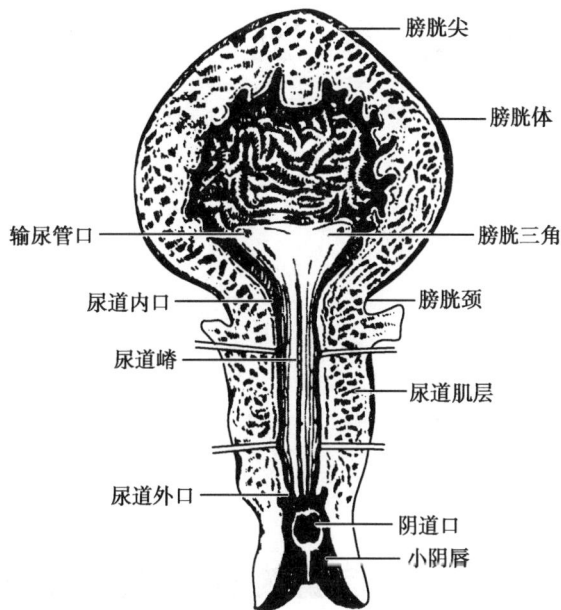

图4-11　女性膀胱及尿道

（王海燕）

学习小结

```
                    ┌ 形态：似蚕豆，分内外侧缘、前后面及上下端，内侧缘凹陷为肾门
                    │ 位置：脊柱两侧，第12肋斜过其中上部
                    │ 毗邻：左肾前方与胃、胰和结肠左曲等相邻，右肾与肝、十二指肠和结
                 肾 ┤      肠右曲相邻
                    │ 被膜：由外向内为肾筋膜、肾脂肪囊和肾纤维囊
                    └ 结构：分皮质和髓质，髓质形成肾锥体，肾小盏包绕肾乳头，汇聚为肾
                           大盏和肾盂
  泌
  尿        输尿管 ┬ 分部：腹部、盆部和壁内部
  系               └ 狭窄：肾盂与输尿管移行处、与髂血管交叉处、壁内段
  统
                    ┌ 形态：空虚时呈三棱锥体形，分尖、体、底和颈四部
              膀胱 ┤ 内部结构：两输尿管口与尿道内口间的三角形平滑区为膀胱三角
                    └ 毗邻：后方与男性精囊、输精管壶腹、直肠及女性子宫和阴道相
             尿道：女性尿道短、直、宽、仅有排尿功能，男性尿道（见生殖系统）
```

复习参考题

1. 肾的位置、形态及结构。
2. 输尿管分几部分？有几处狭窄？
3. 膀胱的位置及毗邻。
4. 女性尿道的特点。

第五章　生 殖 系 统

5

学习目标

掌握	男性生殖系统的组成和功能；睾丸的形态、位置和结构；前列腺的形态、位置与毗邻；男性尿道的分部、狭窄及弯曲的临床意义；女性生殖系统的组成和功能；卵巢的形态、位置及固定装置；输卵管的位置、分部；子宫的形态、位置及固定装置。
熟悉	附睾的形态和位置；输精管的行程和分部；精索的概念；阴道穹的概念和临床意义；乳房的位置、形态和结构；会阴的概念。
了解	精囊和尿道球腺的位置和形态；阴囊的位置和构造；阴茎的形态结构；前庭大腺的位置；女性外生殖器的组成。

生殖系统(reproductive system)的主要功能是产生生殖细胞,繁衍后代,分泌性激素形成并维持第二性征。男性生殖系统和女性生殖系统均由内生殖器和外生殖器组成。内生殖器包括生殖腺、输送管道和附属腺组成,外生殖器以两性交接的器官为主。

第一节　男性生殖系统

男性生殖系统包括内生殖器和外生殖器。内生殖器由生殖腺(睾丸)、输精管道(附睾、输精管、射精管、男性尿道)和附属腺(精囊、前列腺和尿道球腺)组成。睾丸产生的精子,先储存于附睾内,射精时,经输精管、射精管和尿道排出体外。附属腺的分泌液参与精液的组成。外生殖器包括阴囊和阴茎(图 5-1)。

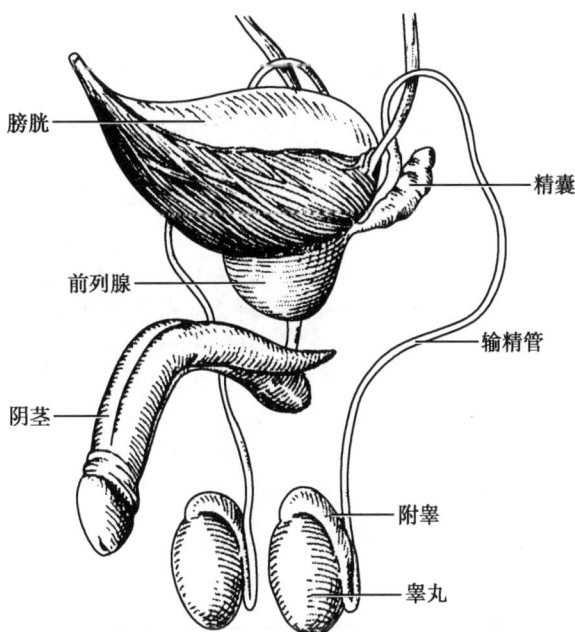

图 5-1　男性生殖系统(示意图)

一、内生殖器

(一)睾丸

1. **睾丸的位置和形态**　睾丸(testis)为男性的生殖腺,是产生男性生殖细胞——精子和分泌男性激素的器官(图 5-2)。位于阴囊内,左、右各一,左侧较右侧稍低。睾丸的形态呈微扁的椭圆形,表面光滑,分上、下端,前、后缘和内、外侧面。上端和后缘有附睾附着;后缘称**系膜缘**,有血管、神经和淋巴管出入;睾丸前缘、下端和外侧面游离;内侧面与阴囊中隔相邻。睾丸的大小随年龄变化,新生儿的睾丸相对较大,在性成熟以前发育较慢,随着性成熟而迅速生长,老年人的睾丸随着性功能的衰退而逐渐萎缩变小。

2. **睾丸的内部结构**　睾丸的表面包有一层坚韧的纤维膜称为**白膜**。白膜在睾丸后缘增厚,突入睾丸内形成**睾丸纵隔**,从纵隔发出许多放射状的**睾丸小隔**,伸入睾丸实质内,将睾丸实质分为 100 ~ 200 个**睾丸小叶**。每个小叶内含有 2 ~ 4 条盘曲的**精曲小管**,其上皮细胞能产生精子。精曲小管之间的结缔组织内有分泌雄性激素的**间质细胞**。精曲小管汇合成**精直小管**,进入睾丸纵隔交织成**睾丸网**。从睾丸网发出 12 ~ 15 条**睾丸输出小管**,出睾丸后缘的上部进入附睾(图 5-3)。

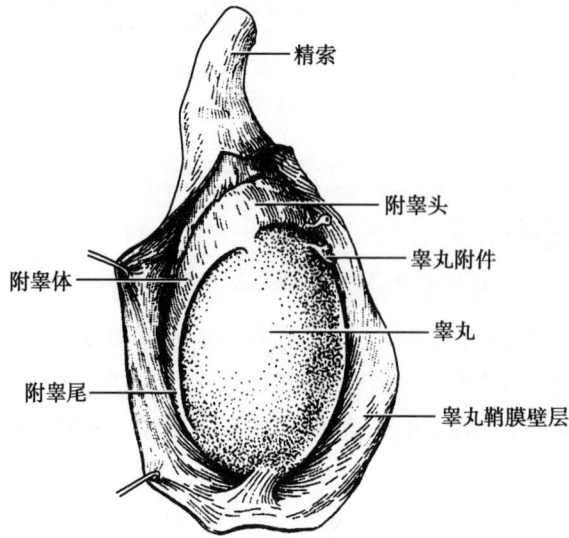

图 5-2 睾丸及附睾

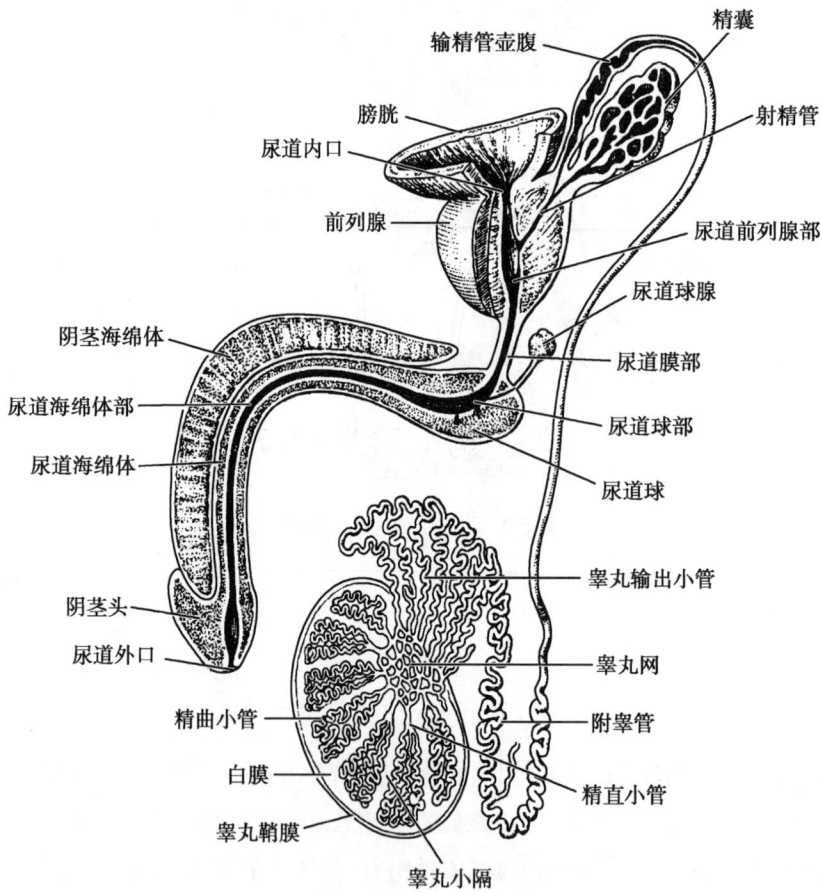

图 5-3 睾丸、附睾的结构及排精途径

（二）输精管道

1. **附睾**（epididymis） 呈新月形，紧贴睾丸的上端和后缘，分为头、体、尾 3 部分。上端膨大为**附睾头**，中部为**附睾体**，下端为**附睾尾**。附睾头由睾丸输出小管进入附睾弯曲盘绕形成，末端汇集成一条附睾管。附睾管迂曲盘回而形成附睾体和附睾尾，附睾尾向内上弯曲移行为输精管（见图 5-3）。附睾可暂时储存精子，并分泌附睾液供给精子营养，促进精子进一步成熟。附睾为结核的好发部位。

2. **输精管**（ductus deferens） 是附睾管的直接延续，长约 40～50cm，直径约 3mm，管壁较厚，肌层较发达而管腔细小，活体触摸时，呈坚实的圆索状。输精管行程较长，可分为四部：①**睾丸部**，即起始部，位于睾丸后缘，起自附睾尾，沿睾丸后缘上行至睾丸上端。②**精索部**，介于睾丸上端与腹股沟管皮下环之间，位于精索内其他结构的后内侧，此段位置表浅，易触及，是输精管结扎术常选部位。③**腹股沟管部**，位于腹股沟管的精索内。疝修补时，注意勿损伤。④**盆部**，为最长的一段，输精管在腹股沟腹环处离开精索，弯向内下，沿盆腔侧壁行向后下，经输尿管末端前方至膀胱底的后面，在此处，两侧输精管逐渐靠近，并膨大形成**输精管壶腹**。输精管壶腹末端变细，与精囊的排泄管汇合成射精管（见图 5-3）。

3. **射精管**（ejaculatory duct） 由输精管的末端与精囊的排泄管汇合而成，长约 2cm，向前下穿前列腺实质，开口于尿道的前列腺部。

精索（spermatic cord）为一对柔软的圆索状结构，位于睾丸上端与腹股沟管腹环之间，由内容物及被膜所组成。精索的内容物主要有输精管、睾丸动脉和蔓状静脉丛，此外还有淋巴管、神经和鞘韧带以及输精管动、静脉等。精索表面包有 3 层被膜，从外向内依次为**精索外筋膜**、提睾肌和**精索内筋膜**。

（三）附属腺

1. **精囊**（seminal vesicle） 又称精囊腺，为一对长椭圆形的囊状器官，表面凹凸不平，位于膀胱底后面、输精管壶腹的下外侧，其排泄管与输精管壶腹末端汇合成射精管。精囊分泌的液体，组成精液的一部分（图 5-4）。

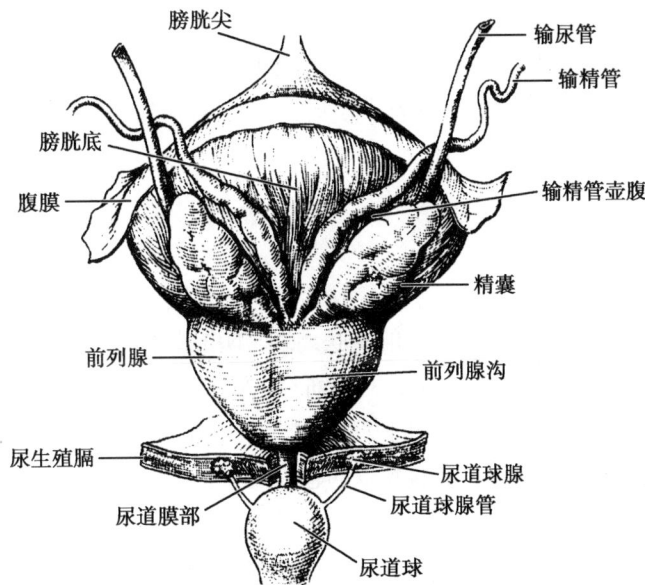

图 5-4　前列腺、精囊及尿道球腺（后面观）

2. **前列腺**（prostate） 是不成对的实质性器官（见图 5-4），由腺组织和平滑肌组织构成，重 8～20g。前列腺的分泌物是精液的主要组成部分。

（1）形态：前列腺呈前、后略扁的栗子形，上端宽大称**前列腺底**，邻接膀胱颈；下端尖细，称**前列腺尖**，位于尿生殖膈上方。底与尖之间的部分为**前列腺体**，体的后面正中有一纵形浅沟，称**前列腺沟**，活体直肠指诊可扪及此沟。前列腺肥大时，此沟消失。男性尿道在前列腺底近前缘处穿入前列腺，经腺实质前部下行，至前列腺尖穿出，形成尿道的前列腺部，前列腺的排泄管开口于尿道前列腺部的后壁尿道嵴两侧。近前列腺底的后缘处，有一对射精管穿入前列腺，开口于尿道前列腺部后壁的精阜上。

前列腺一般可分为 5 叶：前叶、中叶、后叶和左、右侧叶（图 5-5）。前叶位于尿道前方；中叶呈楔形，位于尿道与射精管之间；后叶位于射精管的后下方，后叶是前列腺肿瘤的好发部位；左、右侧叶分别位于尿道、前叶和中叶的两侧。老年人前列腺结缔组织增生引起的肥大,常发生在中叶和侧叶,可压迫尿道造成排尿困难或尿潴留。

(2)位置:前列腺位于膀胱与尿生殖膈之间。前列腺底与膀胱颈、精囊腺和输精管壶腹相邻。前列腺的前方为耻骨联合,后方为直肠壶腹。直肠指诊可触及前列腺后面及前列腺沟,向上可触及精囊和输精管壶腹。

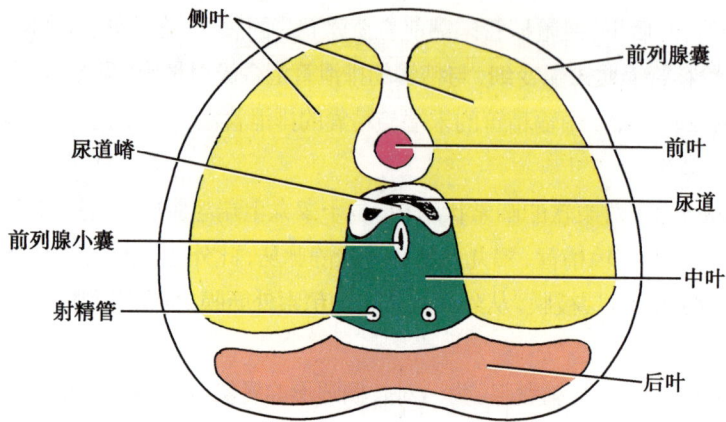

图5-5 前列腺分叶

3. **尿道球腺**(bulbourethral gland) 是一对豌豆大的球形腺体,位于尿生殖膈内。腺的排泄管细长,开口于尿道球部(见图5-4),其分泌物参与精液的组成。

精液由输精管道各部及附属腺,特别是前列腺和精囊的分泌物组成,内含大量精子。精液呈乳白色,弱碱性,适于精子的生存和活动。正常成年男性一次射精约2~5ml,含精子3亿~5亿个。

二、外生殖器

(一)阴囊

阴囊(scrotum)(图5-6)是位于阴茎后下方的皮肤囊袋。阴囊壁有皮肤和肉膜组成。阴囊的皮肤薄而柔软,有少量阴毛,色素沉着明显。肉膜为阴囊的浅筋膜,含有平滑肌纤维,可随外界温度的变化呈反射性的舒缩,以调节阴囊内的温度,以适应精子的发育。肉膜在正中线上向深部发出阴囊中隔,将阴囊腔分为左、右两部,分别容纳一侧的睾丸、附睾和输精管的起始段等。

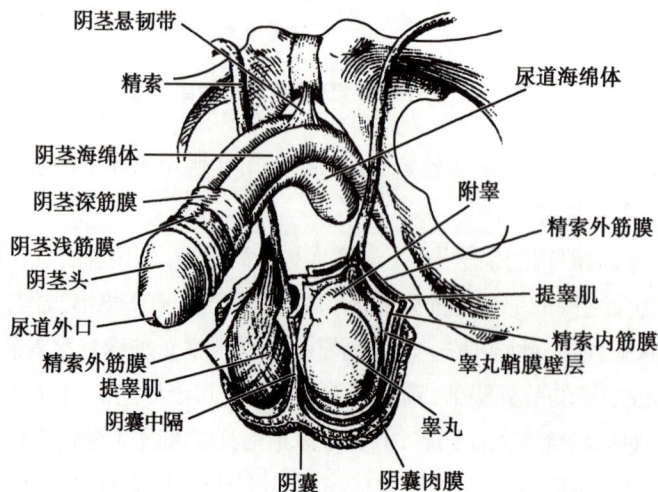

图5-6 男性外生殖器

阴囊深面有包被睾丸和精索的被膜，由外至内依次为：①**精索外筋膜**，是腹外斜肌腱膜的延续；②**提睾肌**，来自腹内斜肌和腹横肌下缘的肌束，排列稀疏呈袢状，可反射性的提起睾丸；③**精索内筋膜**，为腹横筋膜的延续；④**睾丸鞘膜**，来自腹膜，分壁层和脏层。壁层贴于精索内筋膜内面，脏层包于睾丸和附睾表面，壁、脏层在睾丸后缘处相互移行，二者间的腔隙为鞘膜腔，内有少量液体，有润滑作用。病理状态下腔内液体可增多而形成睾丸鞘膜积液。

（二）阴茎

阴茎（penis）为男性的性交器官，可分为根、体和头3部分（图5-7）。后端为**阴茎根**，埋藏于阴囊和会阴部皮肤的深面，固定在耻骨下支和坐骨支；中部为**阴茎体**，呈圆柱状，悬垂于耻骨联合前下方；阴茎前端膨大，称**阴茎头**，有矢状位的尿道外口。头与体移行处较细的部分为阴茎颈。

阴茎主要由两条阴茎海绵体和一条尿道海绵体组成，外包以筋膜和皮肤（图5-8）。**阴茎海绵体**左、右各一，位于阴茎背侧。左、右两者紧密结合，前端变细，嵌入阴茎头后面的凹陷内；后端两者分离，称阴茎脚，分别附着于两侧的耻骨下支和坐骨支。**尿道海绵体**位于阴茎海绵体的腹侧，尿道贯穿全长。尿道海绵体中部呈圆柱状，前端膨大为阴茎头，后端膨大为**尿道球**，位于两阴茎脚之间，固定于尿生殖膈的下面。

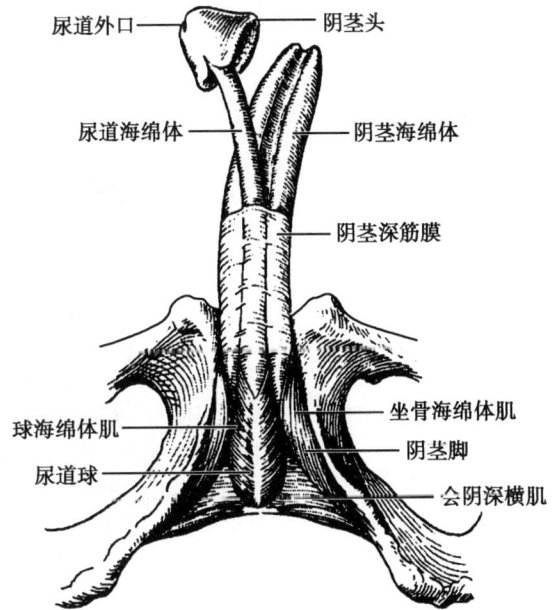

图5-7　阴茎的构造

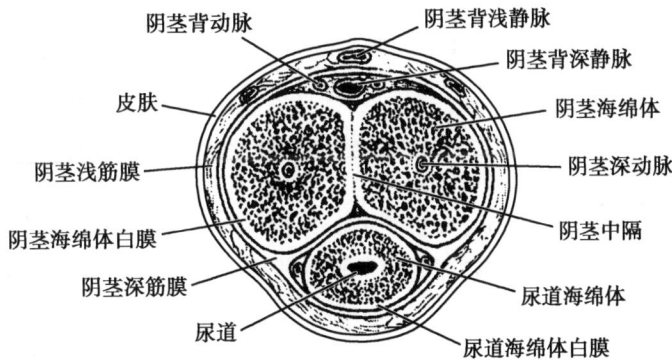

图5-8　阴茎中部横切面

每个海绵体外面都包有一层厚而致密的纤维膜，分别称为阴茎海绵体白膜和尿道海绵体白膜。海绵体内部由许多海绵体小梁和腔隙构成，腔隙与血管相通。当腔隙充血时，阴茎变粗变硬而勃起。3个海绵体的表面共同包被深、浅筋膜和皮肤。阴茎皮肤自阴茎颈处向前反折游离，形成双层环形皮肤皱襞，包绕阴茎头，称**阴茎包皮**。在阴茎头腹侧中线上，连于尿道外口下端与包皮之间的皮肤皱襞，称**包皮系带**。作包皮环切时，应注意勿伤及包皮系带，以免影响阴茎的正常勃起。

幼儿的包皮较长，包着整个阴茎头。随着年龄增长，包皮逐渐退缩，包皮口逐渐扩大，阴茎头显露于外。成年时，阴茎头若仍被包皮包绕，但能上翻露出阴茎头者，称包皮过长；若包皮口过小，难以上翻显露出阴茎头者，称包茎，在这两种情况下，包皮腔内易存留污物而导致炎症，甚而诱发癌变，需行包皮环切术。手术时须勿伤及包皮系带，以免术后影响阴茎正常的勃起。

（三）男性尿道

男性尿道（male urethra）兼有排尿和排精功能。起自膀胱的尿道内口，止于阴茎头的尿道外口，全长16～22cm，管径平均5～7mm。根据其行程可分为3部：前列腺部、膜部和海绵体部（图5-9）。临床上把前列腺部和膜部合称**后尿道**，海绵体部称**前尿道**。

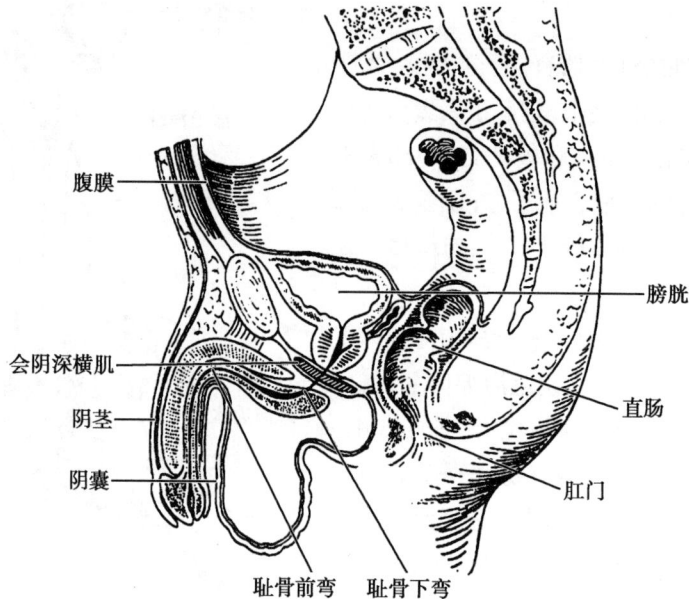

图5-9　男性骨盆正中矢状面

1. **前列腺部**　为尿道穿经前列腺的部分，长约3cm，是尿道中最宽和最易扩展的部分，此部后壁上有一纵行隆嵴，称**尿道嵴**。嵴中部的隆起称精阜，精阜中央凹陷称前列腺小囊，其两侧各有一个射精管口。精阜两侧的尿道黏膜上有许多前列腺排泄管的开口。

2. **膜部**　为尿道穿经尿生殖膈的部分，长约1.5cm，管腔狭窄，是三部当中最短的一段。周围有尿道膜部括约肌环绕，有控制排尿作用。此部位置比较固定，外伤易损伤此部。

3. **海绵体部**　为尿道穿经尿道海绵体的部分，长约12～17cm，是尿道最长的一段。尿道球内的尿道管径最宽，称**尿道球部**，有尿道球腺开口于此。阴茎头内的尿道扩大，称**尿道舟状窝**。

男性尿道在行程中粗细不一，有三个狭窄、三个扩大和两个弯曲（图5-10）。三个狭窄分别是尿道内口、尿道膜部和尿道外口，其中尿道外口最狭窄，尿道结石易嵌顿在狭窄部位。三个扩大分别位于尿道前列腺部、尿道球部和尿道舟状窝。两个弯曲是耻骨下弯和耻骨前弯：**耻骨下弯**位于耻骨联合后下方，凹向前上方，由尿道前列腺部、膜部和海绵体部的起始处构成，此弯曲是恒定的；**耻骨前弯**位于耻骨联

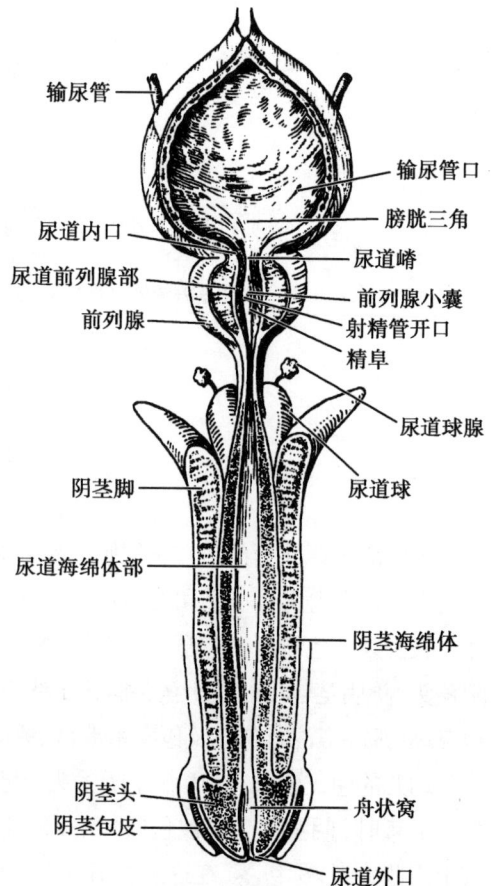

图5-10　膀胱和男性尿道（前面观）

合前下方,凸向前上方,此弯曲位于海绵体部,若将阴茎向上提起,此弯曲可变直而消失。临床上进行导尿或膀胱镜检查操作时应注意上述的狭窄和弯曲。

第二节　女性生殖系统

女性生殖系统包括内生殖器和外生殖器。内生殖器由生殖腺(卵巢)、输送管道(输卵管、子宫和阴道)以及附属腺(前庭大腺)组成。卵巢产生的卵子成熟后,突破卵巢表面排至腹膜腔,再经输卵管腹腔口进入输卵管,在管内受精后移至子宫,植入内膜,发育成为胎儿。分娩时,胎儿出子宫口经阴道娩出。外生殖器即女阴,包括阴阜、大阴唇、小阴唇、阴道前庭、阴蒂和前庭球等(图5-11)。

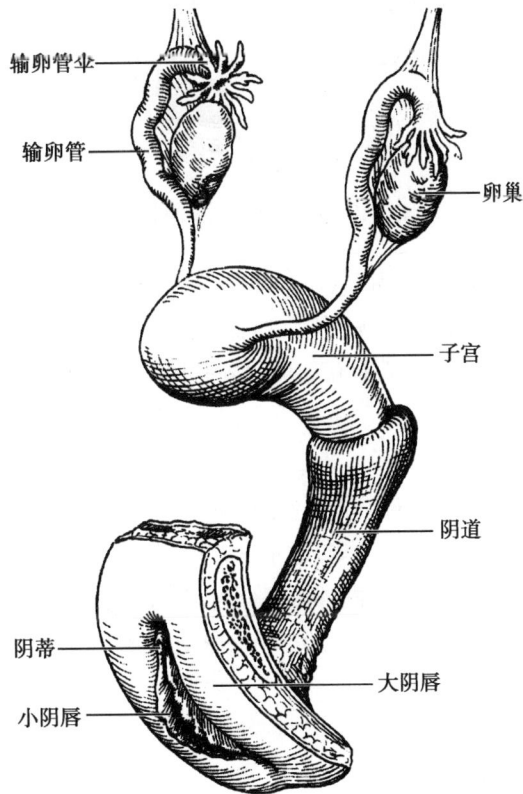

图5-11　女性生殖系统全貌

一、内生殖器

(一)卵巢

卵巢(ovary)是女性的生殖腺,左、右各一,具有产生女性生殖细胞——卵子和分泌女性激素的功能。

1. 卵巢的位置和形态　卵巢位于盆腔内,贴靠盆侧壁的卵巢窝(相当于髂内、外动脉的夹角处)。卵巢呈扁卵圆形。分内、外侧面,上、下端和前、后缘。卵巢的外侧面与卵巢窝相贴,内侧面朝向盆腔,与小肠相邻。卵巢的上端接近输卵管伞,称为输卵管端。下端借卵巢固有韧带与子宫相连,称子宫端。卵巢的前缘称系膜缘,借卵巢系膜连于子宫阔韧带,前缘中部有血管、神经等出入,称卵巢门。后缘游离,称独立缘(图5-12)。

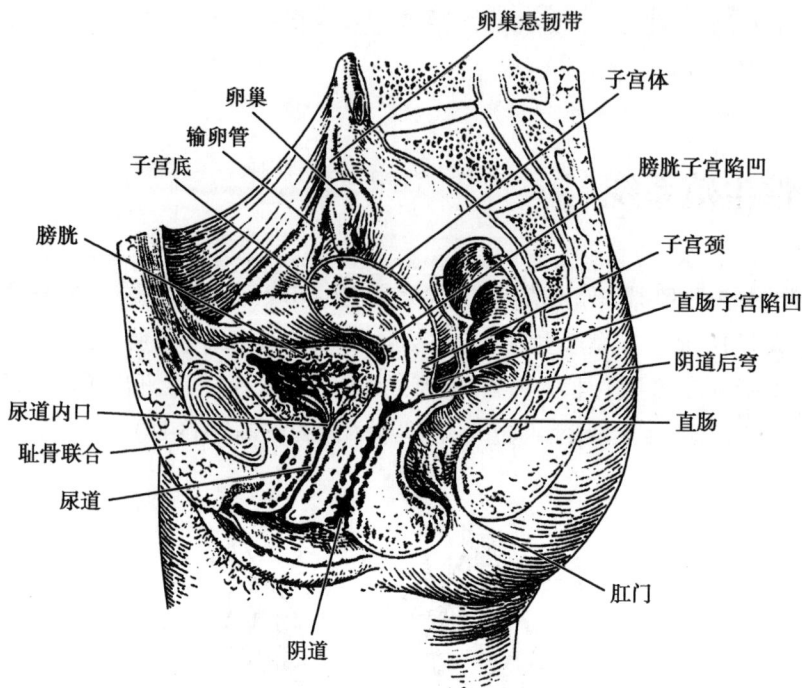

图 5-12　女性盆腔正中矢状切面

2. 卵巢的固定装置　卵巢在盆腔内的位置主要靠韧带来维持。**卵巢悬韧带**是由腹膜形成的皱襞,起自骨盆侧缘,向下连于卵巢的上端,韧带内含有卵巢血管、淋巴管、神经丛、结缔组织和平滑肌纤维。它是寻找卵巢血管的标志,临床上称为骨盆漏斗韧带。**卵巢固有韧带**又称卵巢子宫索,由结缔组织和平滑肌纤维构成,自卵巢下端连至输卵管与子宫结合处的后下方,表面覆盖腹膜,形成一腹膜皱襞。

(二) 输卵管

输卵管(uterine tube)是输送卵子的一对细长而弯曲的肌性管道,长约 10~12cm,位于子宫底的两侧,子宫阔韧带上缘内。输卵管内侧端以输卵管子宫口通子宫腔;外侧端以输卵管腹腔口开口于腹膜腔,故女性的腹膜腔可与外界相通。输卵管全长由内侧向外侧可分为四部(图 5-13、图 5-14)。

1. 输卵管子宫部(uterine orifice of uterine tube)　为输卵管穿经子宫壁的部分,直径最细,约 1mm,以输卵管子宫口开口于子宫腔。

2. 输卵管峡(isthmus of uterine)　是输卵管子宫部向外侧延续的部分,狭窄而短直,临床上输卵管结扎术常在此处进行。

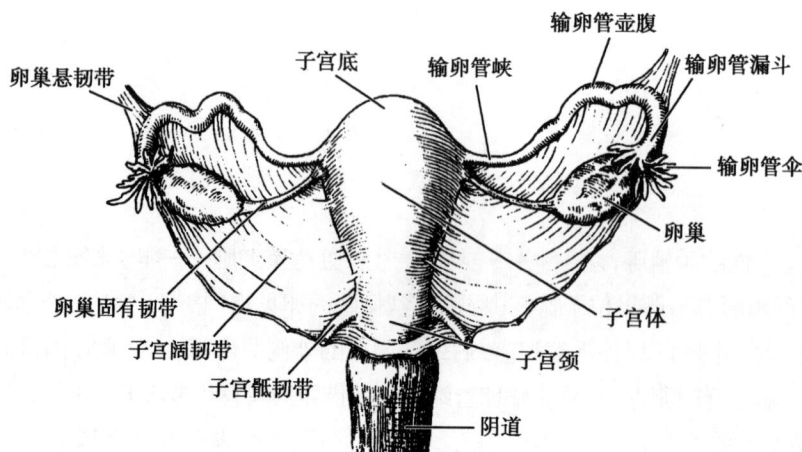

图 5-13　女性内生殖器(前面观)

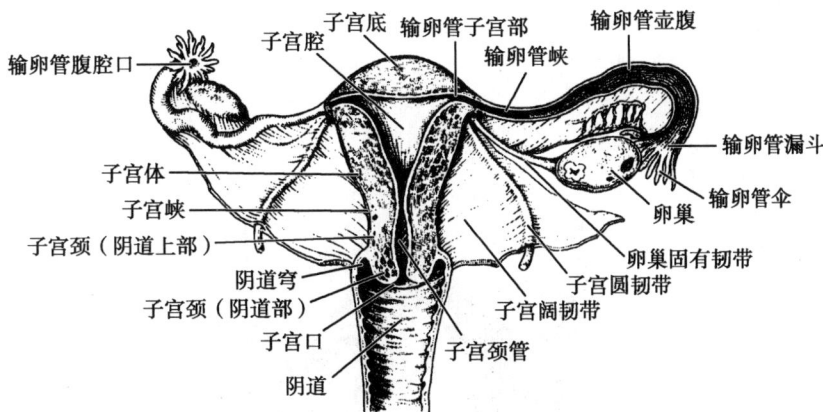

图 5-14　女性内生殖器（冠状切面）

3. 输卵管壶腹（ampulla of uterine tube）　较粗而长，壁薄而血供丰富，行程弯曲，约占输卵管全长的2/3，卵细胞通常在此部受精。若受精卵由于各种原因未能移入子宫腔，而在输卵管内或腹膜腔内发育，即成为宫外孕。

4. 输卵管漏斗（infundibulum of uterine tube）　为输卵管外侧端呈漏斗状膨大的部分，游离缘有许多细长的突起，称**输卵管伞**，覆盖在卵巢的表面，其中一条较大的突起连于卵巢，称卵巢伞。

临床上将卵巢和输卵管称为**子宫附件**。

（三）子宫

子宫（uterus）是壁厚腔小的肌性器官，胎儿在此发育成长。

1. 子宫的形态　成年未产妇的子宫呈前后略扁、倒置的梨形，长约 7 ~ 8cm，最宽径约 4cm，厚约 2 ~ 3cm。子宫与输卵管相接的部分称子宫角。子宫自上向下分为底、体、颈 3 部。**子宫底**（fundus of uterus）为上端宽而圆凸部分，位于输卵管子宫口水平以上。下端长而狭细的部分称**子宫颈**（neck of uterus），为肿瘤的好发部位。底与颈之间称**子宫体**（body of uterus）。子宫颈在成人长约 2.5 ~ 3.0cm，其下端伸入阴道内的部分，称为子宫颈阴道部，在阴道以上的部分为子宫颈阴道上部。子宫体与子宫颈相接处较狭细部分称**子宫峡**（isthmus of uterus），非妊娠时，此部不明显，仅 1cm；妊娠期间，子宫峡逐渐伸展变长，形成"子宫下段"，至妊娠末期可延长至 7 ~ 11cm，峡壁逐渐变薄，产科在此处进行剖宫产，可避免进入腹膜腔，减少感染的机会。

子宫的内腔较为狭窄，可分为两部：上部位于子宫体内，称**子宫腔**（cavity of uterus），呈底在上、前后略扁的倒置三角形裂隙，底部两端与输卵管子宫口相通，尖端向下通子宫颈管。下部在子宫颈内，称**子宫颈管**（canal of cervix of uterus），呈梭形，上口通子宫腔，下口通阴道，称**子宫口**（orifice of uterus），未经正常产道分娩的产妇，子宫口呈圆形，边缘光滑整齐；经正常产道分娩的产妇，子宫口为横裂状，其前、后缘分别称为前唇和后唇，后唇较长，位置也较高（见图 5-14）。

2. 子宫的位置　子宫位于盆腔中央，介于膀胱和直肠之间，下端接阴道，两侧有输卵管和卵巢。子宫底位于小骨盆上口平面以下，朝向前上方。子宫颈的下端在坐骨棘平面稍上方。当膀胱空虚时，正常成人子宫呈轻度的前倾前屈位。**前倾**即子宫长轴与阴道长轴之间形成一个向前开放的角，约呈直角；**前屈**是指子宫体与子宫颈之间凹向前的弯曲，呈钝角。但子宫有较大的活动性，膀胱和直肠的充盈程度可影响子宫的位置。

子宫与腹膜的关系：子宫为腹膜间位器官，其前面的下 1/3 及左、右侧缘无腹膜覆盖。膀胱上面的腹膜向后折转到子宫的前面，形成膀胱子宫陷凹，此陷凹较浅。子宫后面的腹膜从子宫体向下覆盖子宫颈，再转至阴道穹后部的上面，然后反折至直肠的前面，形成较深的直肠子宫陷凹，是女性腹膜腔的最低部位，腹膜腔积液、积血多积存于此处。

3. 子宫的固定装置　子宫依靠盆底肌、尿生殖膈、阴道以及韧带维持其正常的位置。如果这些固定装置变薄弱或受损伤,可导致子宫位置异常,形成不同程度的子宫脱垂,子宫口低于坐骨棘平面,严重者子宫颈可脱出阴道。维持子宫正常位置的韧带主要有4对(图5-15)。

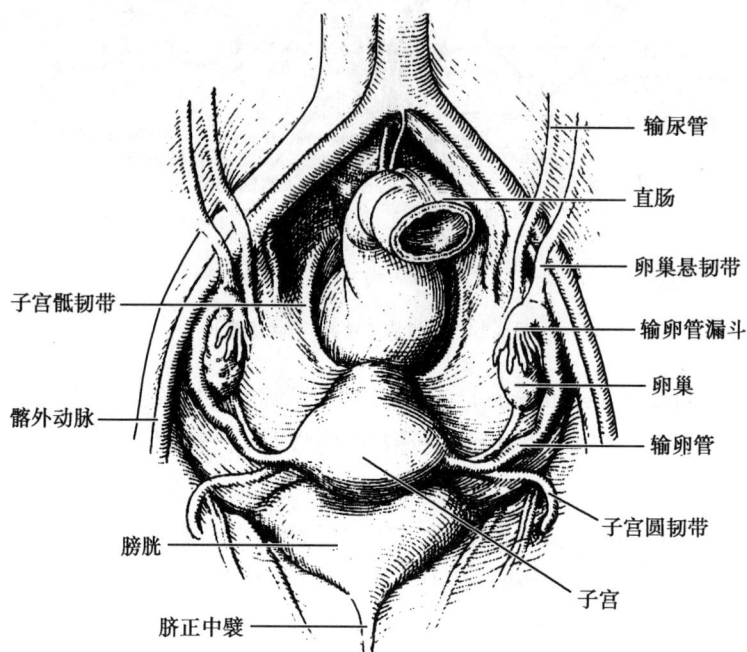

图5-15 女性盆腔器官(上面观)

(1)**子宫阔韧带**(broad ligament of uterus):位于子宫两侧,略呈冠状位,由子宫前、后面的腹膜自子宫侧缘向两侧延伸至盆腔侧壁和盆底的双层腹膜结构构成,分为前、后两层,两层腹膜之间有少量的结缔组织及子宫动、静脉、神经和淋巴等,可限制子宫向两侧移位。子宫阔韧带可分为三部分:①卵巢系膜:连于阔韧带与卵巢之间;②输卵管系膜:连于输卵管与卵巢系膜根部之间;③子宫系膜:为阔韧带的其余部分。

(2)**子宫圆韧带**(round ligament of uterus):为一对由结缔组织和平滑肌组成的圆索状韧带。起自子宫体前面的上外侧,输卵管子宫口的下方,在阔韧带两层间向前外弯行,经过腹股沟管,出皮下环后分散为纤维束止于阴阜和大阴唇皮下。其功能是维持子宫的前倾。

(3)**子宫主韧带**(cardinal ligament of uterus):亦称子宫颈旁组织。位于子宫阔韧带的基部,从子宫颈两侧缘延至盆侧壁。由结缔组织和平滑肌纤维组成,较强韧,是维持子宫颈正常位置,防止子宫下垂的重要结构。

(4)**骶子宫韧带**(uterosacral ligament):由结缔组织和平滑肌组成,从子宫颈后面的上外侧,向后弯行绕过直肠两侧,止于第2、3骶椎前面的筋膜。其表面覆盖腹膜形成弧形的直肠子宫襞。此韧带向后上牵引子宫颈,与子宫圆韧带协同维持子宫的前倾前屈位。

(四)阴道

阴道(vagina)是连接子宫和外生殖器之间的肌性管道,是女性的性交接器官,也是排出月经和娩出胎儿的通道(见图5-12)。

阴道由黏膜、肌层和外膜组成,富伸展性,经常处于前后壁相接触的塌陷状态。阴道下端以**阴道口**开口于阴道前庭,处女的阴道口周围有处女膜,处女膜破裂后,阴道口周围留有处女膜痕。阴道上端宽阔,包绕子宫颈阴道部,两者交界处形成环形凹陷,称为**阴道穹**(fornix of vagina),分为前穹、后穹和左、右侧穹,其中以阴道后穹位置最深,与直肠子宫陷凹之间仅隔以阴道后壁和覆盖其表面的腹膜。故临床上可经阴道后穹进行穿刺以引流直肠子宫陷凹的积液或积血,以帮助诊断和治疗。

（五）前庭大腺

前庭大腺（greater vestibular gland）位于前庭球后端的深面，形如豌豆，其导管开口于阴道前庭的阴道口两侧（图 5-16）。前庭大腺相当于男性的尿道球腺，其分泌物有润滑阴道口的作用。

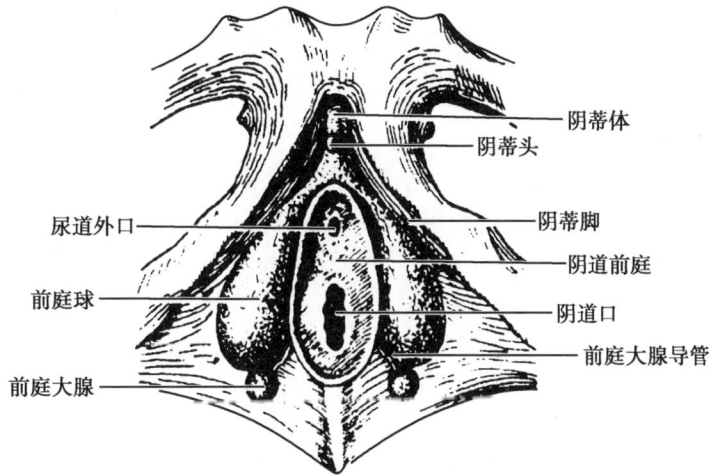

图 5-16　前庭球和前庭大腺

二、外生殖器

女性外生殖器又称女阴，包括阴阜、大阴唇、小阴唇、阴道前庭、阴蒂和前庭球（见图 5-16、图 5-17）。

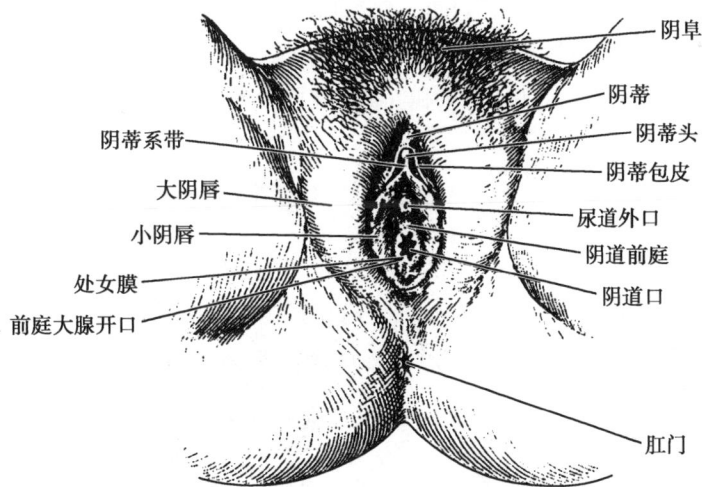

图 5-17　女性外生殖器

（一）阴阜

阴阜（mons pubis）是耻骨联合前方富含脂肪的皮肤隆起，性成熟后，生有阴毛。

（二）大阴唇

大阴唇（great lip of pudendum）为一对纵长隆起的皮肤皱襞，其前端和后端左右互相连合，形成唇前连合和唇后连合。

（三）小阴唇

小阴唇（lesser lip of pudendum）位于大阴唇的内侧，为一对较薄的皮肤皱襞，表面光滑无毛。其前端形成阴蒂包皮和阴蒂系带，后端两侧互相会合形成阴唇系带。

（四）阴道前庭

阴道前庭（vaginal vestibule）是位于两侧小阴唇之间的裂隙。前部有尿道外口,后部有阴道口,在阴道口两侧各有一个前庭大腺导管的开口。此处由于容易细菌生长,引起前庭大腺疾病。

（五）阴蒂

阴蒂（clitoris）由两个阴蒂海绵体组成,相当于男性的阴茎海绵体,分脚、体、头三部分。两侧阴蒂脚附着于耻骨下支和坐骨支,向前互相结合形成阴蒂体,表面有阴蒂包皮包绕,阴蒂头露于表面,富含感觉神经末梢。

（六）前庭球

前庭球（bulb of vestibule）相当于男性的尿道海绵体,呈蹄铁形,分为细小的中间部和较大的外侧部。中间部位于尿道外口与阴蒂体之间的皮下,外侧部位于大阴唇的皮下。

附　乳房和会阴

一、乳房

乳房（mamma, breast）为人类和哺乳动物特有的结构。在男性和儿童不发达,女性于青春期后开始发育生长,妊娠和哺乳期的乳房有分泌活动。

（一）乳房的位置和形态

乳房位于胸前壁,胸大肌和胸肌筋膜浅面。上起第2～3肋,下至第6～7肋,内侧缘可达胸骨旁线,外侧缘接近腋中线。成年未产妇的乳房呈半球形,紧张而富有弹性,乳房中央的突起称乳头,其位置因发育程度和年龄而异,通常在第4肋间隙或第5肋与锁骨中线相交处。乳头周围的皮肤色素沉着区称乳晕,其深面含乳晕腺,可分泌脂状物润滑乳头。乳头和乳晕的皮肤较薄弱,易受损伤而感染（图5-18）。

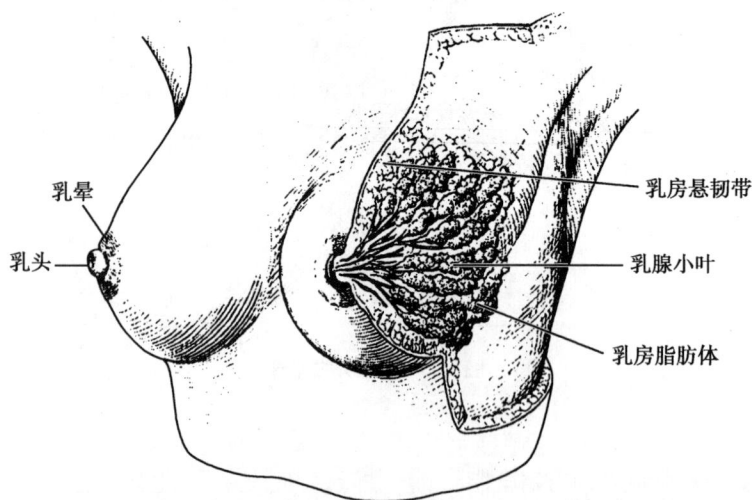

图5-18　女性乳房（前面观）

（二）乳房的结构

乳房由皮肤、皮下脂肪、乳腺和纤维组织构成。乳腺表面被纤维组织包裹,并分割成15～20个乳腺叶,每个腺叶又分若干乳腺小叶,每个乳腺叶汇集成一条输乳管,在乳头附近输乳管膨大称输乳管窦,其末端变细开口于乳头。乳腺叶和输乳管均以乳头为中心呈放射状排列,临床上乳腺手术时应采取放射状切口，以减少对乳腺叶和输乳管的损伤。乳腺周围的纤维组织还发出许多小的纤维束，分别向浅面连于皮肤和乳头，向深面连于胸肌筋膜，称为**乳房悬韧带**（suspensory ligament of breast）或Cooper韧带，对乳房起支持作用（图5-19）。

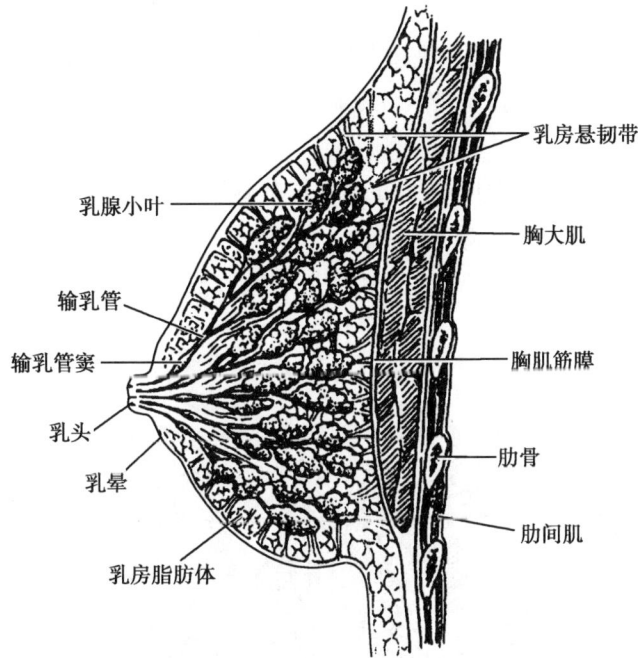

图5-19 女性乳房（矢状断面）

二、会阴

（一）会阴的定义和分区

会阴（perineum）有广义会阴和狭义会阴之分。广义的会阴是指封闭小骨盆出口的全部软组织结构。其境界呈菱形，前界为耻骨联合下缘；后界为尾骨尖；两侧为耻骨下支、坐骨支、坐骨结节和骶结节韧带。两侧坐骨结节的连线将其分为前、后两个三角区：前部为**尿生殖区**（尿生殖三角），男性有尿道通过，女性有尿道和阴道通过；后部为**肛区**（肛门三角），有肛管通过（图5-20）。狭义的会阴是指肛门与外生殖器之间狭小区域的软组织，即临床产科所指的会阴。妇女分娩时应保护此区，以免造成会阴撕裂。会阴的结构，除男、女生殖器外，主要是肌和筋膜。

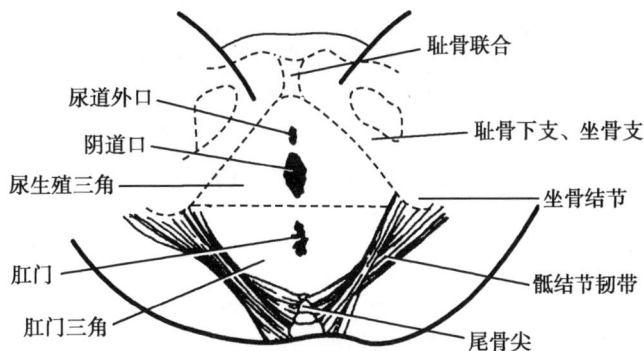

图5-20 会阴的境界和分部

（二）会阴肌

会阴肌按其所在的位置可分为肛门三角肌群和尿生殖三角肌群（图 5-21、图 5-22）。

1. 肛门三角肌群

（1）肛提肌：是位于盆底的一对宽大的扁肌，两侧汇合成漏斗状，尖向下，封闭小骨盆下口的大部分。两侧肛提肌的前内侧缘之间留有一个三角形的裂隙，称盆膈裂孔。男性有尿道通过，女性有尿道和阴道通过。盆膈裂孔下方被尿生殖膈封闭。肛提肌起自耻骨后面、坐骨棘和肛提肌腱弓，肌纤维向后内下走行，止于会阴中心腱、直肠壁、尾骨和肛尾韧带。肛提肌的主要作用是构成盆底，提起盆底，承托盆腔器官并对肛管和阴道有括约作用。

（2）尾骨肌：位于肛提肌后方，骶棘韧带的上面。起自坐骨棘，呈扇形止于骶、尾骨侧缘。参与构成盆底，协助承托盆腔脏器和固定骶骨和尾骨的作用。

（3）肛门外括约肌：为环绕肛门的骨骼肌。分为皮下部、浅部和深部，为肛门的随意括约肌。

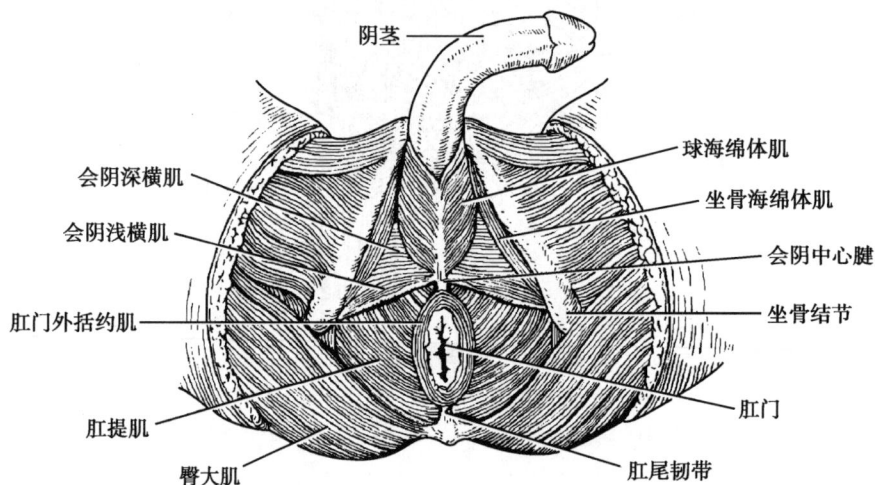

图 5-21　男性会阴肌（浅层）

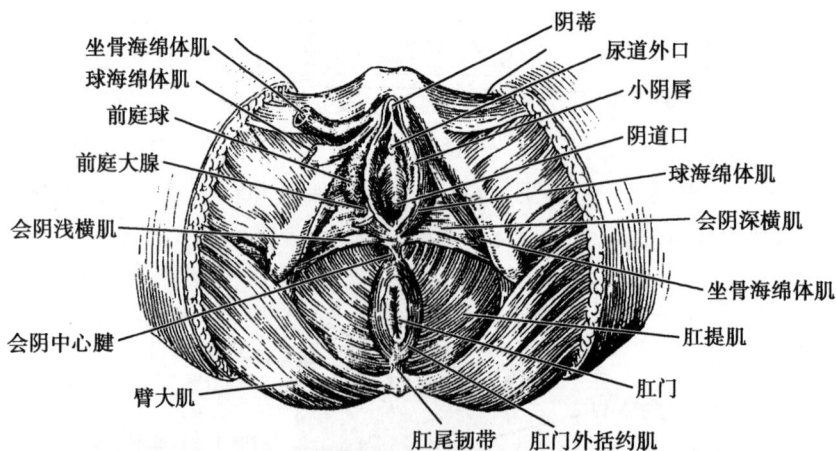

图 5-22　女性会阴肌（浅层）

2. 尿生殖三角肌群

（1）会阴浅横肌：左、右各一，起自坐骨结节，止于会阴中心腱，有固定会阴中心腱的作用。

（2）球海绵体肌：男性此肌围绕尿道球和尿道海绵体的后部，收缩时使尿道缩小，协助排尿和射精。在女性，此肌覆盖于前庭球表面，称为**阴道括约肌**，收缩时缩小阴道口。

（3）**坐骨海绵体肌**：成对，起自坐骨结节，止于阴茎脚（或阴蒂脚）下面，此肌收缩参与阴茎（或阴蒂）勃起。

（4）**会阴深横肌**：位于尿生殖膈上、下筋膜之间，肌束横行于两坐骨支之间，收缩时可加强会阴中心腱的稳固性。

（5）**尿道括约肌**：位于尿生殖膈上、下筋膜之间，会阴深横肌前方，肌束围绕在男性尿道膜部周围，是尿道的随意括约肌。在女性，此肌围绕尿道和阴道，称为**尿道阴道括约肌**，可紧缩尿道和阴道。

（三）会阴的筋膜

会阴的筋膜分浅筋膜和深筋膜两层。

1. 浅筋膜　肛区的浅筋膜为富含脂肪的结缔组织，充填在坐骨肛门窝内。尿生殖区的浅筋膜分为两层：浅层富含脂肪组织，与腹部和下肢的浅筋膜浅层相续；深层呈膜状，称**会阴浅筋膜**，又称 Colles 筋膜，向前上与腹壁浅筋膜深层相续，向下与阴囊肉膜和阴茎浅筋膜相延续，临床上会阴的感染可以通过以上的筋膜向周围扩散。

2. 深筋膜　肛区的深筋膜覆盖于坐骨肛门窝的各壁。覆盖于肛提肌和尾骨肌的上面和下面，分别称盆膈上筋膜和盆膈下筋膜。盆膈上、下筋膜与其间的肛提肌、尾骨肌共同构成**盆膈**，封闭小骨盆出口的大部分，对承托盆腔器官有重要作用，其中央有直肠通过。尿生殖区的深筋膜亦分为两层：分别覆盖于会阴深横肌和尿道括约肌的上面和下面，称为尿生殖膈上筋膜和尿生殖膈下筋膜。尿生殖膈上、下筋膜与其间的会阴深横肌和尿道括约肌共同构成**尿生殖膈**，封闭尿生殖区，男性的尿道及女性的尿道和阴道穿过。尿生殖膈有加强盆底，协助承托盆腔脏器的作用。

（四）会阴区的重要结构

会阴浅筋膜与尿生殖膈下筋膜之间围成会阴浅隙，内有尿生殖区的浅层肌、男性的阴茎根，女性的阴蒂脚、前庭球和前庭大腺等结构。尿生殖膈上、下筋膜之间的间隙称会阴深隙，此间隙有会阴深层肌、男性的尿道膜部和尿道球部等，女性的尿道和阴道等。

坐骨肛门窝（ischioanal fossa）位于坐骨结节与肛门之间，为底向下，尖端向上的楔形间隙，窝内充满脂肪组织，是肛门周围脓肿或肛瘘的好发部位。坐骨肛门窝的前界为尿生殖膈后缘，后界为臀大肌下缘，内侧壁为肛提肌和盆膈及盆膈下筋膜，外侧壁为闭孔内肌及其筋膜。闭孔内肌筋膜形成一管状裂隙，称阴部管，又称 Alcock 管，内有阴部神经和阴部内血管通过（图 5-23）。

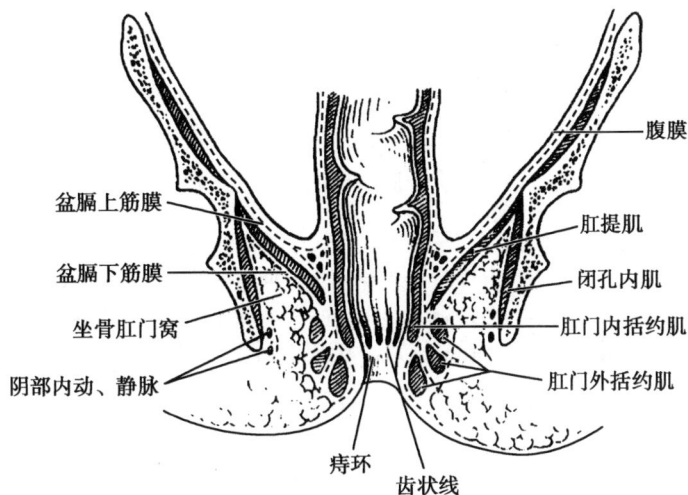

图 5-23　盆腔冠状切面（示坐骨肛门窝）

（范　艳）

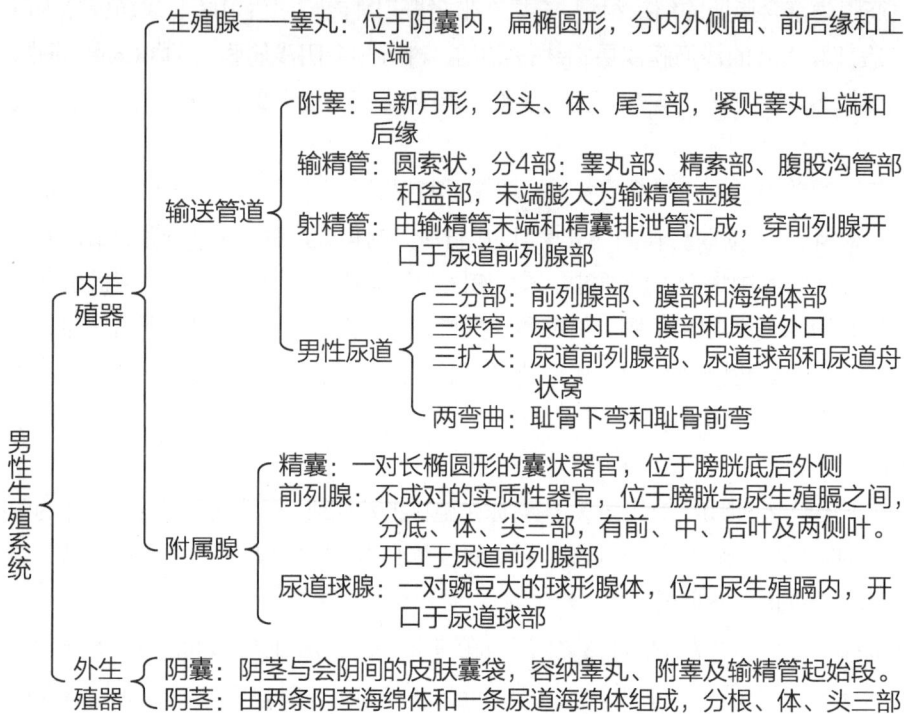

男性生殖系统
- 内生殖器
  - 生殖腺——睾丸：位于阴囊内，扁椭圆形，分内外侧面、前后缘和上下端
  - 输送管道
    - 附睾：呈新月形，分头、体、尾三部，紧贴睾丸上端和后缘
    - 输精管：圆索状，分4部：睾丸部、精索部、腹股沟管部和盆部，末端膨大为输精管壶腹
    - 射精管：由输精管末端和精囊排泄管汇成，穿前列腺开口于尿道前列腺部
    - 男性尿道
      - 三分部：前列腺部、膜部和海绵体部
      - 三狭窄：尿道内口、膜部和尿道外口
      - 三扩大：尿道前列腺部、尿道球部和尿道舟状窝
      - 两弯曲：耻骨下弯和耻骨前弯
  - 附属腺
    - 精囊：一对长椭圆形的囊状器官，位于膀胱底后外侧
    - 前列腺：不成对的实质性器官，位于膀胱与尿生殖膈之间，分底、体、尖三部，有前、中、后叶及两侧叶。开口于尿道前列腺部
    - 尿道球腺：一对豌豆大的球形腺体，位于尿生殖膈内，开口于尿道球部
- 外生殖器
  - 阴囊：阴茎与会阴间的皮肤囊袋，容纳睾丸、附睾及输精管起始段。
  - 阴茎：由两条阴茎海绵体和一条尿道海绵体组成，分根、体、头三部

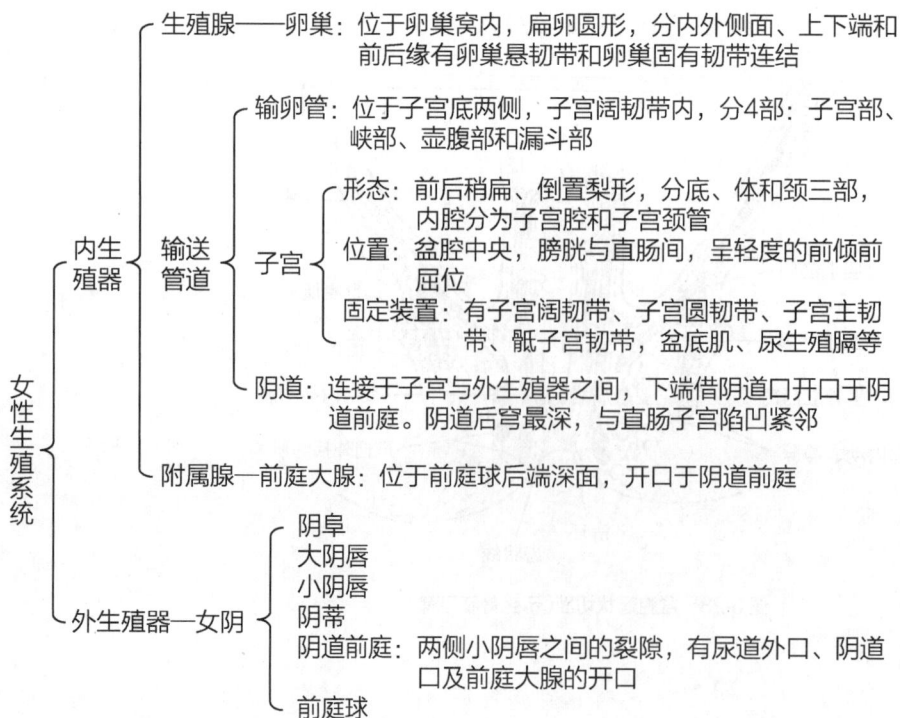

女性生殖系统
- 内生殖器
  - 生殖腺——卵巢：位于卵巢窝内，扁卵圆形，分内外侧面、上下端和前后缘有卵巢悬韧带和卵巢固有韧带连结
  - 输送管道
    - 输卵管：位于子宫底两侧，子宫阔韧带内，分4部：子宫部、峡部、壶腹部和漏斗部
    - 子宫
      - 形态：前后稍扁、倒置梨形，分底、体和颈三部，内腔分为子宫腔和子宫颈管
      - 位置：盆腔中央，膀胱与直肠间，呈轻度的前倾前屈位
      - 固定装置：有子宫阔韧带、子宫圆韧带、子宫主韧带、骶子宫韧带，盆底肌，尿生殖膈等
    - 阴道：连接于子宫与外生殖器之间，下端借阴道口开口于阴道前庭。阴道后穹最深，与直肠子宫陷凹紧邻
  - 附属腺——前庭大腺：位于前庭球后端深面，开口于阴道前庭
- 外生殖器——女阴
  - 阴阜
  - 大阴唇
  - 小阴唇
  - 阴蒂
  - 阴道前庭：两侧小阴唇之间的裂隙，有尿道外口、阴道口及前庭大腺的开口
  - 前庭球

乳房 {
　位置：胸大肌表面的浅筋膜内，上起第2~3肋，下至第6~7肋
　形态：呈半球形，中央有乳头，乳头周围色素沉着区称乳晕，深面含乳晕腺
　结构：由皮肤、皮下脂肪、乳腺和纤维组织构成。纤维组织形成乳房悬韧带，分隔乳腺为叶及小叶，乳腺叶的输乳管汇聚开口于乳头，以乳头为中心呈放射状排列
}

会阴（广义）{
　尿生殖三角 {
　　皮肤
　　浅筋膜：分浅、深两层，深层呈膜状为会阴浅筋膜
　　会阴浅层肌：包括会阴浅横肌、球海绵体肌和坐骨海绵体肌尿生殖膈下筋膜
　　会阴深层肌：包括会阴深横肌和尿道括约肌 } 尿生殖膈
　　尿生殖膈上筋膜

　肛门三角 {
　　皮肤
　　浅筋膜：内有坐骨肛门窝，阴部管自窝外侧壁通过
　　盆膈下筋膜
　　肛提肌和尾骨肌 } 盆膈
　　盆膈上筋膜
　}

　狭义会阴一肛门与外生殖器之间的软组织，妇女分娩时要保护此区，以免造成会阴撕裂
}

复习参考题

1. 精子的产生及排出途径。

2. 男性尿道的分部、狭窄和弯曲。

3. 输卵管的分部和常用结扎部位。

4. 子宫的形态、位置和固定装置。

5. 卵巢的位置、形态和固定装置。

第六章　腹　膜

6

一、腹膜与腹膜腔

腹膜（peritoneum）为衬贴于腹、盆壁内面和腹、盆腔脏器表面的一层浆膜，由单层扁平上皮和少量结缔组织构成，薄而光滑，呈半透明状。依据腹膜覆盖的部位不同，可分为壁腹膜和脏腹膜两部分，即衬贴于腹、盆腔壁内面的称**壁腹膜（腹膜壁层）**；覆盖于腹、盆腔脏器表面的称**脏腹膜（腹膜脏层）**。脏腹膜较薄，紧贴于脏器表面，不易剥离，故常将其视为该脏器的外膜（浆膜），如胃、空肠等器官。壁腹膜较厚，与腹、盆壁之间隔有一层薄而不均匀的疏松结缔组织，称为腹膜外筋膜（临床称为腹膜外组织）。

腹膜腔（peritoneal cavity）为壁腹膜和脏腹膜相互延续移行，共同围成的不规则的潜在腔隙，腔内仅有少量浆液。男性腹膜腔完全封闭，女性腹膜腔则借输卵管腹腔口经输卵管、子宫和阴道与外界相通（图6-1）。

正常情况下，腹膜可分泌少量浆液，起润滑和保护作用，减少摩擦。腹膜还具有吸收、防御、修复和再生等功能。腹膜所形成的韧带、系膜等结构还有固定和支持脏器的作用。

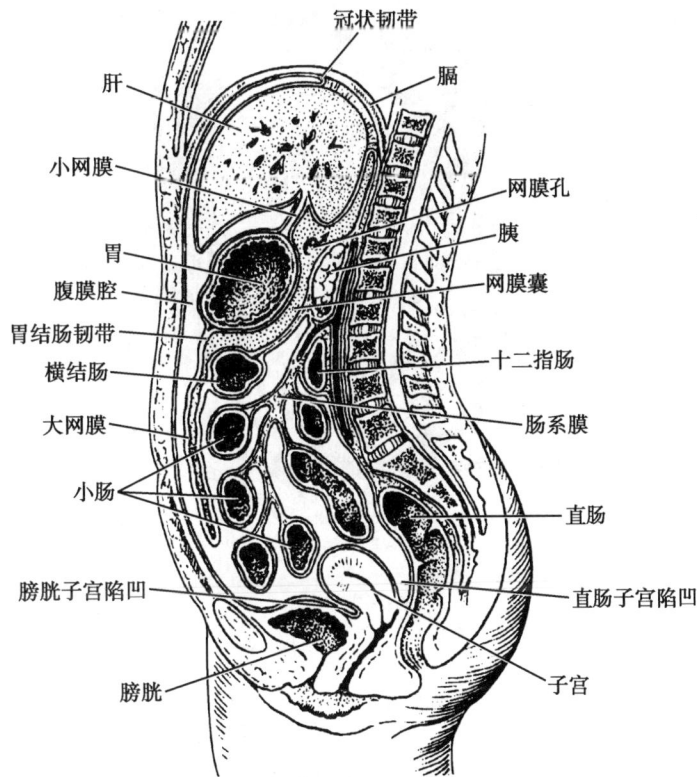

图6-1　腹膜和腹膜腔（女性矢状断面）

二、腹膜与脏器的关系

根据脏器被腹膜包被程度的不同，可将腹、盆腔脏器分为三种类型：

（一）腹膜内位器官
脏器的表面几乎完全被腹膜所包被，称为腹膜内位器官。如胃、十二指肠上部、空肠、回肠、盲肠、阑尾、横结肠、乙状结肠、脾、卵巢和输卵管等。

（二）腹膜间位器官
脏器表面的大部分（或三个面）被腹膜所包被，称为腹膜间位器官。如肝、胆囊、升结肠、降结肠、子宫和充盈的膀胱等。

（三）腹膜外位器官

脏器仅一个面被腹膜包被的器官，称为腹膜外位器官。如肾、肾上腺、输尿管和胰等。

掌握脏器和腹膜的关系，有重要的临床意义。腹膜内位器官的手术必须通过腹膜腔才能进行，但对腹膜外位器官（肾、输尿管等）的手术则可不经腹膜腔进行，以避免腹膜腔的感染和术后脏器的粘连。

三、腹膜形成的结构

腹膜在腹、盆壁与器官之间以及器官与器官之间形成了许多腹膜结构，主要有网膜、系膜和韧带等（图6-2、图6-3）。

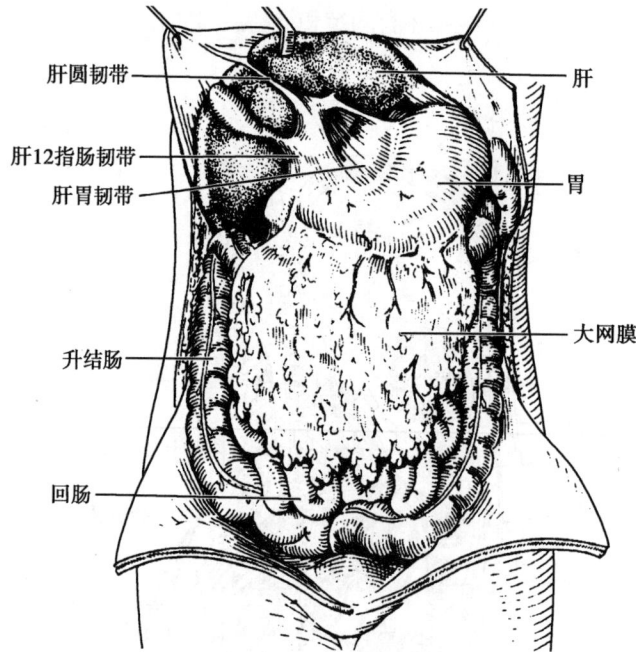

图6-2　网膜

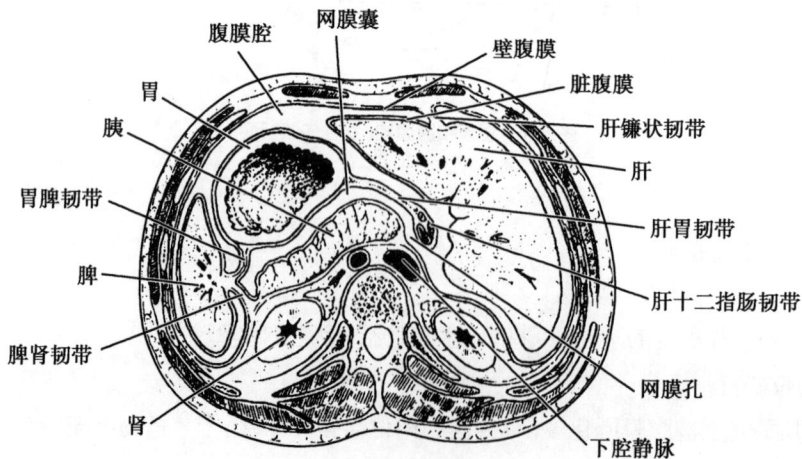

图6-3　经网膜孔的腹腔横断面

（一）网膜

网膜（omentum）是指与胃相连的腹膜结构，包括小网膜和大网膜。

1. **小网膜**（lesser omentum） 是自肝门至胃小弯和十二指肠上部之间的双层腹膜结构,可分为肝门与胃小弯之间的肝胃韧带和肝门与十二指肠上部之间的肝十二指肠韧带。肝十二指肠韧带内有三个重要结构即肝固有动脉、肝门静脉和胆总管通过。小网膜右缘游离,其后方为网膜孔,经此孔可与网膜囊相通。

2. **大网膜**（greater omentum） 是悬垂于胃大弯与横结肠之间的四层腹膜结构,呈围裙状覆盖于横结肠、空肠和回肠前面。前两层由胃前、后壁的腹膜构成,至脐平面以下返折向上成为后两层,向上包绕横结肠并移行为横结肠系膜,连于腹后壁。从胃大弯到横结肠的大网膜前两层称胃结肠韧带。大网膜内含有丰富的脂肪和巨噬细胞,具有重要的防御作用。当腹腔器官有炎症时,可向病灶部位移位,并包裹病灶,限制炎症蔓延。小儿的大网膜较短,当下腹部器官炎症或阑尾炎穿孔时,病变不易被包裹,易形成弥漫性腹膜炎。

3. **网膜囊**（omental bursa） 位于小网膜和胃后方的腹膜间隙,又称小腹膜腔,是腹膜腔的一部分。网膜囊的前壁是小网膜和胃后壁;后壁是覆盖在胰、左肾和左肾上腺表面的腹膜。网膜囊经网膜孔与腹膜腔的其他部分相通。网膜孔（epiploic foramen）又称 Winslow 孔,孔径仅可容纳 1～2 指。网膜孔的上界为肝尾状叶,下界为十二指肠上部,后界为覆盖于下腔静脉前面的腹膜,前界为肝十二指肠韧带。

（二）系膜

是腹后壁连于肠管之间的双层腹膜结构,如小肠系膜,阑尾系膜,横结肠系膜和乙状结肠系膜等（图6-4）。

1. **肠系膜**（mesentery） 是将空、回肠连于腹后壁的双层腹膜结构,其附着于腹后壁的部分称为肠系膜根,长约15cm,自第2腰椎左侧起,斜向右下跨过脊柱及其前方结构,止于右骶髂关节前方。

2. **阑尾系膜**（mesoappendix） 呈三角形,将阑尾连于肠系膜下方,阑尾的血管、淋巴管、神经走行于系膜的游离缘内,故阑尾切除时,应从系膜游离缘进行血管结扎。

3. **横结肠系膜**（transverse mesocolon） 是将横结肠系连于腹后壁的横位腹膜结构,其根部自结肠右曲起始,向左跨右肾中部、十二指肠降部、胰头等器官前方,直至结肠左曲。

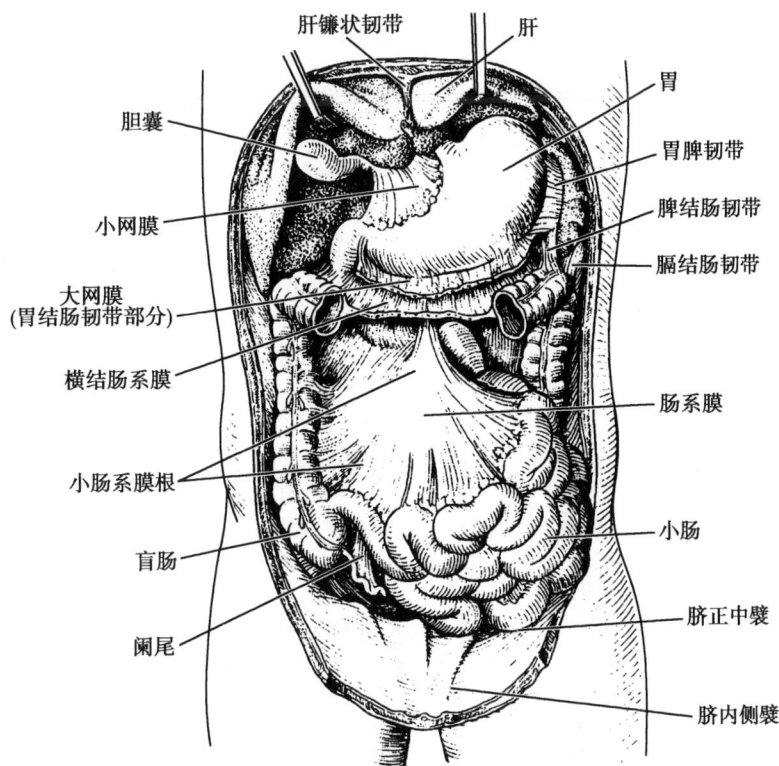

图6-4 肠系膜和韧带

4. 乙状结肠系膜(sigmoid mesocolon) 是将乙状结肠固定于左下腹部的双层腹膜结构,其根部附着于左髂窝和骨盆左后壁。

(三)韧带

是连于腹、盆壁与脏器之间或相邻脏器官之间的双层或单层腹膜结构,对脏器有固定和悬吊作用,故此韧带不同于骨连接中的韧带。

1. 肝的韧带

(1)镰状韧带(falciform ligament):是膈穹隆下方连于肝上面之间呈矢状位的双层腹膜结构,位于前正中线右侧,其前部沿腹前壁上份向下连于脐,侧面观呈镰刀状,其游离缘的下缘肥厚,内含肝圆韧带。

(2)冠状韧带(coronary ligament):呈冠状位,分前、后两层,由膈下及肝上面的腹膜移行而成。前层向前与镰状韧带相延续,前、后两层之间未被腹膜覆盖的肝表面称为肝裸区。冠状韧带左、右两端处,前、后两层彼此粘和增厚形成了左、右三角韧带。

2. 脾的韧带

(1)胃脾韧带(gastrosplenic ligament):是连于胃底和胃大弯上份与脾门之间的双层腹膜结构,向下与大网膜左侧部连续,韧带内含胃短血管和胃网膜左血管起始段及脾和胰的淋巴管、淋巴结等。

(2)脾肾韧带(splenorenal ligament):是自脾门至左肾前面的双层腹膜结构,韧带内含胰尾及脾血管、淋巴管、神经丛等。

(3)膈脾韧带(phrenicosplenic ligament):是脾肾韧带向上连于膈下面的结构,由膈与脾之间的腹膜构成。

3. 胃的韧带 包括肝胃韧带、胃脾韧带、胃结肠韧带和胃膈韧带等。前三者已如前述,胃膈韧带是胃贲门左侧和食管腹段连于膈下面的腹膜结构。

(四)腹膜的陷凹

为腹膜在盆腔脏器之间移行折返形成的深浅不等的凹陷。男性有直肠膀胱陷凹(rectovesical pouch),女性有直肠子宫陷凹(vesicouterine pouch)或称 Douglas 腔和膀胱子宫陷凹(rectouterine pouch)。人体直立或半卧位时,男性的直肠膀胱陷凹和女性的直肠子宫陷凹是腹膜腔的最低部位,如腹膜腔有积液时,易在这些陷凹内积存。临床上可进行直肠穿刺和阴道后穹穿刺协助诊断和治疗。

(彭田红)

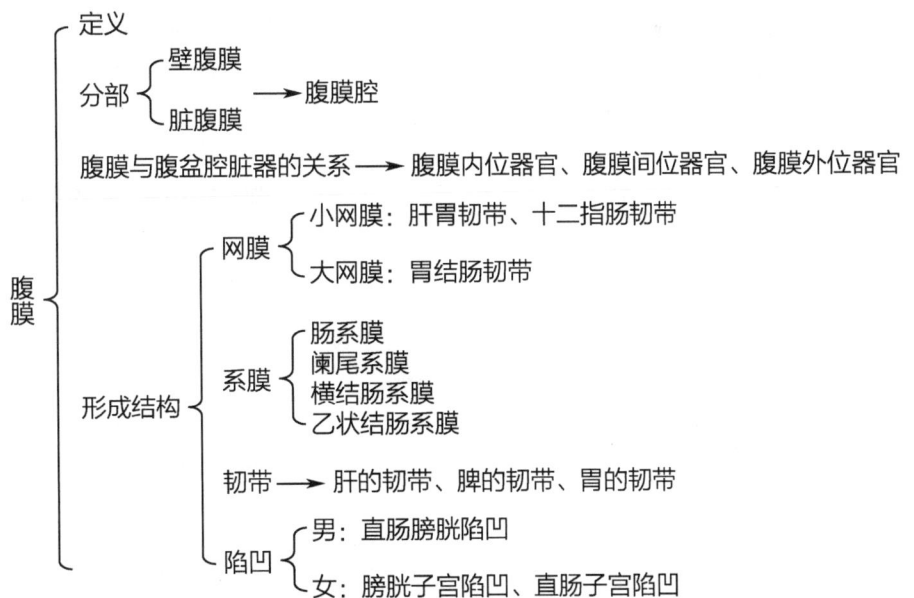

1. 何谓腹膜和腹膜腔？男、女性腹膜腔有何主要差别？

2. 腹膜与腹、盆腔器官的关系如何？有何意义？

3. 腹膜形成的主要结构有哪些？各举出例子。

4. 简述网膜囊的位置和网膜孔的构成。

5. 男、女性盆腔内的腹膜陷凹及其临床意义如何？

第七章　脉 管 系 统

7

学习目标	
掌握	心血管系统的组成；体循环和肺循环的途径；心的位置、外形；心腔的内部结构；心传导系统的组成、位置和功能；主动脉的分部及其起止、位置和分支；各主要动脉的名称；子宫动脉与输尿管的关系；头静脉、贵要静脉的起止、行径及临床意义；大、小隐静脉的起止、行径及临床意义；肝门静脉的组成和属支；肝门静脉系结构特点及与上、下腔静脉的交通途径和临床意义。淋巴系统的组成和功能；胸导管的组成、行程及收纳范围；脾的位置和形态。
熟悉	冠状窦的位置和开口；心包窦的位置及临床意义；房间隔、室间隔缺损的常见部位和临床意义；心包的构成；颈内静脉和颈外静脉的起止、行径；淋巴干的名称及收纳范围。
了解	血管的吻合和侧支循环的概念及意义；颈动脉窦和颈动脉小球的位置和功能；静脉的概念、结构和配布特点及几种特殊静脉的结构特点；淋巴回流的因素。

脉管系统（vascular system）由人体内执行运输功能的连续而封闭的管道组成，包括心血管系统和淋巴系统。心血管系统由心和血管组成，血液在其内循环流动。淋巴系统由淋巴管道、淋巴组织和淋巴器官组成，淋巴液沿淋巴管道向心流动，经过数级淋巴结，最后汇入静脉，因此淋巴管道通常被看作是静脉的辅助管道。此外，淋巴组织和淋巴器官还有重要的免疫功能。

脉管系统的主要功能是将营养物质运输到全身各器官组织，供组织代谢需要，同时将全身各器官组织的代谢产物，如二氧化碳、尿素等，运输至排泄器官排出体外。通过血液循环，可以完成与身体各器官组织之间的物质交换，以及激素远距离作用于靶器官和靶细胞的化学信息传递，实现机体的体液调节。所以，脉管系统对维持新陈代谢、机体内外环境的相对稳定及实现机体的免疫功能具有重要作用。

第一节　总论

一、心血管系统的组成

心血管系统（cardiovascular system）包括心、动脉、毛细血管和静脉。

（一）心

心（heart）是中空的肌性器官，它是心血管系统的动力装置。心借房间隔和室间隔分成互不相通的左半心和右半心，每半心又分成心房和心室，故心有 4 个腔：即右心房、右心室、左心房、左心室。同侧心房和心室借房室口相通。心房接受静脉的血液汇入，心室射出血液到动脉。在每个房室口和动脉的出口处均有瓣膜，顺血流瓣膜开放，逆血流瓣膜关闭，以保证血液向同一个方向流动。在神经和体液的调节下，心有节律地收缩和舒张，像泵一样将血液从静脉吸入，并由动脉射出，使血液能周而复始地循环。

（二）动脉

动脉（artery）是引导血液离开心的血管，将血液从心室输送至毛细血管。在行程中不断分支，由大动脉变为中动脉、小动脉，最后移行为毛细血管。

（三）毛细血管

毛细血管（capillary）是连接小动脉和小静脉之间的微细血管。管径为 6～9μm，管壁薄、通透性大，管内血流缓慢，是血液与组织液进行物质交换的场所。除角膜、晶状体、毛发、牙釉质和软骨等组织外，毛细血管连接成网，遍布全身各处。

（四）静脉

静脉（vein）是引导血液回心房的血管。小静脉起于毛细血管的静脉端，在向心房回流过程中不断接受属支、逐级汇合并由细变粗，最后形成大静脉注入心房。

二、血液循环

心室收缩将血液射出，依次经过各级动脉、毛细血管和各级静脉，最后回流到心房，这种周而复始的血液流动过程称为血液循环。根据循环途径的不同,血液循环可分为体循环(systemic circulation)和肺循环(pulmonary circulation)。两个循环相互连续,同时进行(图7-1)。

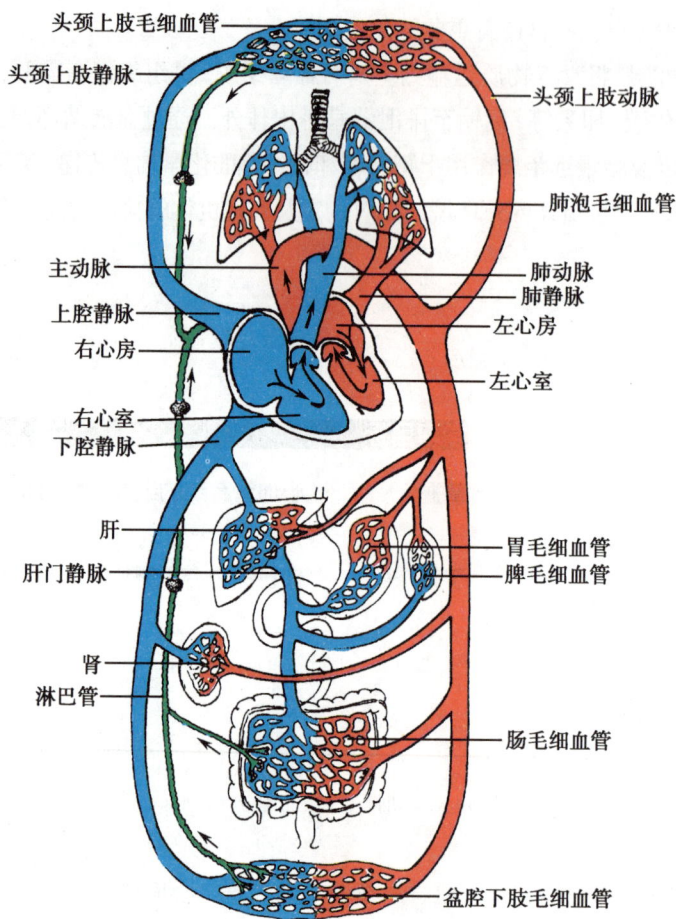

图7-1　血液循环示意图

图中标注:头颈上肢毛细血管、头颈上肢静脉、主动脉、上腔静脉、右心房、右心室、下腔静脉、肝、肝门静脉、肾、淋巴管、头颈上肢动脉、肺泡毛细血管、肺动脉、肺静脉、左心房、左心室、胃毛细血管、脾毛细血管、肠毛细血管、盆腔下肢毛细血管

(一)体循环

左心室收缩,将含有丰富氧和营养物质的血液射入主动脉,经主动脉及其各级分支到达全身毛细血管,血液在此与周围组织和细胞进行物质交换,将氧和营养物质输送到组织,同时带回组织中的二氧化碳和代谢产物,血液由鲜红色变为暗红色,再经各级静脉回流,最后经上、下腔静脉和冠状窦返回右心房。此循环路程长,流经范围广。

(二)肺循环

血液由右心室射出,经肺动脉干及其各级分支到达肺泡毛细血管,在此进行气体交换,吸收氧并释放二氧化碳,血液最后经4条肺静脉汇入左心房。此循环路程短,流经范围小,主要是进行气体交换。

三、血管吻合及其功能意义

人体的血管除了经动脉-毛细血管-静脉相通连外,动脉与动脉之间、静脉与静脉之间以及动脉与静脉之间,可借血管交通支或吻合支相连,形成血管吻合。

(一)动脉间吻合

人体内许多部位或器官的两动脉干之间可借交通支相连,如脑底动脉之间。在经常活动或易受压部位,其邻近的多条动脉分支常互相吻合成动脉网,如关节网。在常改变形态的器官,两动脉末端或其分支可直接吻合形成动脉弓，如掌深弓、掌浅弓和空、回肠动脉弓等。这些吻合都有缩短循环时间和调节血流量的作用。

（二）静脉间吻合

静脉吻合远比动脉丰富，除具有和动脉相似的吻合形式外，常在器官周围或器官壁内形成静脉丛，以保证在器官扩大或腔壁受压时血流通畅。

（三）动静脉吻合

小动脉和小静脉之间可借血管支直接相连，形成动静脉吻合。在体内的许多部位，如指尖、趾端、唇、鼻、外耳皮肤和生殖器勃起组织等处，这种吻合具有缩短循环途径，调节局部血流量和体温的作用。

（四）侧支吻合

有的血管主干在行程中发出与其平行的侧副支。发自主干不同高度的侧副支彼此吻合，称侧支吻合。正常状态下侧副支比较细小，但当主干阻塞时，侧副支渐增粗，血流可经扩大的侧支吻合到达阻塞以下的血管主干，使血管受阻区的血液循环得到不同程度的代偿恢复，这种通过侧支建立的循环称侧支循环或侧副循环（图7-2）。侧支循环的建立显示了血管的适应能力和可塑性，对于保证器官在病理状态下的血液供应有重要意义。

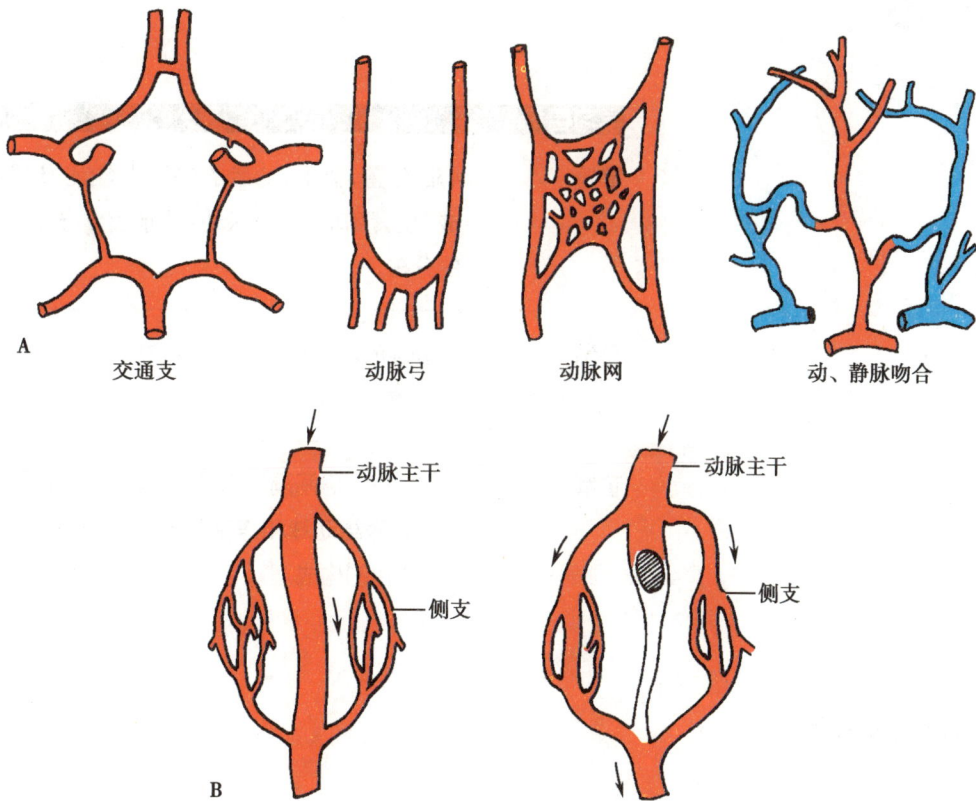

图7-2　血管吻合和侧支循环示意图
A. 血管吻合形式；B. 侧支吻合和侧支循环

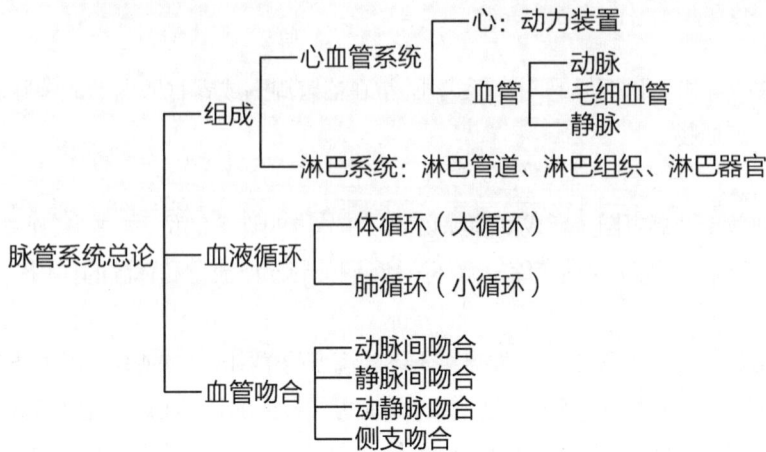

```
                                        ┌─ 心：动力装置
                           ┌─ 心血管系统 ┤          ┌─ 动脉
                           │            └─ 血管 ────┤─ 毛细血管
                ┌─ 组成 ───┤                        └─ 静脉
                │          └─ 淋巴系统：淋巴管道、淋巴组织、淋巴器官
                │
                │          ┌─ 体循环（大循环）
   脉管系统总论 ─┤─ 血液循环┤
                │          └─ 肺循环（小循环）
                │          ┌─ 动脉间吻合
                │          │─ 静脉间吻合
                └─ 血管吻合┤─ 动静脉吻合
                           └─ 侧支吻合
```

第二节 心

学习目标

掌握　心的位置、外形；心腔的内部结构；心传导系统的组成、位置和功能；冠状动脉的起始、行径和主要分支的分布。

熟悉　心静脉的位置和汇入；冠状窦的位置和开口；心包窦的位置及临床意义。

了解　心的构造；房间隔、室间隔缺损的常见部位和临床意义；窦房结动脉和房室结动脉的分布；心的体表投影；心包的构成。

一、心的位置和外形

（一）心的位置

心是血液循环的动力器官，为中空的肌性器官，周围裹以心包。心位于胸腔前下部的中纵隔内，约2/3居身体正中线的左侧，1/3位于正中线的右侧（图7-3）。上方有出入心的大血管，下方是膈；两侧借纵隔胸膜与肺相邻；后方与左主支气管、食管、左迷走神经、胸主动脉相邻，平对第5~8胸椎；前方对向胸骨体及第2~6肋软骨，大部分被肺和胸膜所覆盖，只有左肺心切迹内侧部分与胸骨体下部左半及左侧第4~6肋软骨相邻。临床心内注射多在胸骨左缘第4肋间进针，可不伤及肺和胸膜。青春期以前，未退化的胸腺位于心包前上方。

心的位置可随生理功能、年龄、体型和体位等状况不同而有所改变。

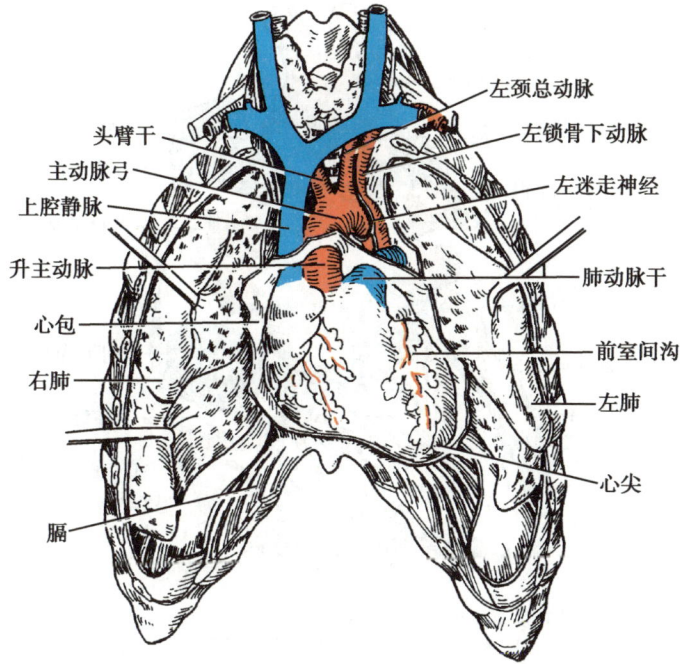

图 7-3　心的位置

（二）心的外形

心近似前后略扁倒置的圆锥体,大小似本人拳头,心在胚胎发育过程中,沿心纵轴发生轻度向左旋转,故右半心在右前,左半心在左后。可分为一尖、一底、两面、三缘和四条沟(图 7-4、图 7-5)。

1. **心尖**(cardiac apex) 　钝圆、游离,由左心室构成,朝向左前下方,与左胸前壁贴近,在左侧第 5 肋间隙锁骨中线内侧 1～2cm 处,可打及心尖搏动。

2. **心底**(cardiac base) 　大部分由左心房,小部分由右心房构成,朝向右后上方。上、下腔静脉分别从上、下方开口于右心房;左、右两对肺静脉分别从两侧汇入左心房。心底后面隔心包后壁与食管、左迷走神经和胸主动脉等相邻。

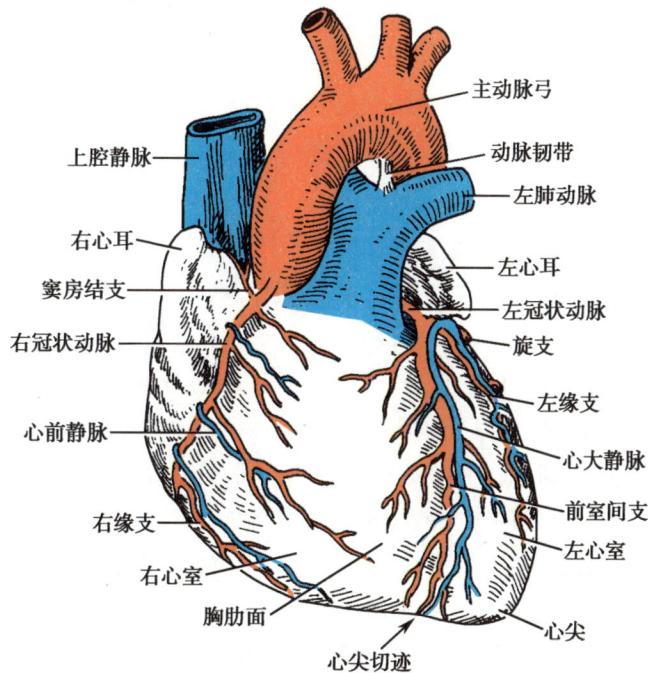

图 7-4　心的外形和血管(前面观)

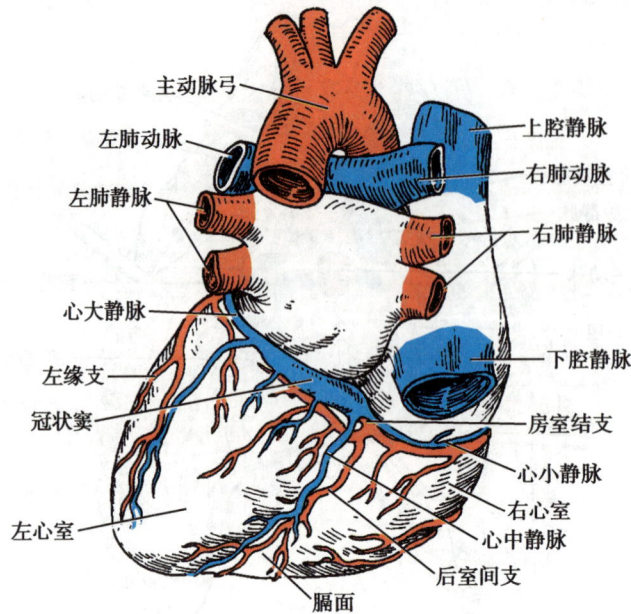

図7-5 心的外形和血管(后面观)

3. 两面 心的胸肋面即心的前面,大部分由右心房和右心室构成,一小部分由左心耳和左心室构成;膈面即心的下面,大部分由左心室、小部分由右心室构成,几乎呈水平位,与膈相邻。

4. 三缘 心的下缘较锐利,介于膈面和胸肋面之间,接近水平位,由右心室和心尖构成;左缘钝圆,绝大部分由左心室构成,仅上方一小部分由左心耳构成;右缘垂直,由右心房构成。

5. 四沟 冠状沟靠近心底处,几乎呈冠状位,近似环形,是心房和心室在心表面的分界。在心室的胸肋面和膈面,各有一条从冠状沟走向心尖稍右侧的浅沟,称为前室间沟和后室间沟,分别与室间隔的前缘和下缘相对应,是左、右心室在心表面的分界。上述各沟内被血管和脂肪组织等填充。前、后室间沟在心尖右侧的汇合处稍凹陷,称心尖切迹。在心底,右肺上、下静脉与右心房交界处有一纵行浅沟,即后房间沟,与房间隔后缘相对应,是左、右心房在心表面的分界。后房间沟、后室间沟与冠状沟的交界处称房室交点,其深面有重要的血管和神经等结构,是心表面的一个重要标志。

二、心腔的结构

(一)右心房

右心房(right atrium)位于心的右上部,壁薄而腔大。其中在上、下腔静脉口前缘之间纵行于右心房表面的凹陷为界沟,其内面突起的肌性结构为界嵴。以此为界,右心房可分为前部的固有心房和后部的腔静脉窦两部分(图7-6)。

固有心房向左前方突出的部分称右心耳。固有心房及右心耳内面较粗糙,有许多大致平行排列的肌束称梳状肌。当心功能障碍时,心耳处血流缓慢,易淤积形成血栓,脱落后可引起肺动脉栓塞。腔静脉窦内壁光滑,无肌性隆起,上部有上腔静脉口,下部有下腔静脉口。下腔静脉口前缘有一半月形的下腔静脉瓣,在胎儿时期有引导下腔静脉血液经卵圆孔流向左心房的作用。下腔静脉口的左前方有右房室口,为右心房的出口,通向右心室。下腔静脉口与右房室口之间有冠状窦口,此口的前缘有半月形的冠状窦瓣(Thebesian 瓣),有防止血液逆流的作用,心的大部分静脉血经冠状窦口流入右心房。右心房的后内侧壁为房间隔,其下部有一卵圆形的凹陷称卵圆窝,为胚胎时期卵圆孔闭合后的遗迹,是房间隔缺损的好发部位。

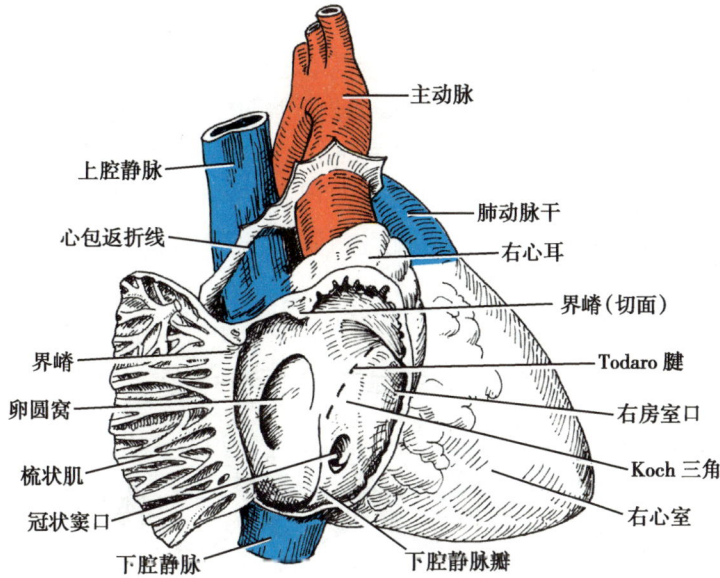

图 7-6　右心房的内部结构

（二）右心室

右心室（right ventricle）位于右心房的前下方，构成胸肋面的大部分，壁厚 3～4mm。右心室的入口为右房室口，出口为肺动脉口，两口之间有一弓形的肌性隆起称为室上嵴，依此将右心室腔分为后下方的流入道（窦部）和前上方的流出道（漏斗部）两部分（图7-7）。

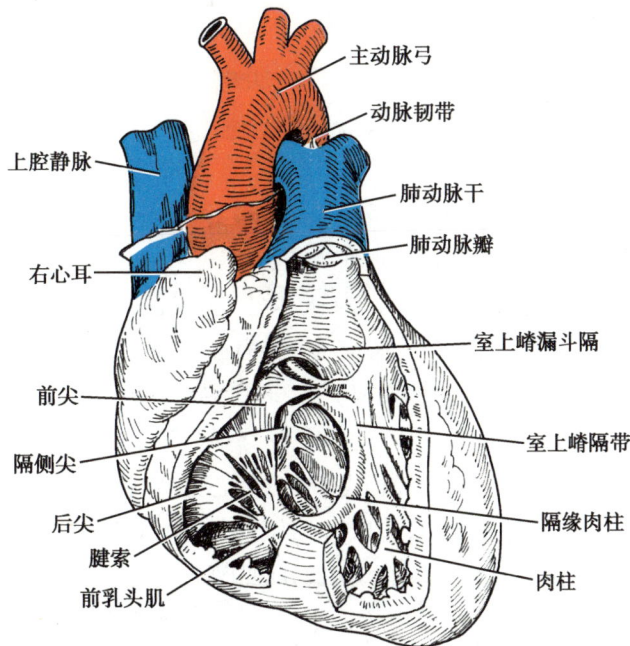

图 7-7　右心室的内部结构

1. **流入道**　也称固有心腔，从右房室口延伸至右心室尖。右房室口，呈卵圆形，其周围由致密结缔组织构成的三尖瓣环所环绕。该环有 3 个三角形的瓣膜，称三尖瓣，三尖瓣附于该环上，按其位置分别称为前尖、后尖和隔侧尖。瓣膜的游离缘垂入室腔，借腱索连于乳头肌。乳头肌为室壁突入室腔的锥形肌性隆起，分前、后和隔侧乳头肌 3 组，各组数量不恒定，以前乳头肌最大。三尖瓣纤维环、三尖瓣、腱索和乳头肌在结构和功能上是一个整体，称三尖瓣复合体（图7-8）。它们共同保证血液的单向流动，其中任何一部分的损伤,将会导致血流动力学的改变。

室腔面有许多纵横交错的肌性隆起称肉柱。其中由室间隔右侧面的下部横过室腔,连于前乳头肌根部的粗大肌性突起称隔缘肉柱(节制索),有防止心室过度扩张的作用,心传导系的右束支走行于其中。

2. 流出道　又称动脉圆锥或漏斗部,位于右心室的左上部,内壁光滑,形似倒置的漏斗。其上端借肺动脉口与肺动脉干相通。肺动脉口周缘的纤维环上分别附有3个半月形的肺动脉瓣,瓣膜游离缘朝向肺动脉干方向,游离缘中点增厚,称半月瓣小结,在心室舒张时可使瓣膜闭合更加严密,防止血液逆流入右心室(见图7-8)。

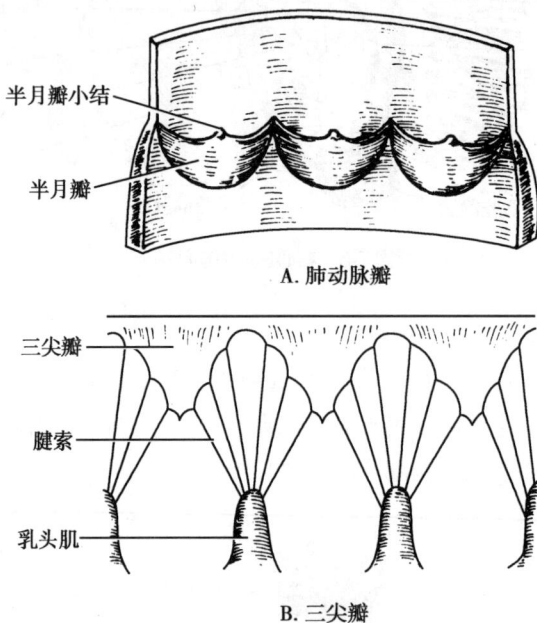

A. 肺动脉瓣

B. 三尖瓣

图7-8　心瓣膜模式图

(三) 左心房

左心房(left atrium)位于心的后上方,构成心底的大部分。

左心房前部向左前方突出的部分为左心耳,较右心耳小,壁厚且狭长,覆盖于肺动脉干根部的左侧及左冠状沟的前部。左心耳内面亦有梳状肌。左心房后部较为宽大,内壁光滑。后壁两侧分别有左肺上、下静脉和右肺上、下静脉开口。左心房的出口为左房室口,通向左心室(图7-9)。

(四) 左心室

左心室(left ventricle)位于右心室的左后方,构成心左缘和心尖,室腔呈圆锥形。壁厚9～12mm,约是右室壁厚度的3倍。左心室的入口为左房室口,出口为主动脉口。左心室腔以二尖瓣前瓣为界,分为左后方的流入道(窦部)和右前方的流出道(主动脉前庭)两部分(见图7-9)。

1. 流入道　位于二尖瓣前瓣的左后方。在左房室口周围的致密纤维环为二尖瓣环,其上附着两片近似三角形的瓣膜即二尖瓣,分为前尖和后尖。瓣膜游离缘垂入室腔,借多条腱索连于乳头肌。左心室乳头肌较右心室粗大,分前、后两组,分别位于左室前壁和膈侧壁上。二尖瓣纤维环、二尖瓣、腱索和乳头肌合称为二尖瓣复合体。左心室中下部也有肌性隆起的肉柱,但较右心室肉柱细小。

2. 流出道　又称主动脉前庭,为左心室腔的前内侧部分,室壁光滑。借主动脉口,通向主动脉。口周缘的纤维环上分别附有3个半月形的主动脉瓣,瓣膜游离缘中点的半月瓣小结明显。主动脉瓣与主动脉壁之间的袋状间隙称主动脉窦,可分为左、右、后3个主动脉窦。左、右主动脉窦的动脉壁上分别有左、右冠状动脉的开口。

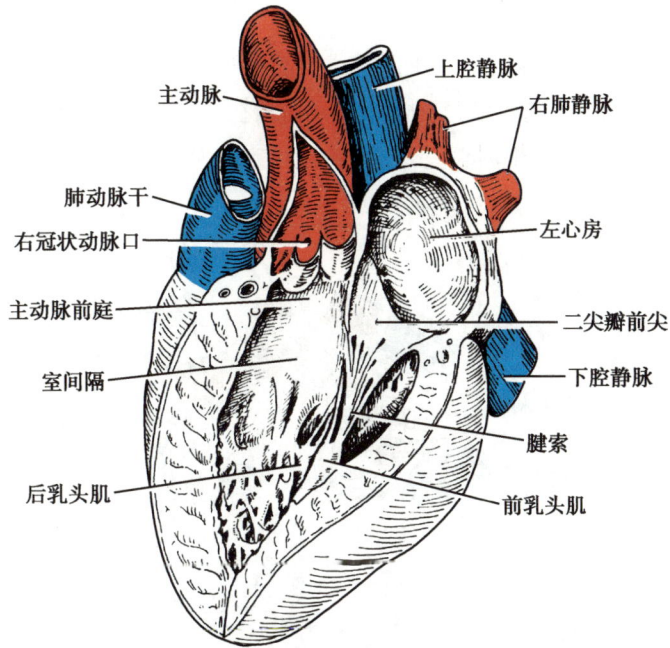

图 7-9　左心房和左心室的内部结构

三、心的构造

（一）心纤维骨骼

心纤维骨骼（fibrous skeleton）由致密的结缔组织构成，位于主、肺动脉口和房室口周围及其之间，作为心肌纤维和瓣膜的附着处，又称为心纤维支架，在心肌的运动中起支持和稳定作用。心纤维骨骼包括左、右纤维三角、4个瓣膜纤维环（主动脉瓣环、肺动脉瓣环、二尖瓣环和三尖瓣环）和室间隔膜部等。右纤维三角位于心的中央部位，又称中心纤维体。中心纤维体与房室结、房室束关系密切，已为心外科所重视。人的心纤维骨骼随着年龄的增长可以发生不同程度的钙化，甚至骨化（图7-10）。

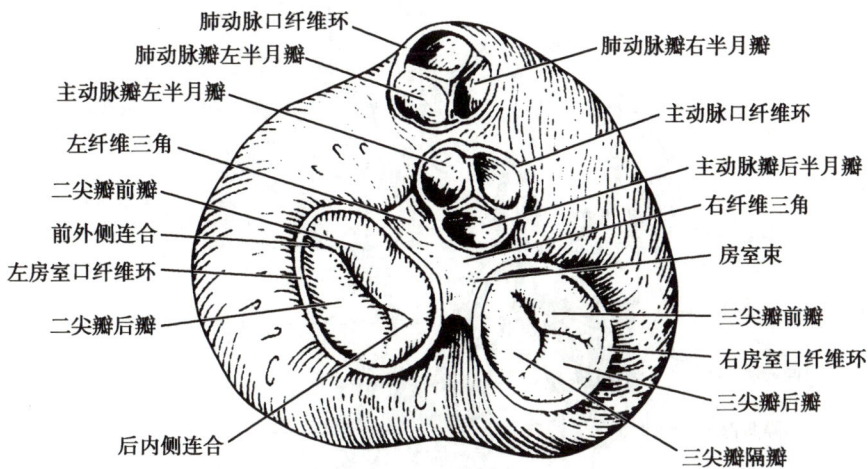

图7-10　心纤维骨骼

（二）心壁

心壁由心内膜、心肌层和心外膜构成。

1. **心内膜**　是衬贴于心腔内面的一层光滑的薄膜，与大血管的内膜相延续。心内膜向腔内折叠并辅以结缔组织形成心的瓣膜。

2. **心肌层**　是心壁的主体,主要由心肌细胞构成。心房肌和心室肌分别附着于心的纤维骨骼,并被其分开而互不连续,各自进行独立的收缩、舒张,以推动血液在心内的定向流动。心房肌较薄,分浅、深两层;心室肌较厚,尤以左心室显著。根据心室肌纤维的走行方向大致可分为3层,浅层斜行,中层环行,深层纵行(图7-11)。

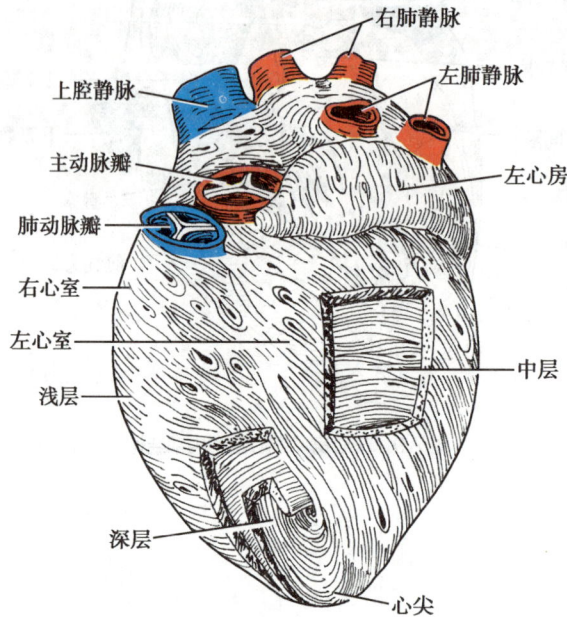

图7-11　心肌层

3. **心外膜**　即浆膜心包脏层,透明而光滑,包裹在心肌的表面,与浆膜心包壁层相延续。

（三）房间隔和室间隔

1. **房间隔**（interatrial septum）　位于左、右心房之间,与正中矢状面呈45°角。由两层心内膜和其间的心房肌纤维及结缔组织构成。房间隔右侧面中下部有卵圆窝,是房间隔最薄弱处(图7-12)。

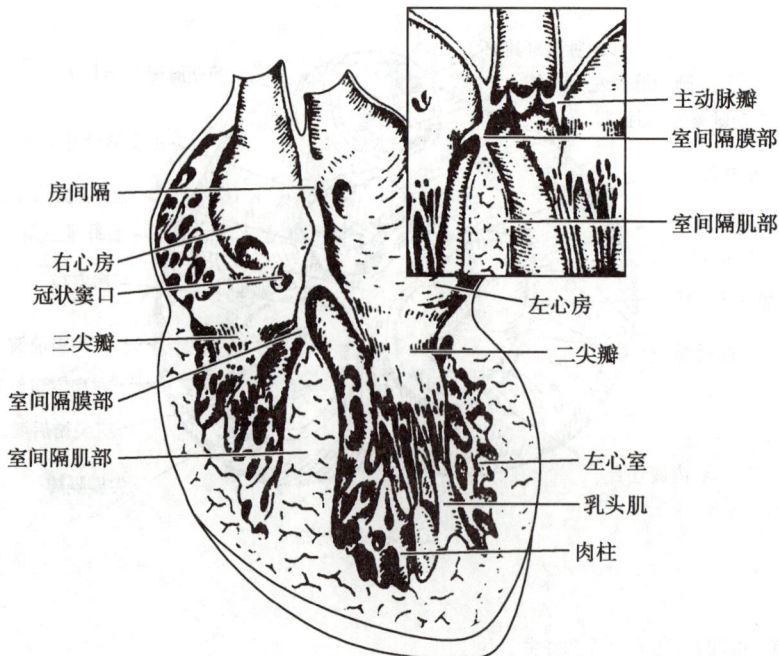

图7-12　房间隔和室间隔

2. **室间隔**（interventricular septum） 呈三角形，位于左、右心室之间。由心内膜和其间的心室肌构成。在结构上室间隔可分为肌部和膜部两部分。膜部位于心房与心室交界部，主动脉右瓣和后瓣的下方，为室间隔上缘中部一卵圆形区域，薄而缺乏肌质。由于膜部的右侧面有三尖瓣的隔侧瓣附着，所以膜部又被分为上部的房室部和下部的室间部，前者界于右心房和左心室之间，后者界于左、右心室之间。室间隔膜部是室间隔缺损的好发部位。肌部由肌组织覆盖心内膜而成，厚1~2cm（见图7-12）。

四、心传导系统

心的传导系统由特殊分化的心肌细胞组成，包括窦房结、房室结、房室束、左、右束支及Purkinje纤维网，具有产生兴奋、传导冲动以及维持心正常节律性搏动的功能（图7-13）。

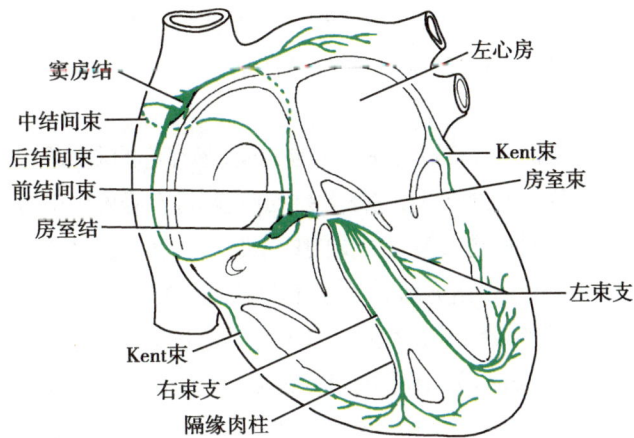

图7-13 心传导系统模式图

（一）窦房结

窦房结（sinuatrial node）是心正常起搏点，呈长梭形。位于上腔静脉与右心房交界处，界沟上1/3的心外膜深面，在心外膜表面肉眼不易辨认。窦房结内有恒定的窦房结动脉穿行。

（二）房室结

房室结（atrioventricular node）位于房间隔下部右侧心内膜下，冠状窦口的前上方。为一扁的椭圆体，呈矢状位排列。房室结的主要功能是将窦房结传来的冲动传向心室，冲动在房室结内的传导速度较慢，产生房室延搁，保证心房收缩在前，心室收缩在后。房室结是重要的次级起搏点。

关于窦房结产生的冲动是如何传导到房室结和左、右心房的问题，长期以来一直没有定论。多数学者认为，在心房内存在着特殊的优势传导束，即房间束及前、中、后结间束。电生理实验证明，窦房结的起搏冲动经过这些传导束能较快地传向左、右心房和房室结。但尚无充分的形态学证据。

（三）房室束

房室束（atrioventricular bundle）又称His束，起自房室结的前端，向前穿过中心纤维体，进入肌性室间隔上缘，向前下至室间隔膜部后下缘处，陆续从主干分出左束支纤维，最后分为左、右束支。

（四）左、右束支

左束支（left bundle branch）在室间隔左侧心内膜下走行，至肌性室间隔中、上1/3交界处陆续分为3组分支，分别至前、后乳头肌根部和室间隔中下部等处，并呈辐射状至整个左心室内面，在室壁内互相吻合成Purkinje纤维网。

右束支（right bundle branch）在室间隔膜部下缘的室间隔内向前下方走行，经隔缘肉柱，到达右心室前乳头肌根部分支分布于右室壁。右束支为单一的圆索状且行程较长,易受局部病灶影响发生传导阻滞。

(五) Purkinje 纤维网

左、右束支的分支在心内膜深面走行,并交织形成 Purkinje 纤维网,与普通心室肌相连。

五、心的血管

心的动脉供应来自左、右冠状动脉;心的静脉血绝大部分经冠状窦回流到右心房,小部分直接汇入右心房。

(一) 心的动脉

1. 左冠状动脉(left coronary artery) 一般较右冠状动脉粗,起于主动脉左窦,经左心耳与肺动脉根部之间向左行,随即分为前室间支和旋支(见图 7-4、图 7-5)。

(1)前室间支:沿前室间沟下行,绕过心尖切迹终于后室间沟下 1/3 部。前室间支分支分布于左室前壁、右室前壁一小部分及室间隔的前 2/3 区域。此外,从前室间支与旋支起端夹角处,还常发出对角支,斜向左下分布于左室前壁的一部分。

(2)旋支:起始后沿冠状沟向左行,绕过心左缘至心膈面,多在心的左缘和后室间沟之间分支而终,发出左室后支分布于左室膈面。旋支的分支:①左缘支:于旋支越过左缘处分出,此支恒定,也较发达,向下分布于左室侧壁。此支也是冠状动脉造影辨认分支的标志之一。②窦房结支:近 40% 的人此支起于旋支的近侧段,沿左方前壁向上向右分布于窦房结。③房室结支:近 10% 的人此支起于旋支,因此该旋支较长可达房室交点处。起始后进入深部,分布于房室结。④其他的心房支和心室支。

2. 右冠状动脉(right coronary artery) 起于主动脉右窦,其主干经右心耳与肺动脉干之间沿冠状沟斜向右下,绕心右缘至膈面,一般在房室交点附近分为后室间支和左室后支(见图 7-4、7-5)。右冠状动脉的主要分支有:

(1)后室间支:沿后室间沟走行,多数止于后室间沟下 1/3。分支分布于后室间沟两侧的心室壁和室间隔后下的 1/3 区域。

(2)左室后支:越过房室交点向左,分布于左室膈面的右侧部分及左室后乳头肌。

(3)窦房结支:约 60% 从右冠状动脉起始处的 1～2cm 内分出,沿右心房内侧壁至上腔静脉口,分布于窦房结和附近心房壁。

(4)房室结支:约 93% 的人此支起于右冠状动脉,起始后进入深部,分布于房室结和房室束的近侧段。

右冠状动脉的其他分支还有:动脉圆锥支、右室前支和右缘支等。

(二) 心的静脉

心的静脉通过 3 个途径回流入心腔,即冠状窦、心前静脉和心最小静脉(见图 7-4、图 7-5)。

1. 冠状窦及其属支 心壁的大部分静脉先分别汇集成心大静脉、心中静脉和心小静脉,然后汇入冠状窦。冠状窦位于左心房与左心室之间的冠状沟内,长约 5cm,借冠状窦口开口于右心房。其主要属支有:

(1)**心大静脉**:在前室间沟内与前室间支伴行,向左上进入左冠状沟,注入冠状窦左端。

(2)**心中静脉**:在后室间沟与右冠状动脉的后室间支伴行,在房室交点附近注入冠状窦的末端。

(3)**心小静脉**:多数起于心右缘,进入右冠状沟,伴右冠状动脉向左走行,多数注入冠状窦末端或注入心中静脉。

2. 心前静脉 起于右心室前壁和肺动脉圆锥部,可有 1～4 支,向上越过冠状沟,直接注入右心房。

3. 心最小静脉 称 Thebesius 静脉,是位于心壁内的小静脉,直径约 1mm,自心壁肌层的毛细血管丛开始,直接开口于心房或心室腔。心最小静脉没有静脉瓣。冠状动脉闭塞时,梗死部分的心肌可以通过心最小静脉从心腔获得部分血液,对心肌内层有一定保护作用。

六、心的神经

心的神经包括交感神经、副交感神经和感觉神经。近年研究证实,心有降钙素基因相关肽、神经降压素和P物质等多种肽能神经纤维分布,它们可能参与对心的各种复杂功能的调节。

七、心包

心包(pericardium)是包裹心及出入心大血管根部的纤维浆膜囊,位于中纵隔内,分内、外两层。外层为纤维心包,内层为浆膜心包(图7-14)。

(一)纤维心包

纤维心包(fibrous pericardium)由致密的纤维结缔组织相互交织而成。上方包裹出入心的大血管根部,并与这些大血管的外膜相延续,下方附于与膈肌中心腱。

(二)浆膜心包

浆膜心包(serous pericardium)薄而光滑,分为脏层和壁层。脏层紧贴于心壁肌的外面,即为心外膜;壁层衬覆于纤维心包的内面。

(三)心包腔

心包腔(pericardial cavity)是浆膜心包脏、壁两层在出入心的大血管根部相互移行而形成的潜在的腔隙,腔内有少量浆液,起润滑作用,可减少心跳动时的摩擦。脏、壁两层返折处的间隙,称为心包窦。主要的心包窦有:

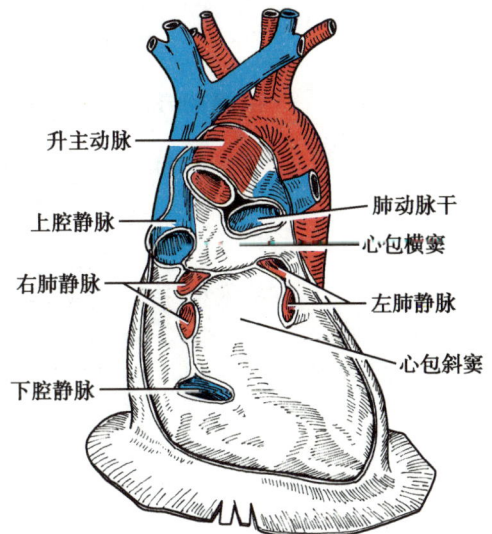

图7-14 心包

升主动脉
上腔静脉
右肺静脉
下腔静脉
肺动脉干
心包横窦
左肺静脉
心包斜窦

1. **心包横窦** 位于升主动脉和肺动脉干的后方,上腔静脉和左心房前壁的前方。当心直视手术需阻断主动脉、肺动脉血流时,可通过心包横窦钳夹两个大血管。

2. **心包斜窦** 又称 Haller 窦,位于左房后壁、左右肺静脉、下腔静脉和心包后壁之间,其形状似向左下方开口的盲囊。手术阻断下腔静脉血流时,可经斜窦下部进行。

3. **心包前下窦** 是心包胸肋部与膈部转折处的间隙,人体直立位时该处最低,是经左剑肋角行心包穿刺的安全部位。

心包的主要功能是:减少心跳动时的摩擦;防止心过度扩张;防止邻近器官的炎症向心蔓延;维持心的正常位置等。

八、心的体表投影

心的体表投影可以分为心的外形和心瓣膜位置的体表投影(图7-15)。

(一)心的外形体表投影,通常采用下列 4 个点的连线来确定心在胸前壁的体表投影位置:

1. **右上点** 在右侧第 3 肋软骨上缘,胸骨右缘约 1cm 处。

2. **右下点** 在右侧第 6 胸肋关节处。

3. **左上点** 位于左侧第 2 肋软骨下缘、胸骨左缘约 1.2cm 处。

4. **左下点** 心尖。

了解心在胸前壁的体表投影位置,对于临床叩诊心界的大小以及心音的听诊等具有实际意义。

（二）心瓣膜位置的体表投影

1. **肺动脉瓣**　在左侧第 3 胸肋关节处。

2. **主动脉瓣**　在胸骨左缘平第 3 肋间隙处。

3. **二尖瓣**　在左侧第 4 胸肋关节处。

4. **三尖瓣**　在胸骨中线平第 4 肋间隙处。

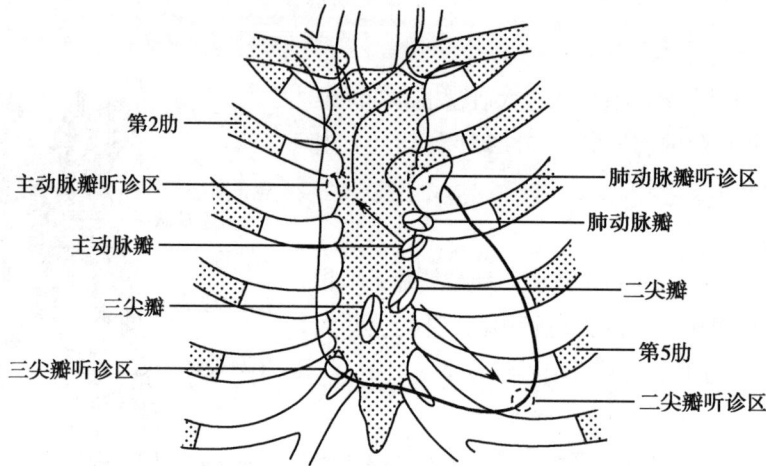

图 7-15　心的体表投影

（张雨生）

学习小结

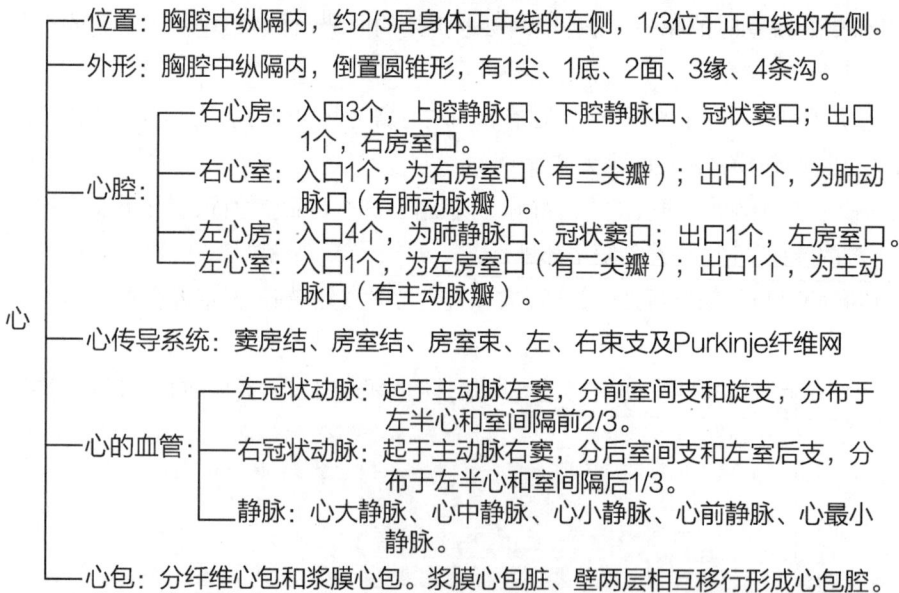

心
- 位置：胸腔中纵隔内，约 2/3 居身体正中线的左侧，1/3 位于正中线的右侧。
- 外形：胸腔中纵隔内，倒置圆锥形，有 1 尖、1 底、2 面、3 缘、4 条沟。
- 心腔：
  - 右心房：入口 3 个，上腔静脉口、下腔静脉口、冠状窦口；出口 1 个，右房室口。
  - 右心室：入口 1 个，为右房室口（有三尖瓣）；出口 1 个，为肺动脉口（有肺动脉瓣）。
  - 左心房：入口 4 个，为肺静脉口、冠状窦口；出口 1 个，左房室口。
  - 左心室：入口 1 个，为左房室口（有二尖瓣）；出口 1 个，为主动脉口（有主动脉瓣）。
- 心传导系统：窦房结、房室结、房室束、左、右束支及 Purkinje 纤维网
- 心的血管：
  - 左冠状动脉：起于主动脉左窦，分前室间支和旋支，分布于左半心和室间隔前 2/3。
  - 右冠状动脉：起于主动脉右窦，分后室间支和左室后支，分布于左半心和室间隔后 1/3。
  - 静脉：心大静脉、心中静脉、心小静脉、心前静脉、心最小静脉。
- 心包：分纤维心包和浆膜心包。浆膜心包脏、壁两层相互移行形成心包腔。

复习参考题

1. 脉管系统由哪几部分组成？淋巴系统和心血管系统有什么联系？

2. 肺循环和体循环的关系如何？试述它们的循环途径？

3. 试述心的位置、形态和心腔的构造？

如何从心的外形上辨别左、右心房和左、右心室？

4. 维持心内血液正常流动的结构有哪些？

5. 心传导系的组成和功能。

第三节　动脉

动脉是从心室运送血液到全身各器官的血管。由右心室发出的肺动脉干及其各级分支运输静脉血，参与组成肺循环；由左心室发出的主动脉及其各级分支输送动脉血，参与组成体循环（图 7-16）。动脉的分支离开主干进入器官前称为器官外动脉，进入器官后称为器官内动脉。

一、肺循环的动脉

肺动脉干（pulmonary trunk）是一短而粗的动脉干，起于右心室，由升主动脉前方向左后上方斜行，至主动脉弓的下方分为左、右肺动脉（见图 7-2）。在肺动脉干分叉处稍左侧与主动脉弓下缘之间有一纤维结缔组织索，称为动脉韧带，是胚胎时期动脉导管闭锁后的遗迹。动脉导管若在出生后 6 个月尚未闭锁，称为动脉导管未闭，是常见的先天性心脏病之一。

左肺动脉，较短，在左支气管前方横行向左至左肺门，分 2 支进入左肺上、下叶；右肺动脉，较粗而长，经升主动脉和上腔静脉后方横行至右肺门，分 3 支进入右肺上、中、下叶。

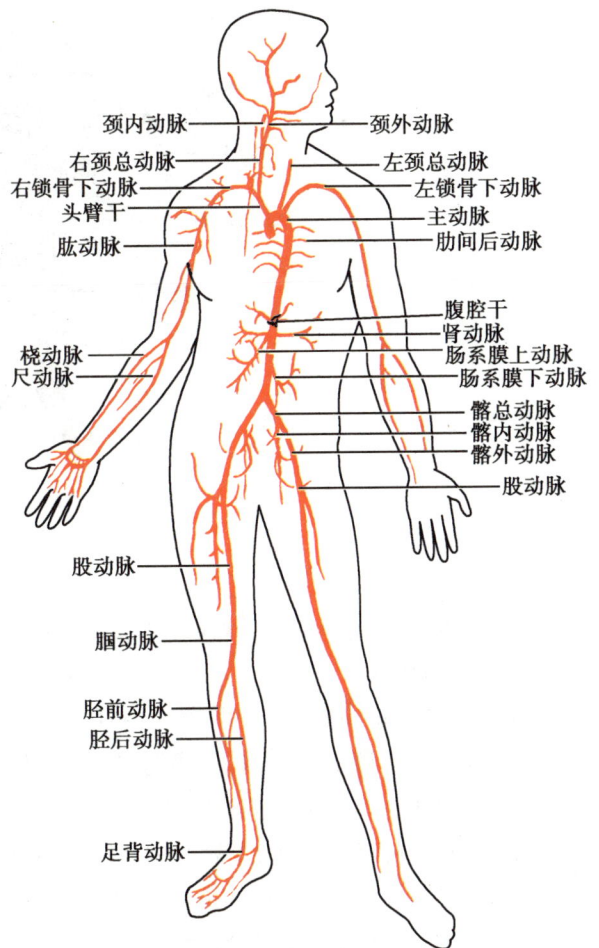

图 7-16　全身动脉分布概况

二、体循环的动脉

主动脉（aorta）是体循环的动脉主干。起始段为升主动脉，由左心室发出，向右前上方斜行，至右侧第2胸肋关节高度移行为主动脉弓，呈弓形向左后方弯曲，跨左肺根下降达第4胸椎体下缘移行为降主动脉，继而沿脊柱左前方下降，穿膈的主动脉裂孔入腹腔，至第4腰椎体下缘分为左、右髂总动脉。降主动脉以膈的主动脉裂孔为界分为胸主动脉和腹主动脉（图7-17）。

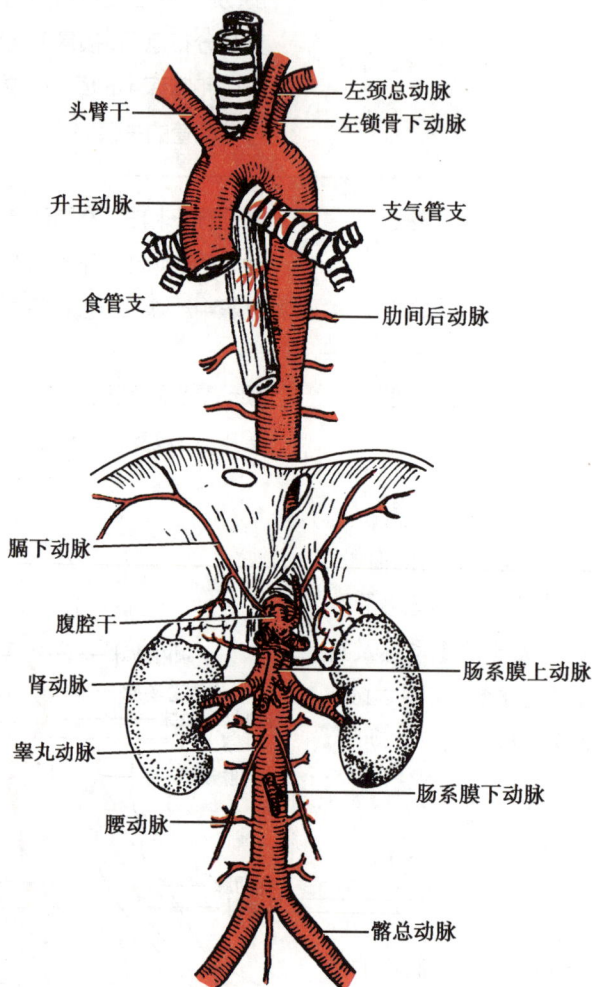

图7-17 主动脉分布概况

（一）升主动脉

升主动脉（ascending aorta）位于肺动脉和上腔静脉之间，其根部的左、右主动脉窦发出左、右冠状动脉至心。

（二）主动脉弓

主动脉弓（aortic arch）前方为胸骨柄，右后方有气管、食管等。主动脉弓的壁内有压力感受器，具有调节血压的作用。在主动脉弓的下方，靠近动脉韧带处有2～3个粟粒样的小体，称主动脉小球，属化学感受器，参与调节呼吸。主动脉弓的凸侧自右向左依次发出头臂干、左颈总动脉和左锁骨下动脉。头臂干短而粗，向右上方斜行，至右胸锁关节后方分为右颈总动脉和右锁骨下动脉。

1. **颈总动脉**（common carotid artery） 左颈总动脉起自主动脉弓，右颈总动脉起自头臂干，经胸锁关节后方进入颈部。颈总动脉沿食管、气管和喉的外侧上行，约在甲状软骨上缘水平分为颈内动脉和颈外动脉。颈总动脉上段位置表浅，在活体上可扪及其搏动。当头部大出血时，可在胸锁乳突肌前缘、平环状软骨高度向后内将颈总动脉压向第 6 颈椎横突末端的颈动脉结节,进行暂时性(急救)止血(图 7-18)。

颈总动脉末端和颈内动脉起始部的膨大部分为颈动脉窦,窦壁内有压力感受器,当血压增高时,窦壁扩张,反射性地引起心跳减慢、末梢血管扩张、血压下降。在颈总动脉分叉处的后方,借结缔组织连有一扁椭圆形小体,称颈动脉小球,是化学感受器,可感受血液中二氧化碳分压和氧分压的变化。当血液中氧分压降低或二氧化碳分压增高时,反射性地促使呼吸加深加快。

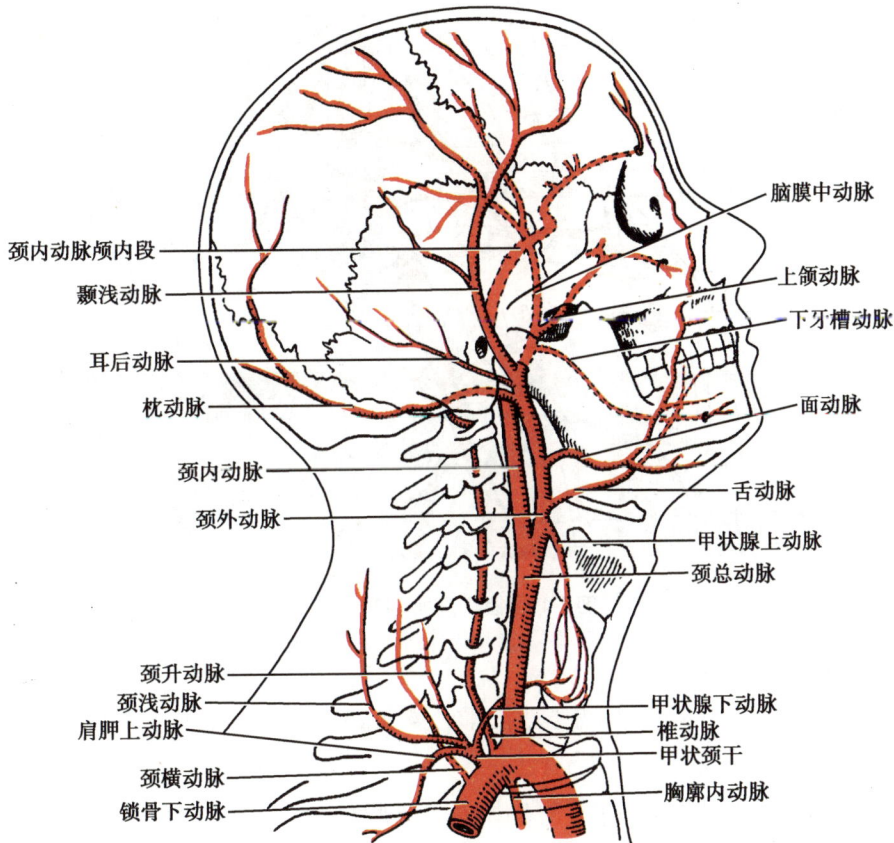

图 7-18 颈总动脉及其分支

(1)颈外动脉(external carotid artery):自颈总动脉分出,位于颈内动脉前内侧,后经其前方转至外侧,上行穿腮腺至下颌颈高度分为颞浅动脉和上颌动脉两终支。其主要分支有:①甲状腺上动脉:起于颈外动脉起始部,向前下走行,分布于甲状腺侧叶上端和喉。②舌动脉:平舌骨大角水平起于颈外动脉,经舌骨舌肌深面入舌,分布于舌、舌下腺和腭扁桃体。③面动脉:自舌动脉稍上方发出,经下颌下腺深面,至咬肌止点前缘绕下颌骨体下缘至面部,经口角和鼻翼外侧上行至眼内眦,改名为内眦动脉,沿途分支分布于下颌下腺、腭扁桃体及面部软组织。在下颌骨下缘和咬肌前缘交界处可扪及面动脉的搏动,面部出血时,可在此处压迫面动脉进行止血。④颞浅动脉:穿腮腺上行于外耳门前方,越颧弓根部浅面上行至颞部皮下,分布于腮腺和额、颞、顶部软组织等。在耳屏前方、颧弓根部上方可触及该动脉搏动,可向深面压迫暂时止血。其额支、顶支可用作皮瓣移植时的血管蒂。⑤上颌动脉:经下颌颈深面入颞下窝,在翼内、外肌之间向前内进入翼腭窝。沿途分支至外耳道、鼓室、牙及牙龈、鼻腔、腭、咀嚼肌和硬脑膜等。脑膜中动脉在下颌颈深面发出,向上穿棘孔入颅中窝,紧贴颅骨内面走行,分前、后两支分布于硬脑膜。前支经过颅骨翼点内面,当颞区颅骨骨折时易受损伤,引起硬膜外血肿。上颌动脉的其他分支有下牙槽动脉、上牙槽后动脉、眶下动脉等。

颈外动脉还发出枕动脉、耳后动脉和咽升动脉,分布于枕部、耳后、咽和颅底等处。

(2)颈内动脉(internal carotid artery):垂直上行达颅底,在颈部无分支,穿颈动脉管入颅腔,主要分支分布于脑和视器。

2. **锁骨下动脉（subclavian artery）** 左侧起自主动脉弓,右侧起自头臂干,经胸锁关节后方斜向外至颈根部,呈弓状经胸膜顶前方,穿斜角肌间隙至第 1 肋外侧缘续为腋动脉。在锁骨中 1/3 上方可触及该动脉搏动。上肢出血时,可在锁骨中点上方的锁骨上窝内向后下方将该动脉压向第 1 肋进行止血(图 7-19)。

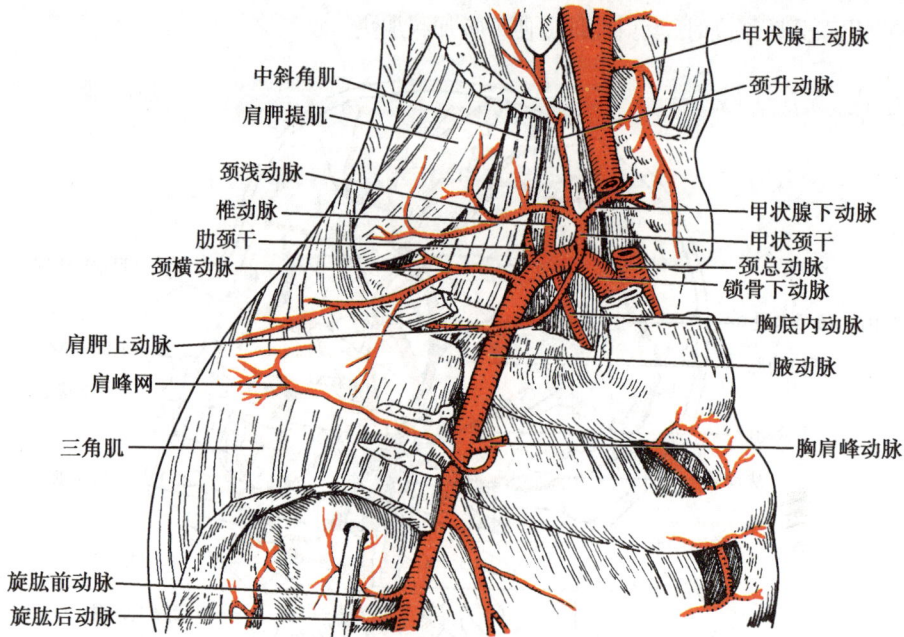

图 7-19　锁骨下动脉及其分支

锁骨下动脉主要分支有:

(1)**椎动脉**:从前斜角肌内侧起于锁骨下动脉,向上穿第 6 ~ 1 颈椎横突孔,经枕骨大孔入颅腔,左、右侧椎动脉汇合成基底动脉,分支分布于脑与脊髓。

(2)**胸廓内动脉**:在椎动脉起点的相对侧发出,向下入胸腔,沿第 1 ~ 6 肋软骨后面下降,距胸骨侧缘约 1cm,沿途发出心包膈动脉、肌膈动脉和腹壁上动脉。

(3)**甲状颈干**:为一短干,在椎动脉外侧、前斜角肌内侧缘附近发出,迅速分成数支至颈部和肩部。其中甲状腺下动脉向上内经颈动脉鞘的后方至甲状腺侧叶下端,分支分布于甲状腺、咽、喉、气管和食管等处。

锁骨下动脉还发出肋颈干至颈深肌和第 1、2 肋间隙后部;肩胛背动脉至背部。

3. **腋动脉（axillary artery）** 行于腋窝深部,至大圆肌下缘移行为肱动脉。上肢外展 90° 时,自锁骨中点至肘窝中点的连线为腋动脉、肱动脉的体表投影(图 7-20)。

腋动脉的主要分支有:

(1)**胸肩峰动脉**:在胸小肌上缘处起于腋动脉,穿出锁胸筋膜,分为数支分布于三角肌、胸大肌、胸小肌和肩关节。

(2)**胸外侧动脉**:沿胸小肌下缘走行,分布到前锯肌、胸大肌、胸小肌和乳房。

(3)**肩胛下动脉**:在肩胛下肌下缘附近发出,向后下行,分为胸背动脉和旋肩胛动脉。前者至背阔肌和前锯肌;后者穿三边孔至冈下窝,营养附近诸肌,并与肩胛上动脉吻合。

(4)**旋肱后动脉**:伴腋神经穿四边孔,绕肱骨外科颈的后外侧,分布于三角肌和肩关节等处。

(5)**旋肱前动脉**:较细,绕肱骨外科颈的前方外行,与旋肱后动脉吻合,分布至肩关节及邻近肌。

4. **肱动脉（brachial artery）** 与正中神经伴行,沿肱二头肌内侧沟下行至肘窝,平桡骨颈高度分为桡动脉和尺动脉。肱动脉位置比较表浅,在肘窝肱二头肌腱内上方,是触摸肱动脉搏动和测量血压时的听诊部位。当前臂大出血时,可在臂中部向肱骨压迫肱动脉以暂时止血(图 7-21)。

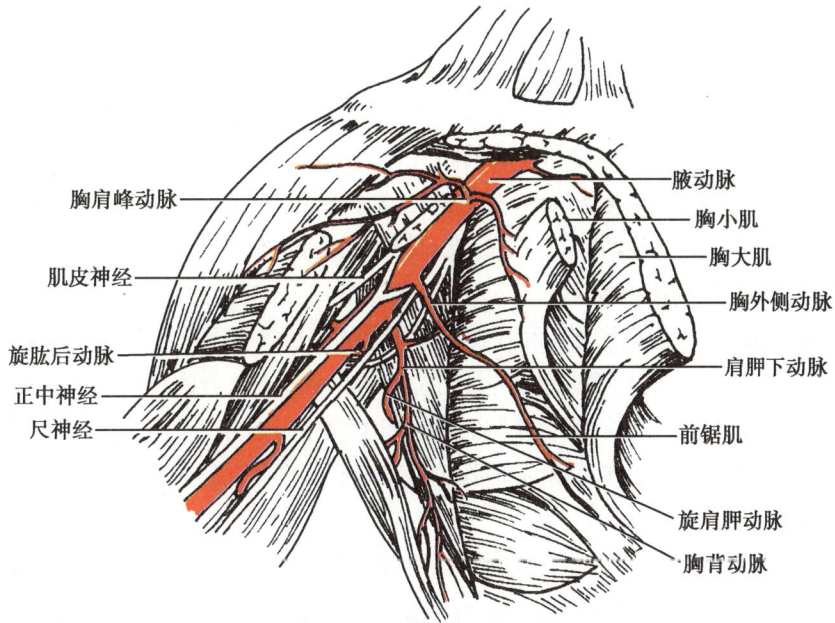

图 7-20 腋动脉及其分支

胸肩峰动脉
肌皮神经
旋肱后动脉
正中神经
尺神经

腋动脉
胸小肌
胸大肌
胸外侧动脉
肩胛下动脉
前锯肌
旋肩胛动脉
胸背动脉

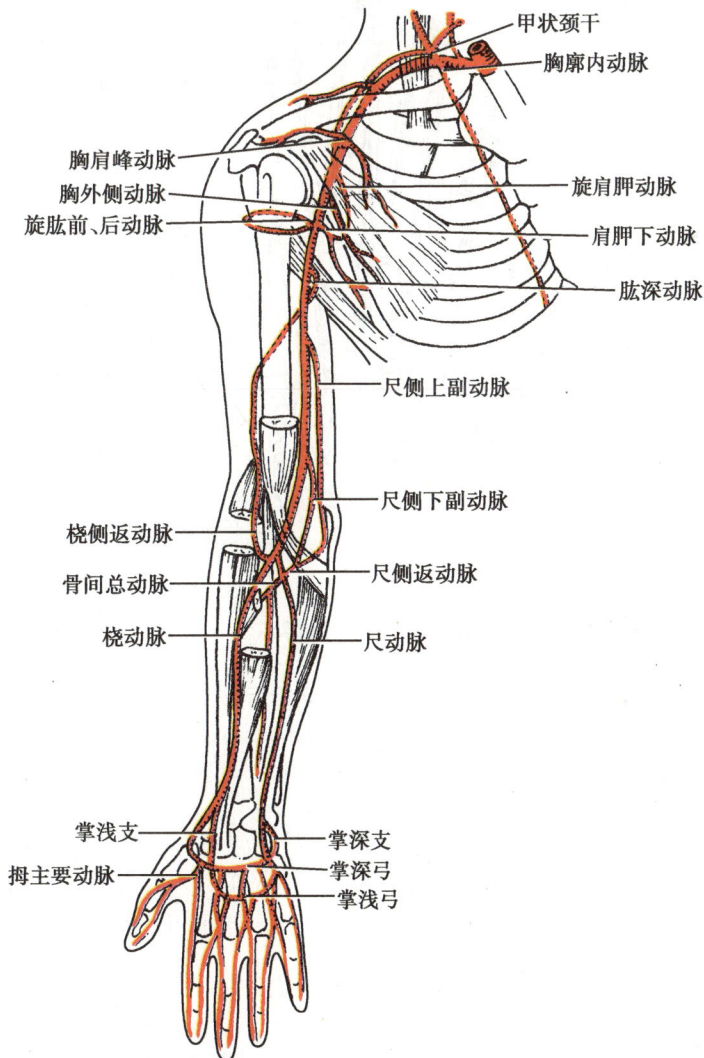

图 7-21 上肢动脉及其分支

甲状颈干
胸廓内动脉
胸肩峰动脉
胸外侧动脉
旋肱前、后动脉
旋肩胛动脉
肩胛下动脉
肱深动脉
尺侧上副动脉
尺侧下副动脉
桡侧返动脉
骨间总动脉
桡动脉
尺侧返动脉
尺动脉
掌浅支
掌深支
拇主要动脉
掌深弓
掌浅弓

肱动脉的主要分支是肱深动脉,在大圆肌腱下缘稍下方起自肱动脉,与桡神经伴行,沿肱骨肌管至臂后区,分布于肱骨和肱三头肌。此外肱动脉还发出尺侧上副动脉、尺侧下副动脉、肱骨滋养动脉和肌支,分布于臂部和肘关节。

5. **桡动脉(radial artery)**　先经肱桡肌和旋前圆肌之间,继而伴桡神经浅支,在肱桡肌腱和桡侧腕屈肌腱之间下行,此处位置表浅,可触及其搏动,是诊脉的常用部位。桡动脉沿途分支分布于前臂桡侧肌,并参与肘、腕关节动脉网的组成。桡动脉的主要分支有桡侧返动脉、掌浅支和拇主要动脉。拇主要动脉分为3支,分布于拇指两侧缘和示指桡侧缘。

6. **尺动脉(ulnar artery)**　在指浅屈肌和尺侧腕屈肌之间伴尺神经下行,经屈肌支持带浅面、豌豆骨桡侧至手掌。尺动脉的主要分支有尺侧返动脉、骨间总动脉和掌深支。骨间总动脉又分为骨间前动脉和骨间后动脉,分别沿着前臂骨间膜的前、后面下降,分布于前臂肌和尺、桡骨。

当手出血时,可在桡腕关节上方两侧,同时压迫桡动脉和尺动脉而暂时止血。

7. **掌浅弓和掌深弓**

(1)掌浅弓:位于掌腱膜的深面,由尺动脉末端和桡动脉掌浅支吻合而成,其最凸处不超过第2条掌横纹,在作手掌切开引流时,应避免损伤之。从弓上发出1支小指尺掌侧动脉和3支指掌侧总动脉,各支指掌侧总动脉再分出2支指掌侧固有动脉,分别分布于第2~5指相对缘(图7-22)。

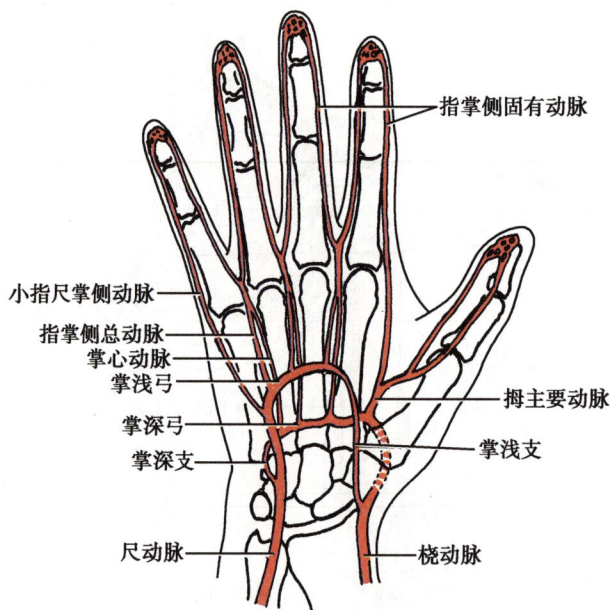

图7-22　掌浅弓和掌深弓

(2)掌深弓:位于屈肌总腱鞘的深面,由桡动脉末端和尺动脉掌深支吻合而成。由弓发出3支掌心动脉,行至掌指关节附近分别注入相应的指掌侧总动脉(见图7-22)。

(三)胸主动脉

胸主动脉(thoracic aorta)是胸部的动脉主干,于第4胸椎体下缘续于主动脉弓,先沿脊柱左侧下行,后逐渐转向其前方,沿途发出壁支和脏支(图7-23)。壁支有9对肋间后动脉和1对肋下动脉,分布于胸壁、腹壁上部、背部和脊髓等处;膈上动脉有2~3小支,分布于膈上面的后部。脏支有支气管支、食管支和心包支等,是分布于气管、支气管、食管和心包等的一些细小分支。

(四)腹主动脉

腹主动脉(abdominal aorta)是腹部的动脉主干,在膈的主动脉裂孔处续于胸主动脉,沿脊柱左前方下降,至第4腰椎下缘处分为左、右髂总动脉。腹主动脉发出壁支和脏支(图7-24)。

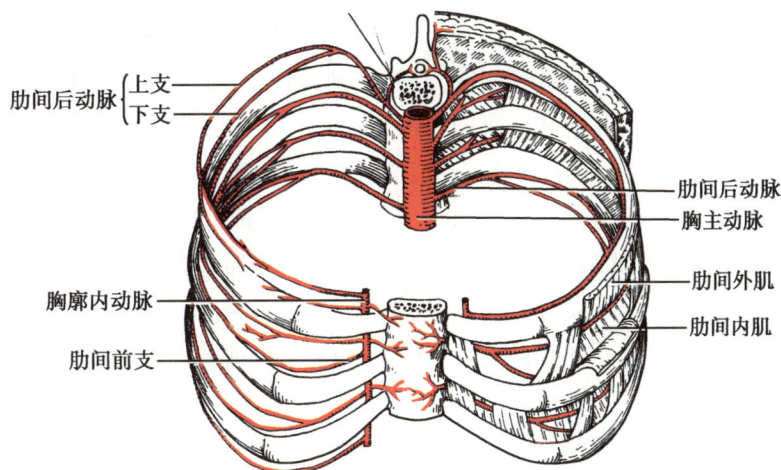

图 7-23 胸壁的动脉

肋间后动脉 { 上支 / 下支 }

肋间后动脉
胸主动脉
肋间外肌
肋间内肌

胸廓内动脉

肋间前支

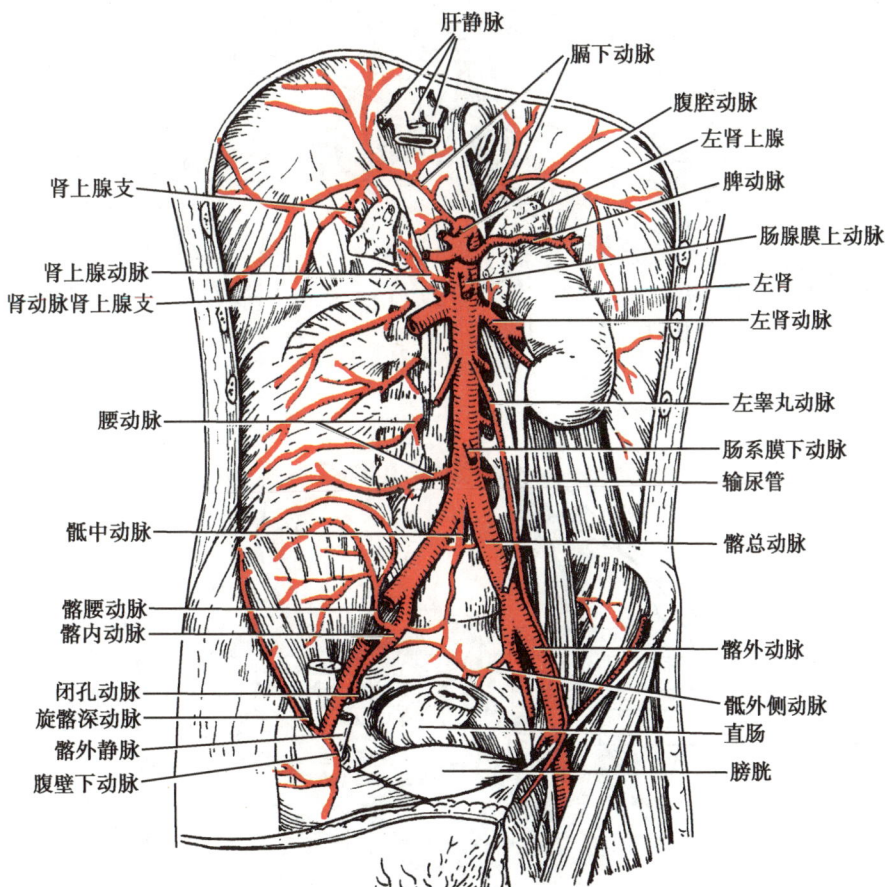

图 7-24 腹主动脉及其分支

肝静脉
膈下动脉
腹腔动脉
左肾上腺
脾动脉
肠腺膜上动脉
左肾
左肾动脉
左睾丸动脉
肠系膜下动脉
输尿管
髂总动脉
髂外动脉
骶外侧动脉
直肠
膀胱

肾上腺支
肾上腺动脉
肾动脉肾上腺支
腰动脉
骶中动脉
髂腰动脉
髂内动脉
闭孔动脉
旋髂深动脉
髂外静脉
腹壁下动脉

壁支主要有膈下动脉和腰动脉。膈下动脉左、右各一,起于腹主动脉上端,向外上方分布于膈的下面,还发出细小的肾上腺上动脉至肾上腺。腰动脉有 4 对,起于腹主动脉后壁横行向外,分布于腹后壁和脊髓。

脏支包括成对和不成对两种。成对的脏支有肾上腺中动脉、肾动脉和睾丸(或卵巢)动脉,分布于成对器官;不成对的脏支有腹腔干、肠系膜上动脉和肠系膜下动脉,分布于不成对器官。

1. 成对脏支

（1）**肾上腺中动脉**：约平第1腰椎高度起于腹主动脉，分布到肾上腺，并与肾上腺上、下动脉吻合。

（2）**肾动脉**：平第1~2腰椎和椎间盘高度起于腹主动脉，横行向外，在肾门附近分为前、后干，经肾门入肾。肾动脉在入肾门之前发出肾上腺下动脉至肾上腺。

（3）**睾丸动脉**：在肾动脉起点的稍下方起于腹主动脉前壁，细而长，沿腰大肌前面斜向外下走行，平第4腰椎高度跨过输尿管的前面，经腹股沟管至阴囊，参与精索的组成，故又称精索内动脉，分布至睾丸和附睾。在女性则为卵巢动脉，经卵巢悬韧带入盆腔，分布于卵巢和输卵管壶腹部。

2. 不成对脏支

（1）**腹腔干**（coeliac trunk）：在主动脉裂孔稍下方发自腹主动脉前壁，短而粗，并立即分为胃左动脉、肝总动脉和脾动脉（图7-25）。

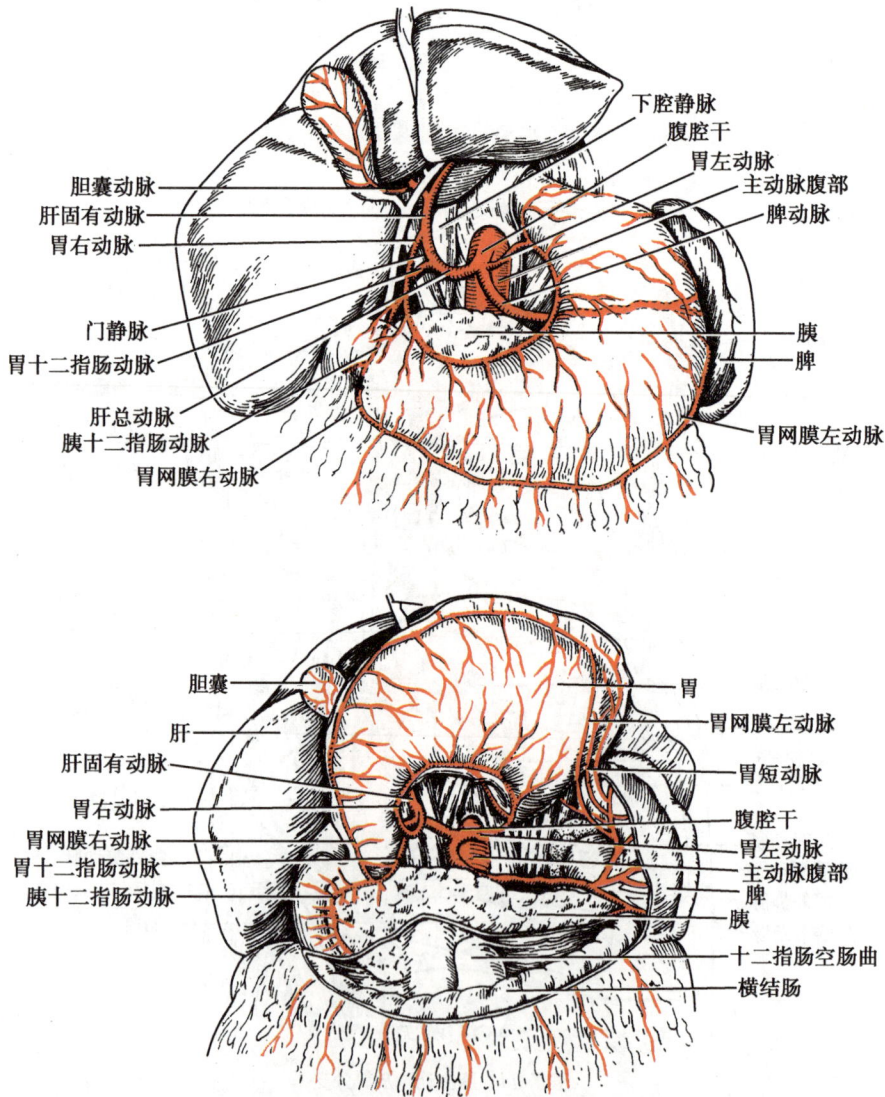

图7-25　腹腔干及其分支（上：胃前面；下：胃后面）

1）**胃左动脉**：先向左上方至胃贲门附近，在小网膜的两层之间沿胃小弯向右走行，并与胃右动脉吻合，沿途发出分支至食管腹段、贲门和胃小弯附近的胃壁。

2）**肝总动脉**：向右至十二指肠上部的上缘，进入肝十二指肠韧带内，并分为**肝固有动脉**和**胃十二指肠动脉**。肝固有动脉走行于肝十二指肠韧带内，位于肝门静脉的前方、胆总管左侧，在肝门附近分为左支和右支,分别经肝门进入肝左、右叶。右支在进入肝门前发出**胆囊动脉**,经胆囊三角分布于胆囊。在肝固有动脉起始处尚发出**胃右动脉**,在小网膜两层之间下行至幽门上缘,再沿胃小弯向左走行,与胃左动脉吻合,沿途发出分支至十二指肠上部和胃小弯附近的胃壁。胃十二指肠动脉经十二指肠上部的后面下行,在幽门下缘分为**胃网膜右动脉和胰十二指肠上动脉**。

3)**脾动脉**:沿胰体和胰尾上缘左行至脾门,分数支入脾,沿途发出多条细小的胰支,分布于胰体和胰尾;在脾门附近发出 3~5 条**胃短动脉**,经胃脾韧带至胃底;发出**胃网膜左动脉**,在大网膜两层之间沿胃大弯向右走行,分支至胃和大网膜,其终末支与胃网膜右动脉吻合。

(2)**肠系膜上动脉**(superior mesenteric artery):在腹腔干稍下方,约平第 1 腰椎高度发自腹主动脉前壁,经胰体的后方下行,越过十二指肠水平部的前面进入小肠系膜根,向右髂窝方向走行(图 7-26)。该动脉的主要分支有:

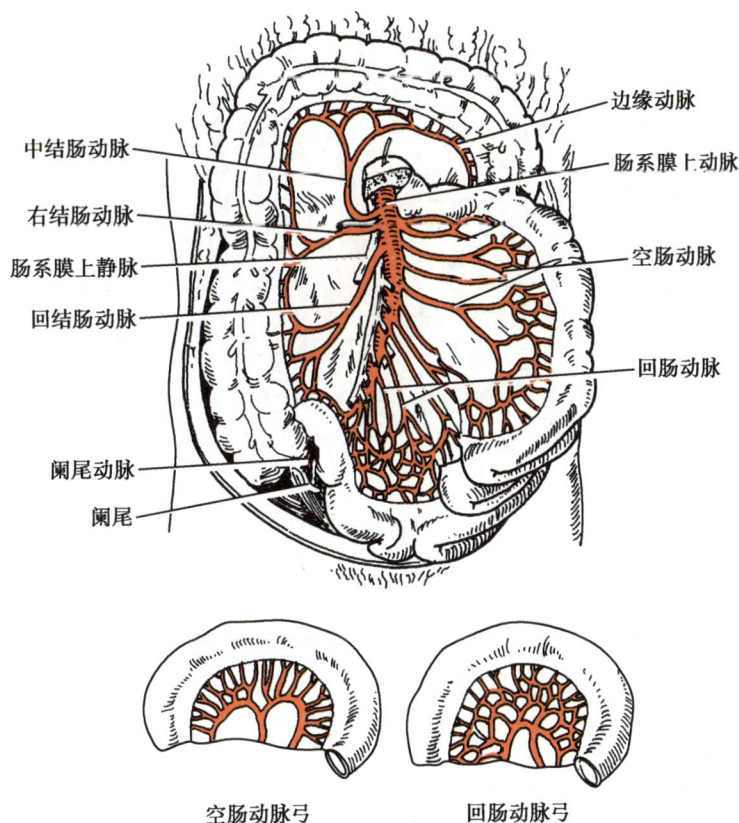

图 7-26　肠系膜上动脉及其分支

1)**空肠动脉**和**回肠动脉**:起于肠系膜上动脉的左壁,有 12~18 支不等,走行于小肠系膜内,分布于空肠和回肠。各相邻动脉之间发出分支相互吻合,形成动脉弓。通常空肠仅有 1~2 级动脉弓,而回肠的动脉弓较多,可达 3~4 级,至回肠最末端又变成单弓。末级血管弓发出直动脉分布于肠壁。

2)**回结肠动脉**:为肠系膜上动脉右侧壁发出的最下一条分支,分布于回肠末端、盲肠、阑尾和升结肠。其发出的阑尾动脉经回肠末端的后方下行,沿阑尾系膜游离缘至阑尾尖部,分布于阑尾。

3)**右结肠动脉**:在回结肠动脉上方发出,右行,分升、降支分布于升结肠,分别与回结肠动脉和中结肠动脉吻合。

4)**中结肠动脉**:在胰下缘附近起于肠系膜上动脉,向前进入横结肠系膜,分左、右支分布于横结肠,并分别与左、右结肠动脉吻合。

(3)**肠系膜下动脉**(inferior mesenteric artery):约平第 3 腰椎高度发自腹主动脉前壁,在腹后壁腹膜的后

面向左下方走行,分支分布于降结肠、乙状结肠和直肠上部(图7-27)。其主要分支有:

1)**左结肠动脉**:沿腹后壁向左,跨左侧输尿管前方至降结肠附近,分升、降支分布于降结肠,并分别与中结肠动脉和乙状结肠动脉吻合。

2)**乙状结肠动脉**:有1~3支,斜向左下进入乙状结肠系膜内,各分支之间相互吻合形成动脉弓,分支分布于乙状结肠。

3)**直肠上动脉**:是肠系膜下动脉的直接延续,在乙状结肠系膜内下行,至第3骶椎处分为两支,沿直肠上部两侧下降,分支分布于直肠上部。

中结肠动脉和左结肠动脉之间的吻合较差,最下一条乙状结肠动脉和直肠上动脉之间往往缺少吻合,手术时应多加注意,避免损伤。

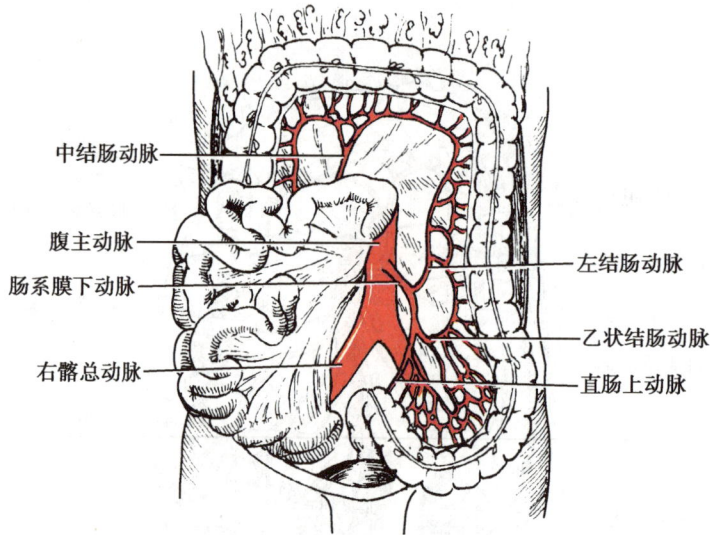

图7-27 肠系膜下动脉及其分支

(五)髂总动脉

髂总动脉(common iliac artery)左、右各一,在第4腰椎体下缘由腹主动脉分出后,沿腰大肌内侧下行,至骶髂关节处分为髂内动脉和髂外动脉(图7-28、图7-29)。

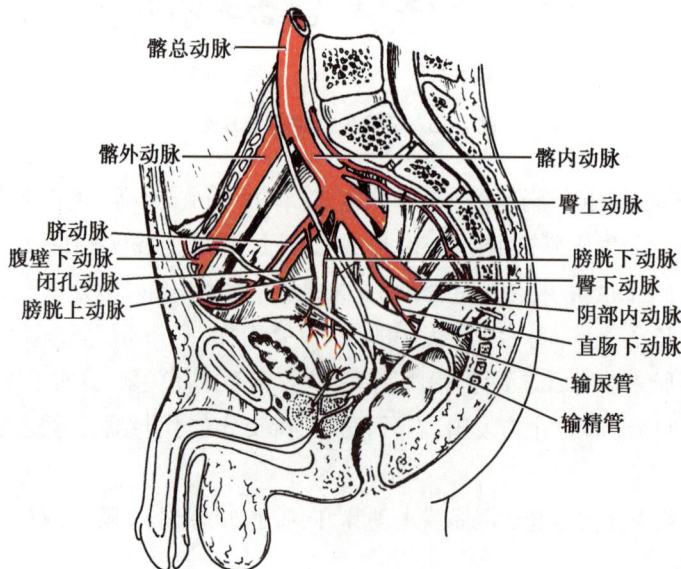

图7-28 髂内动脉分支分布(男性)

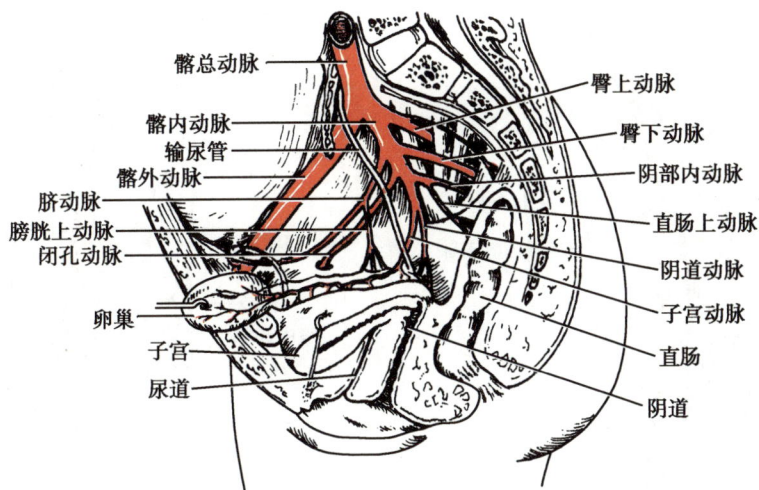

图 7-29　髂内动脉分支分布（女性）

1. 髂内动脉（internal iliac artery）　是盆部的动脉主干，粗而短，沿盆腔侧壁下行，发出壁支和脏支（见图 7-28、图 7-29）。

（1）壁支　主要有闭孔动脉、臀上动脉和臀下动脉等。

1）**闭孔动脉**：伴闭孔神经沿盆腔侧壁向前下走行，穿闭膜管至大腿内侧，分布于大腿内侧肌群及髋关节。

2）**臀上动脉和臀下动脉**：分别穿过梨状肌上、下孔出盆腔至臀部，分布于臀肌和髋关节等处。

（2）脏支　主要分布于盆腔器官和外生殖器。

1）**脐动脉**：是胎儿时期的动脉干，出生后其远侧段闭锁形成脐内侧韧带，近侧段管腔未闭，与髂内动脉起始段相连，发出 2～3 支膀胱上动脉，分布于膀胱上、中部。

2）**膀胱下动脉**：分布于膀胱底、男性的精囊和前列腺，在女性还发出分支至阴道。

3）**直肠下动脉**：分布于直肠下部、前列腺（男）或阴道（女）等处，并与直肠上动脉和肛动脉吻合。

4）**阴部内动脉**：在臀下动脉的前方下行，穿梨状肌下孔出盆腔，再穿坐骨小孔至坐骨肛门窝。发出肛动脉、会阴动脉、阴茎（蒂）背动脉等，分布于肛门、会阴部和外生殖器等。

5）**子宫动脉**：沿盆腔侧壁下行，位于子宫阔韧带两层腹膜之间，在子宫颈外侧 1～2cm 处向内跨过输尿管的前面，再沿子宫颈两侧迂曲上升至子宫底，分支分布于子宫、阴道、输尿管和卵巢。在手术需结扎子宫动脉时，要注意子宫动脉与输尿管的交叉关系，以避免误伤输尿管。

2. 髂外动脉（external iliac artery）　沿腰大肌内侧缘下降，经腹股沟韧带中点深面至股前部移行为股动脉。髂外动脉在腹股沟韧带稍上方发出腹壁下动脉，经腹股沟管深环的内侧上行进入腹直肌鞘，分布于腹直肌并与腹壁上动脉吻合。髂外动脉直接延续为股动脉（图 7-30）。

3. 股动脉（femoral artery）　在股三角内，位于股神经和股静脉之间，下行进入收肌管，出收肌腱裂孔至腘窝，移行为腘动脉。在腹股沟韧带稍下方，股动脉位置表浅，在活体上可扪及其搏动，当下肢大出血时，可在此压迫股动脉进行急救止血。股动脉是动脉穿刺以及动脉插管的常用部位。

股动脉的主要分支为股深动脉，在腹股沟韧带下方 2～5cm 处起自股动脉，经股动脉后方向后内下方走行，沿途发出旋股内侧动脉至大腿内侧群肌、旋股外侧动脉至大腿前群肌、3～4 条穿动脉至大腿后群肌、内侧群肌和股骨。此外，股动脉还发出腹壁浅动脉和旋髂浅动脉。

4. 腘动脉（popliteal artery）　在收肌腱裂孔处续于股动脉，在腘窝深部下行，至小腿骨间膜上方分为胫前动脉和胫后动脉，腘动脉在腘窝发出分支至膝关节和邻近诸肌，并参与膝关节网构成（图 7-31）。

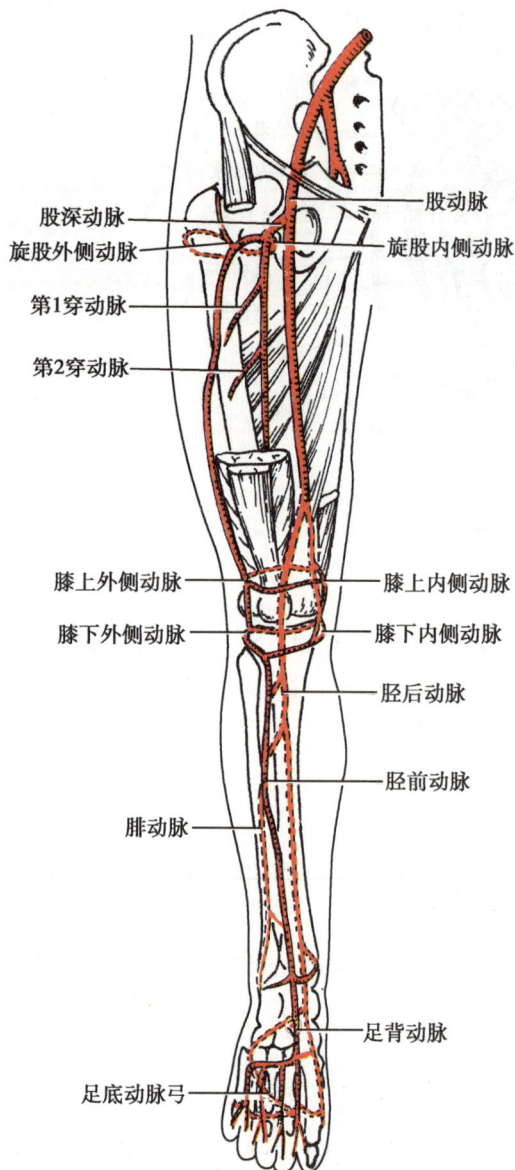

图 7-30　股动脉分支分布图

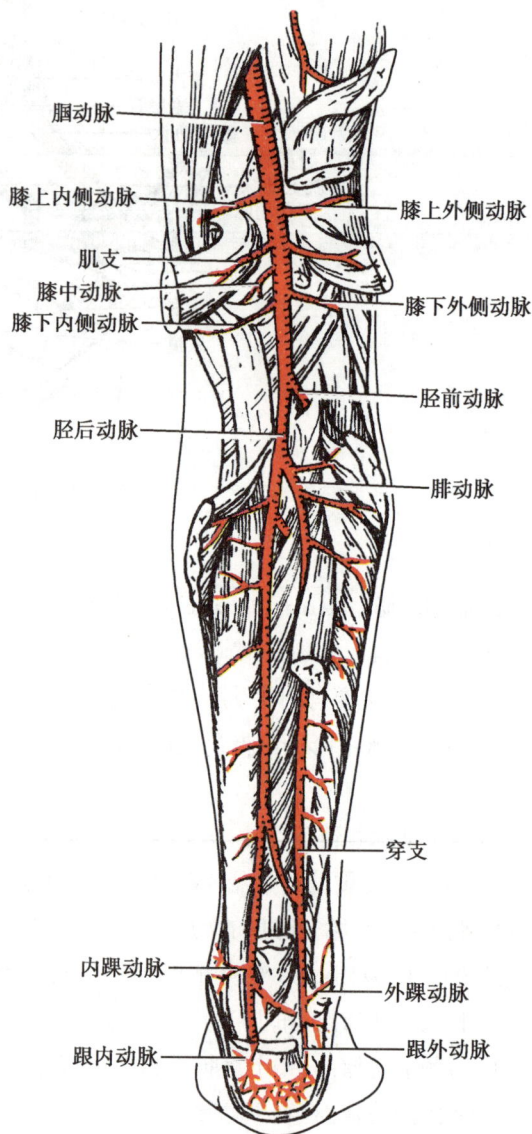

图中标注（左图，图7-30）：
股深动脉　　股动脉
旋股外侧动脉　　旋股内侧动脉
第1穿动脉
第2穿动脉
膝上外侧动脉　　膝上内侧动脉
膝下外侧动脉　　膝下内侧动脉
胫后动脉
胫前动脉
腓动脉
足背动脉
足底动脉弓

图 7-31　小腿后面的动脉

图中标注（右图，图7-31）：
腘动脉
膝上内侧动脉　　膝上外侧动脉
肌支
膝中动脉　　膝下外侧动脉
膝下内侧动脉
胫后动脉　　胫前动脉
腓动脉
穿支
内踝动脉　　外踝动脉
跟内动脉　　跟外动脉

5. **胫后动脉**（posterior tibial artery）　沿小腿后面浅、深屈肌之间下行，经内踝后方至足底，分为足底内侧动脉和足底外侧动脉（图 7-32）。足底内侧动脉沿足底内侧前行分布于足底内侧部肌肉和皮肤；足底外侧动脉较粗，沿足底外侧前行，至第 5 跖骨底处转向内侧至第 1 跖骨间隙，与足背动脉发出的足底深支吻合，形成足底弓。胫后动脉起始处发出腓动脉，分支分布于胫、腓骨及附近诸肌。

6. **胫前动脉**（anterior tibial artery）　由腘动脉发出后，立即穿小腿骨间膜至小腿前群肌之间下行，至踝关节前方移行为足背动脉。沿途分支分布于小腿前群肌和附近的皮肤。并发出分支参与膝关节动脉网的构成（图 7-33）。

足背动脉是胫前动脉的直接延续，经长伸肌腱和趾长伸肌腱之间前行，至第 1 跖骨间隙近侧，分为第 1 跖背动脉和足底深支，沿途分支分布于足背和足趾等处。

足背动脉位置表浅，在踝关节前方、内外踝连线中点、长伸肌腱的外侧，可触及其搏动。下肢脉管炎时足背动脉的搏动可以减弱或消失。足部出血时可在该处向深部压迫足背动脉进行止血。

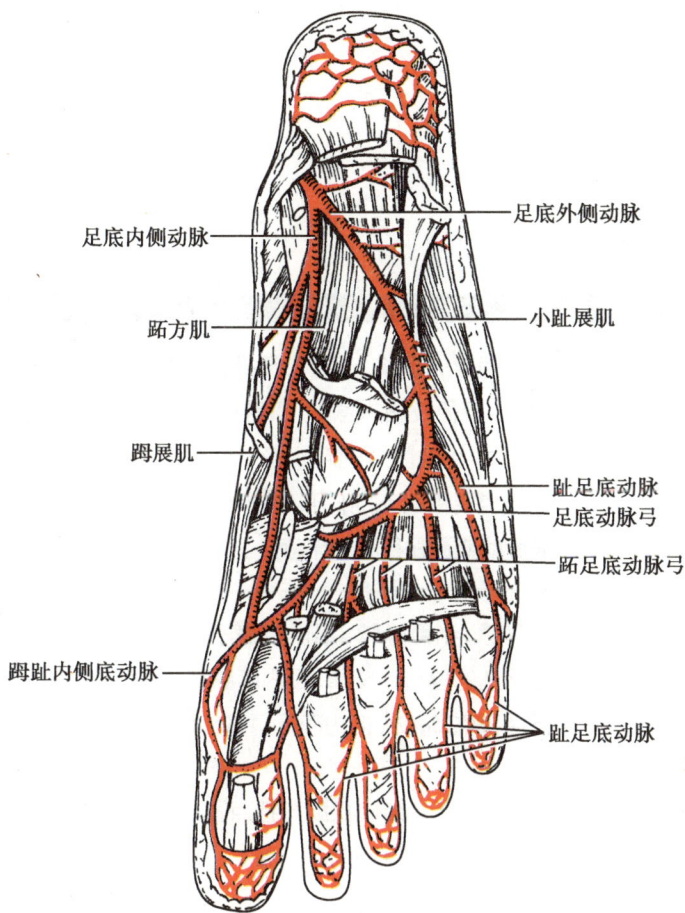

图 7-32 足底的动脉

足底内侧动脉
跖方肌
踇展肌
踇趾内侧底动脉
足底外侧动脉
小趾展肌
趾足底动脉
足底动脉弓
跖足底动脉弓
趾足底动脉

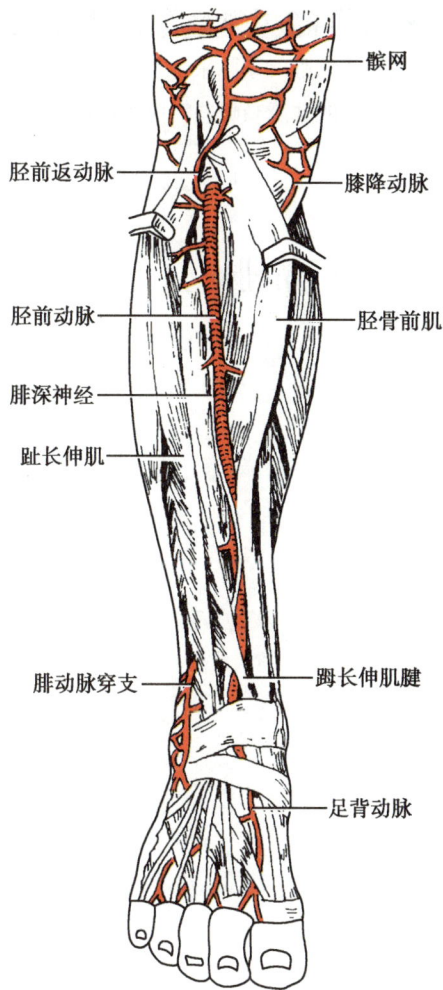

图 7-33 小腿前面的动脉

胫前返动脉
胫前动脉
腓深神经
趾长伸肌
腓动脉穿支
髌网
膝降动脉
胫骨前肌
踇长伸肌腱
足背动脉

（武志兵）

学习小结

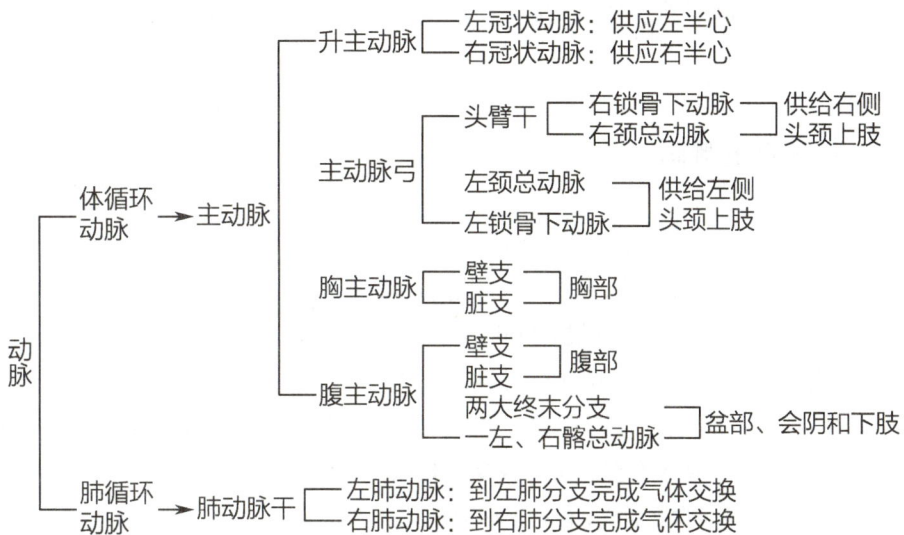

动脉
├─ 体循环动脉 → 主动脉
│   ├─ 升主动脉 ┬ 左冠状动脉：供应左半心
│   │   └ 右冠状动脉：供应右半心
│   ├─ 主动脉弓
│   │   ├─ 头臂干 ┬ 右锁骨下动脉 ┐ 供给右侧
│   │   │   └ 右颈总动脉   ┘ 头颈上肢
│   │   ├─ 左颈总动脉   ┐ 供给左侧
│   │   └─ 左锁骨下动脉 ┘ 头颈上肢
│   ├─ 胸主动脉 ┬ 壁支 ┐ 胸部
│   │   └ 脏支 ┘
│   └─ 腹主动脉 ┬ 壁支 ┐ 腹部
│   ├ 脏支 ┘
│   └ 两大终末分支
│   —左、右髂总动脉 ─ 盆部、会阴和下肢
└─ 肺循环动脉 → 肺动脉干 ┬ 左肺动脉：到左肺分支完成气体交换
                        └ 右肺动脉：到右肺分支完成气体交换

1. 简述甲状腺的动脉来源?
2. 供应胃的动脉有哪些? 来源如何?
3. 供应小肠的动脉有哪些?
4. 腹腔干的主要分支?

第四节　静脉

掌握	上腔静脉的组成、起止和行径;头静脉、贵要静脉的起止、行径及临床意义;下腔静脉的组成、起止和行径;大、小隐静脉的起止、行径及临床意义;肝门静脉的组成和属支;肝门静脉系结构特点及与上、下腔静脉的交通途径和临床意义。
熟悉	奇静脉、半奇静脉和副半奇静脉的起止和行径及椎静脉丛的位置和交通;颈内静脉和颈外静脉的起止、行径;髂总静脉、髂内静脉、髂外静脉的起止、行径。
了解	静脉的概念、结构和配布特点及几种特殊静脉的结构特点;左、右肺静脉的行径。

　　静脉是运输血液回心的血管,始于毛细血管,由小静脉逐渐汇合成较大的静脉,最后汇合成大静脉连于心房。全身的静脉分为肺循环的静脉和体循环的静脉。

一、肺循环的静脉

　　肺静脉(pulmonary vein)左、右各两条,分别称左、右肺上静脉和左、右肺下静脉。肺静脉起自肺门,分别收集左、右肺的血液,穿过心包,注入左心房。肺静脉输送含氧较高的血液回左心房,再经左心室进入体循环(见图7-4)。

二、体循环的静脉

　　与动脉相比,体循环的静脉在结构和配布上有以下特点:
　　1. 体循环的静脉分浅、深两类。浅静脉位于浅筋膜内,又称皮下静脉。其数目众多,无动脉伴行,最后注入深静脉。临床上常在浅静脉进行注射、输液、输血、取血、穿刺和插入导管等。深静脉位于深筋膜深面或体腔内,多与同名动脉伴行,又称伴行静脉。
　　2. 静脉之间的吻合比较丰富。浅静脉在手、足等部位吻合成静脉网。深静脉在一些空腔器官周围或壁内形成静脉丛,便于在器官扩张或受压时保持静脉血流畅通,如食管静脉丛、直肠静脉丛等。浅、深静脉之间也存在丰富的交通支,有利于侧支循环的建立。

3. 静脉瓣由静脉管壁内膜形成,一般成对存在,呈半月形,游离缘朝向心,是保证血液向心流动和防止血液逆流的重要结构。静脉瓣以四肢静脉多见,而肝门静脉和头颈部静脉等一般缺如(图7-34)。

4. 体循环的静脉起于毛细血管,止于右心房。静脉管壁薄而弹性小,管腔较其伴行动脉大,属支多,总容积是动脉的两倍以上。静脉内血液压力低、流速慢。

5. 存在板障静脉和硬脑膜窦等结构特殊的静脉。板障静脉位于颅骨板障内,壁薄无静脉瓣,借导静脉连接头皮静脉和硬脑膜窦。硬脑膜窦位于颅内两层硬脑膜之间,无平滑肌、无静脉瓣,破裂时往往出血不止,需开颅手术治疗。

体循环的静脉包括上腔静脉系、下腔静脉系和心静脉系(前已述)3部分(图7-35)。

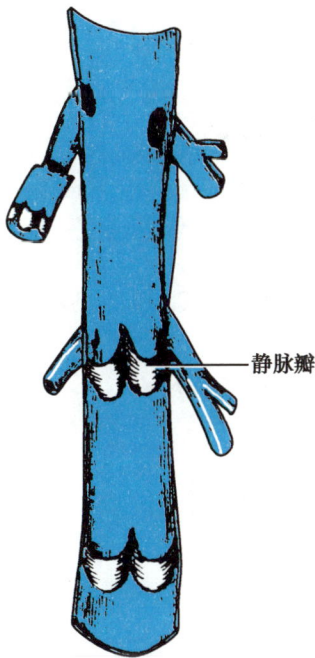

图7-34　静脉瓣

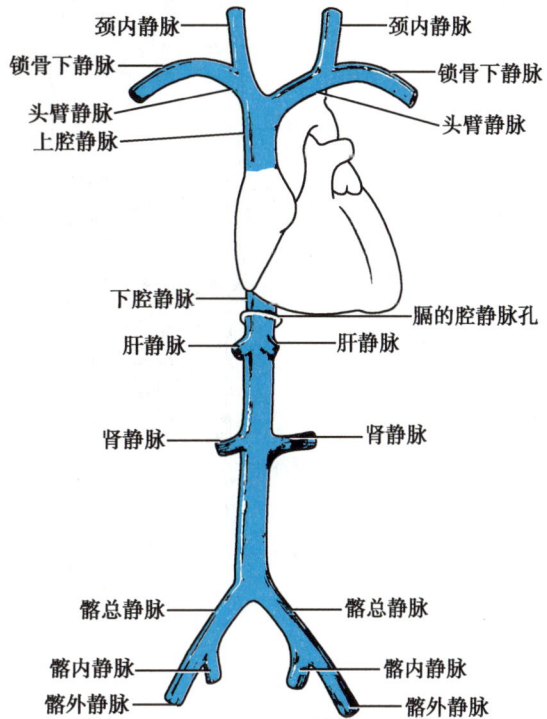

图7-35　体循环的大静脉

(一)上腔静脉系

由上腔静脉及其属支构成,收集头颈部、上肢和胸部(心和肺除外)的静脉血。

上腔静脉(superior vena cava)由左、右头臂静脉在右侧第1胸肋结合处的后方汇合而成,沿升主动脉右侧垂直下行,至右侧第3胸肋关节下缘处注入右心房。上腔静脉在入右心房前尚有奇静脉汇入(图7-36)。

1. **头颈部的静脉**　主要有颈内静脉、颈外静脉和锁骨下静脉,最后汇集成头臂静脉。

(1)**颈内静脉**(internal jugular vein):于颈静脉孔处续于乙状窦,在颈动脉鞘内、沿颈内动脉和颈总动脉的外侧下行,至胸锁关节的后方与锁骨下静脉汇合成头臂静脉(图7-37)。

颈内静脉的属支有颅内支和颅外支两种。

颅内支:通过颅内静脉和硬脑膜窦收集脑膜、脑、颅骨、视器和前庭蜗器等处的静脉血,经乙状窦注入颈内静脉。

颅外支:①下颌后静脉由颞浅静脉和上颌静脉在腮腺内汇合而成,分别收集同名动脉分布区的静脉血,下行至腮腺下端分为前、后两支,前支汇入面静脉,后支汇入颈外静脉。上颌静脉起自翼内肌与翼外肌之间的翼静脉丛,该静脉丛与面静脉、海绵窦交通。②面静脉起自内眦静脉,与面动脉伴行斜向外下,在下颌角下方接受下颌后静脉前支,至舌骨大角附近注入颈内静脉。面静脉通过内眦静脉、眼静脉与颅内海绵窦交通,也经面深静脉、翼静脉丛与海绵窦交通(图7-38)。面静脉在口角平面以上缺乏静脉瓣,当面部发生化脓性感染时,若处理不当(如挤压等),可导致颅内感染。故将鼻根至两侧口角的三角形区域称为"危险三角"。此外,颈内静脉在颅外尚有舌静脉、咽静脉、甲状腺上静脉和甲状腺中静脉等属支。

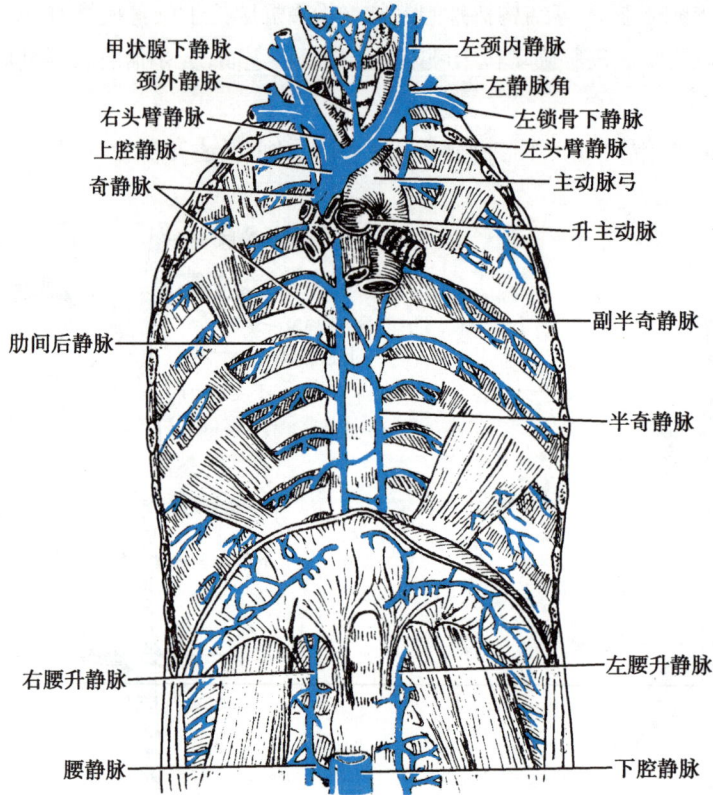

图7-36 上腔静脉及其属支

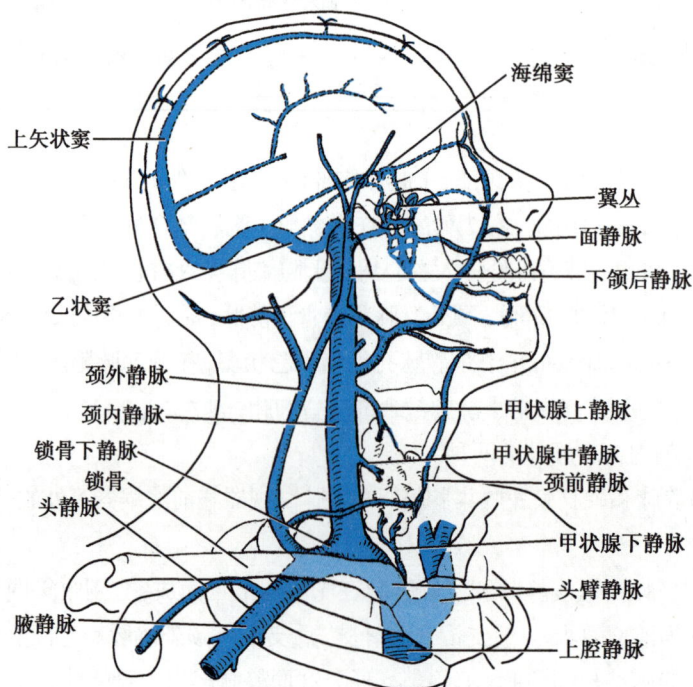

图7-37 头颈部的静脉

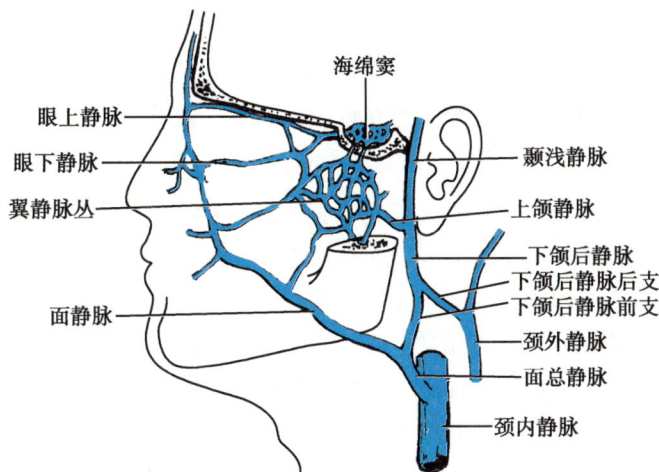

眼上静脉
眼下静脉
翼静脉丛
面静脉
海绵窦
颞浅静脉
上颌静脉
下颌后静脉
下颌后静脉后支
下颌后静脉前支
颈外静脉
面总静脉
颈内静脉

图 7-38　面部的静脉及其交通

（2）颈外静脉（external jugular vein）：由下颌后静脉后支、耳后静脉和枕静脉等在下颌处汇合而成。沿胸锁乳突肌的表面下行，在锁骨上方穿深筋膜注入锁骨下静脉。其主要属支还有颈前静脉，起自颏下部，向外下斜行注入颈外静脉。颈外静脉是颈部最大的浅静脉，常用于静脉穿刺和插管。该静脉末端有一对静脉瓣，但不能防止血液逆流。当心脏疾病或上腔静脉阻塞引起颈外静脉回流不畅时，在体表可见静脉充盈轮廓，称颈静脉怒张。

（3）锁骨下静脉（subclavian vein）：在第 1 肋的外缘续于腋静脉，与同名动脉伴行，至胸锁关节的后方与颈内静脉汇合成头臂静脉。锁骨下静脉位置固定，管腔较大，临床上常在此进行静脉穿刺或静脉导管插入。

2. 上肢的静脉　上肢的静脉分浅静脉和深静脉。

（1）上肢的浅静脉（图 7-39）：主要包括头静脉、贵要静脉和肘正中静脉及其属支，与深静脉之间有丰富的吻合支。在不同部位汇入深静脉。

1）头静脉（cephalic vein）：起自手背静脉网桡侧，沿前臂下部桡侧、前臂上部和肘部的前面以及肱二头肌外侧沟上行，经三角肌胸大肌间沟至锁骨下窝，穿锁胸筋膜注入腋静脉或锁骨下静脉。

2）贵要静脉（basilic vein）：起自手背静脉网尺侧，沿前臂尺侧上行，至肘部转至前面，经肱二头肌内侧沟上行至臂中点高度，穿深筋膜注入肱静脉或伴肱静脉上行注入腋静脉。

3）肘正中静脉（median cubital vein）：斜行于肘窝皮下，连接头静脉和贵要静脉，常接受前臂正中静脉汇入，后者起于手掌静脉丛，沿前臂前面上行至肘窝。肘正中静脉变异较多，是临床常用的注射、输液或取血部位。

（2）上肢的深静脉：与同名动脉伴行，多为两条，收集同名动脉分布区域的静脉血，由 2 条肱静脉在大圆肌下缘处汇合成腋静脉，在第 1 肋外侧缘移行为锁骨下静脉。

3. 胸部的静脉　胸前外侧壁及脐以上腹前外侧壁的浅静脉，沿胸腹壁静脉行向外上方，在胸外侧区上部汇合成胸外侧静脉，

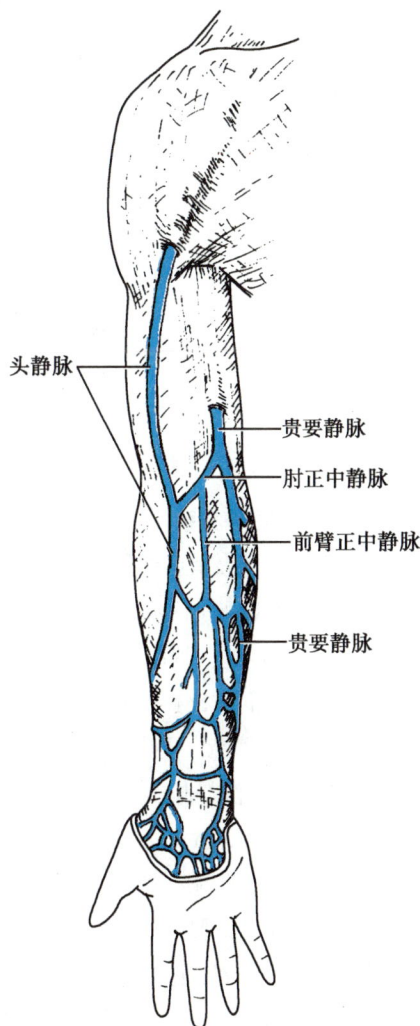

头静脉
贵要静脉
肘正中静脉
前臂正中静脉
贵要静脉

图 7-39　上肢的浅静脉

注入腋静脉；胸前壁深静脉一部分沿胸廓内静脉直接注入头臂静脉；其他的胸壁深静脉沿肋间后静脉回流，直接或间接汇入奇静脉。胸腔内器官（心和肺除外）的静脉也汇入奇静脉，再经上腔静脉注入右心房。

（1）**头臂静脉**（brachiocephalic vein）：也称无名静脉，左、右各一，由同侧锁骨下静脉和颈内静脉在胸锁关节的后方汇合而成。两静脉汇合处形成向外的夹角称静脉角，是淋巴导管注入的部位。头臂静脉还接受甲状腺下静脉、椎静脉、胸廓内静脉等属支。左、右头臂静脉汇合成上腔静脉。

（2）**奇静脉**（azygos vein）：在右膈脚处起于右腰升静脉，沿胸椎体的右前方上行至第4胸椎高度，弓形向前跨过右肺根的上方注入上腔静脉。沿途接受食管静脉、支气管静脉、右肋间后静脉及半奇静脉的注入。奇静脉是沟通上、下腔静脉的重要通道之一。

（3）**半奇静脉**（hemiazygos vein）：在左膈脚处起于左腰升静脉，沿胸椎体的左前方上行至第8～9胸椎高度，向右跨过脊柱前面注入奇静脉。沿途接受左侧食管静脉、左侧下部肋间后静脉及副半奇静脉的注入。

（4）**副半奇静脉**（accessory hemiazygos vion）：收集左侧中、上部肋间后静脉的汇入。沿胸椎体的左侧下行注入半奇静脉或直接注入奇静脉。

（5）**椎静脉丛**（vertebral venous plexus）：位于椎管内、外，纵贯脊柱全长，分椎内静脉丛和椎外静脉丛，两者之间具有丰富的吻合。椎静脉丛收集脊髓、脊膜、椎骨和邻近肌的静脉血液，向两侧分别与椎静脉、腰静脉和骶外侧静脉交通，向上与颅内硬脑膜窦相通，向下与盆腔静脉丛相连。因此，椎静脉丛是沟通上、下腔静脉系以及沟通颅内、外静脉的重要通道之一（图7-40）。

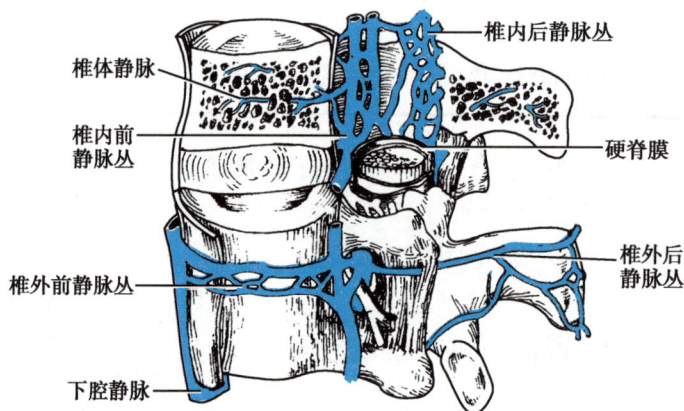

图7-40　椎静脉丛

（二）下腔静脉系

由下腔静脉及其各级属支构成，其主干为下腔静脉，收集下肢、盆部和腹部的静脉血。

下腔静脉（inferior vena cava）由左、右髂总静脉在第4～5腰椎右前方汇合而成，沿脊柱右前方、腹主动脉右侧上行，经肝的腔静脉沟，穿膈腔静脉孔入胸腔，注入右心房。髂总静脉由髂内静脉和髂外静脉在骶髂关节前方汇合而成，分别收集同名动脉分布区的静脉血（图7-41）。

1. 下肢的静脉　下肢的静脉分浅静脉和深静脉。

（1）**下肢的浅静脉**：主要有大隐静脉和小隐静脉及其属支（图7-42）。

1）**大隐静脉**（great saphenous vein）：是全身最长的浅静脉。起自足背静脉弓的内侧缘，依次经内踝前方、小腿内侧、膝关节内后方、大腿内侧面上行，至耻骨结节外下方3～4cm处，在隐静脉裂孔处，穿筛筋膜注入股静脉。在注入股静脉前，尚接受腹壁浅静脉、旋髂浅静脉、阴部外静脉、股内侧浅静脉、股外侧浅静脉5条属支。主要收集足、小腿内侧部及大腿前面、腹壁下部、外阴等处的静脉血。大隐静脉有9～10对静脉瓣，保证血液向心流动。大隐静脉行经内踝前方，位置表浅而恒定，是临床注射、输液及静脉穿刺或切开的部位。

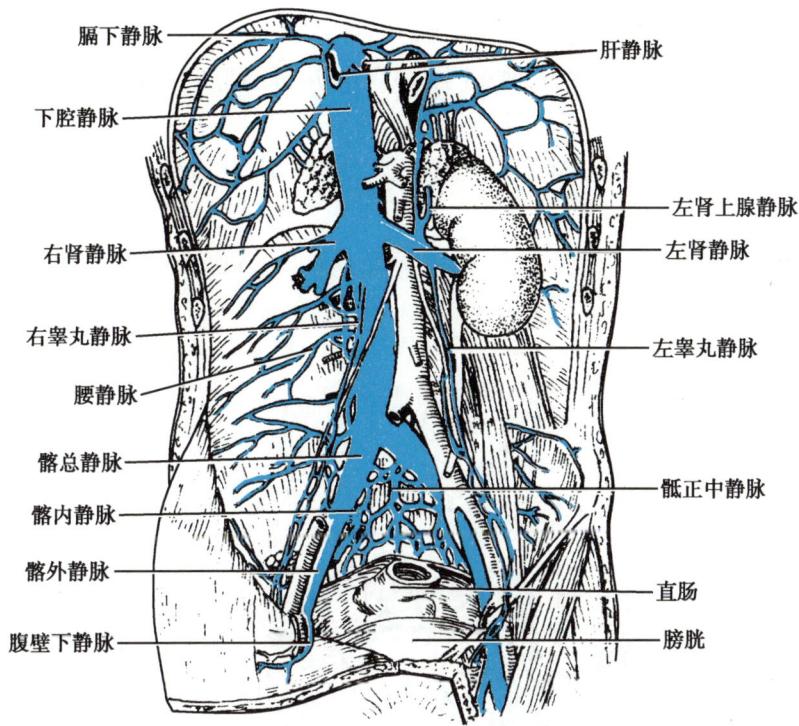

图 7-41　下腔静脉及其属支

膈下静脉
肝静脉
下腔静脉
左肾上腺静脉
右肾静脉
左肾静脉
右睾丸静脉
左睾丸静脉
腰静脉
髂总静脉
骶正中静脉
髂内静脉
髂外静脉
直肠
腹壁下静脉
膀胱

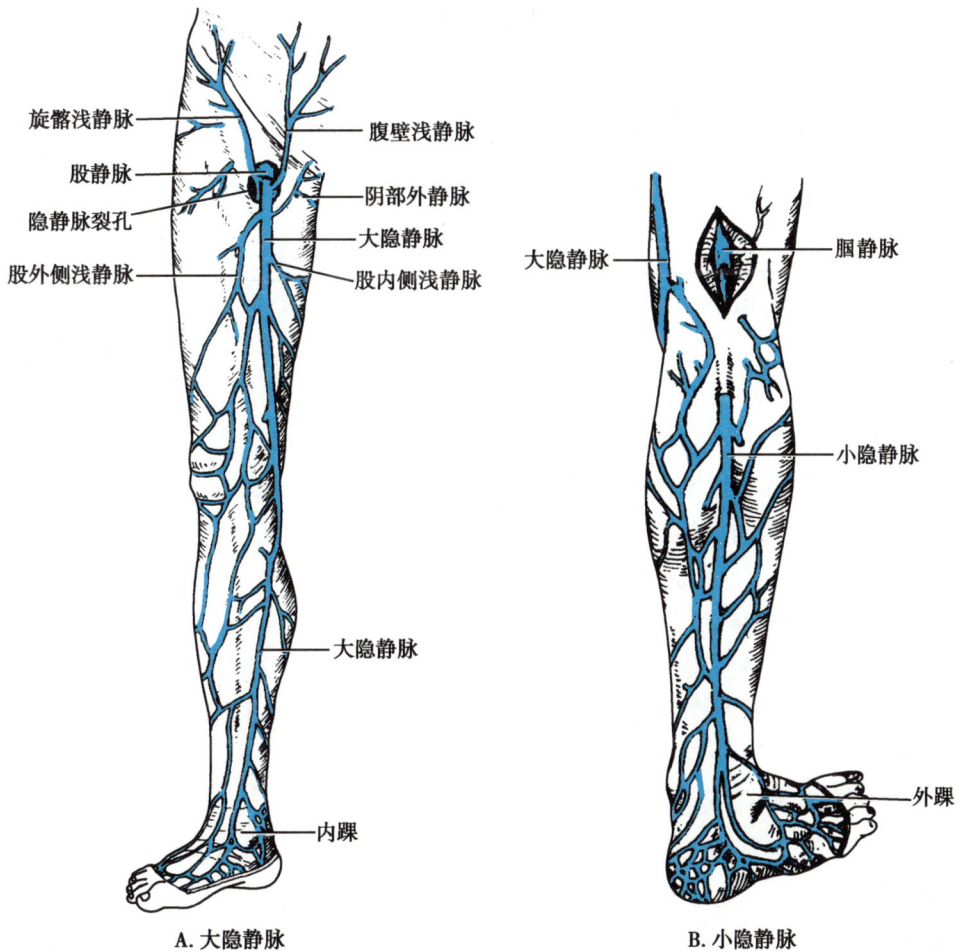

旋髂浅静脉
腹壁浅静脉
股静脉
阴部外静脉
隐静脉裂孔
大隐静脉
股外侧浅静脉
股内侧浅静脉
大隐静脉
腘静脉
大隐静脉
小隐静脉
内踝
外踝

A. 大隐静脉　　　　　　　　　B. 小隐静脉

图 7-42　下肢的浅静脉

2）**小隐静脉**（small saphenous vein）：起自足背静脉弓外侧缘，经外踝后方，沿小腿后面上行，至腘窝处穿深筋膜注入腘静脉。小隐静脉有3～4对静脉瓣，并有交通支与深静脉及大隐静脉相吻合。

（2）**下肢的深静脉**：与同名动脉伴行，收集同名动脉分布区的静脉血，汇成股静脉。

下肢的静脉有丰富的静脉瓣，浅、深静脉间有丰富的交通支，下肢肌的舒缩活动等都有助于血液由下而上向心回流。静脉瓣发育不良或深静脉回流受阻可导致静脉淤血或曲张。大隐静脉是下肢静脉曲张的好发血管。

2. 盆部的静脉　收集盆腔器官和盆壁静脉血回流的血管形成髂内静脉，与股静脉延续来的髂外静脉共同形成髂总静脉（图7-43）。

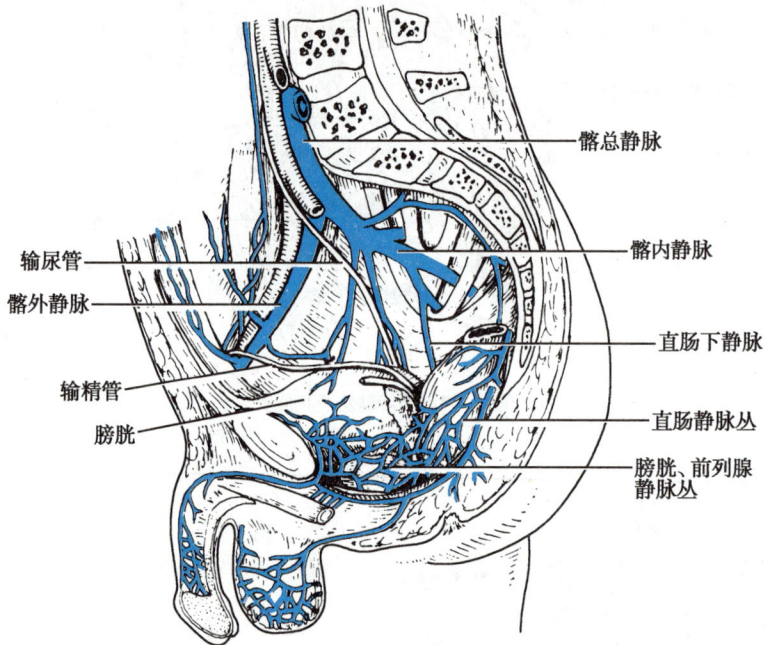

图7-43　盆部的静脉（男性）

（1）**髂外静脉**（external iliac vein）：是股静脉的直接延续，与髂外动脉伴行，收集同名动脉分布区的静脉血。

（2）**髂内静脉**（internal iliac vein）：短而粗，与髂内动脉伴行，收集同名动脉分布区的静脉血。其属支分为壁支和脏支。壁支包括闭孔静脉、臀上静脉、臀下静脉等；脏支包括膀胱下静脉、直肠下静脉、子宫静脉、阴部内静脉等。这些静脉均起于盆腔器官内或周围的静脉丛（如膀胱静脉丛、直肠静脉丛、子宫静脉丛等），静脉丛的静脉腔内无静脉瓣，各丛之间吻合丰富，可自由交通，在盆内器官扩张或受压迫时有助于血液回流，同时某些疾病也易经血流扩散。

直肠静脉丛位于直肠和肛管周围及其壁内，其静脉回流途径较多：①直肠上部的静脉由直肠上静脉注入肠系膜下静脉，经肝门静脉回流；②直肠下部的静脉经直肠下静脉注入髂内静脉；③肛管部的静脉经肛静脉汇入阴部内静脉，注入髂内静脉。所以，直肠静脉丛是沟通肝门静脉和下腔静脉之间的重要途径之一（图7-44）。

（3）**髂总静脉**（common iliac vein）：由髂内静脉和髂外静脉在骶髂关节的前方汇合而成。伴髂总动脉上行至第5腰椎体右前方，与对侧髂总静脉汇合成下腔静脉。髂总静脉还接受髂腰静脉、骶外侧静脉和左、右腰升静脉的汇入。

3. 腹部的静脉　腹部的静脉分为壁支和脏支，多数与同名动脉伴行。壁支和成对脏支直接或间接注入下腔静脉；不成对的脏支（肝静脉除外）先汇合成肝门静脉入肝，再经肝静脉注入下腔静脉。

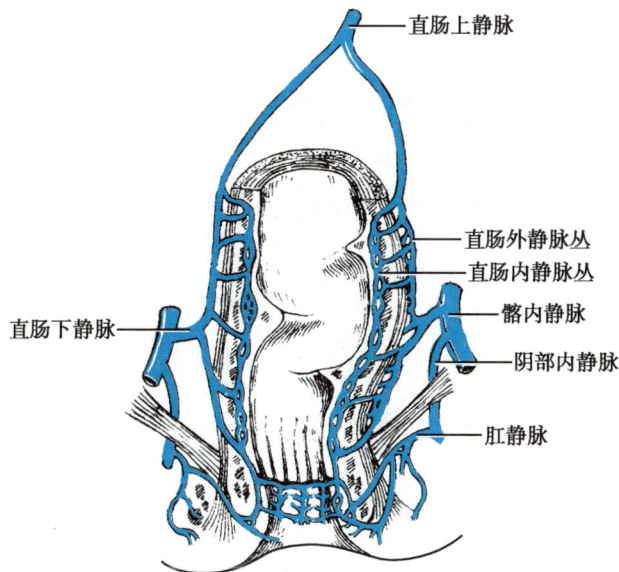

图 7-44 直肠静脉丛

（1）**壁支**：包括 1 对膈下静脉和 4 对腰静脉，每侧各腰静脉之间的纵行支称腰升静脉，左、右腰升静脉向上分别移行为半奇静脉和奇静脉，向下连于同侧的髂总静脉。

（2）**成对脏支**：包括肾上腺中静脉、肾静脉和睾丸（卵巢）静脉。

1）**肾上腺中静脉**：右侧直接注入下腔静脉，左侧注入左肾静脉。

2）**肾静脉**：在肾门处合为一干，经肾动脉前面横行向内侧，注入下腔静脉。左侧肾静脉较右侧长，跨越腹主动脉的前方，并接受左肾上腺静脉和左睾丸（卵巢）静脉的汇入。

3）**睾丸静脉**：睾丸和附睾的小静脉在精索内吻合成蔓状静脉丛，经腹股沟管进入盆腔，汇合成睾丸静脉，伴睾丸动脉上行。左侧以直角注入左肾静脉；右侧以锐角注入下腔静脉。由于睾丸静脉细长，左侧以直角汇入，所以睾丸静脉曲张以左侧多见。卵巢静脉起自卵巢静脉丛，在卵巢悬韧带内上行，注入部位同睾丸静脉。

（3）**不成对脏支**：收纳腹腔不成对的脏器（肝除外）的静脉血，汇合成肝门静脉入肝，经肝静脉注入下腔静脉。肝静脉由肝内小静脉汇合而成，分肝左静脉、肝右静脉和肝中静脉 3 支。

肝门静脉系：由肝门静脉及其属支组成，收集腹腔内除肝外不成对器官的静脉血。

1）**肝门静脉的组成**：肝门静脉（hepatic portal vein）由肠系膜上静脉和脾静脉在胰颈后方汇合而成，经胰颈和下腔静脉之间上行，进入肝十二指肠韧带，在肝固有动脉和胆总管的后方上行至肝门，分为左、右两支进入肝左、右叶。肝门静脉在肝内反复分支，最后注入肝血窦。肝血窦内含有来自肝门静脉和肝固有动脉的血液，经肝静脉注入下腔静脉（图 7-45）。

2）**肝门静脉系的结构特点**：肝门静脉系的管道，其始端和末端都与毛细血管连接，管腔内一般无静脉瓣。当肝门静脉压力升高时，血液可发生逆流。

3）**肝门静脉的属支**：多与同名动脉伴行。

肠系膜上静脉：在肠系膜内，位于同名动脉的右侧伴行，在胰颈后方与脾静脉汇合成肝门静脉。

脾静脉：由数条脾支在脾门处汇合而成，于脾动脉的下方沿胰后面右行，接受肠系膜下静脉和胃后静脉的注入，与肠系膜上静脉合成肝门静脉。

肠系膜下静脉：起始部与同名动脉伴行，多数在胰体的后面注入脾静脉，部分注入肠系膜上静脉或注入上述两静脉的夹角处。

胃左静脉（胃冠状静脉）：伴胃左动脉沿胃小弯右行，注入肝门静脉。

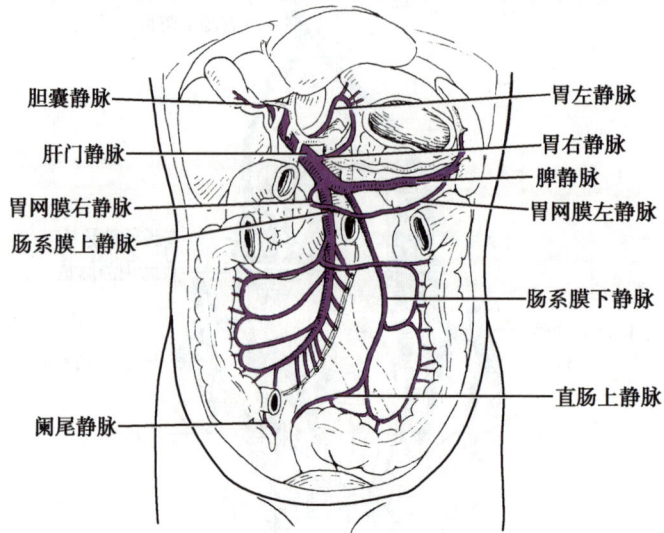

图 7-45　肝门静脉及其属支

胃右静脉：与胃右动脉伴行，注入肝门静脉。注入前接受位于幽门前方的幽门前静脉，后者可作为辨别幽门的标志。

胆囊静脉：收集胆囊壁的血液，注入肝门静脉或其右支。

附脐静脉：起于脐周静脉网的数条小静脉，沿肝圆韧带走行，至肝下面注入肝门静脉。

4）**肝门静脉系与上、下腔静脉系之间的吻合**：肝门静脉系与上、下腔静脉系之间存在着丰富的吻合，主要有以下 3 处（图 7-46）：

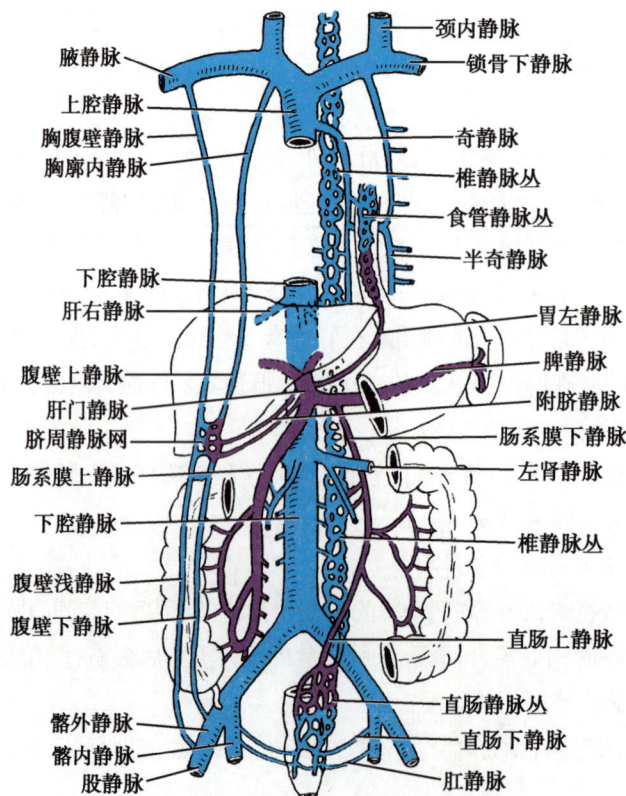

图 7-46　肝门静脉系与上、下腔静脉系的吻合

①经食管静脉丛与上腔静脉系吻合：

肝门静脉→胃左静脉→食管静脉丛→食管静脉→奇静脉→上腔静脉。

②经直肠静脉丛与下腔静脉系吻合：

肝门静脉→脾静脉→肠系膜下静脉→直肠上静脉→直肠静脉丛→直肠下静脉和肛静脉→髂内静脉→下腔静脉。

③经脐周静脉网分别与上、下腔静脉系吻合：

脐周静脉网向上经胸腹壁静脉、腹壁上静脉、胸廓内静脉注入腋静脉和锁骨下静脉；向下经腹壁浅静脉、腹壁下静脉注入股静脉、髂外静脉；向内与附脐静脉交通。从而构成肝门静脉系与上、下腔静脉系之间的吻合。

（汪坤菊）

学习小结

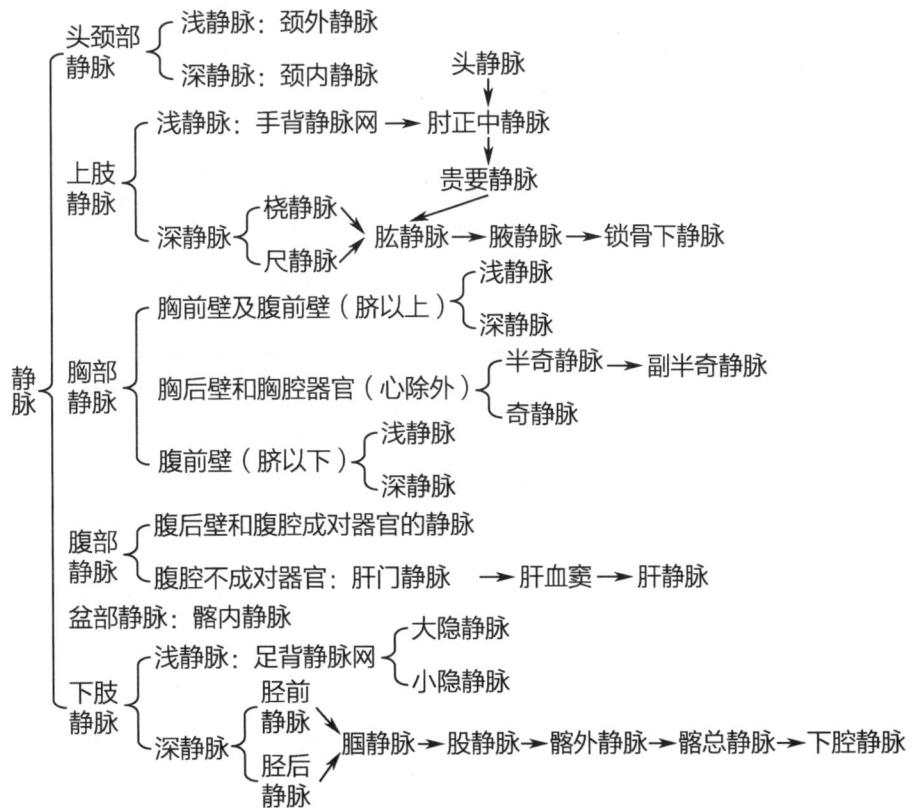

复习参考题

1. 简述上肢主要浅静脉的名称，注入部位。

2. 简述下腔静脉的合成及属支。

3. 简述肝门静脉的组成及其属支。

4. 为什么肝硬化或肝癌病人会出现呕血、便血、脐周静脉曲张、脾大和腹水的症状和体征？试用解剖学知识解释。

第五节 淋巴系统

一、总论

（一）淋巴系统的组成

淋巴系统（lymphatic system）由淋巴组织、淋巴管道和淋巴器官组成（图7-47）。淋巴组织分布于消化管和呼吸道等处的黏膜内。淋巴器官是以淋巴组织为主的器官，包括淋巴结、脾、胸腺和扁桃体等。

当血液流经毛细血管动脉端时，一些成分经毛细血管壁进入组织间隙，形成组织液。组织液与细胞进行物质交换后，大部分经毛细血管静脉端吸收入静脉，小部分的水分和大分子物质则进入毛细淋巴管，形成**淋巴液**，简称**淋巴**。从小肠绒毛至胸导管的淋巴管道内的淋巴因含乳糜微粒而呈白色，其他部位的淋巴管道内的淋巴则无色透明。淋巴沿淋巴管道向心性流动，最后注入静脉，因此，可以将淋巴系统视为心血管系统的辅助系统，协助静脉引流组织液。此外，淋巴器官和淋巴组织还具有产生淋巴细胞、过滤淋巴和参与免疫应答的功能。

（二）淋巴回流的因素

在安静状态下，每小时约有120ml淋巴注入静脉，每天回流的淋巴相当于全身血浆总量。淋巴流动缓慢，流量是静脉的1/10。相邻两对瓣膜之间的淋巴管段构成"淋巴管泵"，通过平滑肌的收缩和瓣膜的开闭，推动淋巴向心流动。淋巴管周围的动脉搏动、肌肉收缩和胸腔负压对于淋巴回流有促进作用。按摩和运动也有助于改善淋巴回流功能。若淋巴回流受阻，大量含蛋白质的组织液不能及时吸收，可导致淋巴水肿。

二、淋巴管道

淋巴管道可分为毛细淋巴管、淋巴管、淋巴干和淋巴导管。

（一）毛细淋巴管

毛细淋巴管（lymphatic capillary）是淋巴管道的起始部分，以膨大的盲端起始于组织间隙内，彼此吻合成

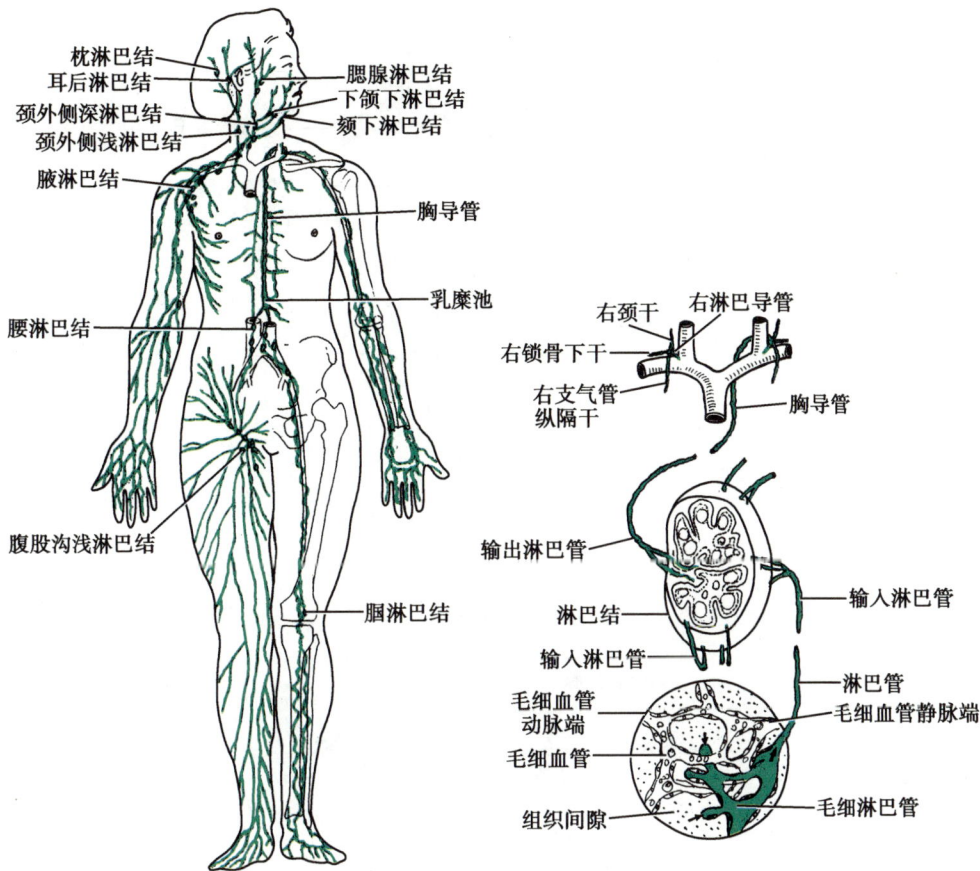

图 7-47 淋巴系统示意图

网。其管径一般略粗于毛细血管,但粗细不均。毛细淋巴管管壁很薄,仅由呈叠瓦状的单层内皮细胞构成,相邻的内皮细胞之间的间隙较大,没有基膜和周细胞。因此,毛细淋巴管比毛细血管通透性大,蛋白质、癌细胞、异物、细胞碎片和细菌等大分子物质容易进入毛细淋巴管(图 7-48)。

毛细淋巴管分布广泛,除脑、脊髓、骨髓、软骨、牙釉质、上皮、角膜和晶状体等部位外,几乎遍布全身。

(二)淋巴管

淋巴管(lymphatic vessel)由毛细淋巴管汇集而成,管壁结构与小静脉相似,但管径较小,管壁较薄。淋巴管内有丰富的瓣膜,可防止淋巴逆流。由于相邻两对瓣膜之间的淋巴管扩张明显,使得淋巴管外观呈串珠状。淋巴管分浅、深两类:浅淋巴管位于浅筋膜内,多与浅静脉伴行;深淋巴管位于深筋膜深面,多与深部血管神经束伴行。浅、深淋巴管之间有丰富的交通。

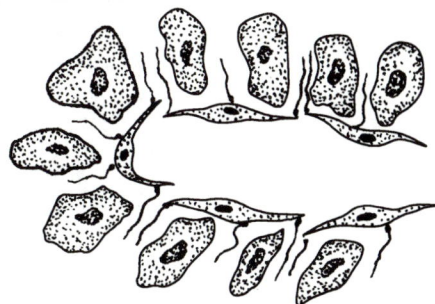

图 7-48 毛细淋巴管

(三)淋巴干

全身各部浅、深淋巴管在向心回流途中要经过一个或多个淋巴结,并逐渐汇合形成较粗大的淋巴干(lymphatic trunk)。全身共有 9 条淋巴干,分别是左、右颈干,左、右锁骨下干,左、右支气管纵隔干,左、右腰干和 1 条肠干(图 7-49)。

(四)淋巴导管

全身 9 条淋巴干最终汇合成两条淋巴导管(lymphatic duct),即胸导管和右淋巴导管,分别注入左、右静脉角(图 7-50)。

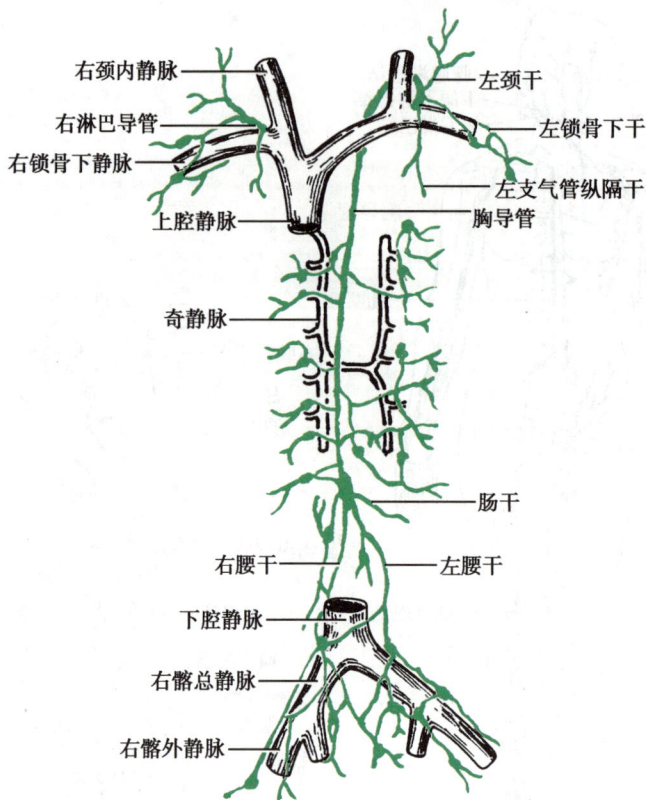

图 7-49　淋巴干

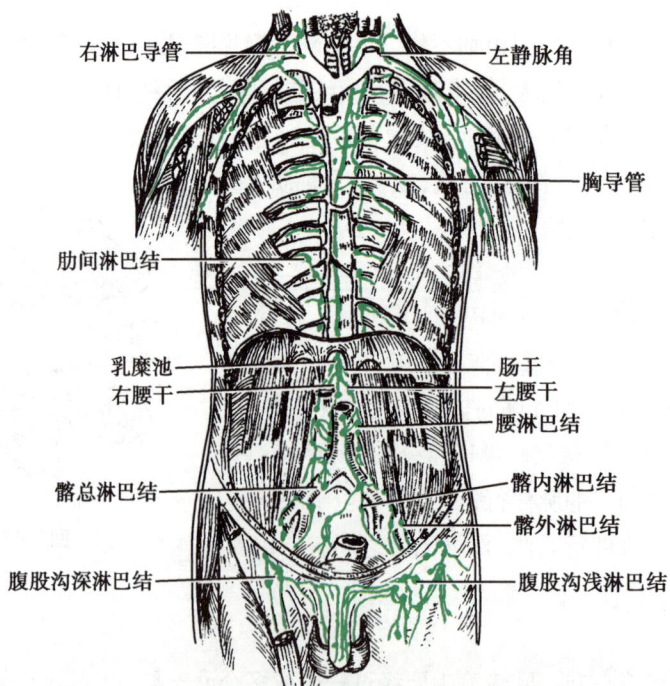

图 7-50　胸、腹、盆、腹股沟淋巴结及胸导管

　　1. **胸导管**　胸导管(thoracic duct)是全身最粗大的淋巴管。起自乳糜池,经膈的主动脉裂孔入胸腔,沿脊柱右前方、胸主动脉与奇静脉之间上行,至第5胸椎高度经食管后方斜向左侧,沿脊柱左前方继续上行,出胸廓上口达颈根部,由内向外从后方绕过左颈总动脉和左颈内静脉,转向前内下方,注入左静脉角。在

胸导管的起始部，左、右腰干和肠干在第1腰椎前方汇合形成的囊状膨大称乳糜池（cisterna chyli）。在注入静脉角前，胸导管还接受左颈干、左锁骨下干和左支气管纵隔干的淋巴注入。

胸导管通过6条淋巴干引流全身3/4部位的淋巴，即下肢、盆部、腹部、左胸部、左上肢和左头颈部的淋巴。

2. 右淋巴导管 右淋巴导管（right lymphatic duct）由右颈干、右锁骨下干和右支气管纵隔干汇合而成，长1～1.5cm，注入右静脉角。右淋巴导管收纳全身1/4部位的淋巴，即右胸部、右上肢和右头颈部的淋巴。

三、淋巴器官

淋巴器官包括淋巴结、脾、胸腺和扁桃体。

（一）淋巴结

淋巴结（lymph node）（见图7-47）为大小不等的圆形或椭圆形灰红色小体，直径2～20mm，质软，是淋巴管向心回流途中的必经器官。淋巴结的一侧隆凸，有数条输入淋巴管进入，另一侧凹陷，凹陷中央处称为淋巴结门，有1～2条输出淋巴管及血管、神经等。一个淋巴结的输出淋巴管可成为下一级淋巴结的输入淋巴管。

淋巴结按位置不同分为浅淋巴结和深淋巴结。浅淋巴结位于浅筋膜内，深淋巴结位于深筋膜深面。淋巴结多沿血管排列，位于关节的屈侧和体腔的隐藏部位，如腋窝、肘窝、腹股沟、腘窝、器官门和体腔大血管附近。

局部淋巴结（regional lymph node）是引流某一器官或部位淋巴的第一级淋巴结，又称为哨卫淋巴结。当某一器官或部位发生病变时，癌细胞、细菌、毒素或寄生虫可沿淋巴管进入相应的局部淋巴结，引起淋巴结发生细胞反应性增生，导致肿大。因此，局部淋巴结的肿大常反映其引流范围存在病变。了解淋巴结的位置、淋巴引流范围和途径，对于病变的诊断和治疗具有重要意义。

淋巴结的主要功能是过滤淋巴、产生淋巴细胞和参与机体的免疫应答。

（二）脾

脾（spleen）是人体最大的淋巴器官（图7-51），位于左季肋区，胃底与膈之间，第9～11肋深面，其长轴与第10肋一致。正常时脾在左侧肋弓下不应被触及，其位置可随呼吸及体位的不同而有变化。脾是腹膜内位器官，由胃脾韧带、脾肾韧带、脾膈韧带和脾结肠韧带等支持固定。

脾可分为膈、脏两面，前、后两端和上、下两缘。膈面光滑隆凸，朝向外上，与膈相贴；脏面凹陷，中央处有成裂隙状的脾门（hilum of spleen），是脾的血管、神经和淋巴管出入之处。前端较宽，朝向前外下方；后端钝圆，朝向内上后方。上缘锐利，有2～3个深陷的脾切迹（splenic notch），是触诊脾的特征性标志；下缘较钝，朝向后下方。脾呈暗红色，质软而脆，左季肋区受暴力冲击易致脾破裂。

脾是人体重要的淋巴器官，具有造血、储血、清除衰老红细胞和进行免疫应答的功能。

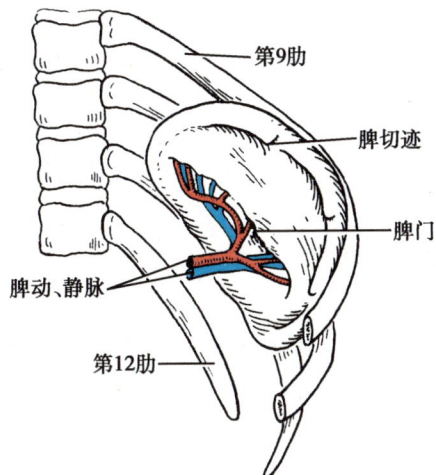

图7-51 脾

（标注：第9肋、脾切迹、脾门、脾动、静脉、第12肋）

（三）胸腺

胸腺（thymus）是淋巴器官，但又兼具内分泌功能（详见内分泌系统）。

四、全身主要部位的淋巴结

（一）头颈部的淋巴结

1. **头部的淋巴结**　头部淋巴结多位于头、颈交界处，主要收纳头面部的淋巴，包括枕淋巴结、耳后淋巴结、腮腺淋巴结、下颌下淋巴结和颏下淋巴结，其输出管直接或间接注入颈外侧深淋巴结（图7-52）。

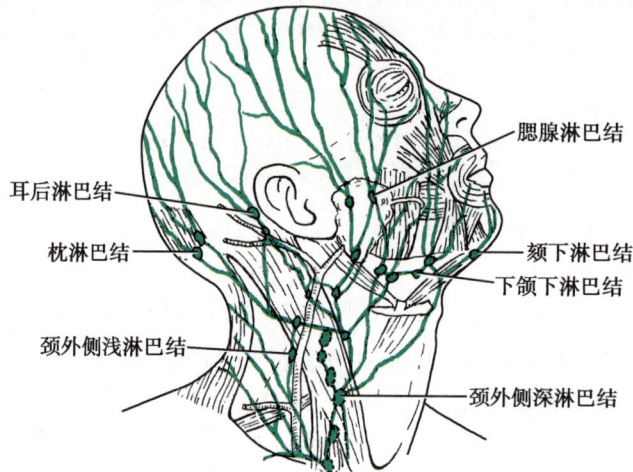

图7-52　头颈部淋巴结

下颌下淋巴结（submandibular lymph node）位于下颌下腺附近，约3~4个，收纳面部和口腔等处的淋巴管。面部大部分淋巴管直接或间接注入下颌下淋巴结，所以面部出现炎症或肿瘤时，常引起该淋巴结肿大。

2. **颈部的淋巴结**　颈部的淋巴结分为颈前淋巴结和颈外侧淋巴结两组，每组淋巴结又分为浅、深两部分。

（1）颈前淋巴结（anterior cervical lymph node）：分浅、深两部。浅部沿颈前静脉排列，收纳颈前部浅层结构的淋巴；深部位于喉、气管颈部和甲状腺的前方，收纳这些器官的淋巴。颈前淋巴结的输出管注入颈外侧深淋巴结。

（2）颈外侧淋巴结（lateral cervical lymph node）：分为颈外侧浅淋巴结和颈外侧深淋巴结。

1）颈外侧浅淋巴结：沿颈外静脉排列，收纳颈部浅层、耳后部及枕部的淋巴，其输出管注入颈外侧深淋巴结（见图7-52）。颈外侧浅淋巴结是淋巴结核的好发部位。

2）颈外侧深淋巴结：主要沿颈内静脉排列，分上、下两群。上群（颈外侧上深淋巴结）引流鼻、舌、咽、喉、甲状腺、气管、食管、枕部、项部和肩部等处的淋巴，并收纳枕、耳后、腮腺、下颌下、颏下和颈外侧浅淋巴结等的输出淋巴管，其输出淋巴管注入颈外侧下深淋巴结或颈干。下群（颈外侧下深淋巴结）除沿颈内静脉排列外，还有沿锁骨下静脉和臂丛排列的锁骨上淋巴结。胃癌或食管癌患者的癌细胞常通过胸导管转移至左锁骨上淋巴结，引起该淋巴结肿大。下群引流颈根部、胸壁上部和乳房上部的淋巴，并收纳颈前淋巴结、颈外侧浅淋巴结和颈外侧上深淋巴结的输出淋巴管，其输出淋巴管合成左、右颈干（见图7-52、图7-53）。

（二）上肢的淋巴结

上肢的淋巴结主要位于肘窝和腋窝内，分别称肘淋巴结和腋淋巴结。

1. **肘淋巴结**　分浅、深两群，分别位于肱骨内上髁上方和肘窝深血管周围。收纳手尺侧半和前臂尺侧半的淋巴，其输出淋巴管沿肱血管上行注入腋淋巴结。

2. **腋淋巴结**（axillary lymph node）　位于腋窝疏松结缔组织内，沿血管排列，按位置分为5群（图7-54）：

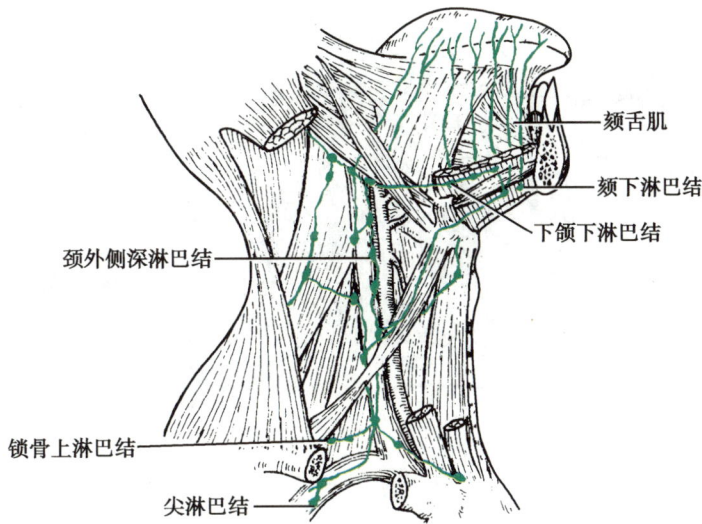

图 7-53　颈外侧深淋巴结

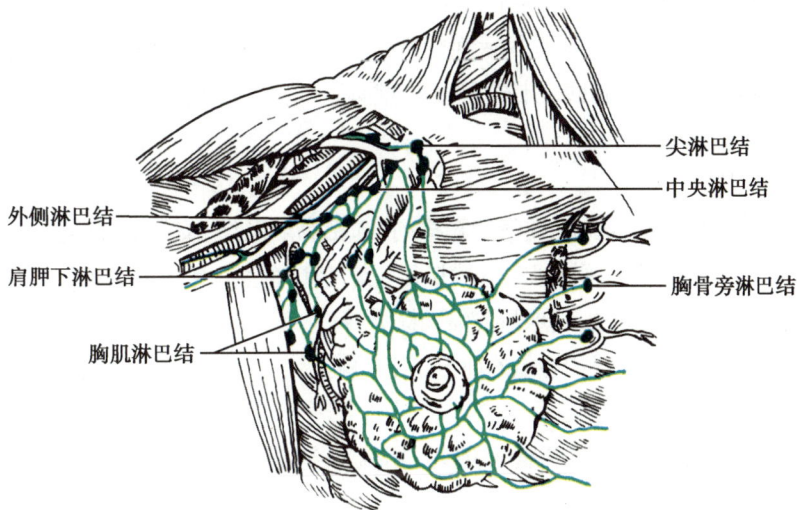

图 7-54　腋淋巴结及乳房的淋巴引流

（1）外侧淋巴结（lateral lymph node）：沿腋动、静脉远侧段排列，收纳上肢浅、深淋巴，其输出淋巴管注入中央淋巴结、腋尖淋巴结和锁骨上淋巴结。

（2）胸肌淋巴结（pectoral lymph node）：位于胸小肌下缘，沿胸外侧血管排列，收纳胸外侧壁、腹前外侧壁和乳房外侧部与中央部的淋巴，其输出淋巴管注入中央淋巴结和尖淋巴结。

（3）肩胛下淋巴结（subscapular lymph node）：沿肩胛下血管排列，收纳颈后部和背部的淋巴，其输出淋巴管注入中央淋巴结和尖淋巴结。

（4）中央淋巴结（central lymph node）：位于腋腔中央的疏松结缔组织内，收纳上述 3 群淋巴结的输出淋巴管，其输出淋巴管注入尖淋巴结。

（5）尖淋巴结（apical lymph node）：沿腋动、静脉近侧段排列，收纳中央淋巴结的输出淋巴管和乳房上部的淋巴，其输出淋巴管合成锁骨下干，左侧注入胸导管，右侧注入右淋巴导管。

上肢感染或乳腺癌转移时，常引起腋淋巴结的肿大。

（三）**胸部的淋巴结**

胸部淋巴结位于胸壁内和胸腔器官周围（图 7-55）。

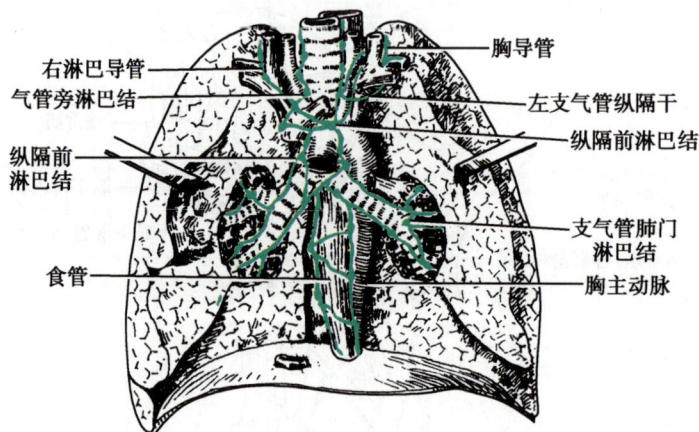

图 7-55　胸部淋巴结

1. **胸壁的淋巴结**　胸壁的浅、深淋巴管分别注入腋淋巴结和胸壁淋巴结。

（1）胸骨旁淋巴结：沿胸廓内血管排列，引流胸前壁、腹前壁和乳房内侧部的淋巴，并收纳膈上淋巴结的输出淋巴管，其输出淋巴管参与合成支气管纵隔干。

（2）肋间淋巴结：位于肋头附近，沿肋间后血管排列，引流胸后壁的淋巴，其输出淋巴管注入胸导管。

（3）膈上淋巴结：位于膈的胸腔面，引流膈胸膜、壁胸膜、心包以及肝上面的淋巴，其输出淋巴管注入胸骨旁淋巴结和纵隔前、后淋巴结。

2. **胸腔器官的淋巴结**

（1）气管、支气管和肺的淋巴结：沿支气管树排列，包括肺淋巴结、支气管肺淋巴结（肺门淋巴结）、气管支气管淋巴结和气管旁淋巴结。引流肺、胸膜脏层、支气管、气管和食管的淋巴，并收纳纵隔后淋巴结的输出淋巴管，其输出淋巴管最终注入胸导管额右淋巴导管。

（2）纵隔前淋巴结：位于大血管和心包的前方，引流胸腺、心包、心和纵隔胸膜的淋巴，其输出淋巴管参与合成支气管纵隔干。

（3）纵隔后淋巴结：沿胸主动脉和食管排列，引流心包、食管和膈的淋巴，其输出淋巴管注入胸导管。

（四）腹部的淋巴结

腹部的淋巴结位于腹后壁和腹腔器官周围，沿腹腔血管排列。

1. **腹壁的淋巴结**　脐平面以上腹前外侧壁的浅、深淋巴管分别注入腋淋巴结和胸骨旁淋巴结；脐平面以下腹前外侧壁的浅淋巴管注入腹股沟浅淋巴结，深淋巴管注入腹股沟深淋巴结、髂外淋巴结和腰淋巴结。腰淋巴结位于腹后壁，沿下腔静脉和腹主动脉分布，引流腹后壁深层结构和腹腔成对器官的淋巴，并收纳髂总淋巴结的输出淋巴管，其输出淋巴管汇成左、右腰干（见图 7-50）。

2. **腹腔器官的淋巴结**　腹腔成对器官的淋巴管注入腰淋巴结；不成对器官的淋巴管注入腹腔淋巴结和肠系膜上、下淋巴结。

（1）腹腔淋巴结（celiac lymph node）：位于腹腔干周围，收纳腹腔干各级动脉分布范围的淋巴管（图 7-56）。

（2）肠系膜上淋巴结（superior mesenteric lymph node）：位于肠系膜上动脉根部周围，收纳肠系膜上动脉各级分支分布范围的淋巴管（图 7-57）。

（3）肠系膜下淋巴结（inferior mesenteric lymph node）：位于肠系膜下动脉根部周围，收纳肠系膜下动脉各级分支分布范围的淋巴管（见图 7-57）。

腹腔淋巴结、肠系膜上淋巴结和肠系膜下淋巴结的输出淋巴管汇合成一条肠干，注入乳糜池。

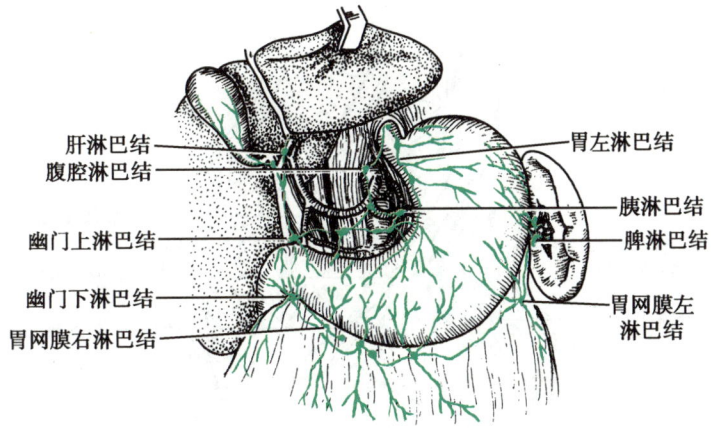

图 7-56　腹腔淋巴结

肝淋巴结
腹腔淋巴结
幽门上淋巴结
幽门下淋巴结
胃网膜右淋巴结

胃左淋巴结
胰淋巴结
脾淋巴结
胃网膜左淋巴结

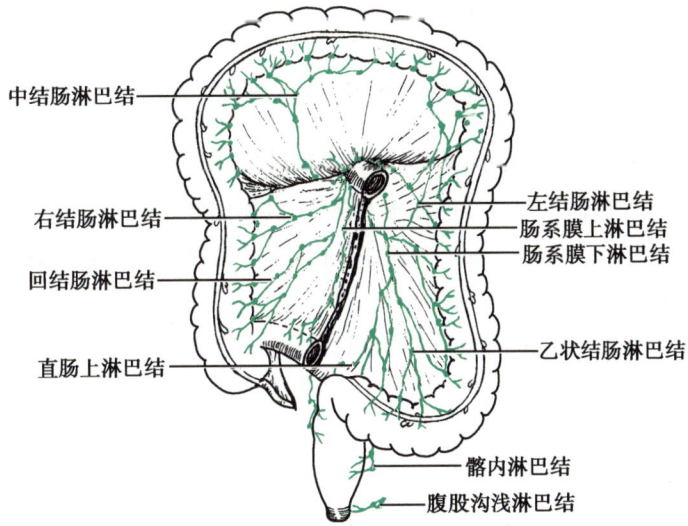

图 7-57　大肠的淋巴结

中结肠淋巴结
右结肠淋巴结
回结肠淋巴结
直肠上淋巴结

左结肠淋巴结
肠系膜上淋巴结
肠系膜下淋巴结
乙状结肠淋巴结
髂内淋巴结
腹股沟浅淋巴结

（五）盆部的淋巴结

盆部的淋巴结沿盆腔血管排列，包括髂外淋巴结、髂内淋巴结和髂总淋巴结（图 7-58、图 7-59）。

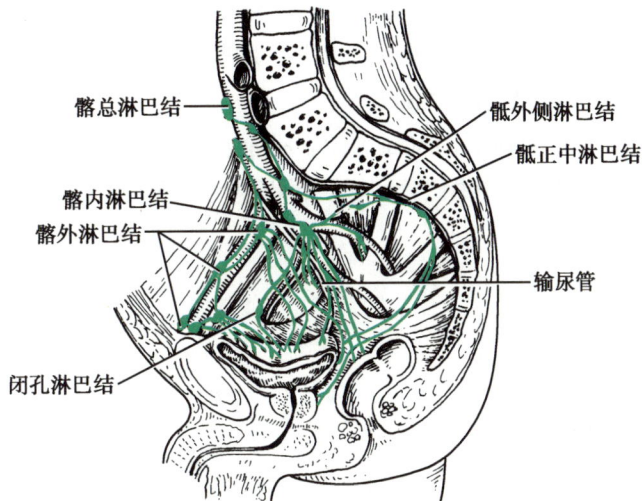

髂总淋巴结
髂内淋巴结
髂外淋巴结
闭孔淋巴结

骶外侧淋巴结
骶正中淋巴结
输尿管

图 7-58　盆部的淋巴结（男性）

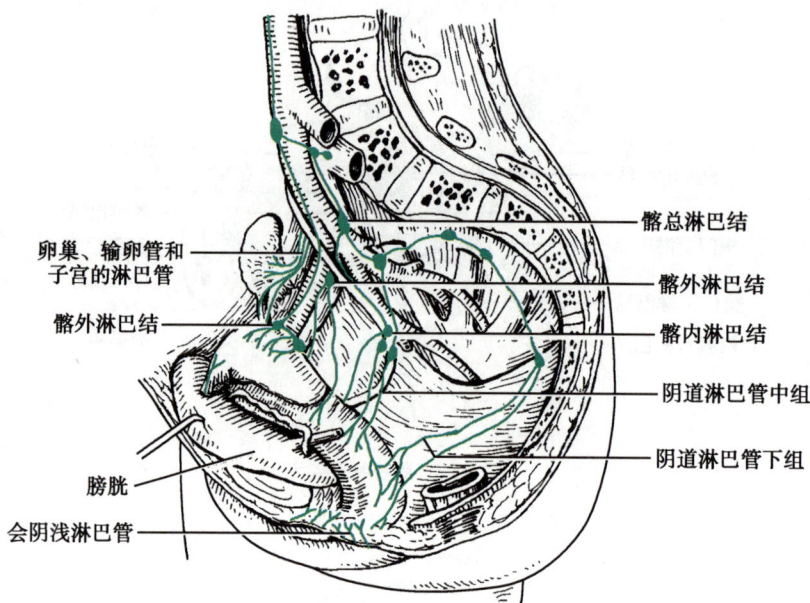

图 7-59 盆部的淋巴结（女性）

1. **髂外淋巴结**（external iliac lymph node） 沿髂外血管排列，引流膀胱、前列腺（男）或子宫颈和阴道上部（女）的淋巴，并收纳腹股沟浅、深淋巴结的输出淋巴管，其输出淋巴管注入髂总淋巴结。

2. **髂内淋巴结**（internal iliac lymph node） 沿髂内血管排列，引流盆壁、盆腔脏器、会阴、臀部和大腿后部深层结构的淋巴，其输出淋巴管注入髂总淋巴结。

3. **髂总淋巴结**（common iliac lymph node） 沿髂总血管排列，收纳髂内、外淋巴结的输出淋巴管，其输出淋巴管注入腰淋巴结。

（六）下肢的淋巴结

下肢的淋巴结包括腘淋巴结和腹股沟淋巴结。

1. **腘淋巴结**（popliteal lymph node） 分浅、深两群，浅群沿小隐静脉末端排列，深群沿腘血管排列，引流足外侧缘和小腿后外侧部的浅淋巴管以及足和小腿的深淋巴管，其输出管沿股血管上行，注入腹股沟深淋巴结。

2. **腹股沟淋巴结分浅、深两群。**

（1）腹股沟浅淋巴结（superficial inguinal lymph node）：位于腹股沟韧带下方，分上、下两群。上群与腹股沟韧带平行排列，收纳腹前外侧壁下部、臀部、会阴和外生殖器的浅淋巴管；下组沿大隐静脉末端排列，收纳下肢大部分浅淋巴管（足外侧缘和小腿后外侧部除外）。腹股沟浅淋巴结的输出淋巴管大部分注入腹股沟深淋巴结，小部分注入髂外淋巴结（见图 7-50）。

（2）腹股沟深淋巴结（deep inguinal lymph node）：位于股静脉周围，引流大腿深部结构和会阴的淋巴，并收纳腘淋巴结和腹股沟浅淋巴结的输出淋巴管，其输出淋巴管注入髂外淋巴结（见图 7-50）。

（王志勇）

全身淋巴引流简表

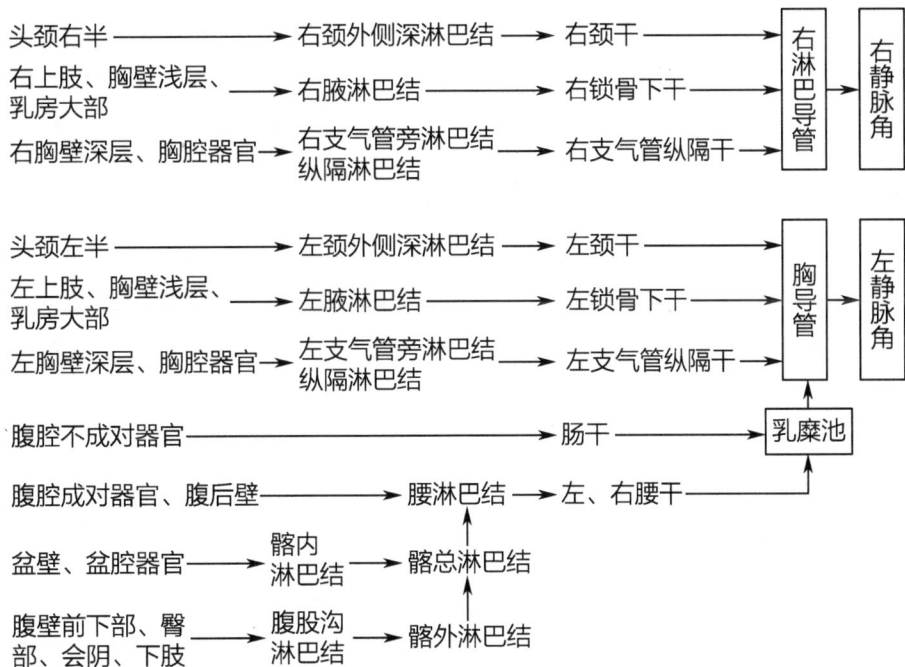

头颈右半 ——————→ 右颈外侧深淋巴结 ——→ 右颈干 ——————→ 右淋巴导管 → 右静脉角

右上肢、胸壁浅层、乳房大部 ——→ 右腋淋巴结 ——→ 右锁骨下干 ——→ 右淋巴导管 → 右静脉角

右胸壁深层、胸腔器官 →右支气管旁淋巴结纵隔淋巴结 ——→ 右支气管纵隔干 ——→ 右淋巴导管 → 右静脉角

头颈左半 ——————→ 左颈外侧深淋巴结 ——→ 左颈干 ——————→ 胸导管 → 左静脉角

左上肢、胸壁浅层、乳房大部 ——→ 左腋淋巴结 ——→ 左锁骨下干 ——→ 胸导管 → 左静脉角

左胸壁深层、胸腔器官 →左支气管旁淋巴结纵隔淋巴结 ——→ 左支气管纵隔干 ——→ 胸导管 → 左静脉角

腹腔不成对器官 ——————————————→ 肠干 ——→ 乳糜池

腹腔成对器官、腹后壁 ——————→ 腰淋巴结 ——→ 左、右腰干 ——→ 乳糜池

盆壁、盆腔器官 ——→ 髂内淋巴结 ——→ 髂总淋巴结

腹壁前下部、臀部、会阴、下肢 ——→ 腹股沟淋巴结 ——→ 髂外淋巴结

1. 若胸导管在第 11 胸椎水平处被堵塞时，则出现乳糜尿，试问产生乳糜尿的原因？

2. 某男，30 岁，体检发现血常规异常（白细胞 $33×10^9$/L，血小板 $24×10^9$/L），怀疑是白血病。后又至省医院进一步检查，行骨穿示：原粒占 60.5%，确诊为急性白血病。

（1）临床上骨穿在哪里进行？为什么？

（2）白血病患者的脾是否会肿大？如在腹部触摸到一肿物，如何确认为脾大？

第八章　感　觉　器

8

掌握　感觉器和感受器的概念；眼球壁的形态结构特点及其功能；眼球内容物的结构及其功能；房水的产生和循环途径。前庭蜗器的组成；内耳感受器的名称、位置和功能。

熟悉　视器的组成及功能；结膜的形态结构特点；眼外肌名称及其作用；外耳道的分部、位置和结构特点；中耳的组成；咽鼓管的位置、分部和通连。

了解　眼球的外形；眼副器的组成和功能；泪腺位置、泪道组成及开口部位；听小骨的名称；声波传导途径。

第一节　总论

感觉器（sensory organs）是感受器（receptor）及其附属结构的总称，是机体感受内、外环境刺激的装置。感受器是感觉神经末梢的特殊结构，广泛分布于人体各部，其结构和功能各不相同，有的感受器结构简单，仅为感觉神经游离末梢，如痛觉感受器；有的结构较复杂，除神经末梢外还有一些细胞或者辅助结构，如触觉感受器；有的感受器和辅助结构共同组成复杂的感觉器官，完成特定的功能，如眼、耳等。

感受器具有将接受的各种刺激转变成神经冲动或者神经兴奋的功能，由感觉神经传至神经中枢，经中枢进行整合后产生相应的感觉，建立机体与内、外环境之间的联系。

感受器的分类方法较多，通常根据感受器的特化程度分为一般感受器和特殊感受器两类：

1. **一般感受器**　根据分布的部位又可分三种：

（1）**浅感受器**：分布于皮肤、黏膜等处，是接受痛觉、温觉、触觉和压觉刺激的感受器。

（2）**深感受器**：分布于肌肉、肌腱、关节和韧带等处，也称为本体感受器，是接受机体各部的位置、运动和振动刺激的感受器。

（3）**内脏感受器**：分布于内脏和心血管等处，是接受来自内环境的物理或化学刺激，如压力、渗透压、温度、离子及化合物浓度等变化的感受器。

2. **特殊感受器**　主要分布于头部，是接受视、听、嗅、味觉和头部平衡觉刺激的感受器。

第二节　视器

视器（visual organ）即眼（eye），由眼球和眼副器共同构成。眼球的功能是接受光波的刺激，将光刺激转变为神经冲动，经视觉传导通路传至大脑皮质的视觉中枢，产生视觉。眼副器位于眼球的周围，包括眼睑、结膜、泪器、眼球外肌、眶脂体和眶筋膜等，对眼球起支持、保护和运动作用。

一、眼球

眼球（eyeball）位于眼眶内，近似球形，由眼球壁及其内容物组成，借结缔组织连于眶壁，后方借视神经连于脑。当眼平视前方时，眼球前面的正中点称前极，后面的正中点称后极。眼球前、后极的连线称为眼轴；经瞳孔中心至视网膜黄斑中央凹的连线称视轴。眼轴与视轴呈锐角交叉，交角约为4°～7°。通过眼轴中点并与之成正交的面将眼球分为前后两半，此面与眼球表面相交的环形线，称眼球的中纬线或赤道（图8-1）。

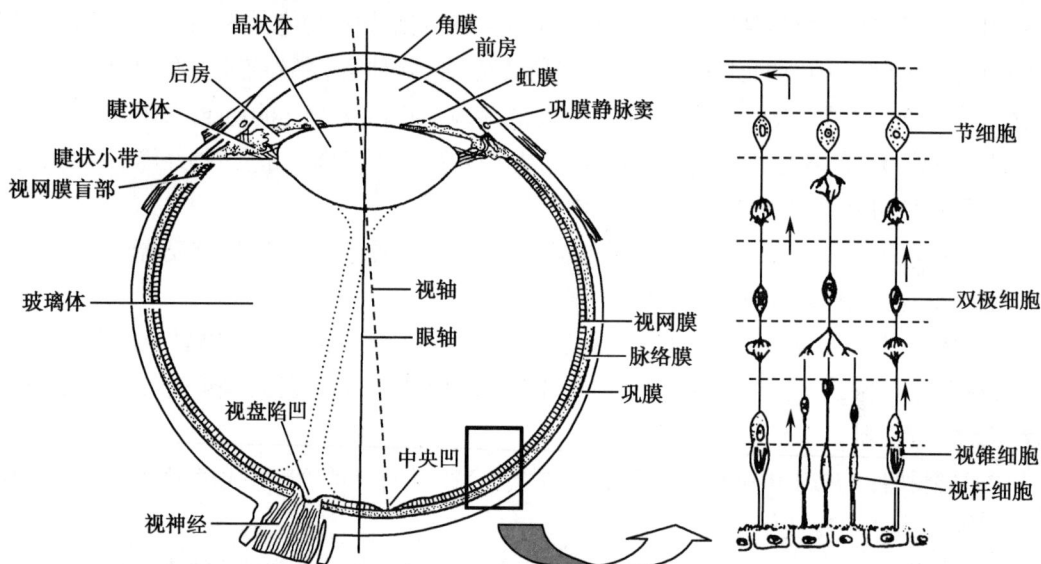

图8-1 眼球水平切面及眼球壁结构

（一）眼球壁

眼球壁从外向内可分外膜、中膜和内膜三层。

1. **外膜**　外膜也称纤维膜，由致密的纤维结缔组织构成，具有支持和保护眼球的作用。分为角膜和巩膜两部分。

（1）角膜（cornea）：占外膜的前1/6，无色透明，曲度较大，富有弹性。角膜内无血管但富含感觉神经末梢，由三叉神经的眼支分布，故感觉敏锐。当角膜损伤或发生病变时，疼痛明显。病变或损伤还可致角膜混浊或形成瘢痕，影响视觉。角膜具有屈光作用，如果各径线曲率不一致，则屈光度不等，可引起散光。

（2）巩膜（sclera）：占外膜的后5/6，乳白色，不透明，厚而坚韧。其血管供应和神经分布较少，前缘接角膜，后部与视神经鞘相延续。巩膜与角膜交界处且靠近巩膜侧有一环形管道，称巩膜静脉窦，为房水回流的通道。巩膜黄染是黄疸的体征之一。儿童期巩膜较薄，呈蔚蓝色；老年人的巩膜因脂肪沉积而呈黄色。

2. **中膜**　中膜又称血管膜或葡萄膜，含有丰富的血管、神经和色素细胞，呈棕黑色，对眼球内部有营养和遮光作用。其从前向后依次分为虹膜、睫状体和脉络膜三部分。

（1）虹膜（iris）：是位于中膜最前部呈冠状位的圆盘状薄膜。虹膜中央的圆孔称瞳孔。虹膜内有两种不同走向的平滑肌纤维，一种环绕瞳孔周围，称瞳孔括约肌，由副交感神经支配，收缩时瞳孔缩小，可减少通光量；另一种以瞳孔为中心呈辐射状排列，称瞳孔开大肌，由交感神经支配，收缩时瞳孔开大，可增加通光量。通过这两种平滑肌的作用，瞳孔在光线强和看近物时会缩小，光线弱和看远处物体时会开大。当瞳孔直径小于2mm时称为瞳孔缩小，大于6mm时称瞳孔散大。

（2）睫状体（ciliary body）：位于巩膜和角膜移行部的内面，是虹膜后方的环行增厚部分。前部有向内突出呈放射状排列的皱襞，称睫状突；后部较平坦，称睫状环。睫状体内有平滑肌，称睫状肌，由副交感神经支配。睫状突发出细丝状的睫状小带，连于晶状体囊。当睫状体收缩或者松弛时，通过睫状小带牵引，可调节晶状体曲率，改变其屈光率；睫状体还能产生房水（图8-2）。

（3）脉络膜（choroid）：富含血管及色素，前部较薄，后部较厚，占中膜的后 2/3。内面与视网膜的色素层紧密相贴，外面与巩膜疏松相连，后方有视神经穿过。脉络膜除向眼球内组织提供营养外，还能吸收眼内散射光线。

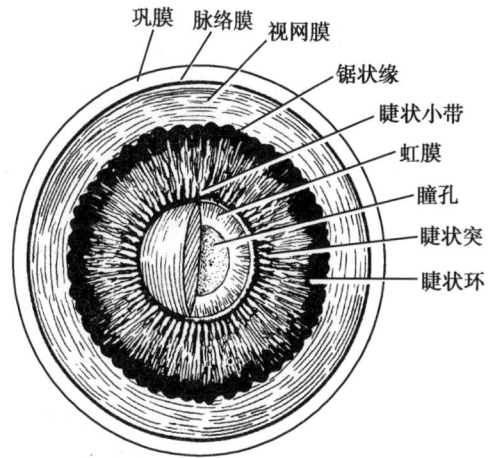

图 8-2　眼球前部后面观

3. **内膜**　内膜又称视网膜（retina），贴附于中膜的内面，从前向后可分 3 部，按所贴附的部位分别称为：虹膜部、睫状体部和脉络膜部。虹膜部、睫状体部贴附于虹膜和睫状体内面，无感光作用，也称为盲部；脉络膜部贴附于脉络膜内面，可接受光波刺激并转化为神经冲动，又称为视部。在视网膜后部，视神经起始处形成一白色椭圆形隆起，称为视神经盘（optic disc）（视神经乳头），其边缘隆起，中央凹陷，有视网膜中央动、静脉穿过。视神经盘处无感光细胞分布，称为生理盲点。在视神经盘的颞侧约 3.5mm 偏下方处有一黄色小区，称为黄斑（macula lutea），其中央凹陷称中央凹（fovea centralis），此处视网膜最薄，除色素上皮外只有视锥细胞分布，为视觉最敏锐的部位（图 8-3）。

视网膜的视部可分为两层，外层为色素层，由单层色素上皮构成；内层为神经层，主要由 3 层神经细胞构成，从外向内依次为视细胞（视锥和视杆细胞）、双极细胞和节细胞。视锥细胞分布在视网膜的中央部，能感受强光和颜色的刺激，故在白天或明亮处视物时起主要作用；视杆细胞分布在视网膜的周边部，

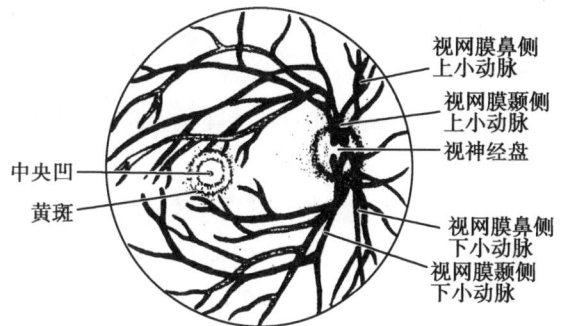

图 8-3　右侧眼底

只能感受弱光，在夜晚及暗处视物时起主要作用。视细胞是感光细胞，形成神经冲动经双极细胞传至节细胞，节细胞的轴突从各部向眼球后极附近汇集，穿过脉络膜和巩膜，形成视神经。由于节细胞轴突的数量增加，故视网膜视部的厚度从前向后不断增厚。

视网膜色素层与脉络膜结合紧密，而与神经层之间有一潜在间隙。神经层和色素层在病理状况下容易发生分离，称为视网膜剥脱。

（二）眼球的内容物

眼球的内容物包括房水、晶状体和玻璃体。

角膜与房水、晶状体和玻璃体均无血管分布，无色透明，具有屈光作用，合称为眼球的屈光装置或者屈光系统。

1. **眼房和房水**　眼房（chamber of eyeball）为位于角膜与晶状体之间的间隙，被虹膜分隔为眼前房和眼后房，前、后房借瞳孔交通。房水（aqueous humor）是由睫状体产生的无色透明液体，充满眼房内，营养角膜和晶状体，还有折光和维持眼压的作用。

房水循环：房水由睫状体产生，经眼后房、瞳孔到达眼前房，于虹膜角膜角（iridocorneal angle）（前房角）处经虹膜角膜角隙进入巩膜静脉窦，最后汇入眼静脉（图 8-4）。若房水代谢紊乱或回流不畅，都会引起眼内压增高，可引发青光眼。

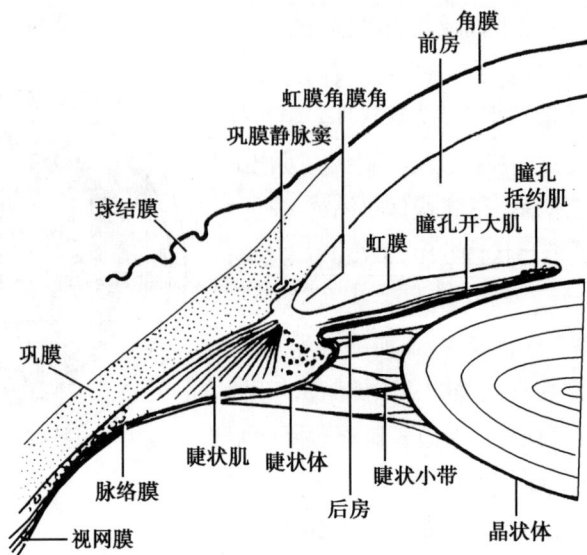

图 8-4 眼房、晶状体及虹膜角膜角

2. 晶状体 晶状体（lens）位于虹膜与玻璃体之间，无血管和神经，透明而有弹性，呈双凸透镜状，前面曲度小，后面曲度大（见图 8-4）。晶状体的外面包被着透明而富有弹性的薄膜，称为晶状体囊，其周缘借睫状小带（晶状体悬韧带）连于睫状突。晶状体实质由多层平行排列的晶状体纤维组成，其周围部较软而富有弹性，称晶状体皮质；中心部较硬，弹性差，称晶状体核。疾病或者创伤引起晶状体变混浊，称为白内障。

看近物时，睫状肌收缩使睫状突向前内移位，睫状小带松弛，晶状体由于本身的弹性而变凸，折光力增强；看远物时，则相反。

若眼轴较长或屈光率过高导致物象落在视网膜前，称之为近视；反之，若眼轴较短，或屈光率过低，物象则落在视网膜后，称之为远视；随着年龄的增长，晶状体核逐渐增大变性，晶状体弹性减退，以及睫状肌功能减退，造成视近物时物象模糊，称老视，即"老花眼"。

3. 玻璃体 玻璃体（vitreous body）为无色透明的胶状物质，填充于晶状体与视网膜之间，表面有玻璃体膜覆盖。中央有从晶状体后极至视神经盘的透明狭长管，称玻璃体管，是胚胎时期玻璃体动脉的遗迹。玻璃体占眼球后部 4/5，除屈光外，还对支撑视网膜起着重要作用。如支撑作用减弱，可致视网膜剥脱。玻璃体无血管，营养来自于脉络膜和房水，无再生能力，缺失后由房水填充。玻璃体混浊时可影响视力。

外界光线经角膜、前房水、瞳孔、后房水、晶状体和玻璃体而到达视网膜视部。

二、眼副器

眼副器包括眼睑、结膜、泪器、眼球外肌、眶脂体和眶筋膜等结构，具有运动、支持和保护眼球的作用。

（一）眼睑

眼睑（palpebrae）俗称"眼皮"，遮盖在眼球前方，分为上睑和下睑，有保护眼球的作用。上、下睑之间的裂隙称睑裂，睑裂的内侧角称内眦，外侧角称外眦。上、下睑缘在近内眦处各有一乳头状突起，称泪乳头，乳头顶部中央有一小孔，称泪点，为上、下泪小管的入口。眼睑的游离缘称睑缘，睑缘的前缘有 2～3 行向前生长的睫毛，睫毛的毛囊周围有睫毛腺（Moll 腺）和睑缘腺（Zeis 腺），开口于毛囊。睫毛毛囊和腺体的急性炎症，称睑腺炎（图 8-5）。

眼睑的结构从浅入深依次为皮肤、皮下组织、肌层、睑板和睑结膜。睑的皮肤较薄，皮下组织疏松，可因积水或出血而发生肿胀。肌层主要为眼轮匝肌，起闭合眼睑的作用；在上睑内还有上睑提肌，可上提眼睑。睑板为一致密结缔组织板,上、下各一,睑板内有许多麦穗状的睑板腺,为睑板内特化的皮脂腺,开口在睑缘,分泌油脂状腺液,有润滑睑缘和防止泪液外流的作用(图 8-6)。睑板腺的急性炎症称睑板腺囊肿。

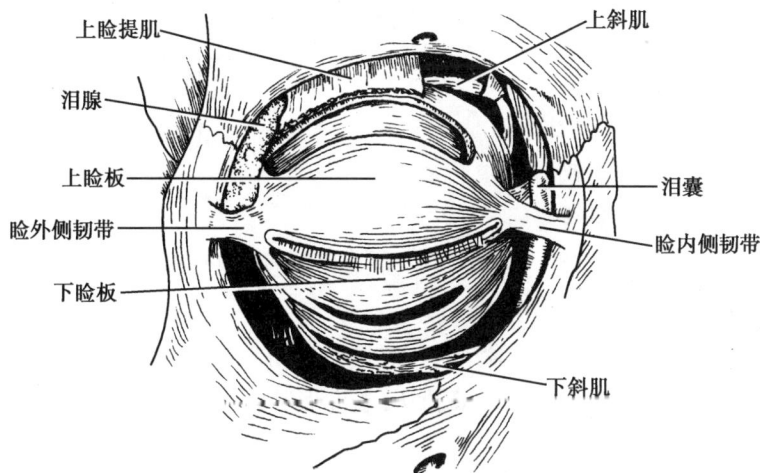

图 8-5　睑板(右侧)

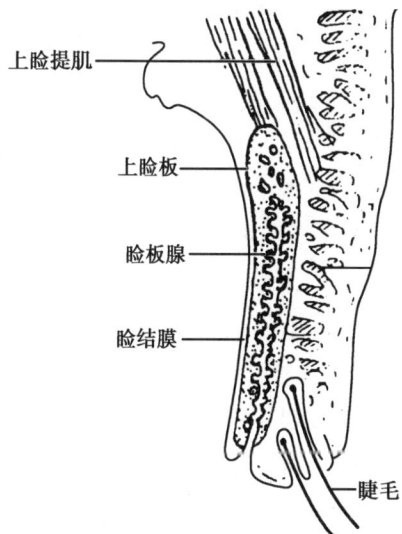

图 8-6　睑板(右侧)

(二) 结膜

结膜(conjunctiva)为一层薄而光滑的透明膜,富含血管,覆盖眼球前面和眼睑内面。按所在部位,可分为 3 部分:睑结膜、球结膜和结膜穹窿。睑结膜衬贴在眼睑内面,与睑板紧密结合,其深部富含血管,使结膜呈现红色,贫血时可变苍白,为临床诊断贫血时的观察部位;球结膜贴于巩膜前部,在角膜缘处与巩膜紧密结合,其余部分与眼球筋膜疏松结合,上皮在角膜缘处移行为角膜上皮;结膜穹窿为上、下睑结膜与球结膜互相移行、返折处形成的凹陷,分别有结膜上穹和结膜下穹,结膜上穹较下穹深。当上、下眼睑闭合时,全部结膜围成一个囊状腔隙,称结膜囊(图 8-7)。

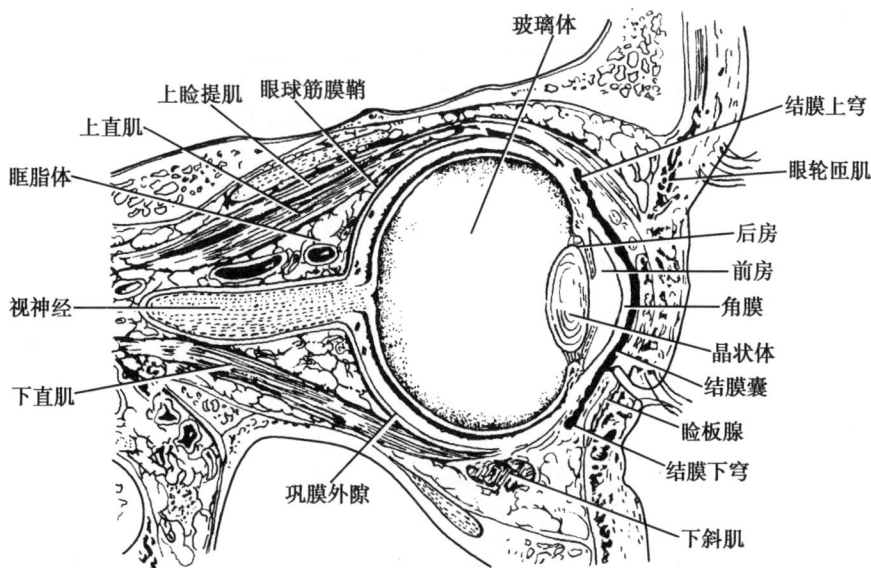

图 8-7　右眼眶矢状切面

(三) 泪器

泪器(lacrimal apparatus)由泪腺和泪道组成(图 8-8)。

1. 泪腺　泪腺位于眼眶上壁前外侧的泪腺窝内,长约 2cm,以 10~20 条排泄管开口于结膜上穹的外侧部。泪腺上部的排泄管均穿过泪腺下部,故手术时如切除泪腺下部,在功能上等于切除全部泪腺。泪腺分泌泪液,泪液有防止角膜干燥,冲洗微尘和灭菌作用。

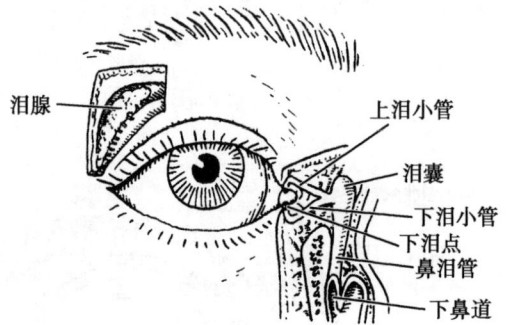

图 8-8 泪器

2. 泪道 包括泪点、泪小管、泪囊和鼻泪管。

(1)泪点:位于上、下睑缘内侧端泪乳头上的小孔,分别称为上、下泪点,为泪小管的入口,与泪小管相通。

(2)泪小管:上、下各一条,分别起自上、下泪点,开始均垂直向上、下走行,继而呈水平方向,向内侧汇合进入泪囊。

(3)泪囊:位于眼眶内侧泪骨的泪囊窝内,为一膜性囊状结构,上端为盲端,约在内眦上方 3~5mm 处,下端移行为鼻泪管。当眼轮匝肌收缩闭眼时,泪囊周围的韧带与肌肉共同作用,可牵拉囊壁,扩大囊腔,产生负压,促使泪液流入。

(4)鼻泪管:为膜性管道,上接泪囊。上部位于骨性鼻泪管中,与骨膜紧密结合,下部位于鼻腔外侧壁深面,开口于下鼻道外侧壁前部。开口处的黏膜内有丰富的静脉丛,若充血肿胀使开口闭塞,引起溢泪症。

(四)眼球外肌

眼球外肌(extraocular muscles)均为骨骼肌,包括 1 块运动眼睑的上睑提肌(起自视神经管前上方眶壁)和 6 块运动眼球的肌肉,即上、下、内、外直肌和上、下斜肌。4 块直肌和上斜肌都起于眼球后内侧视神经孔周围的总腱环。直肌从与其命名相对应的方向向前止于眼球赤道前方的巩膜上;上斜肌则在上直肌与内直肌之间前行,并以细腱穿过位于眶内侧壁前上方的滑车,向眼球后外侧返折,经过上直肌的下方,转向眼球上面后外侧部,止于巩膜赤道的后方;下斜肌较短,起自眼眶的前内侧壁,在下直肌下方呈弧形斜向后外侧,止于眼球下面后外侧部巩膜赤道的后方(图 8-9、图 8-10)。

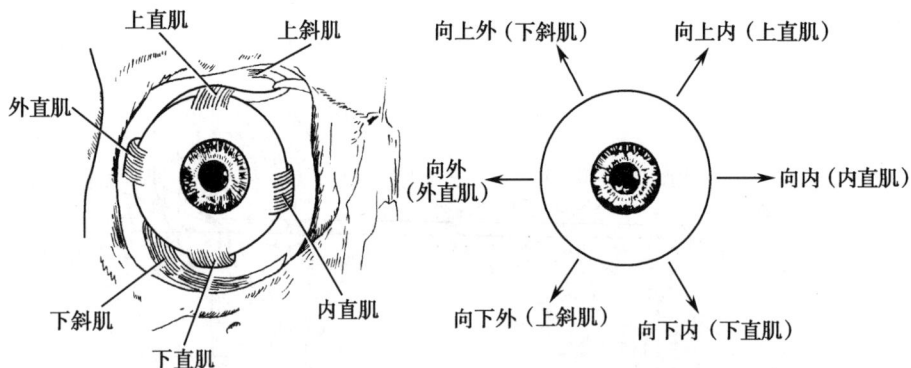

图 8-9 眼球外肌(前面观)

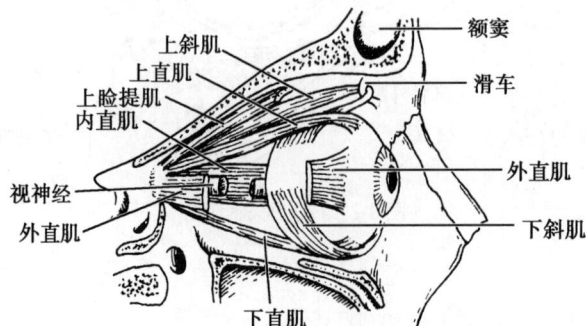

图 8-10 眼球外肌(外侧观)

眼球外肌的起止点、作用及神经支配见表8-1。

表8-1 眼球外肌的起止点、作用及神经支配

名称	起点	止点	作用	神经支配
上睑提肌	视神经管上壁	上眼睑	上提上睑	动眼神经
上斜肌	总腱环	眼球赤道后方外上部巩膜	瞳孔转向下外	滑车神经
下斜肌	眶下壁内侧	眼球赤道后方外下部巩膜	瞳孔转向上外	动眼神经
上直肌	总腱环	眼球赤道前方上部巩膜	瞳孔转向上内	
下直肌	总腱环	眼球赤道前方下部巩膜	瞳孔转向下内	
内直肌	总腱环	眼球赤道前方内侧部巩膜	瞳孔转向内侧	
外直肌	总腱环	眼球赤道前方外侧部巩膜	瞳孔转向外侧	展神经

（五）眶脂体和眶筋膜

1. **眶脂体** 眶脂体为填充于眼球、眼球外肌和视神经之间的脂肪组织，后部较多，前部较少，对眼球起支持、保护和利于眼球运动的作用。

2. **眶筋膜** 眶筋膜包括眶骨膜和眼球筋膜鞘等。

（1）眶骨膜：疏松地贴附于构成眼眶壁的颅骨表面，在眶缘、骨缝、泪囊管、泪腺窝及视神经孔等处，与眶骨牢固愈合，并分出纤维固定周围组织。

（2）眼球筋膜鞘：又称 Tenon 囊，是介于眶脂体与眼球之间的一层致密纤维结缔组织薄膜。包绕角膜缘以后的大半部眼球，前方在角膜缘处与巩膜紧密愈着，向后与视神经鞘相延续。此鞘与眼球之间的间隙称为巩膜外隙，当眼球外肌收缩时，眼球可在间隙内灵活转动。行眼球摘除术时，应注意保留眼球鞘，以利于安装义眼和防止发生颅内感染。

三、眼球的血管和神经

（一）眼球的血管

眼球、眼副器和眶内结构的血液供应，除眼睑前层和泪囊的一部分来自面动脉外，主要由眼动脉供应。

1. **眼动脉** 颈内动脉颅内段在穿出海绵窦处发出眼动脉，经视神经管，在视神经下方进入眼眶，沿途发出分支营养眼球、眼外肌、泪腺和眼睑等（图8-11）。

（1）视网膜中央动脉：在视神经下方由眼动脉发出，在眼球后方约1cm处穿入视神经内，在视神经中央前行，经视神经盘进入眼球，先分出上、下两干，每干再各分为鼻、颞侧支，即视网膜鼻侧上、下动脉和视网膜颞侧上、下动脉，分支营养视网膜，但黄斑的中央凹无血管分布。临床上，常用检眼镜观察眼底动脉及视神经盘和黄斑等结构，以协助诊断某些疾病。视网膜中央动脉受到压迫，将导致血流受阻，影响视网膜的血液供应，引发视力受损（见图8-3）。

（2）脉络膜动脉：又称睫后短动脉，多支，在视神经周围穿入眼球，分布于脉络膜。

此外，还有虹膜动脉（睫后长动脉）和睫前动脉，向虹膜、角膜缘和结膜等处提供血液供应（图8-12）。

2. **眼球的静脉** 眼球的静脉血液回流有三个途径，最后分别汇入眼上、下静脉。①视网膜中央静脉：与同名动脉及分支伴行，收集视网膜的血液回流，出眼球后离视神经入眼上静脉；②涡静脉：无动脉伴行，有4～6条，位于眼球壁中膜的外层，在角膜缘与视神经之间的中点（中纬线稍后方）穿出巩膜经眼上、下静脉汇入海绵窦，收集虹膜、睫状体和全部脉络膜的血液回流（见图8-12）；③睫前静脉：收集眼球前部、虹膜等处的血液回流。

眼球外的静脉有：①眼上静脉为眶内最大的静脉，起自眶的前内侧。②眼下静脉，起自眶下壁和内侧壁的静脉网，向后分为两支，一支经眶上裂注入眼上静脉，另一支经眶下裂注入翼静脉丛。

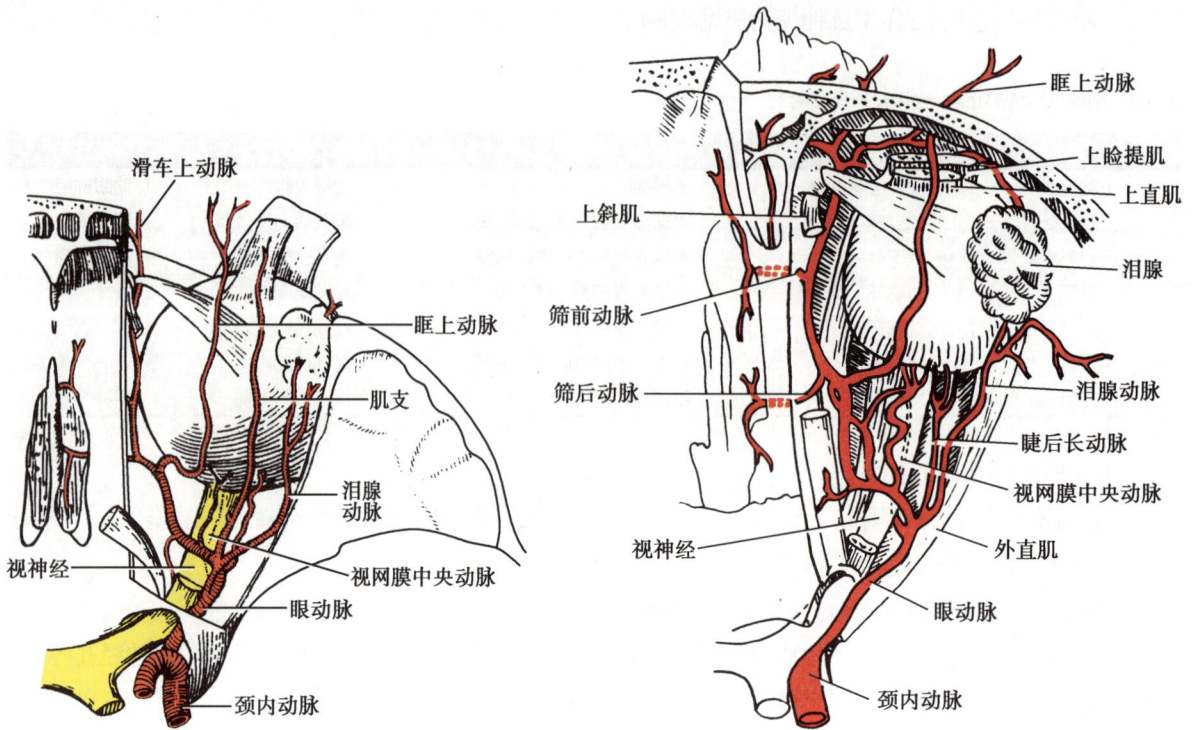

图 8-11 眼的动脉

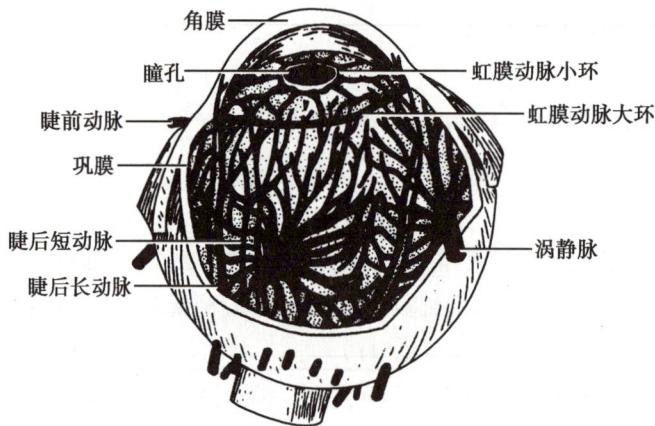

图 8-12 虹膜的动脉和涡静脉

眼静脉无瓣膜,向前与内眦静脉及面静脉吻合,向后汇入海绵窦,向下经眶下裂与翼静脉丛交通,故颜面部的感染可经眼静脉侵入颅内,引起颅内感染。

(二)眼球的神经

视器的神经支配来源较多,详见神经系统。

视神经负责传递光刺激神经冲动至中枢,其外表面有三层被膜,与脑的三层被膜直接延续,颅内压增高时会导致视神经压迫,引起视神经盘水肿。

辅助结构的神经支配:三叉神经的分支眼神经管理一般感觉;运动性的脑神经中,动眼神经、滑车神经和展神经支配相应的眼外肌;动眼神经中的副交感纤维支配睫状肌和瞳孔括约肌,交感神经支配瞳孔开大肌;面神经中的副交感纤维管理泪腺分泌。

（李　岩）

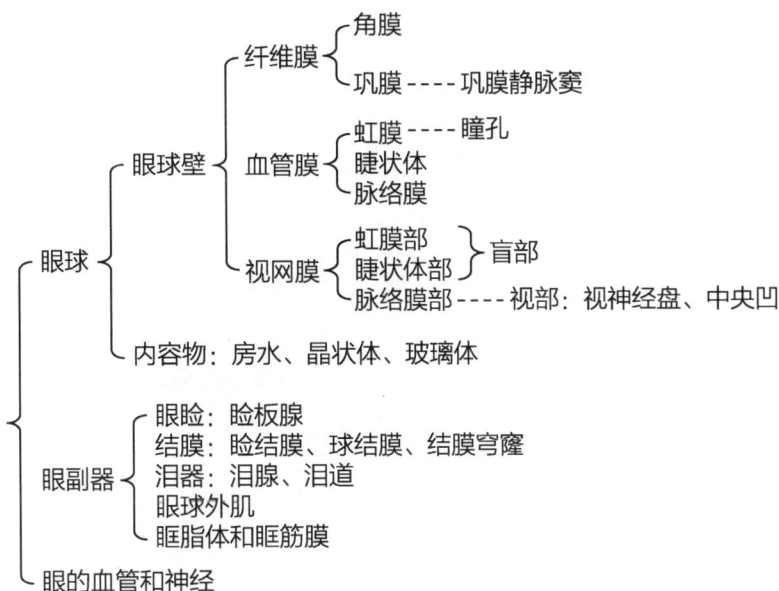

```
                                              ┌ 角膜
                              ┌ 纤维膜 ┤
                              │          └ 巩膜 ---- 巩膜静脉窦
                              │          ┌ 虹膜 ---- 瞳孔
                    ┌ 眼球壁 ┤ 血管膜 ┤ 睫状体
                    │         │          └ 脉络膜
                    │         │          ┌ 虹膜部    ┐ 盲部
          ┌ 眼球 ┤         └ 视网膜 ┤ 睫状体部 ┘
          │         │                     └ 脉络膜部 ---- 视部：视神经盘、中央凹
          │         └ 内容物：房水、晶状体、玻璃体
          │                  ┌ 眼睑：睑板腺
          │                  │ 结膜：睑结膜、球结膜、结膜穹窿
          ┤         ┌ 眼副器 ┤ 泪器：泪腺、泪道
          │         │        │ 眼球外肌
          │         │        └ 眶脂体和眶筋膜
          └ 眼的血管和神经
```

1. 简述眼球壁结构特点。

2. 试述外界光线需经过哪些结构才能投射到视网膜上。

3. 何谓眼房？简述房水的产生及其循环途径。

4. 试述晶状体在视远近物体时发生哪些变化，如何调节？

5. 试述眼外肌有哪些，在眼球运动中所起的作用，神经支配如何？

第三节　前庭蜗器

掌握　前庭蜗器的组成；鼓膜的位置、形态和分部；鼓室壁的名称、结构与毗邻；内耳感受器的名称、位置和功能。

熟悉　外耳道的分部、位置和结构特点；中耳的组成；咽鼓管的位置、分部和通连；骨迷路、膜迷路的位置、分部及结构特点。

了解　听小骨的名称、连接关系、位置作用；鼓膜张肌和镫骨肌的作用；声波传导途径。

前庭蜗器（vestibulocochlear organ）又称位听器或耳，包括位觉器（前庭器）和听觉器（蜗器）两部分结构。二者在功能上截然不同，但在结构上却紧密相连。前庭蜗器分为外耳、中耳和内耳三部分。外耳和中耳是收集和传导声波的装置；内耳有听觉感受器(听器)和位觉感受器(平衡器)，分别负责感受声波的刺激和头部位置变动、重力变化和运动速度的刺激(图8-13)。

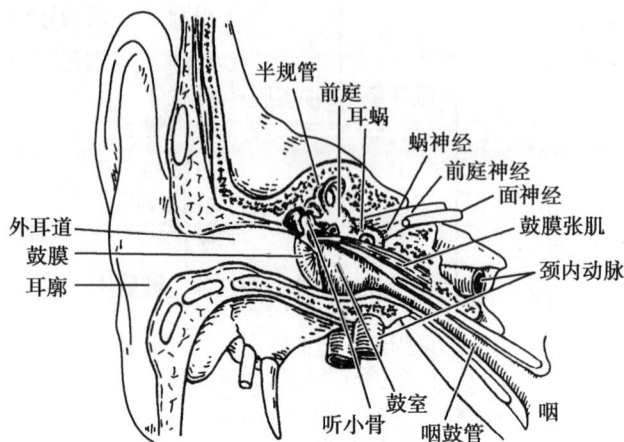

图 8-13　前庭蜗器模式图

一、外耳

外耳(external ear)包括耳廓、外耳道和鼓膜3部分。

(一)耳廓

耳廓(auricle)位于头部两侧，凸面向后，凹面朝向前外，经外耳门向内通外耳道，有收集声波的作用。耳廓由弹性软骨和结缔组织构成，表面覆盖着皮肤，皮下组织很少，但血管神经丰富；耳廓下部无软骨，仅含结缔组织和脂肪，称为耳垂，是临床上常用的采血部位。外耳门前方的隆起称为耳屏，后方的对耳轮下部有一突起，称对耳屏，二者之间有一凹陷，称为耳屏间切迹(图8-14)。

(二)外耳道

外耳道(external acoustic meatus)是从外耳门到鼓膜的弯曲管道，管壁以弹性软骨和骨为基础，表面衬以皮肤。外耳道的外

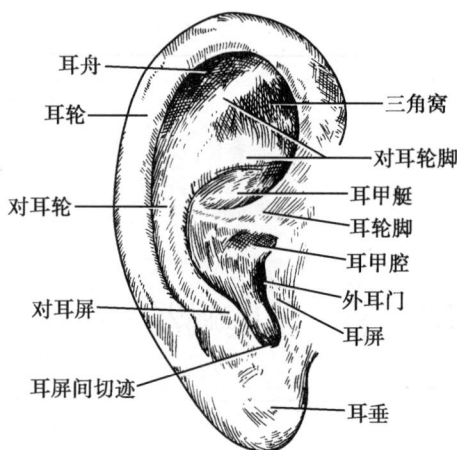

图 8-14　耳廓

侧1/3为软骨部，是耳廓软骨的延续；内侧2/3为骨部(见图8-13)，由颞骨所成。成人的外耳道呈"～"形弯曲，长约2.0～2.5cm，从外侧向内侧其走行方向依次为：先向前内，再向后内上方，继而朝向前内下。外耳道软骨部有可动性，故成人活体检查外耳道和鼓膜时，须将耳廓拉向后上方，使外耳道变直，从而可观察到鼓膜；在婴儿颞骨尚未骨化，外耳道几乎全部由软骨支持，短而平直，且鼓膜更倾斜，接近于水平位，故在检查鼓膜时，需将耳廓拉向后下方。

外耳道的皮肤较薄，有丰富的感觉神经末梢、毛囊、皮脂腺和耵聍腺，缺乏皮下组织，且皮肤与软骨膜和骨膜紧密相连，故外耳道疖肿可引起剧痛。耵聍腺位于软骨部皮下，分泌的黏稠性液体，干燥后成痂块称耵聍，可因下颌关节的运动而向外脱落。如凝结成块阻塞外耳道，可影响听力。

(三)鼓膜

鼓膜(tympanic membrane)位于外耳道与中耳鼓室之间，为一椭圆形的半透明薄膜，呈浅漏斗形，凹面向外侧，直径8～10mm。其外侧面朝向前下外方，与外耳道底略倾斜，约成45°角，所以，外耳道的前壁

和下壁较长。婴幼儿的鼓膜更为倾斜，几乎呈水平位。鼓膜中心向内凹陷，称鼓膜脐（umbo of tympanic membrane），锤骨柄末端附着于其内面。由鼓膜脐沿锤骨柄向上可见锤骨前襞和锤骨后襞。在两个皱襞之间，鼓膜前上方约 1/4 的三角形区为松弛部，在活体呈淡红色；后下 3/4 为紧张部，紧张坚实，在活体呈灰白色，其前下方有一三角形反光区，称光锥（cone of light）。临床上做耳镜检查时，常可窥见光锥，中耳的一些疾病可引起鼓膜内陷，光锥可因此变形或者消失，严重时可致鼓膜穿孔，影响听力（图 8-15）。

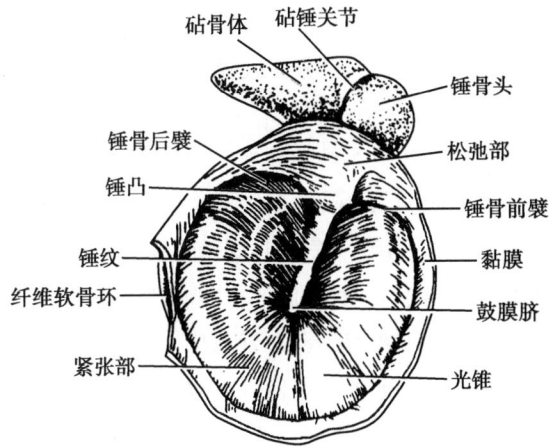

图 8-15 鼓膜（右侧外面观）

二、中耳

中耳（middle ear）位于外耳与内耳之间，是传导声波的主要部分，为一含气的不规则腔道，大部分位于颞骨岩部内，包括鼓室、咽鼓管、乳突窦和乳突小房。

（一）鼓室

鼓室（tympanic cavity）是颞骨岩部内的一个不规则含气小腔，位于鼓膜与内耳外侧壁之间（见图 8-15、图 8-16）。鼓室有六个壁，内有听小骨、听小骨肌、韧带、血管和神经。鼓室向前经咽鼓管通鼻咽部，向后经乳突窦通乳突小房，鼓室的各壁及上述各结构的表面均衬以黏膜，并与咽鼓管、乳突窦和乳突小房的黏膜相续。

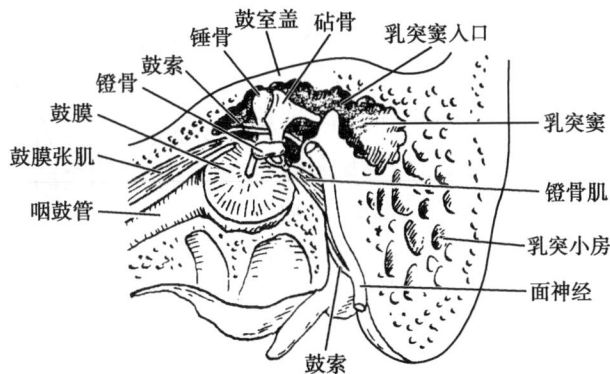

图 8-16 鼓室外侧壁（右侧）

1. 鼓室壁

1）上壁：为鼓室盖，也称盖壁，由颞骨岩部的鼓室盖构成，为分隔鼓室和颅中窝的一层薄骨板，中耳疾患可能侵蚀此壁，引起耳源性颅内并发症。

2）下壁：亦称颈静脉壁，为分隔鼓室和颈内静脉起始处的薄层骨板。骨板将鼓室与颈静脉窝内的颈静脉球（颈内静脉膨大形成向上隆起的球状结构）分隔。当部分人颈静脉壁未骨化而先天性缺损时，仅借黏膜和纤维结缔组织分隔鼓室和颈静脉球，颈静脉球可突入鼓室，行鼓膜或鼓室手术时，易在此处伤及颈静脉球，引发严重出血。

3）前壁：为颈动脉壁，即颈动脉管的后壁。此壁甚薄，借一层薄骨板分隔鼓室和颈内动脉。其上部有咽鼓管鼓室口。

4）后壁：也称乳突壁，上部有乳突窦入口。鼓室借乳突窦向后通入位于颞骨乳突内的乳突小房。中耳炎易侵入乳突小房而引起乳突炎。乳突窦入口的下方有一骨性突起,称为锥隆起,内藏镫骨肌。

5)外侧壁:大部分由鼓膜构成,故又名鼓膜壁(见图8-15),鼓膜上方是由颞骨鳞部骨质围成的鼓室上隐窝。

6)内侧壁:又称迷路壁,是内耳的外侧壁。此壁中部有圆形的隆起,为耳蜗第一圈起始部突向鼓室形成,称为岬(promontory)。岬的后上方有一卵圆形的小孔,称前庭窗(fenestra vestibuli)(或卵圆窗),通向前庭。在活体,由镫骨底及其周缘的韧带将前庭窗封闭。前庭窗后上方有一面神经管形成的弓形隆起,称面神经管凸,内有面神经通过。面神经经内耳门入内耳道,在内耳道底前上部入面神经管。面神经管壁骨质甚薄,甚至缺如,中耳炎或施行中耳手术时易在此伤及面神经。岬的后下方有一圆形小孔,称蜗窗(fenestra cochleae)(或圆窗),在活体有结缔组织膜封闭,称第二鼓膜(图8-17)。

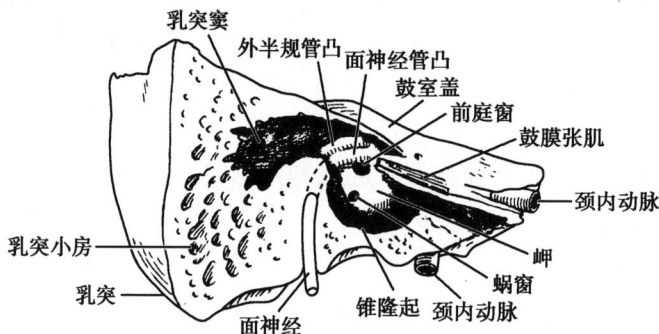

图8-17 鼓室内侧壁(右侧)

2. 听小骨 听小骨(auditory ossicles)位于鼓室内,有3块,由外侧向内侧依次为锤骨、砧骨和镫骨(图8-18)。

锤骨(malleus)形似鼓槌,有头、柄、外侧突和前突。锤骨柄细长,末端附着于鼓膜脐区。砧骨(incus)形如砧,有一体和长、短两脚。砧骨体和锤骨头形成砧锤关节,长脚与镫骨头形成砧镫关节,短脚以韧带连于鼓室壁。镫骨(stapes)形如马镫,分为头、前脚、后脚和底四部。三块听小骨互相以关节连结成链,称听骨链,连于鼓膜与前庭窗之间,锤骨柄紧贴鼓膜内面,镫骨底周缘借镫骨环韧带连于前庭窗的周缘,恰似一个曲折的杠杆系统,当声波引发鼓膜振动时,听小骨链相继运动,使镫骨底在前庭窗作向

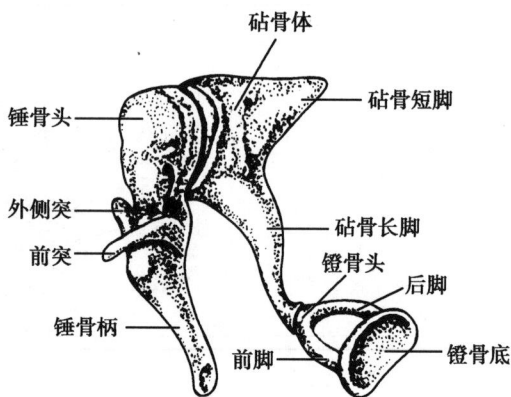

图8-18 听小骨

内或向外的运动,将声波的振动转换成机械能传入内耳。听小骨在出生时已发育成熟,没有再生或修复能力。病理情况下,如炎症引起听小骨粘连、韧带硬化时,听小骨链的活动受到限制,可致听力下降。

3. 运动听小骨的肌 运动听小骨的肌共有2条,包括鼓膜张肌和镫骨肌,均位于鼓室内,可运动听小骨,减少听骨链的摆动,起保护作用。

(1)鼓膜张肌:位于咽鼓管上方的小管内,止于锤骨柄的上端,该肌收缩时可将锤骨柄牵引拉向内侧,使鼓膜内陷以紧张鼓膜,由三叉神经支配。

(2)镫骨肌:位于锥隆起内,止于镫骨,作用为牵拉镫骨底向后外方,以减轻对内耳的压力;并解除鼓膜的紧张状态。它是鼓膜张肌的拮抗肌,由面神经支配。镫骨肌瘫痪常引起听觉过敏。

(二)咽鼓管

咽鼓管(auditory tube/pharyngotympanic tube)是连通鼻咽部与鼓室的管道。咽鼓管长约3.5~4.0cm,从前内下斜向后外上。其功能是使鼓室的气压与外界的大气压相等,以保持鼓膜内、外的压力平衡。

咽鼓管前内侧的 2/3 为软骨部，为一向外下方开放的槽，开放处由结缔组织膜封闭形成管，此部以咽鼓管咽口开口于鼻咽的侧壁（见图 8-13）；后外侧的 1/3 为骨部，以颞骨的咽鼓管半管为基础，此部以咽鼓管鼓室口开口于鼓室的前壁，其内面均覆以黏膜，故咽部的感染可蔓延到中耳。平时咽鼓管咽口合软骨部呈闭合状态，当吞咽或尽力张口时开放，空气进入鼓室，使鼓室和外界的大气压相等，维持鼓膜的正常位置，并利于鼓膜的振动。由于婴幼儿的咽鼓管相对短而宽，几乎呈水平位，而且咽鼓管周围黏液分泌组织丰富，咽鼓管开闭功能尚不健全，故咽部感染更易经咽鼓管侵入鼓室，引起化脓性和非化脓性中耳炎。咽鼓管闭塞会影响中耳的正常功能。

　　（三）乳突窦与乳突小房

　　乳突窦（mastoid antrum）位于鼓室上隐窝后方的一个较大的含气腔，向前开口于鼓室后壁上部，向后下通入乳突小房，是乳突小房和中耳鼓室之间的交通要道。乳突小房为颞骨乳突内的许多含气小腔，向前上方通乳突窦，大小不等，形态不一，互相通连，其大小可因年龄和发育状况而不同。乳突小房和乳突窦腔内均衬以黏膜，且与鼓室黏膜相连续，故中耳炎经乳突窦可蔓延到乳突小房，而引起乳突炎。另外，耳内的手术也可经乳突小房入路（见图 8-15、图 8-16）。

三、内耳

　　内耳（internal ear）又称迷路，位于颞骨岩部内，介于鼓室与内耳道底之间，是前庭蜗器的主要部分。其形状不规则，构造复杂，可分为骨迷路和膜迷路两部分（图 8-19）。骨迷路是由颞骨岩部致密骨质围成的管道。膜迷路是套在骨迷路内的封闭的膜性管道或囊。骨迷路和膜迷路之间有一定的腔隙，间隙内充满外淋巴；膜迷路内充满内淋巴，内、外淋巴互不相通。位、听觉感受器即位于膜迷路内。

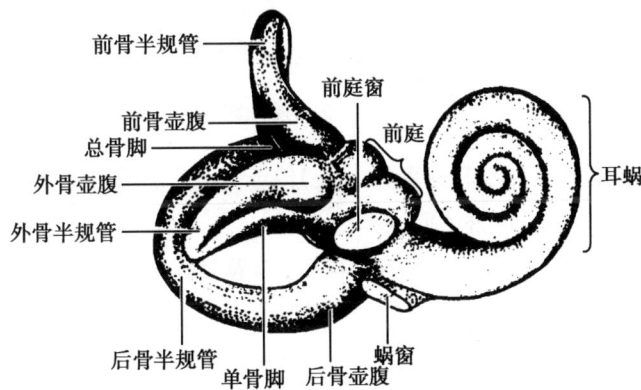

图 8-19　骨迷路

　　（一）骨迷路

　　骨迷路（bony labyrinth）是由骨密质构成的管道，由前内侧向后外侧沿颞骨的长轴排列，依次分为耳蜗、前庭和骨半规管三部分，它们互相通连，其长度约为 18.6mm。

　　1. 骨半规管　骨半规管（bony semicircular canals）为 3 个互相垂直的"C"形小管，位于前庭后外侧。按其位置可分为前、后和外骨半规管。前骨半规管凸向上方，与颞骨岩部长轴相垂直；后骨半规管凸向后外，与颞骨岩部的长轴平行；外骨半规管凸向外侧，几乎呈水平位，又称水平骨半规管。每个骨半规管的一端膨大，称为壶腹骨脚，其膨大的部分叫骨壶腹；另一端细小，称为单骨脚。前骨半规管和后骨半规管的单骨脚合成一个总骨脚，因此 3 个骨半规管以 5 个孔开口于前庭。

　　2. 前庭　前庭（vestibule）为骨迷路中部的一不规则腔隙，其外侧壁为鼓室内侧壁，有前庭窗和蜗窗；内侧壁为内耳道底，有前庭蜗神经穿行。前庭向前以一大孔通向耳蜗；向后以 5 个小孔与三个骨半规管相通。

3. **耳蜗** 耳蜗(cochlear)位于前庭的前方,形似蜗牛壳,由蜗螺旋管环绕蜗轴 $2\frac{3}{4}$ 或 $2\frac{1}{2}$ 圈构成。耳蜗顶端朝向前外,称为蜗顶;底朝向后内方,称为蜗底,对向内耳道底。蜗轴位于耳蜗中央,由圆锥形的骨松质构成,呈水平位,内有蜗神经和血管穿行。蜗螺旋管是一骨性管道,起自前庭,以盲端终于蜗顶,其底圈起始处相当于鼓室内侧壁的岬处。自蜗轴上发出的伸入蜗螺旋管内的螺纹状的骨片,称为骨螺旋板,此板未达蜗螺旋管的对侧壁,其空缺处由膜迷路(蜗管)填补封闭,二者将蜗螺旋管分为两半,分别是前庭阶和鼓阶,朝向蜗顶的一半称前庭阶,起于前庭,接前庭窗的镫骨底;靠近蜗底侧的一半称鼓阶,此两阶盘绕蜗轴至蜗顶,并借一小孔相通,此孔叫蜗孔。鼓阶不与前庭相通,终于蜗窗上的第二鼓膜。

(二)膜迷路

膜迷路(membranous labyrinth)是套在骨迷路内的一套膜性管和囊,形态与骨迷路近似,管径较小,借纤维束固定于骨迷路内。膜迷路为封闭的管道系统,由后外向前内分为椭圆囊和球囊、膜半规管和蜗管 3 部分,并互相通连(图 8-20)。

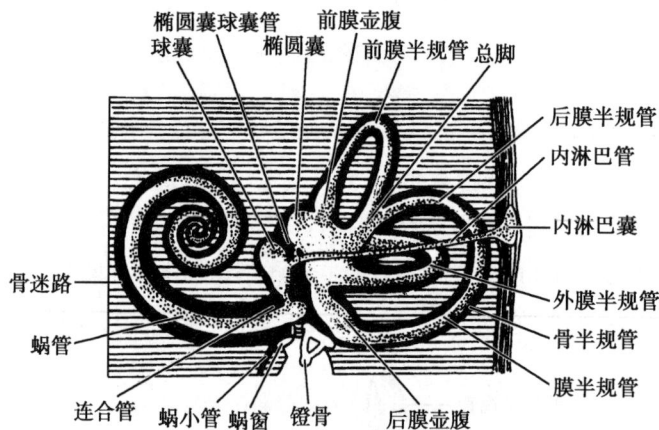

图 8-20　内耳模式图

1. **椭圆囊和球囊** 椭圆囊(utricle)和球囊(saccule)位于骨迷路的前庭内。椭圆囊较大,在后上方,位于椭圆囊隐窝处,呈椭圆形。在椭圆囊的后壁上有 5 个开口,与 3 个膜半规管相通连。前壁借椭圆囊球囊管连于球囊,并由此管发出内淋巴管,穿经前庭内侧壁,至颞骨岩部后面,在硬脑膜下扩大为内淋巴囊。内淋巴可经此囊渗透到周围血管丛。球囊较小,位于椭圆囊前下方的球囊隐窝处,下端借连合管通蜗管。感觉上皮在椭圆囊上端的底部和前壁增厚形成椭圆囊斑(macula utriculi),在球囊的前上壁增厚形成球囊斑(macula sacculi)。椭圆囊斑和球囊斑互相垂直,是位置觉感受器,能感受头部静止的位置及直线加速或减速运动的刺激。其神经冲动分别沿前庭神经的椭圆囊支和球囊支传入。

2. **膜半规管** 膜半规管(semicircular ducts)为 3 个形态与骨半规管相似的半环形膜性细管,分别套于同名骨半规管内,各膜半规管在骨半规管壶腹内相对应的膨大部分,称膜壶腹。在膜壶腹管壁内面有感觉上皮形成的嵴形隆起,与壶腹长轴相垂直,称为壶腹嵴(crista ampullaris),也是位置觉感受器,能感受头部旋转变速运动的刺激。三个膜半规管内的壶腹嵴相互垂直,可分别将人体在三维空间中的运动变化转变成神经冲动,经前庭神经的壶腹支传入中枢。

3. **蜗管** 蜗管(cochlear duct)为套在蜗螺旋管内的一条膜性管道,蜗管盘绕蜗轴两圈半,一端在前庭借连合管与球囊相连通,另一端以细小的盲端终于蜗顶。在水平切面上,蜗管呈三角形,具有三个壁:上壁为蜗管前庭壁(前庭膜),分隔前庭阶与蜗管;外侧壁较厚,有丰富的血管和结缔组织,贴附于蜗螺旋管骨膜上,下壁为蜗管鼓壁(螺旋膜,又称基底膜),把鼓阶和蜗管分开。在螺旋膜上有螺旋器(spiral organ),又称 Corti 器,为听觉感受器(图 8-21)。

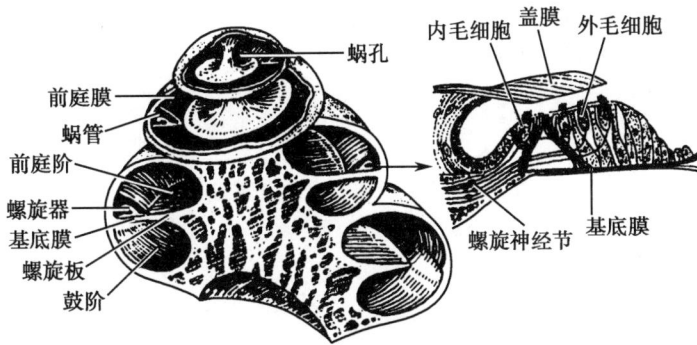

图 8-21　耳蜗切面示意图

声波传入内耳常有两条途径：一是空气传导，二是骨传导，正常情况下以空气传导为主。

（1）空气传导：耳廓收集声波经外耳道传至鼓膜，引起鼓膜的振动，继而引起中耳内听骨链的运动，把声波转换成机械能并加以放大，经镫骨底板传至前庭窗，引起前庭阶的外淋巴波动。在正常情况下，外淋巴的波动先由前庭阶传向蜗孔，再经蜗孔传向鼓阶。最后波动抵达第二鼓膜，使第二鼓膜外凸而波动消失。外淋巴的波动可通过前庭膜使内淋巴波动，也可以直接使基底膜振动，刺激基底膜上螺旋器，螺旋器将刺激转变成神经冲动，经蜗神经传入脑，产生听觉。当鼓膜或听骨链缺损时，外耳道中的空气振动可以引起鼓室内的空气震动，直接波及第二鼓膜，引起鼓阶内外淋巴的波动，从而刺激基底膜的螺旋器产生听觉神经冲动。此途径亦为空气传导，也能产生一定程度的听觉，但由于缺少听骨链机械振动的放大作用，故听力明显下降。

（2）骨传导：是指声波经颅骨传入内耳的过程。声波的冲击和鼓膜的振动可经颅骨和骨迷路传入，推动耳蜗内耳淋巴的波动，刺激基底膜上的螺旋器，产生听觉神经冲动，因骨传导的效能远低于正常的空气传导，所以只能引起较弱的听觉。

（三）内耳道

内耳道（internal acoustic meatus）是位于颞骨岩部后面中部的骨性管道，起自内耳门，向外侧终于内耳道底，长约 10mm。内耳道底邻接骨迷路的内侧壁，有数个小孔，是面神经、前庭蜗神经和迷路血管通行的管道。

（李　岩）

学习小结

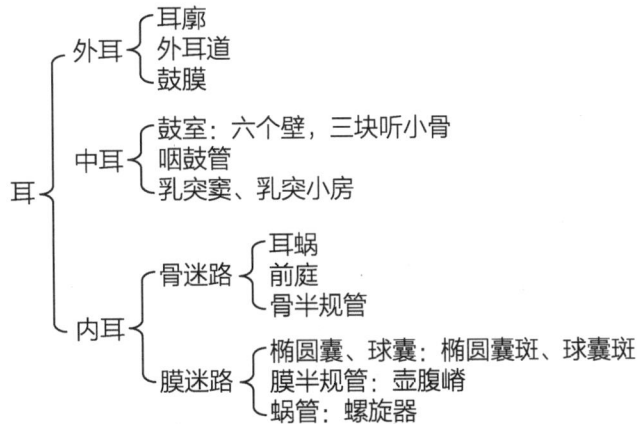

复习参考题

1. 简述鼓膜的位置、形态和分部？

2. 简述位置觉感受器和听觉感受器的位置？解释螺旋器？

第九章   神 经 系 统

9

学习目标

掌握　神经系统的功能；脊髓的位置和外形；脑干的位置、分部及与脑神经的联系；小脑的位置、分叶及功能；间脑分部；大脑半球的分叶和沟回；大脑皮质的功能定位；各神经的行程和分布。

熟悉　神经系统常用术语；脊髓节段与椎骨的对应关系；颈丛、腰丛、骶丛的组成、位置；锥体外系的组成和功能；听觉传导通路；硬脑膜的形态结构特点。

了解　神经元的结构及分类；边缘系统的概念和功能；锥体外系的传导通路；脑和脊髓的蛛网膜和软膜的结构特点。

第一节 总论

神经系统（nervous system）包括位于颅腔内的脑、椎管内的脊髓，以及与脑和脊髓相连遍布全身各处的周围神经（图9-1）。神经系统是在人体内结构和功能最为复杂，也是起最主导作用的功能调节系统。神经系统借助于感受器可接受体内和体外的刺激，引起各种反应，调节和控制全身各器官系统的功能，使其统一协调活动，以适应多变的内、外界环境，使人体与内、外环境保持相对平衡。

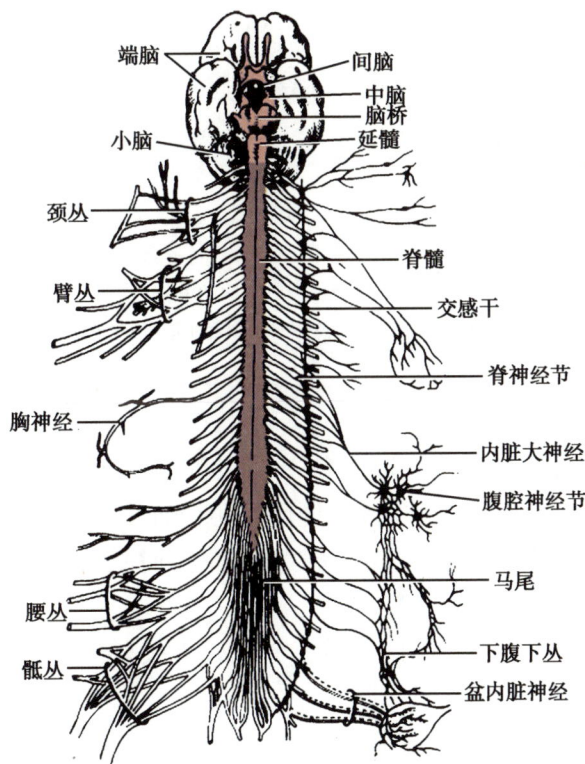

图9-1　神经系统概观

一、神经系统的区分

神经系统在结构和功能上是不可分割的整体，根据其所在位置，可分为中枢神经系统（central nervous system）和周围神经系统（peripheral nervous system）。中枢神经系统包括脑和脊髓，分别位于颅腔和椎管内。脑由端脑、间脑、中脑、脑桥、延髓及小脑六部分组成，通常把延髓、脑桥和中脑三部分合称脑干。周围神经系统包括脑神经和脊神经。脑神经与脑相连，共 12 对；脊神经与脊髓相连，共 31 对。根据周围神经系统在各器官、系统中分布对象的不同，把周围神经分为躯体神经和内脏神经。躯体神经分布于体表和运动系统，内脏神经则分布于内脏、心血管和腺体。躯体神经和内脏神经均含有传入纤维和传出纤维。传入纤维又称感觉纤维，它将神经冲动自感受器传向中枢神经系统，传出纤维又称运动纤维，它将神经冲动自中枢神经系统传向周围效应器。内脏神经中的传出纤维（内脏运动神经）支配心肌、平滑肌和腺体的活动，不受人的主观意志控制，故又称为自主神经或植物神经。内脏运动神经依其结构和功能的不同，又区分为交感神经和副交感神经。中枢神经系统和周围神经系统简单列表（图 9-2）：

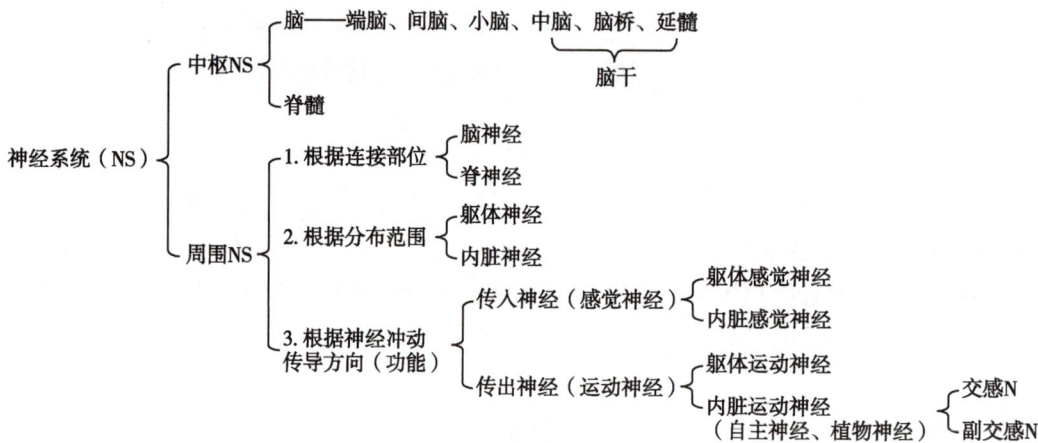

图 9-2　神经系统的区分

二、神经系统的基本结构

神经系统的基本组织是神经组织，神经组织由神经元（neuron）和神经胶质（neuroglia）构成。神经元是神经系统结构和功能的基本单位，具有接受刺激、产生和传导冲动等功能，神经胶质则有支持、营养、保护和绝缘作用。

（一）神经元

1. 神经元的形态结构　不同神经元的形态差异较大，但都由胞体和突起两部分组成（图 9-3）。突起又分树突和轴突。胞体是神经元的营养代谢中心，胞体和树突是接受其他神经元传来冲动的主要部位，而神经元发出冲动则沿轴突朝向远离胞体方向传导。

树突反复分支呈树枝状，一个神经元有一个或多个树突，树突短而粗，轴突只有一个，短者几微米，长者可达 1 米以上。

2. 神经元的分类

（1）按突起数目分三类：①假单极神经元：从细胞体仅发出一个突起，离细胞体不远处该突起再分出两分支，一支至周围的感受器，称周围突；另一支进入脑或脊髓，称中枢突。②双极神经元：含有一个树突，一个轴突。③多极神经元：含有多个树突，一个轴突（图 9-4）。

（2）按神经元功能分类：①感觉神经元（传入神经元）：将内、外环境的各种刺激传向中枢部，胞体位于脑、脊神经节内，假单极和双极神经元属此类；②运动神经元（传出神经元）：将神经冲动自中枢部传向身体各部，支配骨骼肌、心肌、平滑肌和腺体，胞体位于中枢部，为多极神经元；

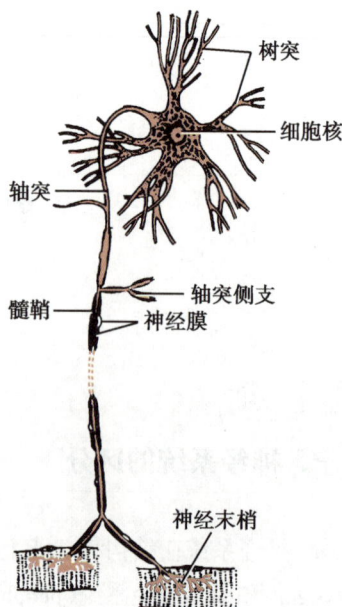

图 9-3　神经元模式图

③**联络神经元**(中间神经元): 在中枢内位于感觉和运动神经元之间的多极神经元, 数量很大, 约占神经元总数的99%, 在中枢内构成复杂的网络系统, 以不同方式对传入信息进行储存、整合和分析, 并将其传至神经系统的其他部位。

(二) 神经胶质

由神经胶质细胞所组成, 围绕在神经元的胞体和轴突周围, 其数量是神经元的 10～50 倍, 一般不具有传递神经冲动的功能, 而是对神经元起着支持、营养、保护和形成髓鞘等作用。

三、反射与反射弧

神经系统的功能活动十分复杂, 但其基本活动方式是**反射**(reflex)。反射是神经系统对内、外环境的刺激所作出的相应反应。

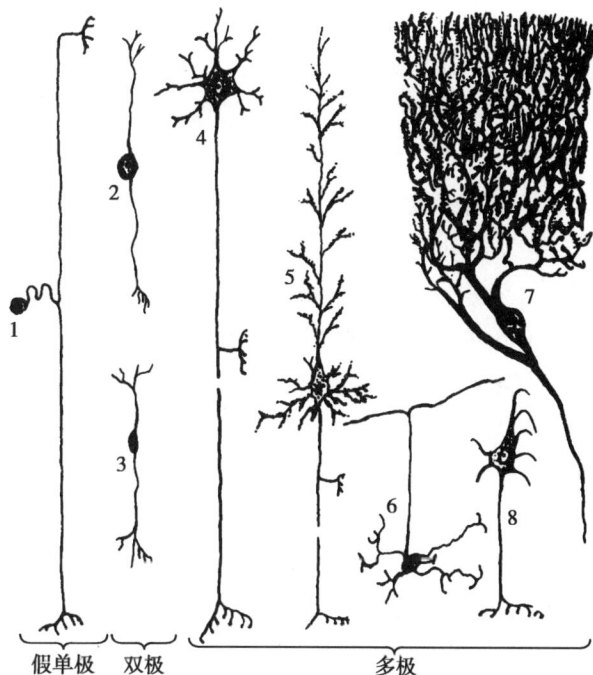

图9-4　神经元的形态分类

反射活动的形态基础是**反射弧**。无论反射多复杂, 都由以下 5 个基本部分组成: 感受器、传入神经、中枢、传出神经和效应器(图9-5)。反射弧中任何一个环节发生障碍, 反射活动将减弱或消失。临床上常用检查反射的方法来诊断神经系统的疾病。

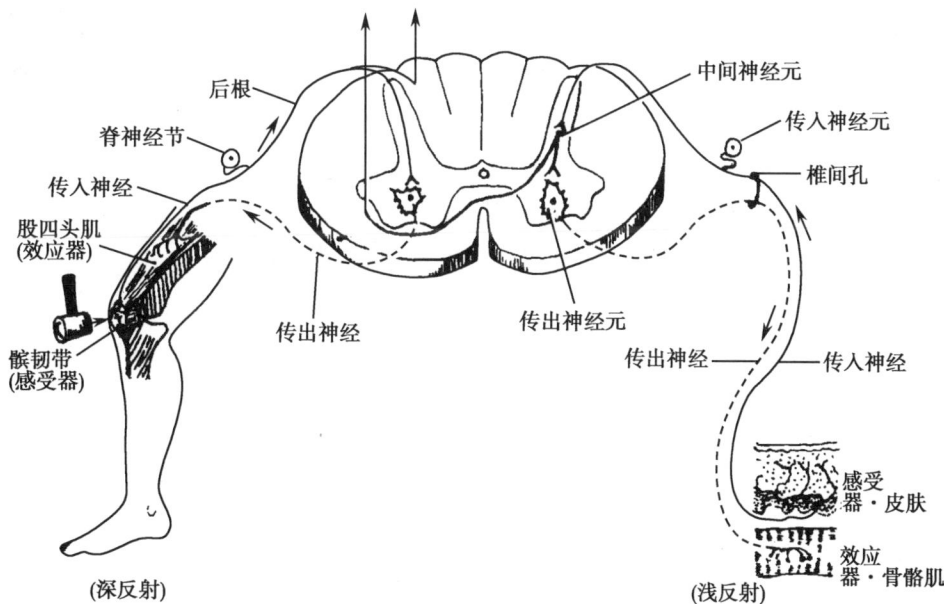

图9-5　反射弧示意图

四、神经系统的常用术语

神经系统内, 根据神经元胞体和突起所在部位和不同的组合方式, 给予不同的术语名称。

(一) 灰质与皮质

在中枢神经系统内, 神经元的胞体连同其树突集中的部位, 在新鲜标本上呈灰色, 称灰质(gray matter)。

大、小脑表面的灰质特称皮质（cortex），如大脑皮质和小脑皮质。

（二）白质与髓质

在中枢神经系统内，神经元的轴突集中的部位，因多数轴突具有髓鞘，在新鲜标本上色泽亮白，称白质（white matter）。大、小脑深部的白质特称髓质（medulla）。

（三）神经核与神经节

除皮质外，形态和功能相似的神经元胞体聚集而成的灰质团块或柱，位于中枢部的称**神经核**（nucleus）；在周围部的称**神经节**（ganglion）。

（四）神经纤维、神经和纤维束

神经元的轴突（或长突起）及其髓鞘统称为**神经纤维**（neurofibril），神经纤维在周围部聚集并由结缔组织被膜包裹组成粗细不等的**神经**（nerve）。在中枢部，起止、行程和功能相似的神经纤维聚集、走行在一起，称为**纤维束**（tract）。

（五）网状结构

在中枢神经系统内，神经纤维交织成网状，网眼内含有分散的神经元或较小的核团，这些区域称**网状结构**（reticular formation）。

学习小结

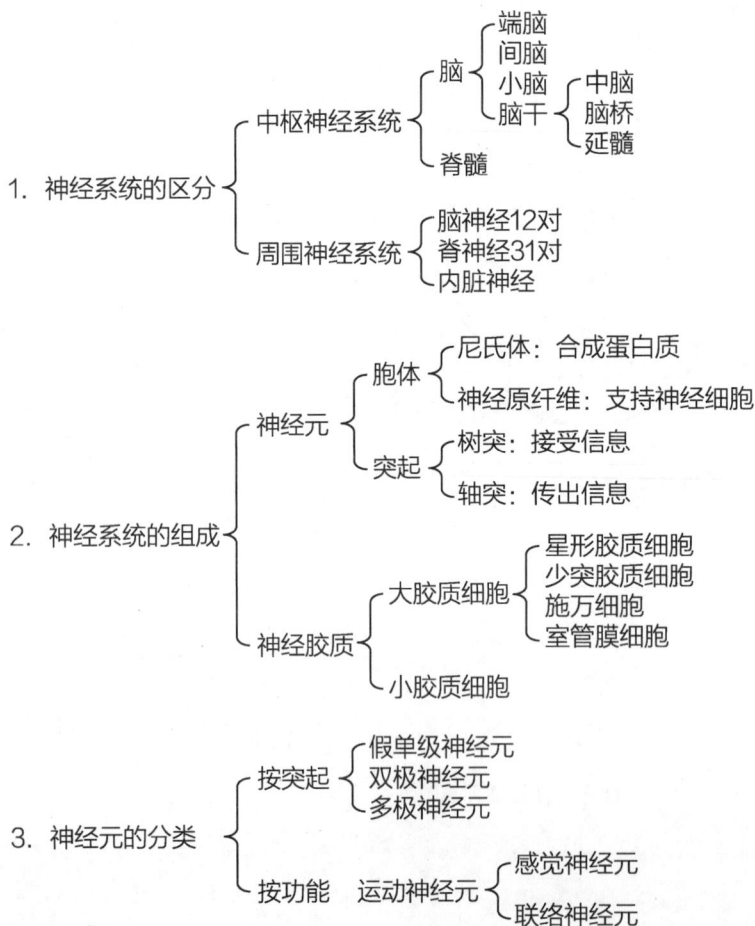

复习参考题

1. 简述神经系统的区分。
2. 简述神经元的分类。
3. 简述神经系统的活动方式。

第二节 中枢神经系统

一、脊髓

（一）脊髓的外形和位置

脊髓（spinal cord）位于椎管内，重约 35g，全长约 40～45cm。上端于枕骨大孔处与延髓相接，下端在成人约平第 1 腰椎体下缘，其两侧与 31 对脊神经根相连。与每一对脊神经根相连的一段脊髓称一个脊髓节段，脊髓共分 31 个节段，包括颈髓 8 节、胸髓 12 节、腰髓 5 节、骶髓 5 节和尾髓 1 节。

脊髓呈前后略扁、粗细不等的圆柱状，全长有两处膨大部，即颈膨大和腰骶膨大。颈膨大由第 5 颈节至第 1 胸节构成，与其相连的神经分布到上肢；腰骶膨大位于第 2 腰节至第 3 骶节之间，与其相连的神经分布到下肢。脊髓末端逐渐变细呈圆锥状，称脊髓圆锥。自脊髓圆锥向下延伸出一条细丝，称终丝，是无神经组织的结构，终止于尾骨背面（图 9-6、图 9-7）。

脊髓表面有 6 条纵行的沟或裂。前面正中线上有一条较深沟称前正中裂，后面正中有一较浅的沟为后正中沟，前正中裂两侧有前外侧沟，依次穿出 31 对脊神经前根（运动根）。后正中沟两侧有后外侧沟，依次穿入 31 对脊神经后根（感觉根）。每条脊神经的后根上有一个膨大，称脊神经节（spinal ganglion）（见图 9-5）。因椎管长于脊髓，脊神经根在椎管内自上而下逐渐倾斜从各自的椎间孔处合成脊神经后穿出，这样，腰骶部的神经根近乎垂直下行。在脊髓圆锥下方，腰骶部神经根连同终丝称马尾。由于成人第 1 腰椎体以下已无脊髓而只有马尾，因此临床上常选择第 3、4 或第 4、5 腰椎之间进行穿刺，避免损伤脊髓。

由于在胚胎第 4 个月起，人体脊柱的生长速度比脊髓快，从而使脊髓下端相对逐渐上移，因此脊髓的节段与相应的椎骨并不完全对应（图 9-8）。成人这种对应关系的大致推算方法见表 9-1。

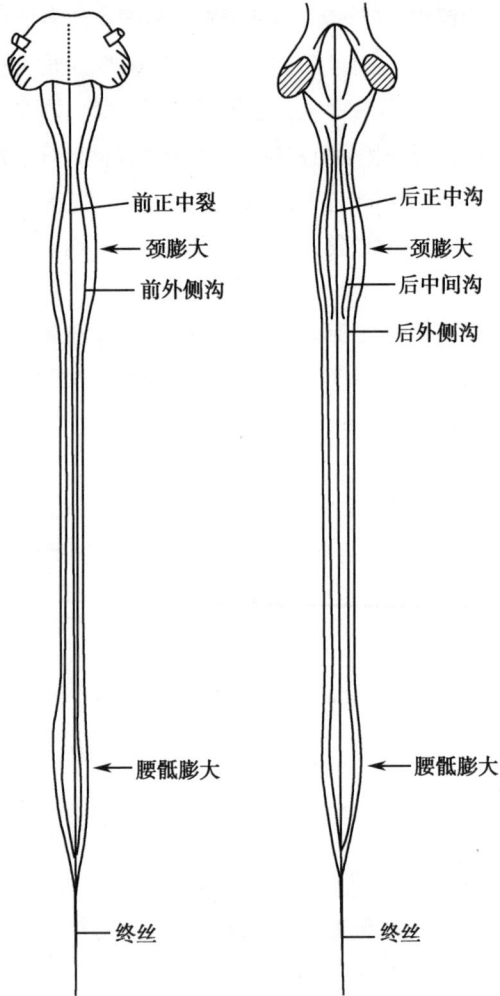

图 9-6 脊髓的外形

前正中裂
颈膨大
前外侧沟

后正中沟
颈膨大
后中间沟
后外侧沟

腰骶膨大

腰骶膨大

终丝

终丝

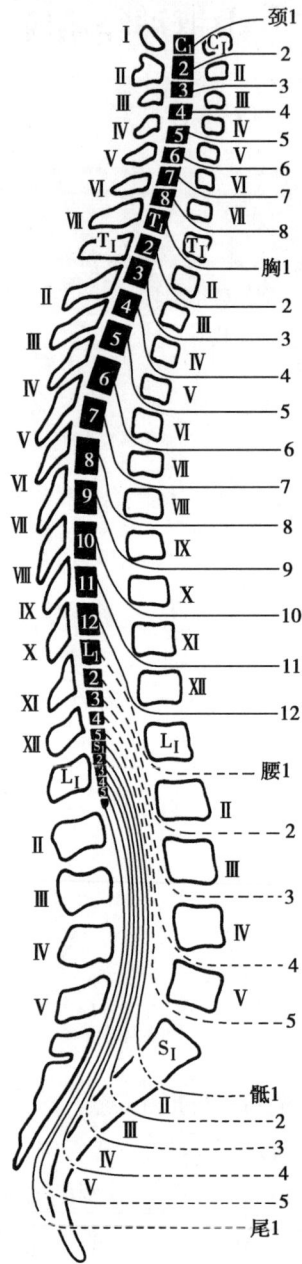

图 9-7 脊髓结构示意图

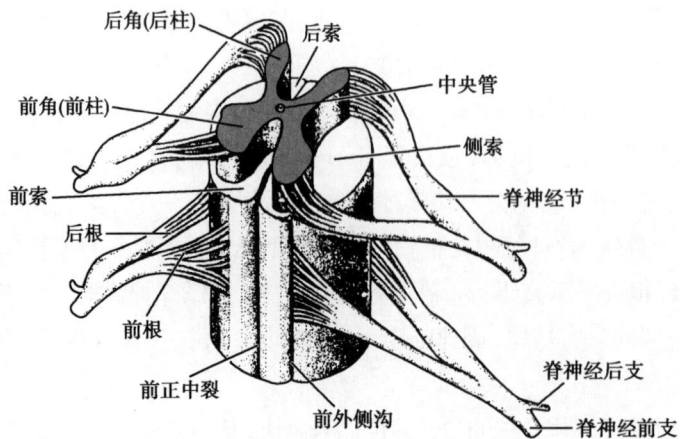

后角(后柱)
后索
中央管
前角(前柱)
侧索
前索
脊神经节
后根
前根
脊神经后支
前正中裂
脊神经前支
前外侧沟

图 9-8 脊髓节段示意图

表 9-1　脊髓节段与椎骨的对应关系

脊髓节	对应椎骨	推算举例
上颈髓 $C_{1\sim4}$	与同序数椎骨同高	如第 3 颈节对第 3 颈椎
下颈髓 $C_{5\sim8}$ 上胸髓 $T_{1\sim4}$	较同序数椎骨高 1 个椎骨	如第 5 颈节对第 4 颈椎
中胸髓 $T_{5\sim8}$	较同序数椎骨高 2 个椎骨	如第 6 胸节对第 4 胸椎
下胸髓 $T_{9\sim12}$	较同序数椎骨高 3 个椎骨	如第 11 胸节对第 8 胸椎
腰髓 $L_{1\sim5}$	平对第 10、11 胸椎	
骶、尾髓 $S_{1\sim5}$、C_0	平对第 12 胸椎和第 1 腰椎	

（二）脊髓的内部结构

脊髓横切面上可见中央有中央管,贯穿脊髓全长,围绕中央管可见 H 形的灰质。每一侧灰质分别向前方和后方伸出前角和后角,前后角之间的灰质称中间带。在胸髓和上 3 腰髓的中间带还有向外侧突出的侧角。连接两侧的灰质部分称灰质连合。脊髓的白质以前外侧沟和后外侧沟为界,分前索、外侧索和后索 3 个索。前正中裂后方的白质为白质前连合。在灰质后角基部外侧与外侧索白质之间,灰、白质混合交织,称网状结构(图 9-9)。

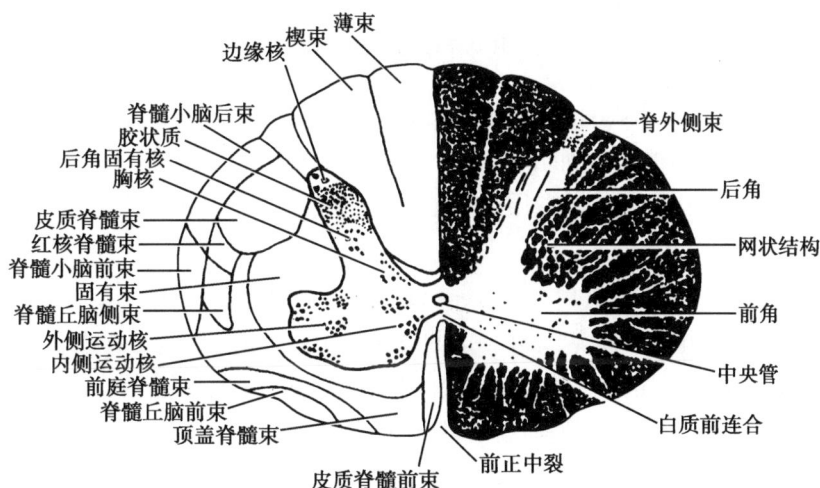

图 9-9　脊髓颈段横切面

1. 灰质

（1）前角(anterior horn):也称前柱,主要由运动神经元组成。一般将前角运动神经元分为内、外两侧群:内侧群的神经元支配颈深肌和躯干固有肌;外侧群的神经元主要分布于两个膨大部,支配四肢肌。

（2）后角(posterior horn):也称后柱,主要由中间神经元组成,接受后根的传入纤维。后角的神经元主要分四群核团:①缘层:是后角尖的边缘区,由较大型的细胞组成;②胶状质:在缘层前方,由小型神经细胞组成,贯穿脊髓全长,主要完成脊髓节段间的联系;③后角固有核:位于胶状质的前方,由大、中型细胞组成;④胸核:又称背核,位于后角基部内侧,仅见于颈 8 ~ 腰 3 节段,发出的纤维组成同侧的脊髓小脑后束。

（3）侧角(lateral horn):又称侧柱,由中间带向外侧突出形成,由中、小型细胞组成,仅见于胸 1 ~ 腰 3 脊髓节段,是交感神经的低级中枢。在脊髓骶 2 ~ 4 节段,相当于侧角位置的部位由小型神经元组成核团,称骶副交感核，是副交感神经在脊髓的中枢。

Rexed 板层的概念：20 世纪 50 年代 Rexed 研究猫脊髓灰质细胞的构筑，发现在脊髓的全长，灰质细胞构筑基本相似，在横切面上所见的细胞核或柱是有层次的，从后角尖到前角可分为 10 个板层（图 9-10）。Ⅰ层相当于后角缘层，Ⅱ层相当于胶状质，Ⅲ、Ⅳ层相当于后角固有核，Ⅴ、Ⅵ层位于后角基部，Ⅶ层相当于中间带，Ⅷ层位于前角基部，Ⅸ层相当于前角运动神经元，Ⅹ层在脊髓中央管周围。后来发现在人类脊髓灰质也同样具有 10 层构筑。

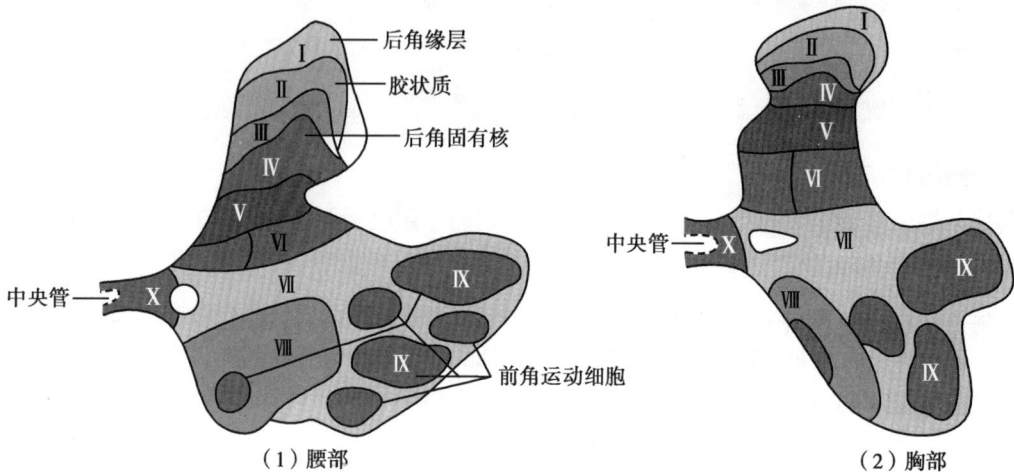

图 9-10　脊髓灰质分层示意图

2. 白质　白质位于脊髓灰质周围，由纵行排列的纤维组成。在白质中向上传递神经冲动的传导束称上行（感觉）纤维束，向下传递神经冲动的传导束称下行（运动）纤维束。另外，还有联系脊髓各节段的上、下行纤维，完成各节间的反射活动，紧靠灰质边缘的一层短距离纤维，称脊髓固有束。

（1）上行纤维束

1）薄束（fasciculus gracilis）和楔束（fasciculus cuneatus）：位于后索内，此二束均由起自脊神经节内的中枢突组成，经脊神经后根入脊髓后索直接上行。由同侧第 5 胸节以下来的纤维组成薄束，由同侧第 4 胸节以上来的纤维组成楔束，向上分别止于延髓的薄束核和楔束核。此二束的功能是向大脑传导本体感觉（来自肌、腱和关节等处的位置觉、运动觉和振动觉）和精细触觉（如辨别两点间的距离和物体的纹理粗细等）。后索病变或损伤，患者患侧伤面水平以下本体感觉或精细触觉丧失。

2）脊髓小脑后束：位于外侧索后外侧的表层。此束纤维起自同侧的脊髓胸核，上行止于小脑皮质。其功能是向小脑传导来自躯干下部和下肢的非意识性本体感觉冲动。

3）脊髓小脑前束：位于外侧索前部的表层。此束纤维主要起自对侧后角基部和中间带，上行止于小脑皮质，其功能与脊髓小脑后束相同。

4）脊髓丘脑束（spinothalamic tract）：位于外侧索的前半和前索中。脊髓丘脑束主要由脊髓后角缘层和后角固有核发出纤维，大部分斜经白质前连合交叉并上升 1～2 个脊髓节段至对侧，传导痛觉和温度觉冲动的纤维交叉至对侧外侧索前半上行，组成脊髓丘脑侧束；传导粗触觉和压觉冲动的纤维交叉到对侧前索内上行，组成脊髓丘脑前束。脊髓丘脑束行经脑干，终止于背侧丘脑。

（2）下行纤维束

1）皮质脊髓束（corticospinal tract）：是脊髓内最大的下行纤维束，其纤维起自大脑皮质运动中枢，下行经内囊和脑干，在延髓的锥体交叉处，大部分纤维交叉到对侧后继续下行于脊髓外侧索后部，成为皮质脊髓侧束，其纤维止于同侧脊髓前角运动细胞。皮质脊髓束的小部分纤维，在锥体交叉处不交叉，下行于同侧前索的前正中裂两侧，称皮质脊髓前束，此束一般不超过胸段，其纤维大部分逐节经白质前连合交叉后止于对侧的脊髓前角运动细胞,也有一些纤维不交叉止于同侧的前角运动细胞。皮质脊髓束的功能是控制骨骼肌的随意运动。

2)红核脊髓束:位于皮质脊髓侧束的腹侧,起中脑红核,纤维交叉到对侧。其功能与兴奋屈肌的运动神经元有关。

3)前庭脊髓束:位于前索内,起于前庭神经外侧核,纤维在同侧下行。其功能与兴奋同侧伸肌运动神经元和抑制屈肌的运动神经元有关。

4)其他下行束:顶盖脊髓束、内侧纵束和网状脊髓束。上述三个传导束的功能与调节肌张力和运动协调有关。

(三)脊髓的功能

1. 传导功能　脊髓通过上行纤维束将感觉信息传至脑,同时又通过下行纤维束将脑发出的运动冲动传至效应器。

2. 反射功能　脊髓灰质内有许多低级反射中枢,可完成一些反射活动。如腱反射、屈肌反射、排尿和排便反射等。在正常情况下,脊髓的反射活动始终在脑的控制下进行。

二、脑干

(一)脑干的外形和位置

脑干(brain stem)自下而上由延髓、脑桥和中脑三部分组成。延髓在枕骨大孔处下接脊髓,中脑向上与间脑相接,脑干的背面与小脑相连,其间形成第四脑室(图9-11)。

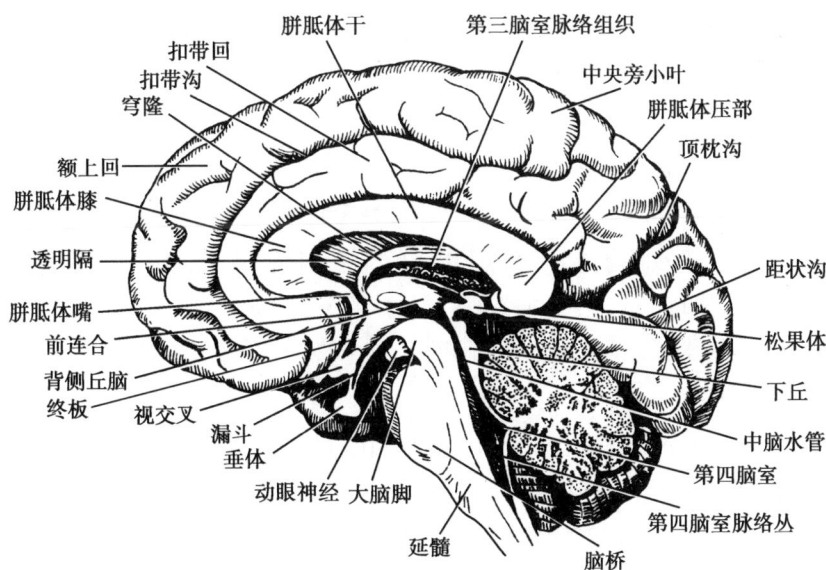

图9-11　脑的正中矢状切面

1. 腹侧面

(1)延髓(medulla oblongata):位于脑干的最下部,呈倒置的锥体形。其腹侧面(图9-12)下部的沟和裂与脊髓相连续。在前正中裂的两侧有纵行的隆起,称锥体,其内有皮质脊髓束通过。在延髓和脊髓交界处,皮质脊髓束的大部分纤维交叉,称锥体交叉。锥体外侧的卵圆形隆起,称橄榄,内含下橄榄核。锥体与橄榄之间,有舌下神经根出脑。在橄榄的后方,自上而下依次有舌咽神经、迷走神经和副神经的根丝出入。

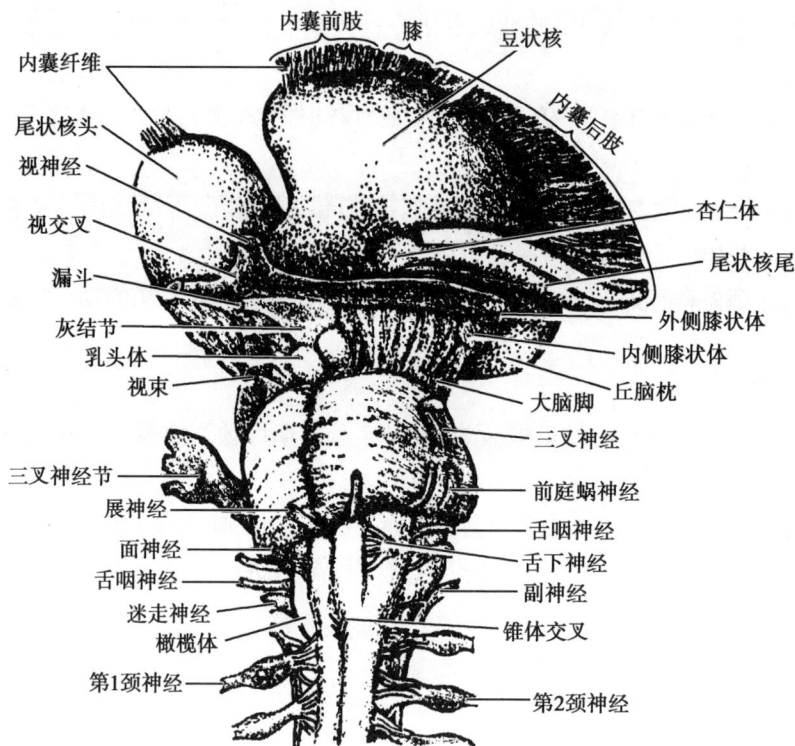

图 9-12 脑干外形（腹侧面）

（2）脑桥（pons）：位于脑干的中部，其腹侧面宽阔隆起，称脑桥基底部。基底部正中有纵行的基底沟，容纳基底动脉。基底部向两侧延伸为小脑中脚（脑桥臂），在移行处有粗大的三叉神经根出入。在延髓脑桥沟中，自内向外依次有展神经根、面神经根和前庭蜗神经根出入。延髓、脑桥与小脑交角处称脑桥小脑三角，前庭蜗神经根和面神经根位居此处。

（3）中脑（midbrain）：位于脑干的上部，腹侧面呈柱状隆起，称为大脑脚，其内有下行纤维束通过组成。两脚之间为深凹为脚间窝，此处有动眼神经根出脑。

2. 背侧面

（1）延髓背侧面：下半部形似脊髓。其后正中沟外侧有一对隆起，称薄束结节和楔束结节，深面有薄束核和楔束核。在楔束结节的外上方是小脑下脚（绳状体）（图 9-13）。

（2）脑桥背侧面：形成菱形窝的上半部。两侧是小脑上脚（结合臂）和小脑中脚。两侧小脑上脚之间的薄层白质层，称上（前）髓帆。

（3）中脑背侧面：有两对圆形隆起，上方的一对为上丘，是视觉反射中枢；下方的一对为下丘，是听觉反射中枢。在下丘的下部有滑车神经根出脑。

（4）菱形窝：又称第四脑室底，呈菱形，由脑桥背侧面和延髓上半部背侧面构成。中部有蜗背侧核发出的纤维横行构成髓纹，作为延髓和脑桥在背面的分界线。窝的正中有纵行的正中沟，将菱形窝分为左右两半。外侧有纵行的界沟。正中沟与界沟间有一纵行隆起，称内侧隆起。界沟的外侧为呈三角形的前庭区，其深面有前庭神经核。前庭区的外侧角上有一小隆起，称听结节，内隐蜗神经核。在髓纹以下内侧隆起上可见两个三角区，迷走神经三角位于外侧，内含迷走神经背核；舌下神经三角位于内侧，内隐舌下神经核。

（5）第四脑室（fourth ventricle）：是位于延髓、脑桥和小脑之间的室腔。第四脑室顶形如一个帐篷，前部由小脑上脚及上（前）髓帆组成，后部由下（后）髓帆和第四脑室脉络组织形成。脉络组织上的一部分血管反复分支缠绕成丛，突入室腔，成为第四脑室脉络丛，能产生脑脊液。第四脑室脉络组织的两侧和正中分别有两个第四脑室外侧孔和一个正中孔，借这些孔与蛛网膜下隙相通。

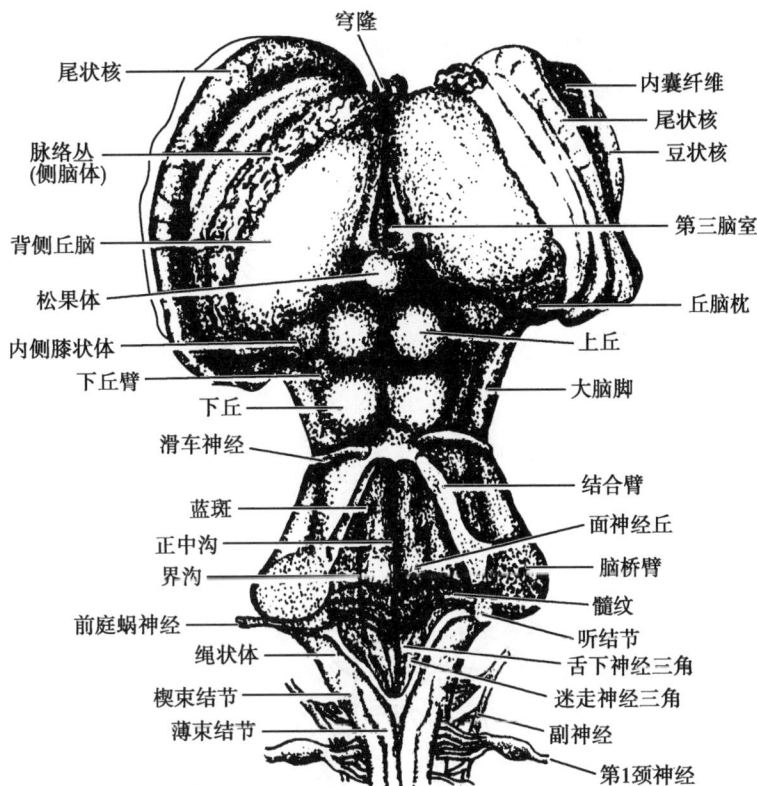

图 9-13 脑干外形（背侧面）

（二）脑干的内部结构

脑干的内部结构比脊髓复杂，由灰质、白质和网状结构组成。脑干由前向后可分为：基底部、被盖部和顶盖部三部分。基底部包括大脑脚底、脑桥基底和延髓锥体，主要为锥体束、皮质脑桥束构成；被盖部含网状结构、神经核和上行纤维束；顶盖部由四叠体（上丘和下丘）、上髓帆和下髓帆组成。

脑干灰质的配布特点：灰质形成神经核，有两种：一种是直接与第Ⅲ～Ⅻ对脑神经相连的，称脑神经核；第二种是不与脑神经相连，是传导通路或反射通路的中继核，称非脑神经核或传导中继核。第四脑室室底灰质中脑神经核由内向外排列为：躯体运动核、内脏运动核、内脏感觉核、躯体感觉核（表 9-2）。

表 9-2 脑神经核的性质、名称、位置及分布

性质	名称	位置	分布
躯体运动核	动眼神经核（Ⅲ）	上丘平面	上直肌、下直肌、内直肌、下斜肌、上睑提肌
	滑车神经核（Ⅳ）	下丘平面	上斜肌
	三叉神经运动核（Ⅴ）	脑桥中部	咀嚼肌、二腹肌前腹、下颌舌骨肌
	展神经核（Ⅵ）	脑桥中下部	外直肌
	面神经核（Ⅶ）	脑桥中下部	表情肌、二腹肌后腹、茎突舌骨肌等
	舌下神经核（Ⅻ）	延髓上部	舌内肌、舌外肌
	疑核（Ⅸ、Ⅹ、Ⅺ）	延髓下部	腭肌、咽、喉肌
	副神经核（Ⅺ）	延髓下部、颈髓	斜方肌、胸锁乳突肌
内脏运动核	动眼神经副核（Ⅲ）	上丘	瞳孔括约肌、睫状肌
	上泌涎核（Ⅶ）	脑桥下部	泪腺、舌下腺、下颌下腺
	下泌涎核（Ⅸ）	延髓上部	腮腺
	迷走神经背核（Ⅹ）	延髓中下部	胸、腹腔大部分脏器
内脏感觉核	孤束核（Ⅶ、Ⅸ、Ⅹ）	延髓上中部	味觉及一般内脏感觉

性质	名称	位置	分布
躯体 感觉核	三叉神经中脑核（V）	中脑	面肌、眼肌、咀嚼肌本体觉
	三叉神经脑桥核（V）	脑桥中部	头面部、口腔、鼻腔触觉
	三叉神经脊束核（V）	脑桥延髓	头面部的痛觉、温度觉
	前庭神经核（Ⅷ）	延髓与脑桥交界处	壶腹嵴、椭圆囊斑、球囊斑
	蜗神经核（Ⅷ）		内耳螺旋器

脑干内的白质，形成各种纤维束，走行于脑干的特定部位。脑干内有大量纤维交叉。

脑干中线附近的网状结构，是脑干被盖部重要结构，有重要的生理功能。

灰质

1. **脑神经核**　18对脑神经核位于脑干被盖部的背侧，连接后10对脑神经。功能相同的脑神经核排列成断续的纵行细胞柱（图9-14）。

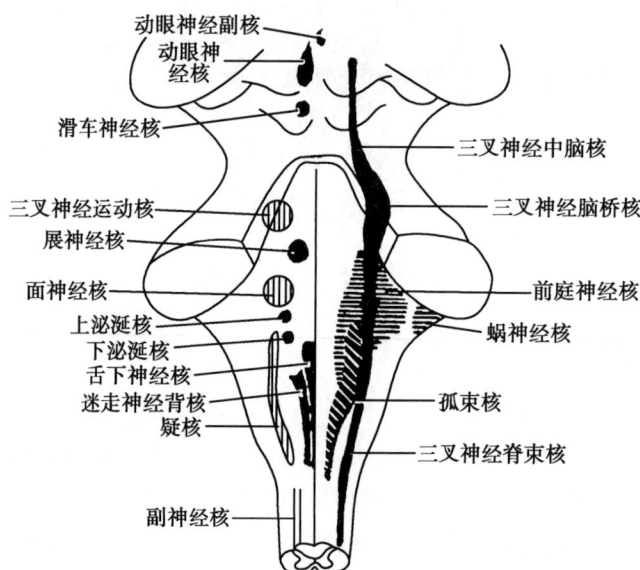

图9-14　脑神经核在脑干背侧面的投影

（1）运动核

1）躯体运动核：共8对。中脑内有动眼神经核和滑车神经核：①动眼神经核：位于中脑上丘平面，发出纤维参与组成动眼神经，支配除外直肌和上斜肌以外的眼外肌。②滑车神经核：位于下丘平面，发出纤维参与组成滑车神经，支配上斜肌。

脑桥内有三叉神经运动核、展神经核和面神经核：①三叉神经运动核：位于脑桥中部展神经核的外上方，发出纤维参与组成三叉神经，支配咀嚼肌。②展神经核：位于脑桥中下部，发出纤维组成展神经，支配外直肌。③面神经核：位于脑桥中下部，发出纤维参与组成面神经，支配面肌和二腹肌后腹、茎突舌骨肌及镫骨肌。

延髓内有疑核、舌下神经核和副神经核。①疑核：位于延髓上部网状结构中，此核上部发出纤维加入舌咽神经，支配茎突咽肌，中部发出纤维参与组成迷走神经，支配软腭、咽的骨骼肌和喉的环甲肌。下部发出的纤维加入副神经，出颅后并入迷走神经，支配除环甲肌以外的喉肌。②舌下神经核：位于延髓上部，发出纤维组成舌下神经，支配舌肌。③副神经核：此核由延髓部和脊髓部组成，延髓部实为疑核的下端，脊髓部疑核的下方，延髓根由疑核发出以后并入迷走神经，支配咽喉肌；由副神经核发出的纤维组成副神经脊髓根，支配胸锁乳突肌和斜方肌。

2）内脏运动核：共 4 对，均为副交感神经核。有①动眼神经副核（Edinger-Westphal 核）：位于中脑上丘平面，发出纤维加入动眼神经，支配瞳孔括约肌和睫状肌。②上泌涎核：位于脑桥下部的网状结构中，发出纤维参与面神经组成，支配舌下腺、下颌下腺和泪腺分泌。③下泌涎核：位于延髓上部的网状结构内，发出纤维加入舌咽神经，支配腮腺分泌。④迷走神经背核：位于迷走神经三角深面发出纤维参与迷走神经组成，支配颈、胸、腹部大部分脏器的活动。

（2）感觉核

1）内脏感觉核：仅有 1 对孤束核，位于界沟外侧。它是一般和特殊（味觉）内脏感觉纤维的终止核，味觉纤维止于核的上端。面神经、舌咽神经和迷走神经中的内脏感觉纤维进入延髓后下行，组成孤束，止于孤束核。

2）躯体感觉核：共 5 对。①三叉神经中脑核：位于中脑，接受咀嚼肌、面肌和眼外肌的本体感觉。②三叉神经脑桥核：位于脑桥，接受头面部的触、压觉。③三叉神经脊束核：位于延髓，接受头面部的痛、温觉。④蜗神经核：位于听结节深面，接受内耳听觉。⑤前庭神经核：位于前庭区深面，接受内耳前庭平衡觉。

2. 非脑神经核（传导中继核） 参与组成各种神经传导通路或反射通路。

①薄束核和楔束核：分别位于延髓下部，是薄束和楔束的终止核。由此二核发出的纤维，形成内侧丘系交叉，继而在对侧上行组成内侧丘系。此二核是传导颈以下本体感觉和精细触觉的中继核团。

②下橄榄核：位于延髓橄榄的深面，在人类较为发达。此核接受大脑皮质、网状结构、红核和脊髓等处发来的纤维，发出纤维主要组成橄榄小脑束，经小脑下脚止于小脑皮质。可能与小脑控制运动，特别是与步态有关。

③脑桥核：位于脑桥基底部的纤维束之间，是许多散在的灰质核团，脑桥核是大脑皮质与小脑皮质之间的中继核团。

④红核：位于中脑上丘平面的被盖部，呈圆柱状。主要接受来自小脑和大脑皮质的传入纤维，并发出红核脊髓束，相互交叉后到对侧，下行至脊髓。兴奋对侧屈肌张力，尤其对肢体远端如手和指的精细活动有重要的调控作用。

⑤黑质：位于中脑被盖和大脑脚底之间，延伸于中脑全长。黑质的细胞内含黑色素，故呈黑色。黑质是脑内合成多巴胺的主要核团，是调节运动的重要中枢。多巴胺是一种神经递质，经其传出纤维释放到大脑的新纹状体，临床上因黑质病变，多巴胺减少，可引起震颤麻痹。

白质

1. 上行（感觉）传导束（四个丘系）（图 9-15）

（1）内侧丘系：由薄束核及楔束核发出的传导本体觉和精细触觉的传入纤维，呈弓状绕过中央管的腹侧，左右交叉称内侧丘系交叉，交叉后组成内侧丘系继续上行，止于背侧丘脑的腹后外侧核，传导对侧躯干、四肢本体感觉和精细触觉。

（2）脊髓丘系：传导对侧躯干及四肢的温、痛和粗触觉的脊髓丘脑束进入脑干后，延续为脊髓丘系。脊髓丘系行于延髓的外侧部，向上行于内侧丘系的背外侧，止于背侧丘脑的腹后外侧核，传导对侧躯干及上下肢的痛觉温度觉和粗触觉。

（3）三叉丘系：由三叉神经脑桥核和三叉神经脊束核发出的传入纤维交叉至对侧，组成三叉丘系，于内侧丘系的背外侧上行，止于背侧丘脑的腹后内侧核，传导对侧头面部痛觉、温度觉和触觉。

（4）外侧丘系：由蜗神经核（蜗腹侧核、蜗背侧核）发出的纤维，在脑桥被盖部腹侧附近，横行穿经内侧丘系，形成斜方体。交叉的纤维折向上行，与部分未交叉的在同侧走行的纤维合成外侧丘系，止于间脑的内侧膝状体（大部纤维经下丘核换神经元），传导双耳听觉信息。

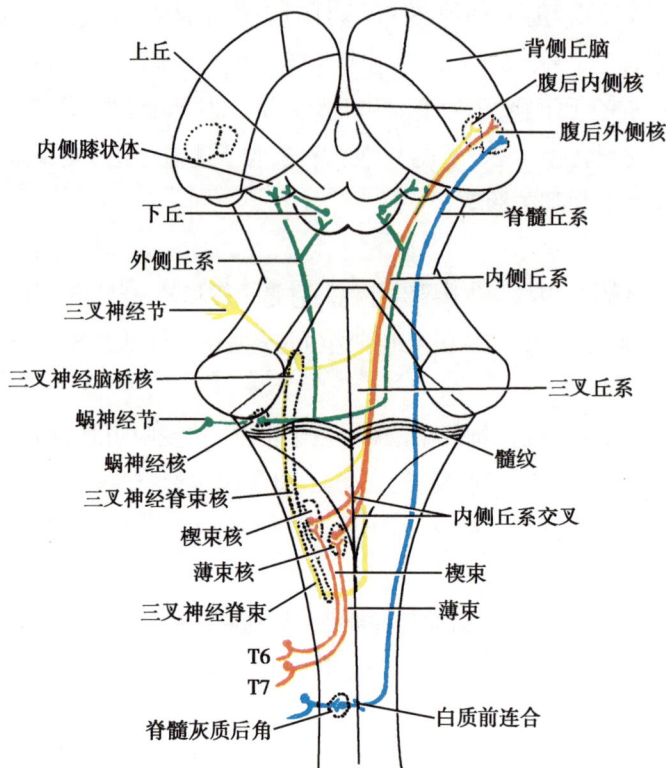

图9-15 脑干4个丘系示意图

2. 下行（运动）传导束

（1）锥体束（pyramidal tract）：由大脑皮质发出的控制骨骼肌随意运动的下行纤维束，途经内囊后肢和膝、中脑大脑脚底，进入脑桥基底部后继续下行入延髓锥体。锥体束分为皮质核束（或称皮质脑干束）和皮质脊髓束。皮质核束在下行过程中止于各脑神经运动核；皮质脊髓束在延髓形成锥体。皮质脊髓束的大部分纤维在锥体下端处互相交叉，形成锥体交叉，3/4 的纤维交叉后在脊髓外侧索内下行，称皮质脊髓侧束；其余 1/4 的纤维不交叉，在脊髓前索内下行，称皮质脊髓前束。

（2）皮质脑桥束：由大脑皮质额、顶、枕、颞叶发出的纤维下行组成额桥束和顶枕颞桥束，经过内囊进入脑桥基底部，终止于脑桥核。

此外，下行纤维束还有红核脊髓束、顶盖脊髓束和内侧纵束等。

网状结构

脑干除了明显的脑神经核、非脑神经核团以及长的上、下行纤维束以外的区域，纤维纵横交错，其间散在着大小不等的细胞团，这些区域称网状结构。网状结构的特点是：①多突触联系；②接受来自几乎所有感觉系统的信息；③传出联系直接或间接地达到中枢神经系统各个地方；④有多种重要功能，涉及对大脑皮层兴奋性的影响、躯体运动控制、躯体感觉调节以及各种内脏活动的调节等。网状结构内有许多散在的神经核团，总称为网状核。根据细胞构筑、纤维联系和功能，可将网状结构分为三部分。

1. 外侧部 为感受区，接受特异性感觉神经纤维侧支的传入冲动，占被盖外侧的 1/3。

2. 内侧部 为效应区，发出纤维至丘脑、大脑皮质或脑干和脊髓运动核，调节肌张力和维持姿势。占被盖内侧的 2/3。

3. 正中部 在中线上或其附近的中缝核。中缝核产生递质 5- 羟色胺，它的功能尚不完全清楚，可能与睡眠等有关。

（三）脑干的主要横断面

1. 延髓平锥体交叉横切面 在外形和结构上与脊髓相似。锥体束纤维在中央管腹侧左右交叉，形成锥体交叉,对侧前角被冲断。前角内有颈髓上延的副神经核,后索内有薄束核和楔束核,外侧有三叉神经脊束和脊束核。中央管周围灰质为中央灰质,前角的背外侧为网状结构。脊髓丘脑束、脊髓小脑前后束以及红核脊髓束仍在相当于脊髓外侧索部位(图9-16)。

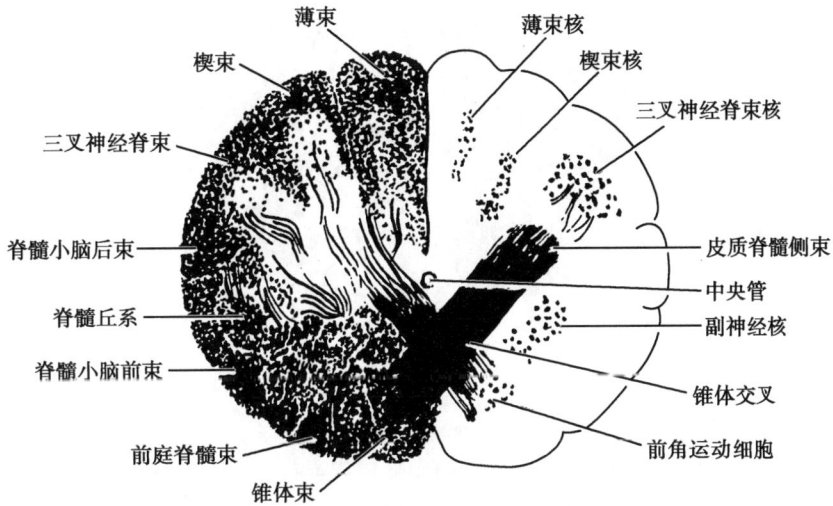

图9-16 延髓锥体交叉横切面

2. 延髓平内侧丘系交叉横切面 位于锥体交叉平面稍上方。前正中裂两侧为锥体,薄束核和楔束核增大,发出纤维在中央管腹侧组成内侧丘系交叉,交叉后纤维在中线两侧上行,为内侧丘系,网状结构在中央灰质腹外侧,其他纤维束位置与前述大致相同(图9-17)。

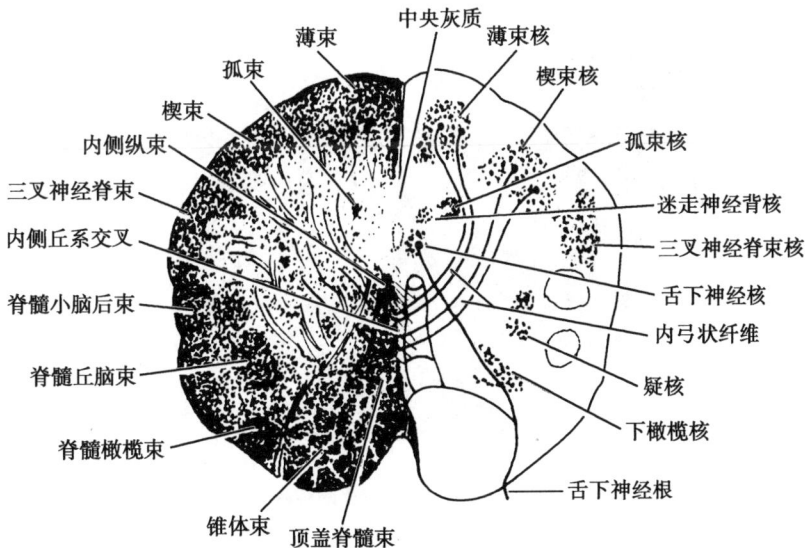

图9-17 延髓内侧丘系交叉横切面

3. 延髓平橄榄中部横切面 前正中裂两侧为锥体,锥体外侧出现下橄榄核,中央管敞开形成第四脑室。在正中沟两侧向外依次有舌下神经核、迷走神经背核、孤束核与孤束和前庭神经核,室底灰质腹侧网状结构中可见疑核。锥体后方,中线两侧自前向后依次为内侧丘系、顶盖脊髓束、内侧纵束。下橄榄核背外侧有脊髓丘脑束、脊髓小脑前束、红核脊髓束,脊髓小脑后束进入小脑下脚。小脑下脚的腹内侧可见三叉神经脊束和脊束核(图9-18)。

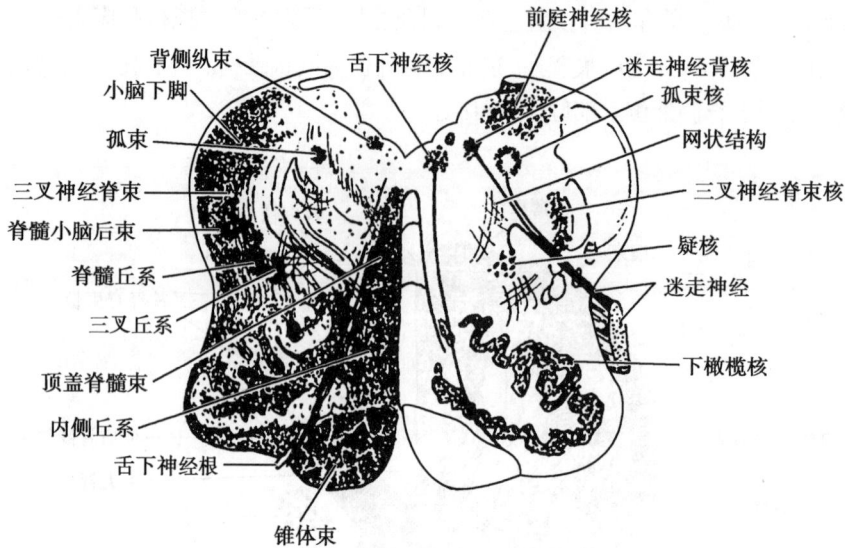

图 9-18　延髓平橄榄中部横切面

4. 脑桥下部横切面　腹侧为脑桥基底部,背侧为脑桥被盖部,两者间以斜方体为界。斜方体是蜗神经核发出的纤维横行交叉到对侧,与内侧丘系的纤维相交叉形成。基底部含有纵横两束纤维,有散在分布的脑桥核,该核发出纤维横行越边聚为小脑中脚,锥体束纵行通过。室底正中线两侧面神经丘深面有展神经核和面神经膝,外侧为前庭神经核。面神经核位于被盖中央部的网状结构内,其背外侧可见三叉神经脊束和脊束核。内侧丘系外侧有脊髓丘系、红核脊髓束以及脊髓小脑前束。内侧纵束和顶盖脊髓束仍居原位(图9-19)。

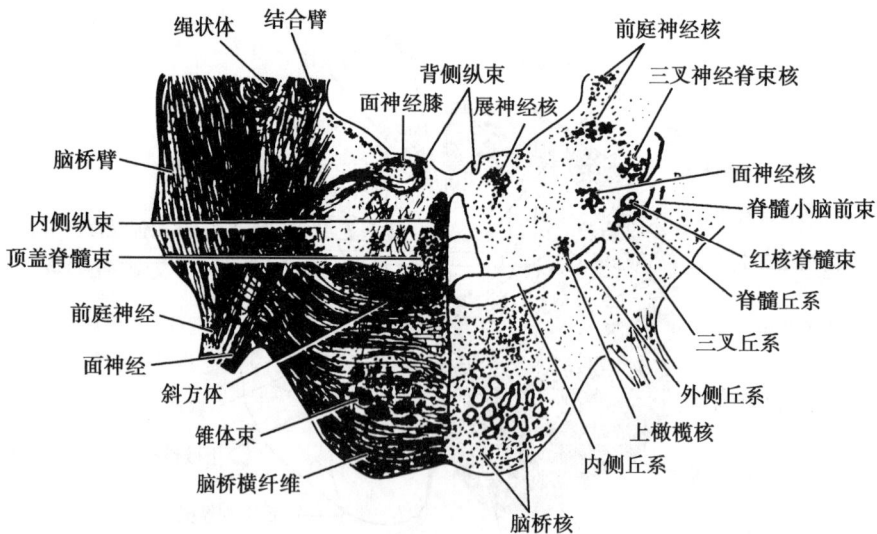

图 9-19　脑桥下部横切面

5. 脑桥中部横切面　脑桥基底部更加膨大,第四脑室比上一平面缩小。侧壁可见小脑上脚、中脚和下脚。三叉神经根斜穿小脑中脚进入脑桥被盖,根外侧为三叉神经脑桥核,根内侧为三叉神经运动核(图9-20)。

6. 中脑下丘横切面　切面后方中脑顶盖内有一对下丘核,室腔为中脑水管,周围为导水管周围灰质,其余部分为大脑脚。大脑脚由腹侧向背侧分为大脑脚底、黑质和中脑被盖三部分。大脑脚底由外向内有顶枕颞桥束、锥体束、额桥束纤维下行。导水管周围灰质腹侧为滑车神经核,其前方有小脑上脚交叉。被盖部外侧由前向后有内侧丘系、脊髓丘系、三叉丘系和外侧丘系(图9-21)。

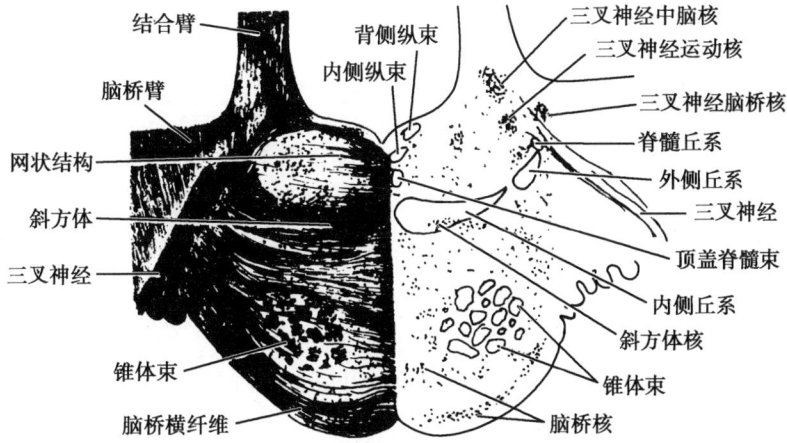

图9-20 脑桥中部横切面

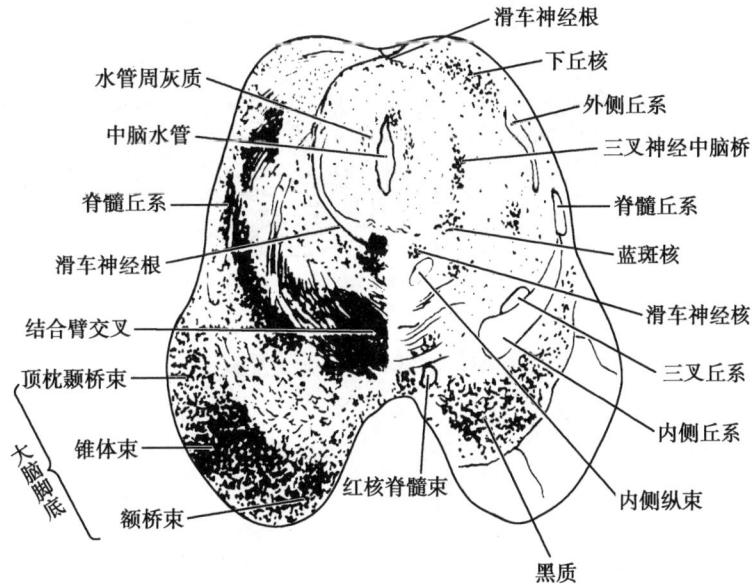

图9-21 中脑平下丘横切面

7. **中脑上丘横切面** 上丘深面为上丘核,导水管周围灰质腹侧有动眼神经核和动眼神经副核,由核发出纤维经大脑脚脚间窝穿出。在黑质的背内侧有红核出现,左右红核之间,中线上腹侧可见红核脊髓束交叉,背侧可见顶盖脊髓束交叉。红核外侧有内侧丘系、脊髓丘系和三叉丘系移向背侧(图9-22)。

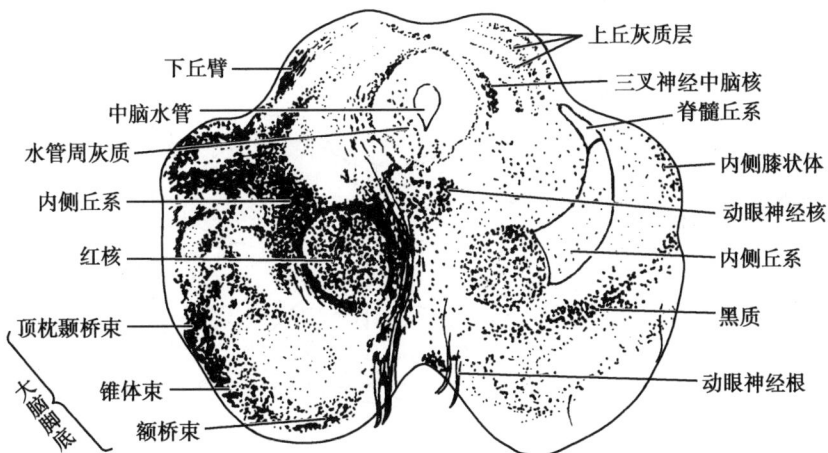

图9-22 中脑平上丘横切面

三、小脑

（一）小脑的位置和外形

小脑（cerebellum）位于颅后窝，在脑干的后方，借小脑脚与脑干相连，其间的空腔为第四脑室。

小脑上面平坦，贴近小脑幕；下面中间部凹陷，容纳延髓。小脑中间部分缩窄称小脑蚓，两侧膨隆称小脑半球。半球上面前1/3与后2/3交界处，有一深沟，称原裂。小脑半球下面近枕骨大孔处膨出部分，称小脑扁桃体（图9-23）。当颅内压增高时，小脑扁桃体可嵌入枕骨大孔，从而压迫延髓，危及生命，称枕骨大孔疝或小脑扁桃体疝。

根据小脑的发生、功能和纤维联系，可把小脑分为3叶（图9-24）。

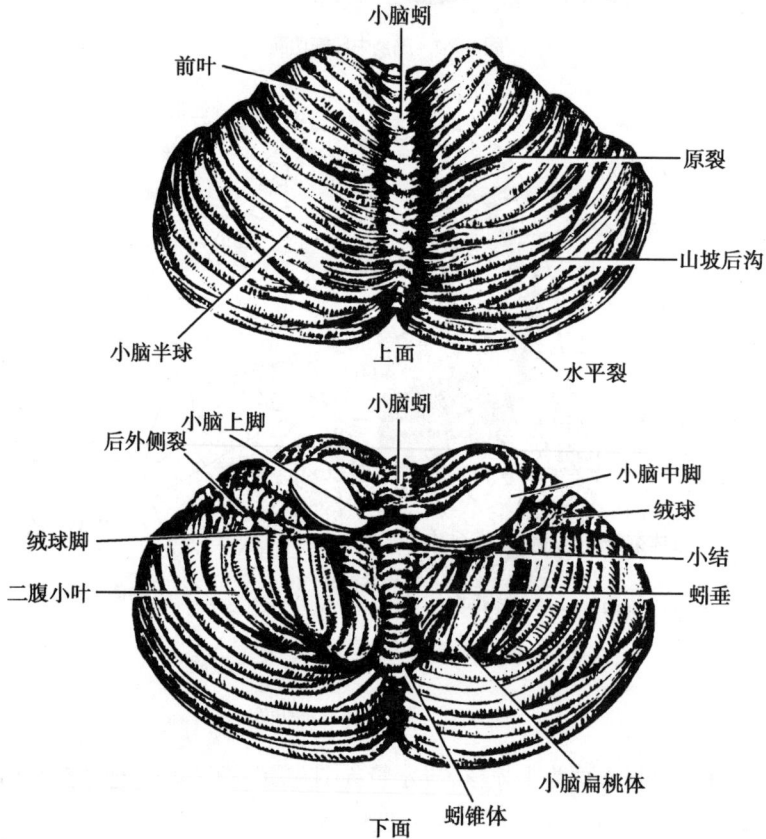

图 9-23　小脑外形

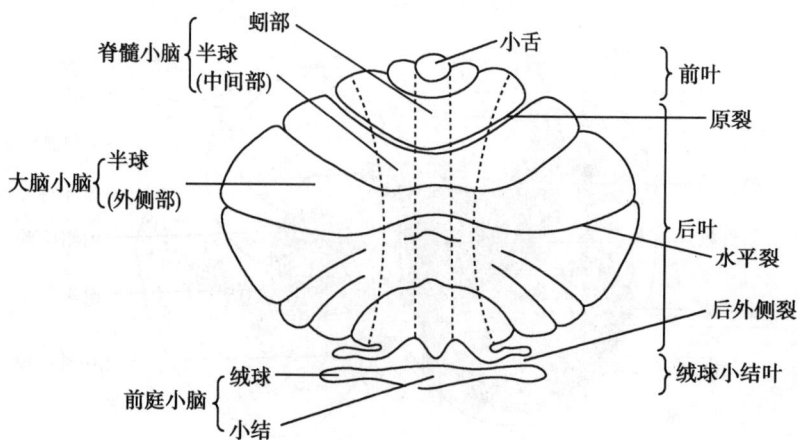

图 9-24　小脑分叶示意图

1. **绒球小结叶**　位于小脑下面的最前部,包括半球上的绒球和小脑蚓前端的小结,二者间有绒球脚相连。在种系发生上最古老,故称古小脑。

2. **小脑前叶**　位于小脑上部原裂以前的部分,加上小脑下面的蚓垂和蚓锥体。在种系发生上较晚,称旧小脑。

3. **小脑后叶**　原裂以后的部分,占小脑的大部分。在进化过程中是新发生的结构,称新小脑。

（二）小脑的内部结构

小脑由表面的皮质、深面的髓质及小脑核构成。

1. **小脑皮质（cerebellar cortex）**　小脑表层由大量的神经元胞体集中而形成薄层灰质,称为小脑皮质。小脑表面可见许多大致平行的横沟,将小脑分成许多横行的小脑。小脑皮质的细胞构筑从外至内可分为三层:①分子层;② Purkinje（浦肯野）细胞层;③颗粒层。

2. **小脑核（cerebellar nuclei）**　有 4 对,包括齿状核、顶核、栓状核和球状核,其中主要是齿状核和顶核。顶核位于第四脑室顶的上方,主要接受来自小脑蚓部皮质的纤维,发出纤维止于前庭神经核和延髓网状结构;齿状核位于小脑半球的白质内,接受来自新小脑皮质的纤维,发出的纤维在中脑交叉后止于红核以及背侧丘脑的腹中间核和腹前核（图 9-25）。

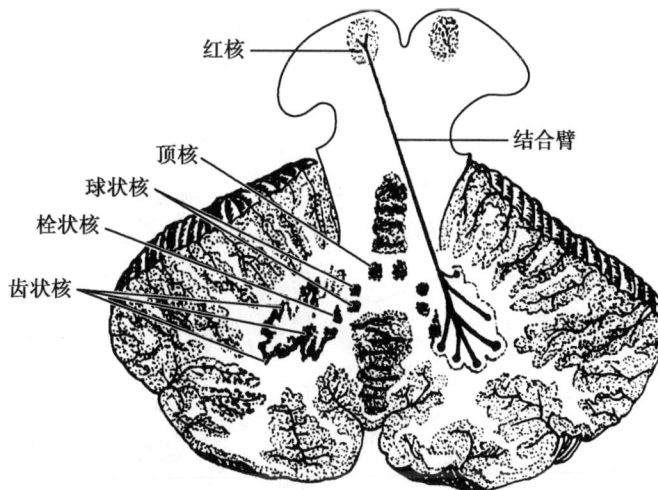

图 9-25　小脑核

3. **小脑的髓质**　小脑的髓质由皮质和小脑核的投射纤维、小脑内的联络纤维和联系小脑及其他脑区的传入、传出纤维三部分组成。其中传入纤维和传出纤维主要组成三对小脑脚。传入纤维有:①前庭小脑纤维,经小脑下脚止于古小脑;②脊髓小脑前束经小脑上脚,脊髓小脑后束经小脑下脚,都止于旧小脑;③脑桥小脑纤维组成小脑中脚,止于新小脑;④橄榄小脑纤维,主要构成小脑下脚,终于新、旧小脑皮质。传出纤维有:齿状红核束、齿状丘脑束和齿核网状纤维位于小脑上脚;小脑前庭束位于小脑下脚。

（三）小脑的功能

小脑是一个重要的躯体运动调节中枢,其功能是维持身体平衡（古小脑）、调节肌张力（旧小脑）和调节骨骼肌运动的协调（新小脑）。古小脑损伤,患者平衡失调,站立不稳,步态蹒跚;旧小脑的病变,主要表现为肌张力降低;新小脑病变表现为运动不协调（共济失调）,如步行时抬足过高、手指不能准确指到鼻尖等。

四、间脑

间脑（diencephalon）位于中脑和端脑之间,两侧和背面被大脑半球所掩盖,仅腹侧部的视交叉、视束、灰结节、漏斗、垂体和乳头体外露于脑底。间脑可分为背侧丘脑、上丘脑、下丘脑、后丘脑和底丘脑5部分。间脑的内腔为位于正中矢状面的窄隙,称第三脑室(图9-26、图9-27)。

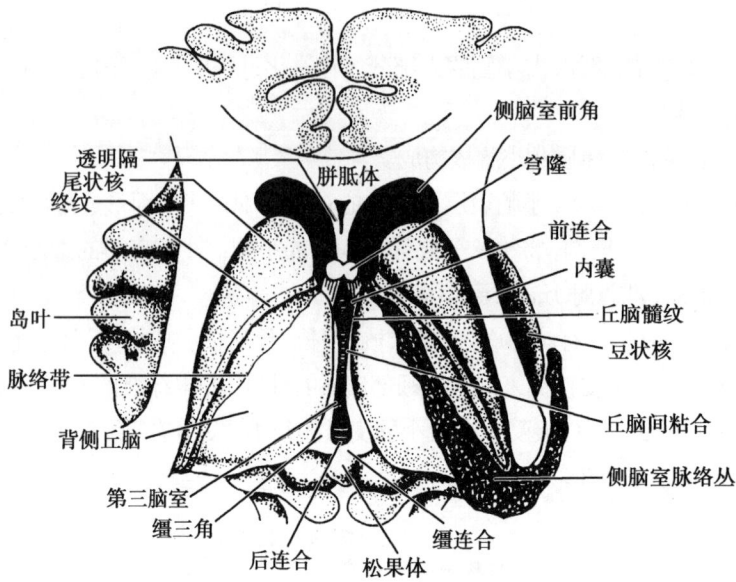

图 9-26　间脑的背侧面

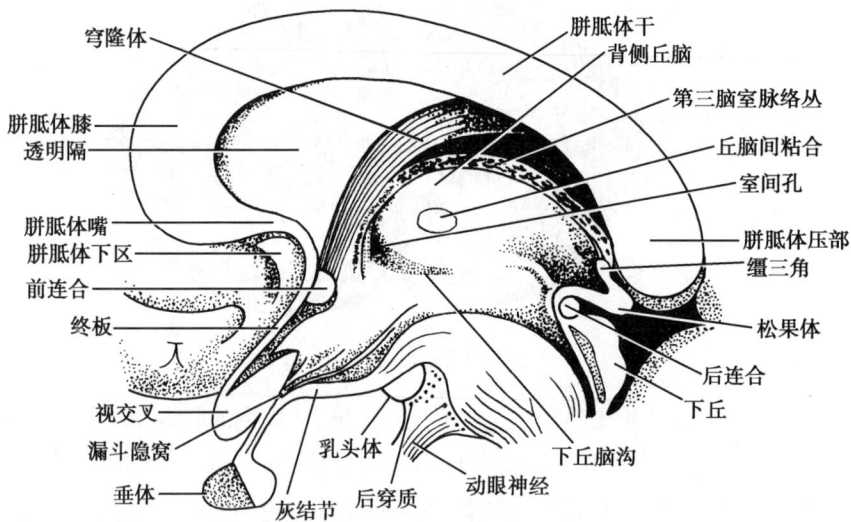

图 9-27　间脑内侧面

(一)背侧丘脑

背侧丘脑(dorsal thalamus)也称丘脑,是两个卵圆形的灰质团块借丘脑间黏合(中间块)连接而成,其外侧面连接内囊,背面和内侧面游离,内侧面参与组成第三脑室的侧壁。背侧丘脑的前端隆凸部为丘脑前结节;后端膨大称丘脑枕。在背侧丘脑灰质的内部被"Y"形的内髓板,将背侧丘脑内部的灰质分隔成3个核群,即前核群、内侧核群和外侧核群。

1. **丘脑前核**　位于内髓板分叉部的前上方,是边缘系统中一个重要的中继站,其功能与内脏活动有关。

2. **丘脑内侧核**　居于内髓板的内侧,其功能可能是联络躯体和内脏感觉冲动的整合中枢。

3. **丘脑外侧核**　位于内髓板外侧,可分为背、腹侧两部分,腹侧部分又称腹侧核群,是背侧丘脑的主要部分,由前向后可分为腹前核、腹中间核(又称腹外侧核)和腹后核。腹后核又分为腹后内侧核和腹后外侧核,它们是躯体感觉传导通路中第3级神经元胞体所在处。腹后外侧核接受内侧丘系和脊髓丘系。腹后内侧核接受三叉丘系及味觉纤维(图9-28)。

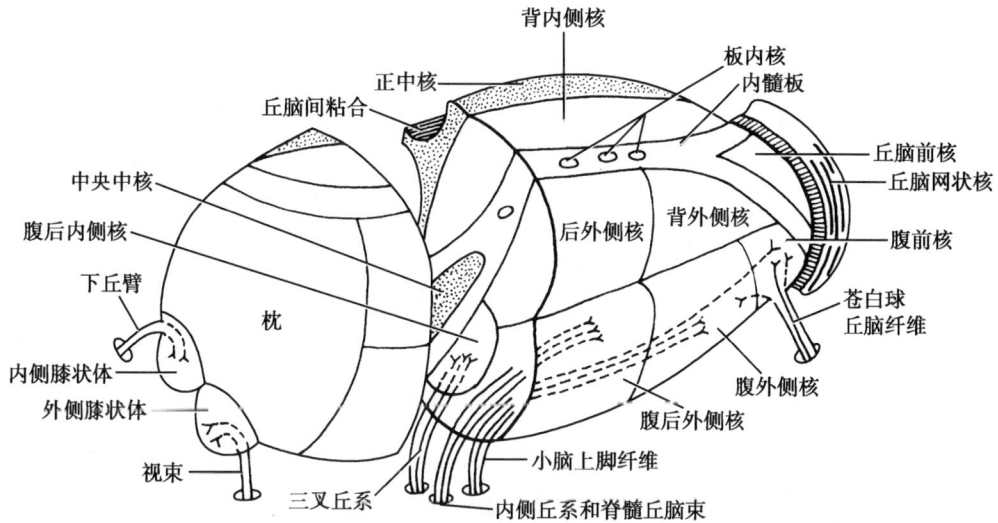

图9-28 右侧背侧丘脑核团区分示意图

背侧丘脑是感觉传导通路的中继站,也是复杂的综合中枢。背侧丘脑受损害时,常见的症状是感觉丧失、过敏和失常,并可伴有剧烈的自发疼痛。

（二）上丘脑

上丘脑(epithalamus)位于第三脑室顶部周围,主要包括丘脑髓纹、缰三角和松果体。

（三）后丘脑

后丘脑(metathalamus)位于丘脑枕的下外方。包括一对内侧膝状体和一对外侧膝状体。内侧膝状体为听觉传导通路中的最后一个中继站,外侧膝状体为视觉传导通路中的最后一个中继站。

（四）底丘脑

底丘脑(subthalamus)位于间脑和中脑被盖的移行区,表面不可见,参与锥体外系对运动的调节。

（五）下丘脑

下丘脑(hypothalamus)位于背侧丘脑的下方,下丘脑沟(由室间孔走向中脑水管的浅沟)以下,构成第三脑室的下壁和侧壁的下部。从脑底面由前向后可见视交叉、灰结节和乳头体,灰结节下延为漏斗,漏斗下端连垂体。

1. **下丘脑的主要核团** ①视上核:在视交叉外端的背外侧;②室旁核:在第三脑室上部的两侧;③漏斗核:位于漏斗深面;④乳头体核:在乳头体内(图9-29)。

2. **下丘脑的纤维联系** 一般认为大脑、下丘脑和脑干之间的纤维联系,在大脑通过下丘脑和脑干调节内脏活动中,起重要作用。另外,下丘脑垂体束(包括视上垂体束、室旁垂体束和结节垂体束)兼有传导冲动和分泌激素的功能。视上核和室旁核分泌催产素和加压素,沿视上垂体束和室旁垂体束输送到垂体后叶,经血管吸收再运送至靶器官。下丘脑另一些细胞和漏斗核可分泌许多垂体前叶激素的释放因子与抑制因子,经结节垂体束运送至正中隆起,再经垂体门静脉输送到垂体前叶,影响垂体前叶各种激素的分泌(图9-30)。

3. **下丘脑的功能** 下丘脑与大脑边缘系统共同调节内脏活动,是内脏活动的较高级中枢,另外,通过对垂体的联系,成为调节内分泌活动的重要中枢。下丘脑将神经调节和体液调节融为一体,对体温、摄食、生殖和水盐平衡等起着重要的调节作用,同时也参与睡眠和情绪反应活动。

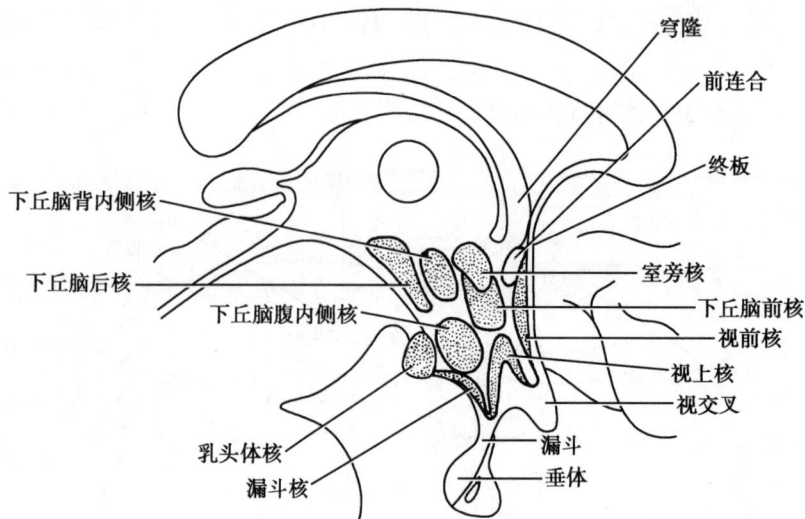

图 9-29 下丘脑主要核团

下丘脑背内侧核
下丘脑后核
下丘脑腹内侧核
乳头体核
漏斗核
穹隆
前连合
终板
室旁核
下丘脑前核
视前核
视上核
视交叉
漏斗
垂体

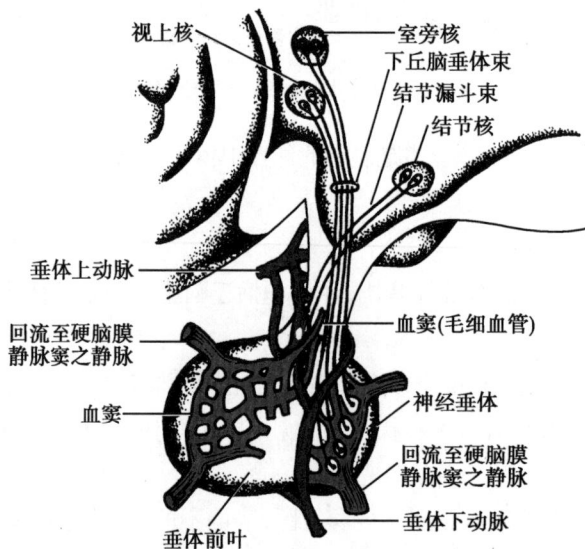

图 9-30 下丘脑与垂体的联系

视上核
室旁核
下丘脑垂体束
结节漏斗束
结节核
垂体上动脉
回流至硬脑膜
静脉窦之静脉
血窦
血窦(毛细血管)
神经垂体
回流至硬脑膜
静脉窦之静脉
垂体下动脉
垂体前叶

第三脑室为两侧背侧丘脑和下丘脑之间的矢状裂隙。其前部借两室间孔与左右侧脑室相通,后方借中脑水管与第四脑室相通(见图 9-26、图 9-27)。

五、端脑

端脑(telencephalon)又称大脑,是脑的最发达部分,也是中枢神经系统结构最复杂、体积最大的部分。被大脑纵裂分为左、右两个大脑半球,纵裂深面有胼胝体相连。端脑和小脑之间呈水平位的深裂为大脑横裂。

(一)大脑半球的外形

1. **大脑半球的分叶** 大脑表面凹凸不平,凹陷的部分称沟,沟与沟之间隆起的部分称回,每侧大脑半球分为上外侧面、内侧面和下面。每侧半球以 3 条主要的沟分为 5 个脑叶,外侧沟起自半球下面,行向后上方至上外侧面;中央沟起自半球上缘中点稍后方,在上外侧面斜行向前下方,达外侧沟;顶枕沟位于半球内面后部,并转向上外侧面,为顶叶和枕叶的分界。中央沟前方、外侧沟上方的部分为额叶;中央沟后方、外侧沟上方的部分为顶叶；外侧沟下方的部分为颞叶。顶枕沟以后较小的部分为枕叶；岛叶藏在外侧沟的深面。

2. 大脑半球重要的沟和回

（1）上外侧面（图9-31、图9-32）

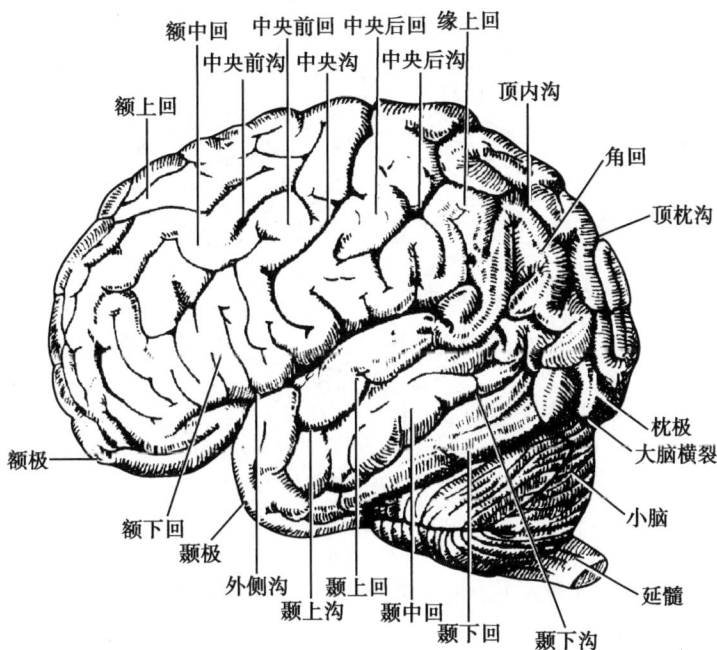

图9-31 大脑半球上外侧面

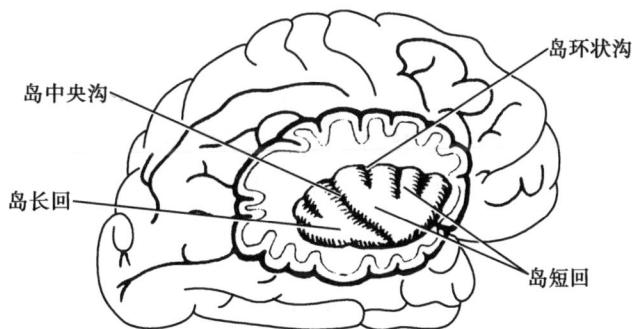

图9-32 岛叶

1）额叶：额叶上中央沟的前方有与之平行的中央前沟，其间为中央前回（precentral gyrus）。中央前沟的前方有两条水平方向的沟，分别为额上沟和额下沟。此二沟将额叶上外侧面划分为额上回、额中回和额下回。

2）顶叶：顶叶上中央沟的后方有与之平行的中央后沟，两沟之间为中央后回（postcentral gyrus），后方有水平方向间断走行的顶内沟，将中央后沟后方的顶叶分为顶上小叶和顶下小叶。顶下小叶又分为包绕外侧沟末端的缘上回和围绕颞上沟末端的角回。

3）颞叶：在外侧沟下方有与之平行的颞上沟，两者间为颞上回，由颞上回翻入外侧沟内的大脑皮质有2~3个短而横行的脑回，称颞横回（transverse temporal gyrus）。颞上沟下方有与之平行的颞下沟，此沟上、下方皮质分别为颞中回和颞下回。

4）枕叶：在外侧面的沟回多不恒定。

5）岛叶：周围以环状沟与额、顶、颞叶等脑叶分界。

（2）内侧面和底面（图 9-33）

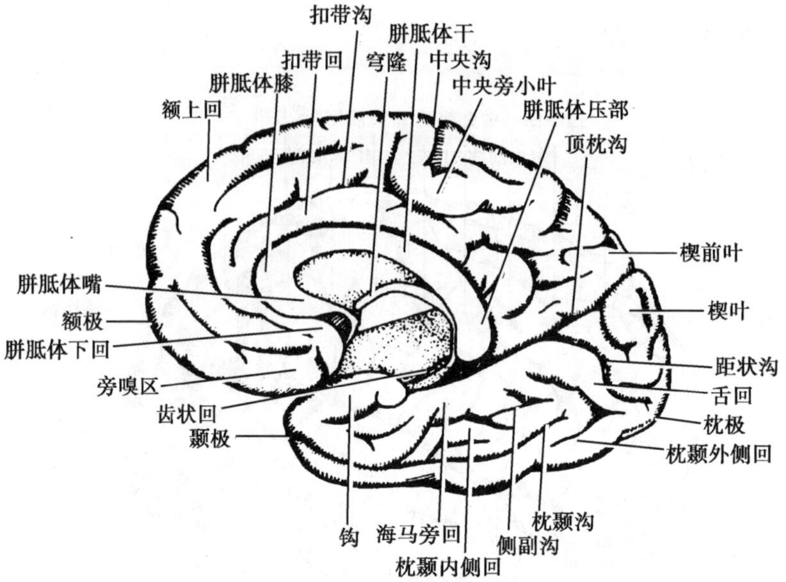

图 9-33　大脑半球内侧面

　　大脑内侧面中部有前后方向上略呈弓形的胼胝体（corpus callosum）。围绕胼胝体的沟为胼胝体沟，该沟绕过胼胝体的后端向前下方延伸为海马沟。于胼胝体沟的上方有与之平行的扣带沟，两沟之间为扣带回。扣带沟以上大脑内侧面的部分，分属额、顶两叶，它们以中央沟的延线为界，中央前后回延入内侧面的部分，称中央旁小叶（paracentral lobule）。在顶枕沟的下端，可见弓形走向枕极的距状沟，顶枕沟与距状沟之间的三角区，称楔叶，距状沟以下为舌回，它们都属于枕叶。

　　额叶的底面为额叶的眶区，有纵行的嗅束，其前端膨大为嗅球，与嗅神经相连；后端变扁，在前穿质的前方分为内侧嗅纹和外侧嗅纹，两个嗅纹分歧处的三角区，称嗅三角。颞叶底面有与半球下缘平行的枕颞沟，在此沟内侧并与之平行的为侧副沟，侧副沟的内侧为海马旁回（又称海马回），其前端弯曲，称钩。在海马旁回上内侧为海马沟，在海马沟的上方有呈锯齿状的窄条皮质，称齿状回。在齿状回的外侧，侧脑室下角底壁上有一呈弓状的隆起，称海马。海马和齿状回构成海马结构（图 9-34）。

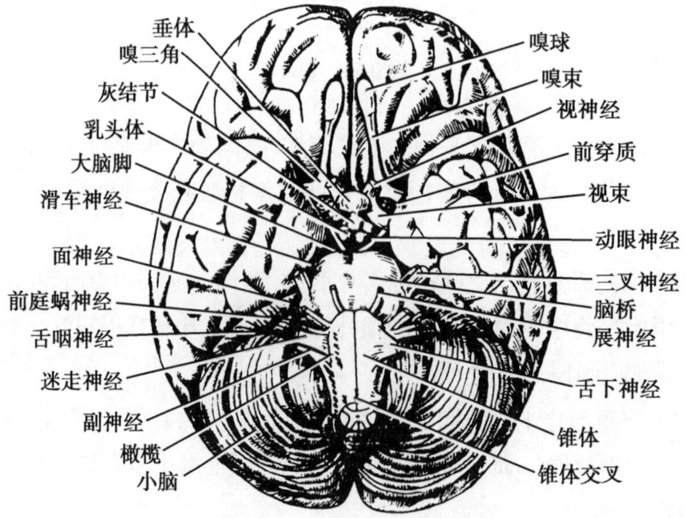

图 9-34　大脑半球底面观

在大脑半球内侧面,位于胼胝体周围和侧脑室下角底壁的弧形结构,包括隔区(胼胝体下回和终板旁回)、扣带回、海马旁回、钩以及海马和齿状回等共同组成边缘叶。边缘叶以及与它联系密切的皮质下结构,如乳头体、杏仁体、隔核、下丘脑、丘脑前核群以及眶回和颞极等皮质区,共同组成边缘系统,也称内脏脑(图9-35)。边缘系统在种系发生上属于古老的系统,具有广泛的联系,不仅与嗅觉及其联合反射有关,还与记忆、情绪反应和性活动有关。

(二)端脑的内部结构

端脑的内部结构由浅入深依次为大脑皮质、大脑髓质、基底核和侧脑室。每侧大脑半球内含有的空腔,称侧脑室。大脑半球的表面灰质为大脑皮质,深部为大脑髓质,髓质内的灰质核团,称基底核。

1. **大脑皮质** 大脑皮质(cerebral cortex)是神经系统的最高中枢。据估计,人类大脑皮质的总面积约2200cm²,成人大脑皮质约有 140 亿个神经元。按种系发生的早晚,分为形成海马和齿状回的原皮质、嗅脑的旧皮质和其余大部的新皮质。

(1)大脑皮质的分区 根据细胞的排列和纤维构筑的不同,人们对人脑皮质进行了分区,较常用的是Brodmann(1909)分区法,把大脑皮质分为 52 区(图9-36、图9-37)。

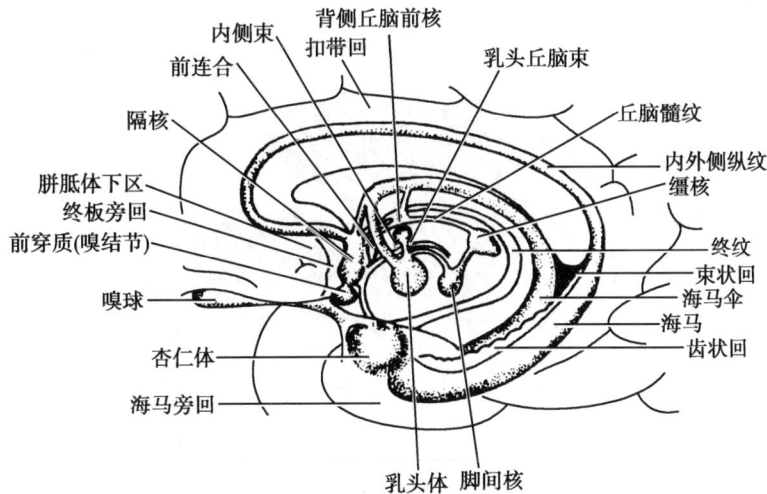

图9-35 嗅脑和边缘系统图解

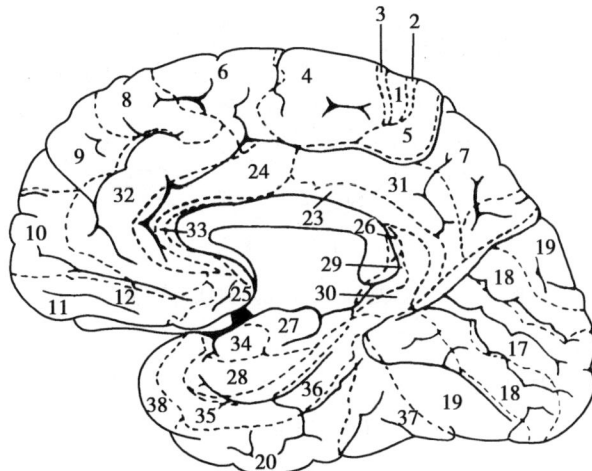

图9-36 大脑皮质分区(内侧面)

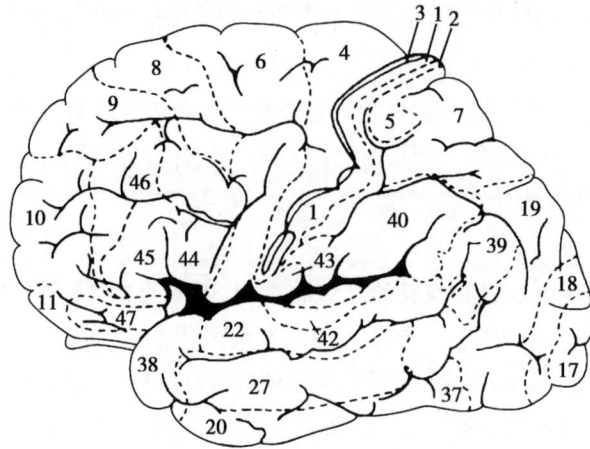

图 9-37 大脑皮质分区(外侧面)

(2)脑皮质的功能定位 大脑皮质是神经系统最高中枢,各种感觉信息传向大脑皮质,经皮质整合后,或产生特定的意识性感觉,或储存记忆,或产生运动冲动。不同的皮质区具有不同的功能,且不同的功能相对集中在某些特定的脑区(图9-38)。

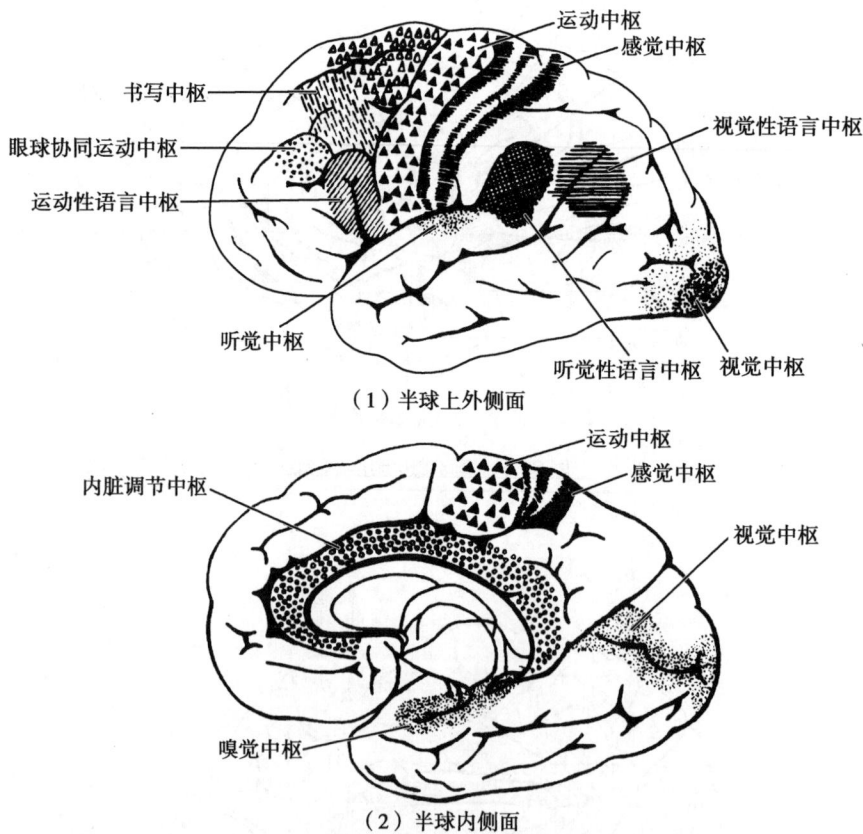

(1)半球上外侧面

(2)半球内侧面

图9-38 大脑皮质的主要中枢(外侧面和内侧面)

1)第一躯体运动区(运动中枢):位于中央前回、中央旁小叶的前部,包括 Brodmann 第4、6区,该区管理全身骨骼肌的运动,其特点为:①上下颠倒,但头部正立,中央前回最上部和中央旁小叶前部与下肢、会阴部运动有关,中部与躯干、上肢的运动有关,下部与面、舌、咽、喉的运动有关;②左右交叉支配,即一侧运动区支配对侧肢体的运动,但一些与联合运动有关的肌则受两侧运动区支配,如面上部肌、眼外肌、咽喉肌、咀嚼肌、呼吸肌和会阴肌等；③机体内执行越精细、越复杂运动的部分，其相应的皮质代表区也越大。如拇指代表区大于躯干（图9-39）。

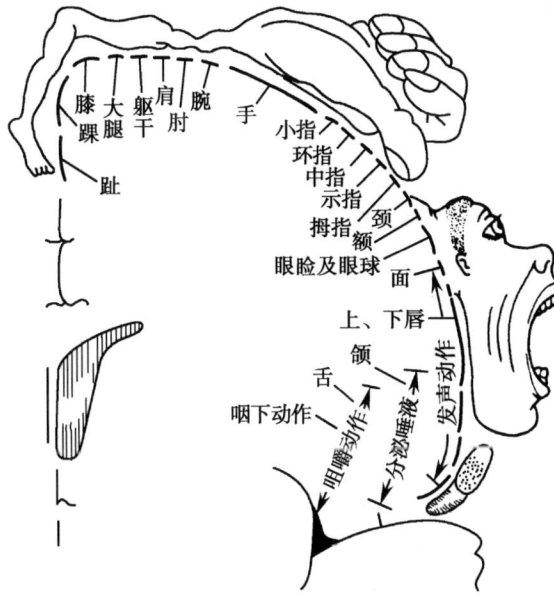

图9-39 人体各部在第一躯体运动区的定位

2）第一躯体感觉区（感觉中枢）：位于中央后回和中央旁小叶后部，包括Brodmann3、1、2区。接受背侧丘脑腹后核传来的对侧半身的痛、温、触、压以及位置和运动觉。身体各部投影和第一躯体运动区相似，其特点为：①上下颠倒，但头部正立；②左右交叉管理；③身体感觉敏感的部位在投射区面积大，如手指、唇、舌的投射区大（图9-40）。

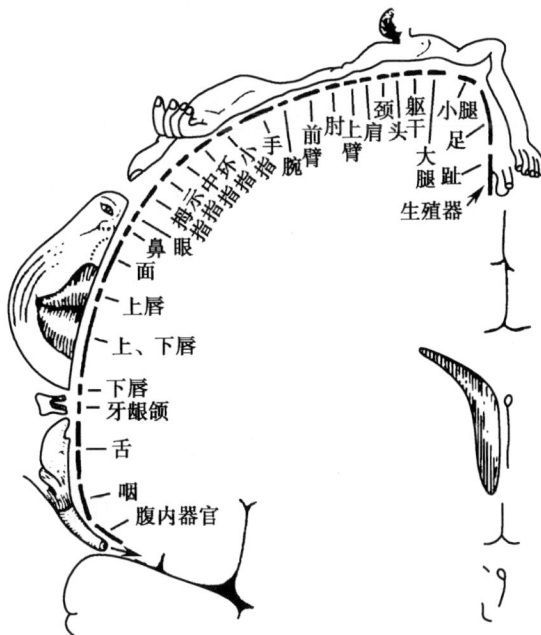

图9-40 人体各部在第一躯体感觉区的定位

3）视觉区（视觉中枢）：在枕叶内侧面距状沟两侧，并达到枕极凸面，相当于Brodmann17区，也称纹状区。接受来自外侧膝状体的投射纤维（视辐射）。该区受损时出现双眼对侧视野的同向性偏盲。

4）听觉区（听觉中枢）：位于颞横回，隐藏于外侧沟中。相当于41、42区，接受来自内侧膝状体的纤维,每侧听区接受来自两耳的冲动,因此,一侧听区受损,不致引起全聋。

5)语言区(语言中枢):人类大脑能进行思维、意识等高级活动,并进行语言表达,依赖于大脑皮质相应的语言中枢。一般认为左侧半球是语言"优势半球",90%以上失语症都是左侧大脑半球损伤的结果。语言区包括说话、听话、书写、阅读4个区。

①说话中枢(运动性语言中枢,Broca区):位于额下回后部,相当于44、45区,如果此区受损,由于讲话运动所必需的运动印迹丧失,称运动性失语。

②听话中枢(听觉性语言中枢):位于颞上回后部,相当于22区,此区受损,虽无听觉障碍,但不能理解别人的语言,也不能监听自己的话,称感觉性失语。

③书写中枢:位于额中回后部,相当于8区,又称Exner区,如果此区受损,虽手的运动正常,但不能写出正确的字,称失写症。

④阅读中枢(视觉性语言中枢):位于角回,相当于39区,此区受损,虽无视觉障碍,但不能理解文字符号的意义,称失读症。

研究表明,听觉性语言中枢和视觉性语言中枢之间没有明显界线,故将它们合称Wernicke区,此区损伤产生的语言障碍,统称感觉性失语症。

2. **基底核**　基底核(basal nuclei)位于白质内,靠近脑底,包括纹状体、屏状核和杏仁体(图9-41)。

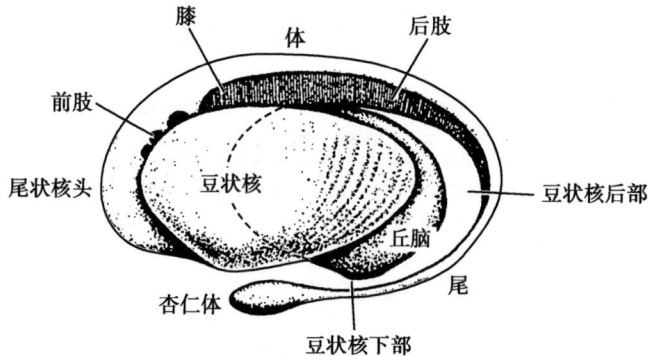

图9-41　基底核与内囊空间位置示意图

纹状体(corpus striatum)由尾状核和豆状核组成。尾状核呈弓形,围绕豆状核和背侧丘脑,全长都与侧脑室相邻,分为头、体、尾三部,尾部末端连接杏仁体。豆状核位于岛叶深面、尾状核和背侧丘脑的外侧,此核在水平切面上呈三角形,底向外侧,尖向内侧。豆状核被两个白质板分成三部,内侧的两部合称苍白球,外侧部最大称壳。在种系发生上,苍白球较为古老,称旧纹状体,尾状核和壳发生较晚,称新纹状体。

纹状体是锥体外系的重要组成部分。

屏状核:为位于壳与岛叶间的薄层灰质板,其功能不明。

杏仁体:在侧脑室下角前端的上方,海马旁回钩的深面,属于边缘系统的一部分。

3. **大脑髓(白)质**　大脑半球内部的神经纤维可分为三种:联络纤维、连合纤维和投射纤维。

(1)联络纤维:联系同一侧半球皮质区域。大脑皮质间的联络纤维特别发达,使各重要皮质功能区间密切合作,是大脑皮质完成联系和整合功能的基础。连接相邻脑回的是短纤维,称弓状纤维。长纤维联系各叶,有钩状束、上纵束、下纵束和扣带束等。

(2)连合纤维:连接两侧大脑半球。连合纤维主要有胼胝体、前连合和穹隆连合。胼胝体是脑内最大的连合纤维,连接两半球大部分同位皮质区。胼胝体呈弓形,后部为胼胝体压部,中部为胼胝体干,前部弯曲称胼胝体膝,向下移行为胼胝体嘴。

(3)投射纤维　由连接皮质和皮质下中枢的上行和下行纤维组成,它们大部分经过内囊。

内囊(internal capsule)是位于尾状核、丘脑和豆状核间,由上、下行纤维集中形成宽厚的白质板,在大脑水平切面上,左右略呈">"状。位于尾状核头部与豆状核间的部分,称内囊前肢,位于豆状核与背侧丘脑之间的部分,称内囊后肢,前、后肢之间的结合部,称内囊膝(图9-42、图9-43)。

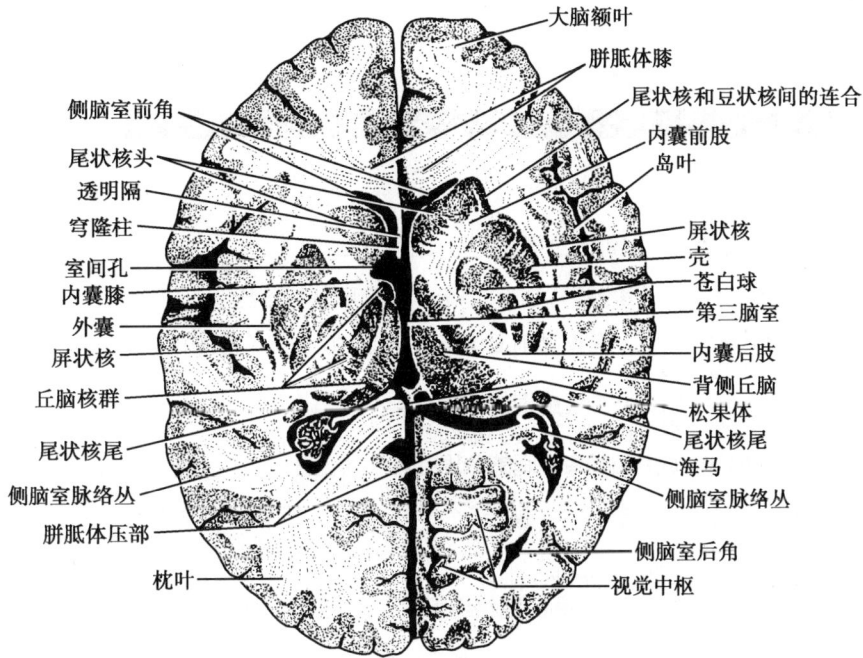

图9-42 大脑半球水平切面(示内囊)

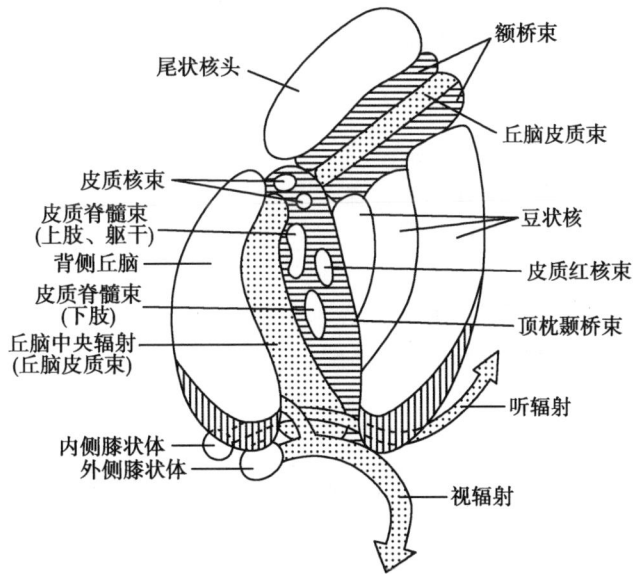

图9-43 内囊模式图

1)前肢:通过前肢的纤维有额桥束、丘脑前辐射。

2)膝:皮质核束经此下行。

3)后肢:通过后肢的纤维主要有:皮质脊髓束,从前向后分别有支配上肢、躯干和下肢的纤维通过;皮质红核束;顶枕颞桥束;丘脑中央辐射,是丘脑腹后核至中央后回的纤维束,传导对侧躯体感觉;后肢尾侧还有视辐射和听辐射的纤维通过。

4. 侧脑室 侧脑室(lateral ventricle)位于大脑半球内,为左、右对称的腔隙(见图9-42),可分为4部:中央部位于顶叶内，自此发出三个角；前角向前伸入额叶，后角是向后伸入枕叶，下角最长，向前下方伸入颞叶。侧脑室脉络丛位于中央部和下角内，在室间孔处与第三脑室脉络丛相连，是产生脑脊液的主要部位。侧脑室的脑脊液经室间孔流入第三脑室。

（金昌洙）

学习小结

1. 脊髓

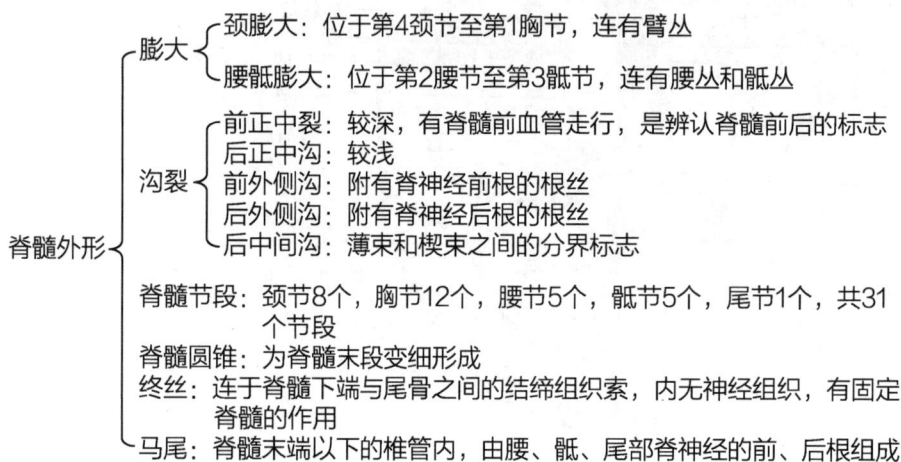

- 脊髓外形
  - 膨大
    - 颈膨大：位于第4颈节至第1胸节，连有臂丛
    - 腰骶膨大：位于第2腰节至第3骶节，连有腰丛和骶丛
  - 沟裂
    - 前正中裂：较深，有脊髓前血管走行，是辨认脊髓前后的标志
    - 后正中沟：较浅
    - 前外侧沟：附有脊神经前根的根丝
    - 后外侧沟：附有脊神经后根的根丝
    - 后中间沟：薄束和楔束之间的分界标志
  - 脊髓节段：颈节8个，胸节12个，腰节5个，骶节5个，尾节1个，共31个节段
  - 脊髓圆锥：为脊髓末段变细形成
  - 终丝：连于脊髓下端与尾骨之间的结缔组织索，内无神经组织，有固定脊髓的作用
  - 马尾：脊髓末端以下的椎管内，由腰、骶、尾部脊神经的前、后根组成

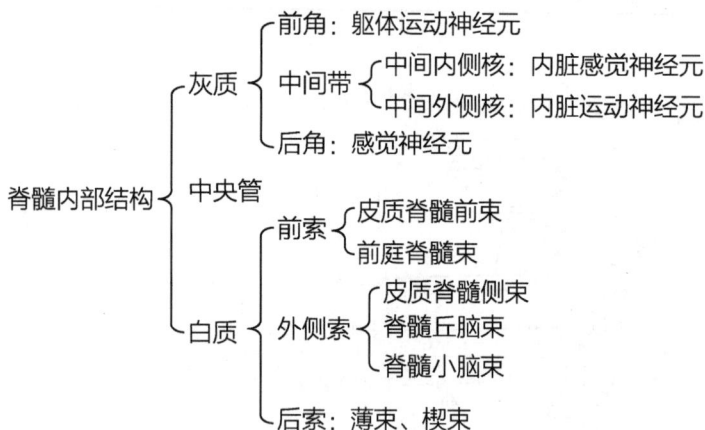

- 脊髓内部结构
  - 灰质
    - 前角：躯体运动神经元
    - 中间带
      - 中间内侧核：内脏感觉神经元
      - 中间外侧核：内脏运动神经元
    - 后角：感觉神经元
  - 中央管
  - 白质
    - 前索
      - 皮质脊髓前束
      - 前庭脊髓束
    - 外侧索
      - 皮质脊髓侧束
      - 脊髓丘脑束
      - 脊髓小脑束
    - 后索：薄束、楔束

2. 脑干

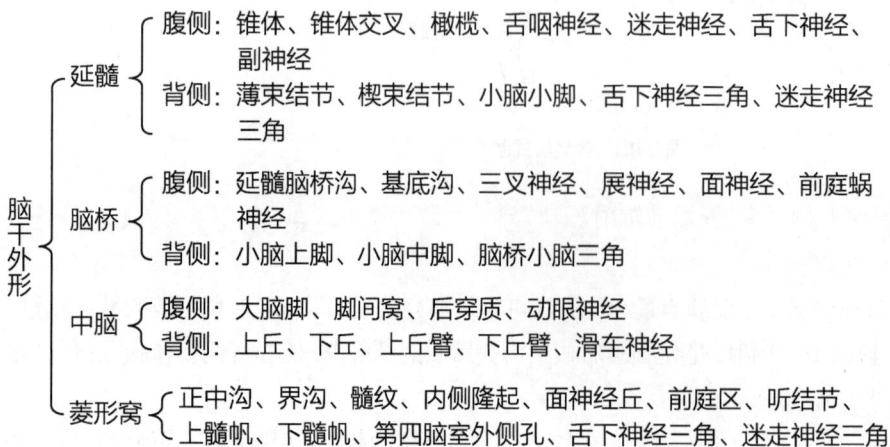

- 脑干外形
  - 延髓
    - 腹侧：锥体、锥体交叉、橄榄、舌咽神经、迷走神经、舌下神经、副神经
    - 背侧：薄束结节、楔束结节、小脑小脚、舌下神经三角、迷走神经三角
  - 脑桥
    - 腹侧：延髓脑桥沟、基底沟、三叉神经、展神经、面神经、前庭蜗神经
    - 背侧：小脑上脚、小脑中脚、脑桥小脑三角
  - 中脑
    - 腹侧：大脑脚、脚间窝、后穿质、动眼神经
    - 背侧：上丘、下丘、上丘臂、下丘臂、滑车神经
  - 菱形窝：正中沟、界沟、髓纹、内侧隆起、面神经丘、前庭区、听结节、上髓帆、下髓帆、第四脑室外侧孔、舌下神经三角、迷走神经三角

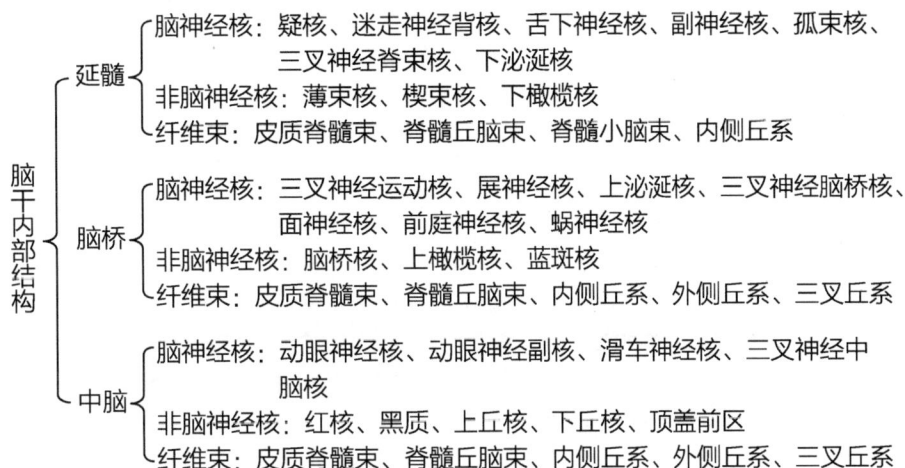

脑干内部结构
- 延髓
  - 脑神经核：疑核、迷走神经背核、舌下神经核、副神经核、孤束核、三叉神经脊束核、下泌涎核
  - 非脑神经核：薄束核、楔束核、下橄榄核
  - 纤维束：皮质脊髓束、脊髓丘脑束、脊髓小脑束、内侧丘系
- 脑桥
  - 脑神经核：三叉神经运动核、展神经核、上泌涎核、三叉神经脑桥核、面神经核、前庭神经核、蜗神经核
  - 非脑神经核：脑桥核、上橄榄核、蓝斑核
  - 纤维束：皮质脊髓束、脊髓丘脑束、内侧丘系、外侧丘系、三叉丘系
- 中脑
  - 脑神经核：动眼神经核、动眼神经副核、滑车神经核、三叉神经中脑核
  - 非脑神经核：红核、黑质、上丘核、下丘核、顶盖前区
  - 纤维束：皮质脊髓束、脊髓丘脑束、内侧丘系、外侧丘系、三叉丘系

3. 小脑

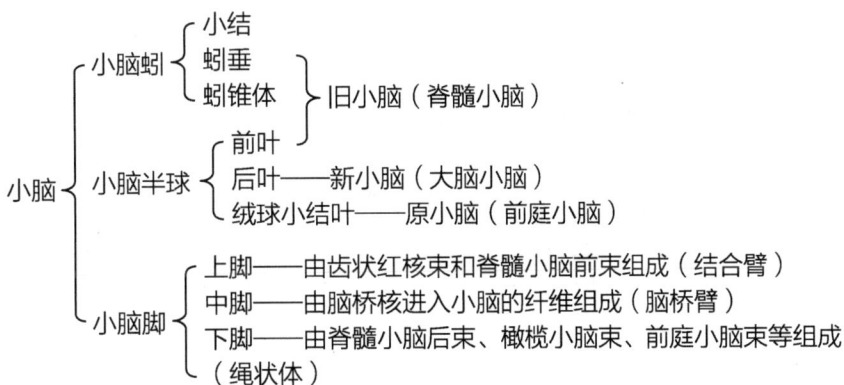

小脑
- 小脑蚓
  - 小结
  - 蚓垂
  - 蚓锥体
  旧小脑（脊髓小脑）
- 小脑半球
  - 前叶
  - 后叶——新小脑（大脑小脑）
  - 绒球小结叶——原小脑（前庭小脑）
- 小脑脚
  - 上脚——由齿状红核束和脊髓小脑前束组成（结合臂）
  - 中脚——由脑桥核进入小脑的纤维组成（脑桥臂）
  - 下脚——由脊髓小脑后束、橄榄小脑束、前庭小脑束等组成（绳状体）

4. 间脑

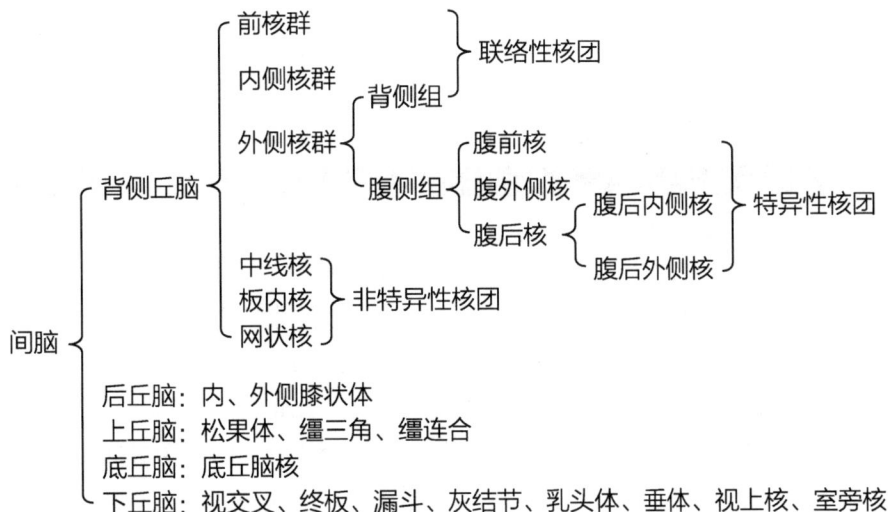

间脑
- 背侧丘脑
  - 前核群
  - 内侧核群
  - 外侧核群
    - 背侧组——联络性核团
    - 腹侧组
      - 腹前核
      - 腹外侧核
      - 腹后核
        - 腹后内侧核
        - 腹后外侧核
      特异性核团
  - 中线核
  - 板内核
  - 网状核
  非特异性核团
- 后丘脑：内、外侧膝状体
- 上丘脑：松果体、缰三角、缰连合
- 底丘脑：底丘脑核
- 下丘脑：视交叉、终板、漏斗、灰结节、乳头体、垂体、视上核、室旁核

5. 端脑

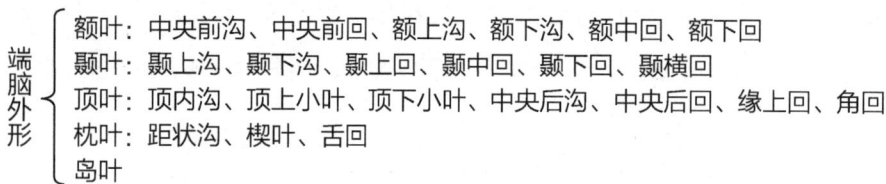

端脑外形 {
额叶：中央前沟、中央前回、额上沟、额下沟、额中回、额下回
颞叶：颞上沟、颞下沟、颞上回、颞中回、颞下回、颞横回
顶叶：顶内沟、顶上小叶、顶下小叶、中央后沟、中央后回、缘上回、角回
枕叶：距状沟、楔叶、舌回
岛叶
}

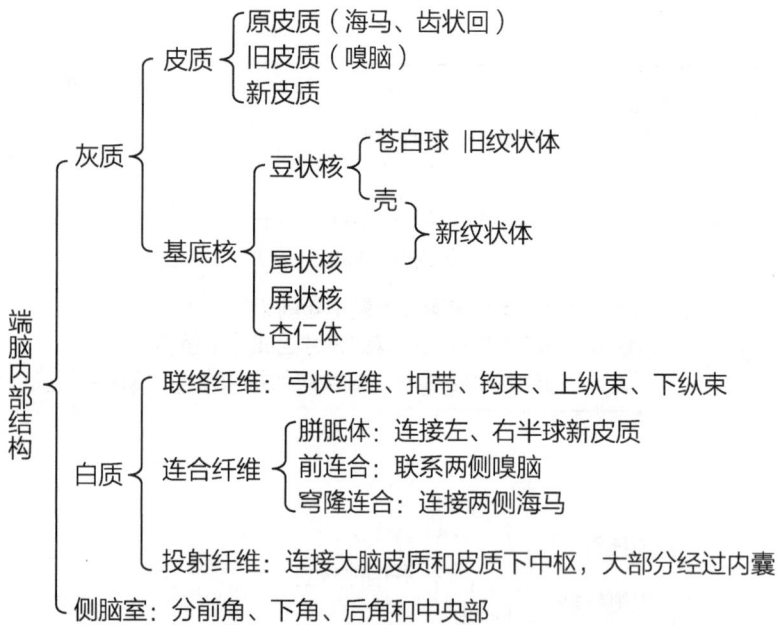

端脑内部结构 {
灰质 {
皮质 {
原皮质（海马、齿状回）
旧皮质（嗅脑）
新皮质
}
基底核 {
豆状核 {
苍白球　旧纹状体
壳 } 新纹状体
尾状核
屏状核
杏仁体
}
}
白质 {
联络纤维：弓状纤维、扣带、钩束、上纵束、下纵束
连合纤维 {
胼胝体：连接左、右半球新皮质
前连合：联系两侧嗅脑
穹隆连合：连接两侧海马
}
投射纤维：连接大脑皮质和皮质下中枢，大部分经过内囊
}
侧脑室：分前角、下角、后角和中央部
}

复习参考题

1. 简述脊髓的位置、外形及功能。

2. 简述脊髓的内部结构。

3. 简述脊髓的纤维联系。

4. 简述脑干的外形及功能。

5. 简述脑干的内部结构。

6. 简述第四脑室的组成及交通。

7. 简述小脑的外形及功能。

8. 简述小脑的内部结构及纤维联系。

9. 简述间脑的外形及内部结构。

10. 简述下丘脑的主要核团及纤维联系。

11. 简述第三脑室的组成及交通。

12. 简述端脑的外形及分叶。

13. 简述大脑皮质的主要功能区。

14. 何为边缘系统？

第三节 周围神经系统

学习目标

掌握　脊神经的构成、分部和纤维成分；膈神经的主要行程和分布；臂丛的组成及位置；肌皮神经、正中神经、尺神经、桡神经、腋神经的发起、行程，主要分支和分布；股神经、闭孔神经的行程，主要分支及分布；坐骨神经的行程和分布；胫神经的行程、皮支分布区及所支配的肌群，及其损伤后的主要表现；腓总神经的行程、位置；腓浅、腓深神经皮支分布区及所支配的肌群，及其损伤后的主要表现；脑神经的纤维成分及分类；动眼神经的纤维成分、主要行程和分布及损伤后的主要表现；三叉神经的纤维成分、三大主支在头面部的感觉分布区；眼神经的主要分支及分布概况；上颌神经的主干行程及分布概况；下颌神经的主干行程、主要分支运动、感觉纤维的分布概况；展神经的行程、分布；面神经的纤维成分、行程、主要分支的分布及其损伤后的表现；舌咽神经的纤维成分，主要分支分布概况；迷走神经的纤维成分，主干行程及分布概况；喉上神经的位置、分布；左、右喉返神经的行程与分布；舌下神经的分布概况及其损伤后的情况；交感神经低级中枢的部位；交感干的组成、交感神经节的椎旁节和主要的椎前节（腹腔节、肠系膜上、下节等）的位置；副交感神经低级中枢的部位。

熟悉　颈丛、腰丛、骶丛的组成、位置；脑神经的名称、顺序、连脑部位和进出颅的部位；滑车神经的分布；副神经主干的行程及分布概况，及其损伤后的表现；内脏运动神经的结构特点；交感神经与副交感神经双重分布概念及它们之间的主要区别；灰交通支与白交通支的概念。

了解　颈丛、臂丛、胸神经前支、腰丛、骶丛的分支、分布；嗅神经的功能性质；视神经的功能性质和行程；前庭蜗神经的行程和功能性质；耳神经节的概念和位置；颈上节的位置，节后纤维概况，颈中节后纤维分布概况，颈下节的位置（及星状神经节的组成）和节后纤维分布概况；胸部：内脏大小神经的联系、分布概况；腰部：节后纤维分布概况；盆部：节后纤维分布概况；各主要内脏神经丛的部位和分布；内脏感觉神经的形态结构特点和功能概念；牵涉性痛的概念。

周围神经系统（peripheral nervous system）是指中枢神经系统（脑和脊髓）以外的神经成分而言，主要由神经、神经节和神经丛构成。根据其与中枢相连的部位和分布范围的不同，通常将周围神经按3部分叙述：①与脊髓相连的脊神经，主要分布于躯干和四肢；②与脑相连的脑神经，主要分布头颈部；③与脑和脊髓相连，主要分布于内脏、心血管和腺体的内脏神经。

一、脊神经

1. **脊神经的分部、构成** 脊神经（spinal nerves）共31对，包括颈神经8对，胸神经12对，腰神经5对，骶神经5对和尾神经1对。每对脊神经由前根与后根合成，前根与脊髓前外侧沟相连，属运动性；后根与脊髓后外侧沟相连，属感觉性。后根在近椎间孔处有椭圆形的膨大，称脊神经节，为假单极神经元胞体聚集而成。

每对脊神经都为混合性神经，含有感觉纤维和运动纤维。感觉纤维来自脊神经节内假单极神经元的突起，其周围突分布于皮肤、肌腱、关节和内脏的感受器，中枢突构成脊神经后根进入脊髓。运动纤维来自脊髓前角（柱）躯体运动神经元以及侧角（柱）内脏运动神经元的轴突，穿出脊髓构成脊神经前根，随脊神经分布于骨骼肌、心肌、平滑肌和腺体，司运动。

2. **脊神经的纤维成分** 根据脊神经分布范围和功能的不同，脊神经含有以下四种纤维成分（图9-44）。

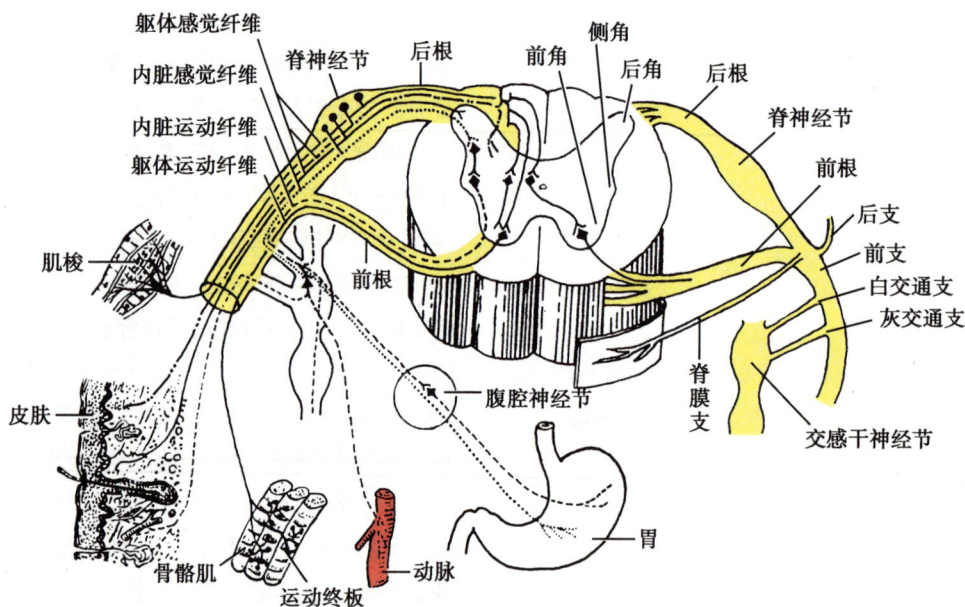

图9-44 脊神经的组成和分支、分布示意图

（1）**躯体感觉纤维**：分布于皮肤、骨骼肌、肌腱和关节，将皮肤的浅感觉以及骨骼肌、肌腱和关节的深感觉冲动传入中枢。

（2）**内脏感觉纤维**：分布于内脏、心血管和腺体，将来自这些结构的感觉冲动传入中枢。

（3）**躯体运动纤维**：分布于骨骼肌，支配其运动。

（4）**内脏运动纤维**：分布于内脏、心血管和腺体，支配心肌和平滑肌的运动，控制腺体的分泌。

3. **脊神经的分支** 由前、后根汇合成的脊神经干很短，出椎间孔后立即分为4支：即脊膜支、交通支、前支和后支。

（1）**脊膜支**：细小，经椎间孔返回椎管，主要分布于脊髓被膜。

（2）**交通支**：连于脊神经与交感干之间的细支（详见内脏神经）。

（3）**后支**：较细，为混合性神经。向后呈节段性分布于项、背、腰和臀部皮肤及相应部位的深层肌肉。

（4）**前支**：粗大，为混合性神经。除胸神经前支仍然保持节段性分布的特点外，其余先分别交织成神经丛，有**颈丛、臂丛、腰丛和骶丛**，再由这些丛发出分支分布于躯干前外侧及四肢的皮肤与肌肉。

（一）颈丛

1. 颈丛的组成和位置　颈丛（cervical plexus）由第1～4颈神经前支组成，位于颈部胸锁乳突肌上部深面（图9-45、图9-46）。

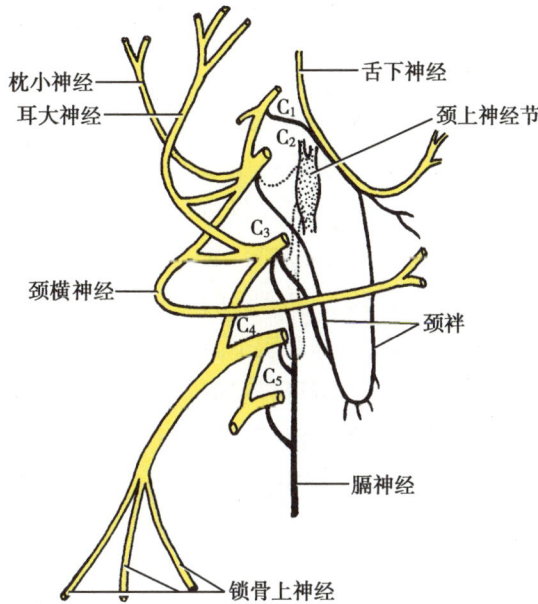

图9-45　颈丛的组成

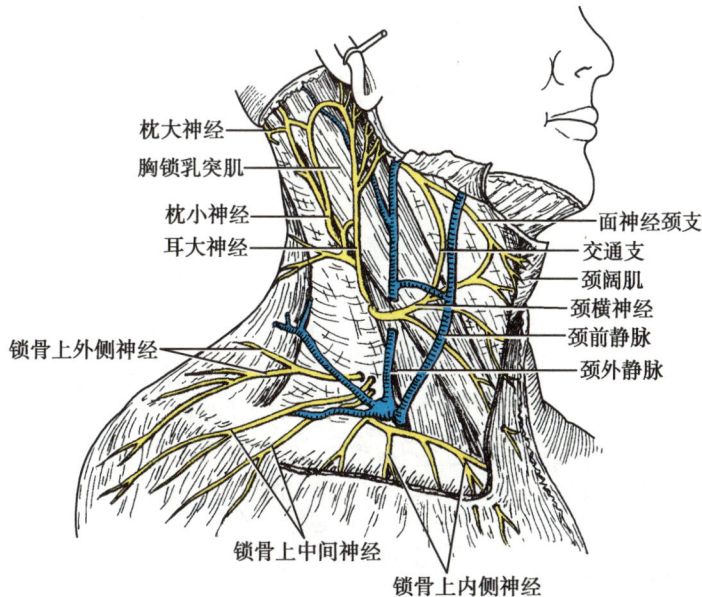

图9-46　颈丛皮支

2. 颈丛的分支

（1）**皮支**：为数个小支，从胸锁乳突肌后缘中点附近穿出深筋膜，在浅筋膜内呈放射状分布。做颈部表浅手术时，常在胸锁乳突肌后缘中点做颈丛阻滞麻醉，临床将其称为神经点。其分支有（见图9-46）：

1）**枕小神经**（C_2）：沿胸锁乳突肌后缘上升，分布于枕部和耳廓后上部的皮肤。

2）**耳大神经**（$C_{2\sim3}$）：沿胸锁乳突肌表面上升至耳廓下方，分布于耳廓及其周围皮肤。耳大神经由于位置表浅，且邻近无重要结构，常为临床神经干移植的理想替代物。

3）**颈横神经**（$C_{2\sim3}$）：跨胸锁乳突肌表面横行向前，分布于颈前部皮肤。

4）**锁骨上神经**（$C_{3\sim4}$）：分三组分别向前下、后下和外下方走行，分布于颈侧部、胸壁上部和肩部皮肤。

（2）**肌支**：颈丛除发出肌支支配颈深肌群、肩胛提肌和舌骨下肌群等外，**膈神经**（phrenic nerve）（$C_{3\sim5}$）是颈丛中最重要的分支，属于混合性神经。自颈丛发出后，经前斜角肌前面下降至其内侧，穿锁骨下动、静脉之间进入胸腔，继经肺根前方，于纵隔胸膜与心包之间下行至膈。该神经的运动纤维支配膈肌，感觉纤维分布于胸膜、心包和膈下面腹膜。右膈神经的感觉纤维尚分布于肝、胆囊和肝外胆道表面的腹膜等处（图9-47）。膈神经受刺激时可产生呃逆，

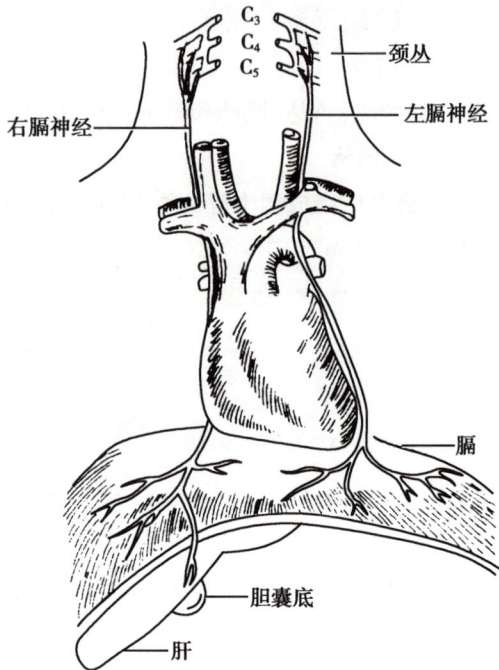

图9-47　膈神经

损伤后可致膈肌瘫痪、腹式呼吸减弱或消失。**副膈神经**多见于一侧，常为一条，位于膈神经外侧，经锁骨下静脉的后方并入膈神经。

（二）**臂丛**

1. **臂丛的组成和位置**　臂丛（brachial plexus）由第5～8颈神经前支和第1胸神经前支大部分纤维组成，自斜角肌间隙穿出，行于锁骨下动脉的后上方，经锁骨后方进入腋窝。参与组成臂丛的5条神经根先合成上、中、下三干，每干分为前、后两股；在锁骨下部，上干和中干的前股合成外侧束，下干的前股为内侧束，三条干的后股合成后束。三束包绕在腋动脉周围（图9-48）。臂丛在锁骨上缘中点后方比较集中，位置表浅，常作为臂丛阻滞麻醉部位。

2. **臂丛的分支**　臂丛的分支按其发出的部位分为锁骨上部分支和锁骨下部分支两大类。

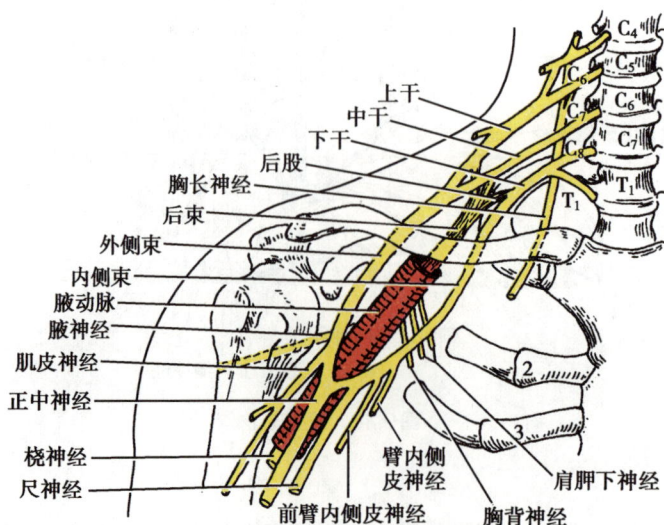

图9-48　臂丛组成模式图

（1）**锁骨上部分支**：多为较短的肌支，发自臂丛的根和干，分布于颈深肌群、背部浅层肌（斜方肌除外）、部分胸上肢肌和上肢带肌。其主要分支有：**胸长神经、肩胛背神经**和**肩胛上神经**等。其中胸长神经（$C_5 \sim 7$）行程较长，经臂丛后方斜向外下入腋窝，沿前锯肌表面下降并支配该肌。此神经受损，前锯肌瘫痪，表现出以肩胛骨内侧缘向后翘起为特征的"翼状肩"体征。

（2）**锁骨下部分支**：多为行程较长的分支，发自臂丛的3个束，主要分支有：

1）**肌皮神经**（musculocutaneous nerve）（$C_{5\sim7}$）：发自臂丛外侧束，穿喙肱肌下行于肱二头肌与肱肌之间，沿途发肌支支配上述3肌。终支为前臂外侧皮神经，在肘关节附近，于肱二头肌腱外侧穿出深筋膜，到达前臂外侧，分布于前臂外侧部的皮肤（图9-49）。

肌皮神经主干损伤时，表现为屈肘力弱，前臂外侧皮肤感觉障碍。

2）**正中神经**（median nerve）（$C_5 \sim T_1$）：由来自臂丛内、外侧束的内侧根和外侧根合成，在臂部，正中神经先在肱动脉外侧下行，后转至肱动脉内侧，与该动脉一起降至肘窝，向下穿旋前圆肌，行于指浅、深屈肌之间，沿前臂正中达腕部，经腕管至手掌。在掌腱膜深面先发出正中神经返支进入鱼际，继而发出3支指掌侧总神经，每支指掌侧总神经至掌骨远端处又分为2支指掌侧固有神经（见图9-49、图9-50）。

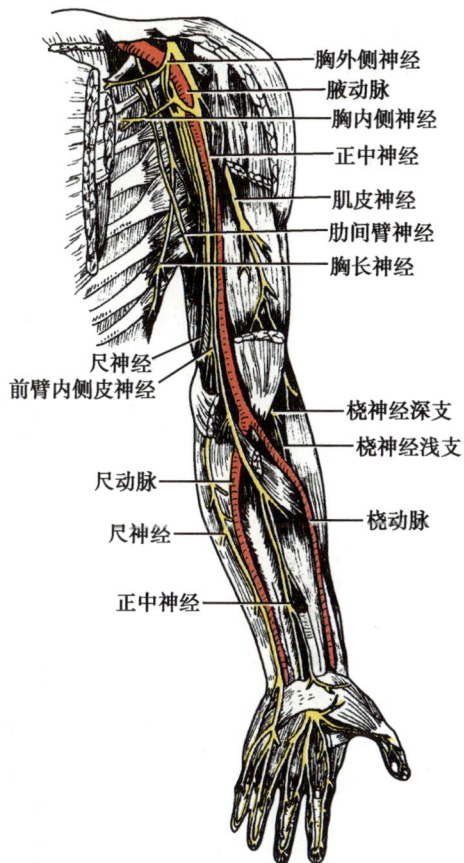

图9-49　上肢前面的神经

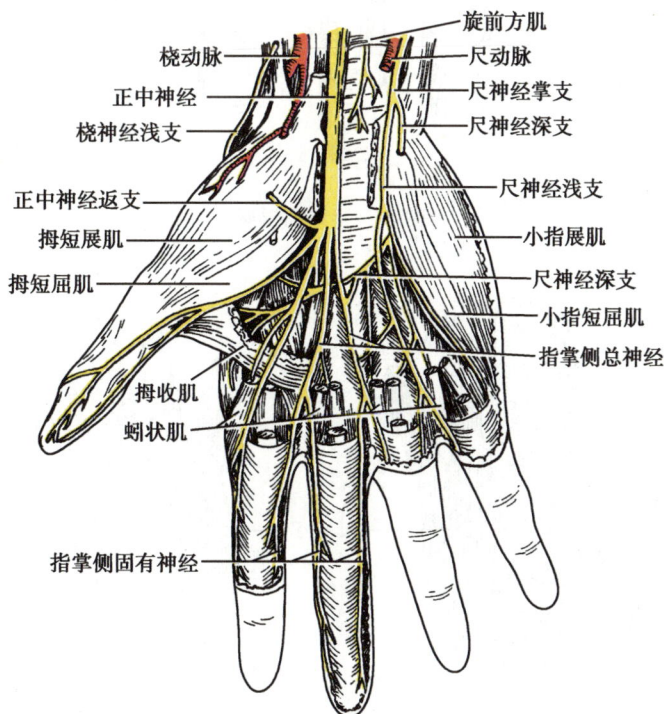

图9-50　手掌面的神经

正中神经在臂部无分支，在肘部、前臂发出肌支，支配前臂肌前群（肱桡肌、尺侧腕屈肌和指深屈肌尺侧半除外），在手掌发肌支支配鱼际肌（拇收肌除外）和第 1、2 蚓状肌。正中神经的皮支分布于手掌桡侧 2/3 和桡侧三个半指掌面及其中、远节手指背面皮肤（图 9-51、图 9-52）。

正中神经损伤表现为屈腕力弱，前臂不能旋前，拇、示、中指不能屈曲，拇指不能对掌等运动障碍；手掌桡侧半，拇、示、中指及环指桡侧半掌面及其中、远节手指背面皮肤感觉障碍；鱼际肌萎缩，手掌平坦，称为"**猿掌**"。

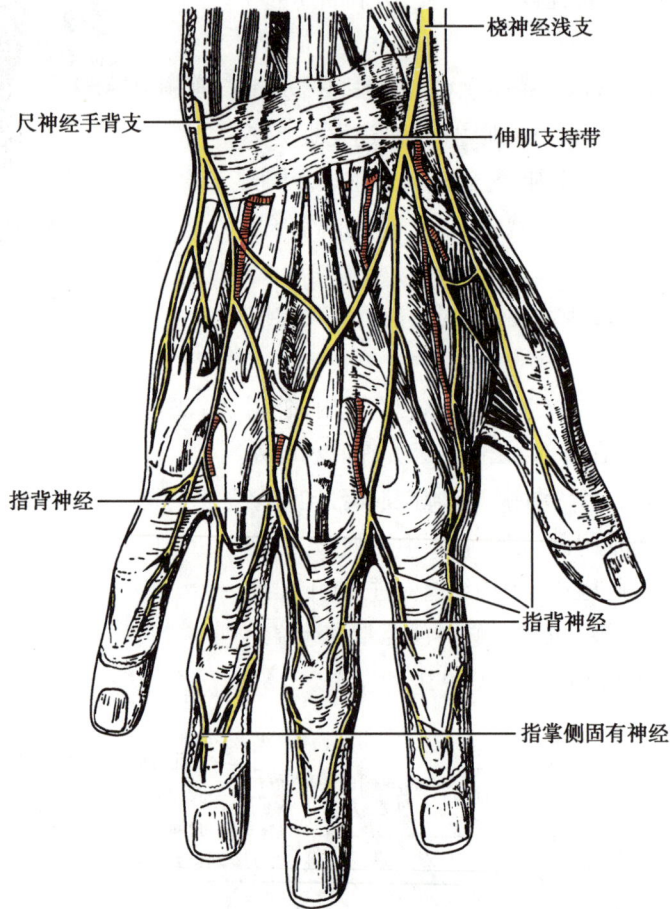

图 9-51　手背面的神经

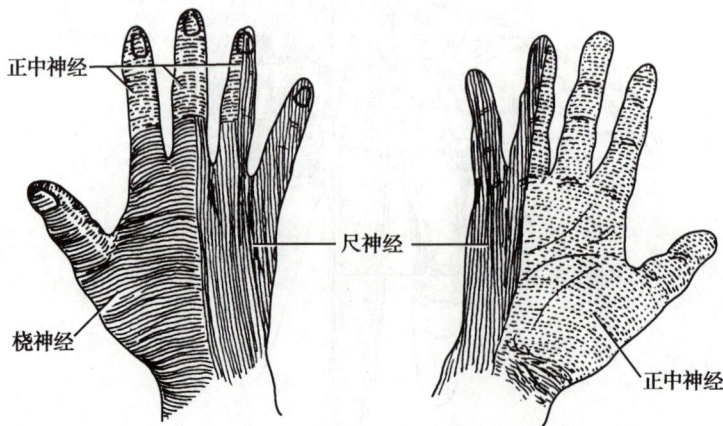

图 9-52　手皮肤的神经分布

3）尺神经（ulnar nerve）（$C_8 \sim T_1$）：发自臂丛内侧束，伴肱动脉内侧下行至臂中部，穿内侧肌间隔至臂后区，再经肱骨的尺神经沟入前臂，在尺侧腕屈肌和指深屈肌之间伴尺动脉内侧下行，在腕关节上方尺神经发出手背支后，其主干（即手掌支）在豌豆骨外侧分为浅、深两支（见图9-49～图9-51）。

尺神经在臂部无分支，在前臂上部发肌支支配尺侧腕屈肌和指深屈肌尺侧半，在手掌支配小鱼际肌、拇收肌、骨间肌和第3、4蚓状肌；皮支分布于手掌尺侧1/3和尺侧一个半指掌面皮肤，及手背尺侧半和尺侧两个半指背面皮肤（图9-52）。

尺神经损伤表现为屈腕力减弱，环指和小指不远节指关节不能屈曲，小鱼际肌和骨间肌萎缩，拇指不能内收，各指不能相互靠拢等运动障碍。同时，环指和小指掌指关节过伸，出现"爪形手"。小鱼际区及尺侧一个半指掌面皮肤及手背尺侧半和尺侧两个半指背面皮肤等感觉障碍。

4）桡神经（radial nerve）（$C_5 \sim T_1$）：发自臂丛后束，伴肱深动脉走行于肱三头肌长头与内侧头之间，经桡神经沟向外至肱骨外上髁上方，穿外侧肌间隔至肱桡肌与肱肌之间，随即分浅、深两支（见图9-52、图9-53）。深支穿旋后肌至前臂肌后群浅、深两层之间下降，支配肱桡肌和前臂肌后群；浅支沿桡动脉桡侧下降，至前臂中、下1/3交界处经肱桡肌腱深面转至背面下行至手背，分布于手背桡侧半和桡侧两

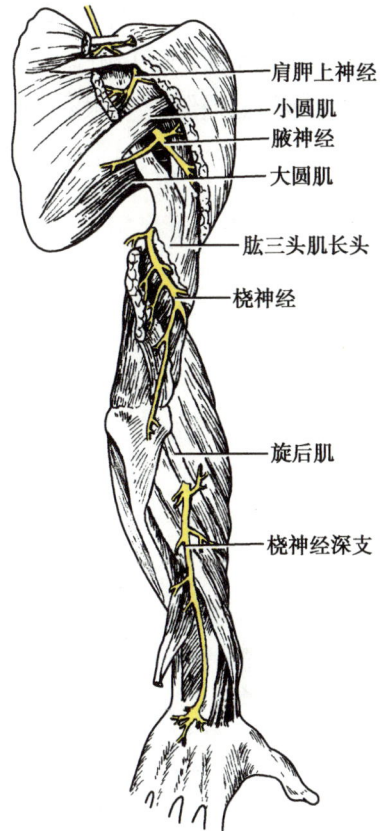

图9-53　上肢后面的神经

个半指近节指背面皮肤（见图9-51、图9-52）。桡神经于肱骨中1/3以上还发出肌支支配肱三头肌，在腋窝处发出皮支分布于臂背面和前臂背面皮肤。

桡神经损伤表现为不能伸腕和伸指，前臂伸直时不能旋后，抬前臂时呈"垂腕"状。同时，前臂背面和手背面桡侧半皮肤感觉障碍。

5）腋神经（axillary nerve）（$C_{5,6}$）：起自臂丛后束，伴旋肱后血管穿四边孔，绕肱骨外科颈至三角肌深面，肌支支配三角肌、小圆肌，皮支分布于肩部、臂上1/3外侧部皮肤（见图9-53）。

腋神经损伤导致三角肌瘫痪，继而萎缩，表现为臂不能外展，出现"方形肩"，三角肌区皮肤感觉障碍。

其他分支有：胸背神经（$C_{6\sim8}$）发自臂丛后束，沿肩胛骨外侧缘伴肩胛下血管下行至背阔肌，支配此肌；肩胛下神经（$C_{5\sim7}$）发自臂丛后束，支配肩胛下肌和大圆肌；胸内、外侧神经（$C_5 \sim T_1$）发自臂丛内、外侧束，支配胸大肌和胸小肌；臂内侧皮神经（$C_8 \sim T_1$）发自臂丛内侧束，分布于臂内侧皮肤；前臂内侧皮神经（$C_8 \sim T_1$）发自臂丛内侧束，分布于前臂内侧皮肤。

（三）胸神经前支

胸神经前支共12对，除第1对的大部分纤维和第12对的小部分纤维分别参与臂丛和腰丛的组成外，其余均不形成神经丛。第1～11对胸神经前支均各自行于相应的肋间隙中，称**肋间神经**。第12胸神经前支的大部分行于第12肋下缘，称**肋下神经**。肋间神经伴肋间血管于肋间内、外肌之间，沿肋沟前行，至腋前线处发出外侧皮支。上6对肋间神经到达胸骨侧缘浅出皮下续为前皮支。下5对肋间神经至肋弓处斜越肋弓走向前下，与肋下神经同行于腹内斜肌与腹横肌之间进入腹直肌鞘，于腹白线附近浅出续为前皮支（图9-54）。

胸神经的肌支支配肋间肌和腹肌的前外侧群，皮支分布于胸、腹部的皮肤以及肋胸膜和壁腹膜。

胸神经皮支在胸、腹壁的分布有明显的节段性，呈环带状分布。其规律是：T_2相当于胸骨角平面，T_4

相当于乳头平面，T_6 相当于剑突根平面，T_8 相当于肋弓平面，T_{10} 相当于脐平面，T_{12} 相当于脐与耻骨联合上缘连线中点平面。临床施行腰麻或硬膜外麻醉时，常以上述皮神经分布规律来测定麻醉平面的高低；而在胸神经或脊髓损伤时，可根据躯干皮肤感觉障碍平面来推断具体的受损神经或脊髓节段。

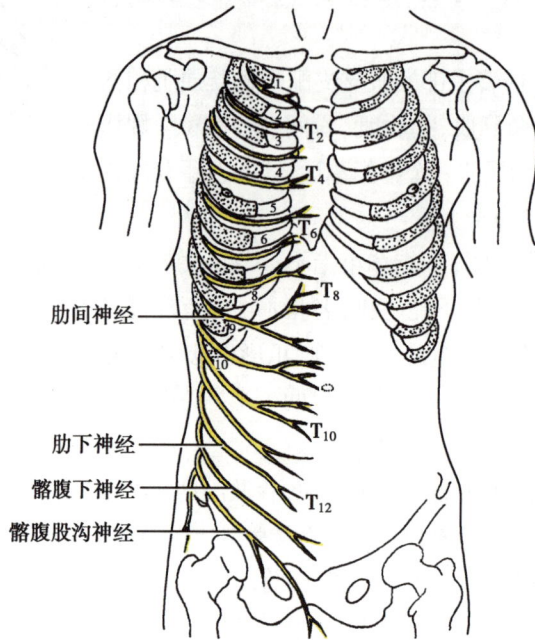

图 9-54　胸神经前支的节段性分布

（四）腰丛

1. **腰丛的组成和位置**　腰丛（lumbar plexus）由第 12 胸神经前支的一部分、第 1～3 腰神经前支和第 4 腰神经前支的一部分组成（图 9-55、图 9-56）。腰丛位于腰大肌的后方，腰椎横突的前方。

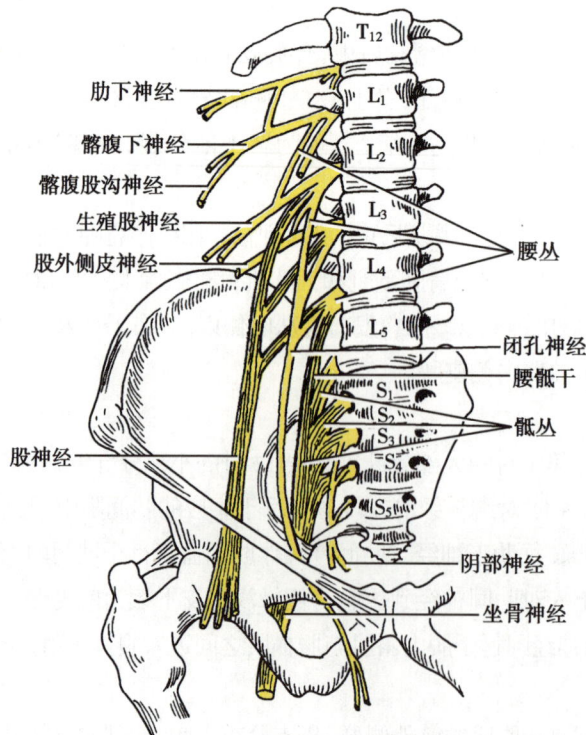

图 9-55　腰、骶丛组成模式图

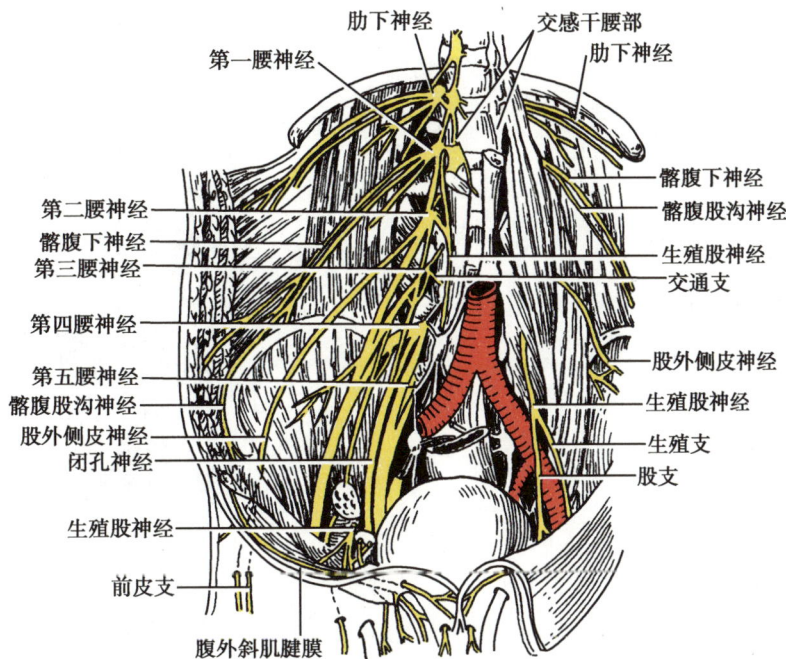

图 9-56　腰、骶丛及其分支

2. 腰丛的分支　腰丛发出分支除就近支配髂腰肌和腰方肌之外,尚发出下列分支:

(1) **髂腹下神经**($T_{12} \sim L_1$)和**髂腹股沟神经**(L_1):两者自腰大肌外侧缘穿出,平行行向外下方,穿腹横肌浅出,行于腹内斜肌和腹横肌之间,至髂前上棘内侧。髂腹下神经穿腹内斜肌,行于腹内、外斜肌之间,至腹股沟管浅环上方浅出;髂腹股沟神经继续前行入腹股沟管,与精索或子宫圆韧带伴行,从腹股沟管浅环穿出。两者沿途发支,主要分布于腹股沟区皮肤和肌肉,后者还分布至阴囊或大阴唇皮肤(见图9-55、图9-56)。

(2) **生殖股神经**($L_{1,2}$):从腰大肌前面穿出,在该肌浅面下降,至腹股沟韧带上方分为生殖支和股支。生殖支分布于阴囊(大阴唇)和提睾肌,股支分布于股三角的皮肤(见图9-55、图9-56)。

在盲肠后位阑尾手术或腹股沟疝手术时,注意保护髂腹下神经、髂腹沟神经和生殖股神经。

(3) **股神经**(femoral nerve)($L_{2\sim4}$):为腰丛发出的最大分支,在腰大肌与髂肌之间下行,经腹股沟韧带深面,于股动脉外侧进入股三角,其肌支分布于大腿前群肌、耻骨肌;皮支除分布于大腿前面的皮肤外,其中最长的皮支称隐神经,该分支伴随股动脉入收肌管,下行至膝关节内侧浅出,与大隐静脉伴行,分布于小腿内侧面和足内侧缘皮肤(图9-57)。

股神经损伤时可出现屈髋无力,不能伸膝,膝反射消失,大腿前面、小腿内侧和足背内侧缘感觉障碍。

(4) **闭孔神经**(obturator nerve)($L_{1\sim4}$):从腰大肌内侧缘处穿出,并循小骨盆侧壁前行,经闭膜管出骨盆至大腿内侧,分布于大腿内收肌群和大腿内侧部的皮肤(图9-55~图9-57)。

(五) 骶丛

1. 骶丛的组成和位置　骶丛(sacral plexus)由腰骶干(L_4前支的一部分和L_5前支合成)和全部骶、尾神经的前支组成。骶丛位于骶骨和梨状肌前面,髂血管的后方。

2. 骶丛的分支　骶丛除发出细的肌支支配梨状肌、肛提肌和髋部的小肌肉外,还有以下主要分支:

(1) **臀上神经**(superior gluteal nerve)($L_4 \sim S_1$):伴臀上血管经梨状肌上孔出盆腔,支配臀中、小肌和阔筋膜张肌(图9-58)。

(2) **臀下神经**(inferior gluteal nerve)($L_5 \sim S_2$):伴臀下血管经梨状肌下孔出盆腔,支配臀大肌(图9-58)。

(3) **阴部神经**(pudendal nerve)($S_{2\sim4}$):伴阴部内血管经梨状肌下孔出盆腔,绕坐骨棘经坐骨小孔入坐骨肛门窝，循此窝外侧壁向前，沿途发出肛神经、会阴神经和阴茎(阴蒂)背神经，分布于肛门、会阴部和外生殖器的皮肤和肌肉(见图9-58、图9-59)。行包皮环切术时可阻滞麻醉阴茎(蒂)背神经。

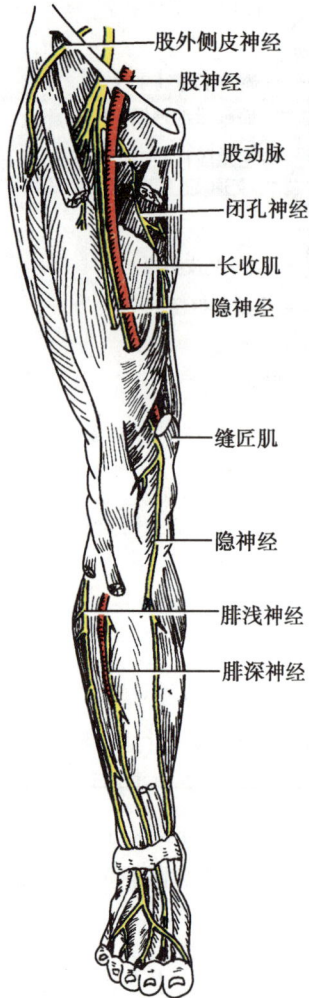

图9-57　下肢前面的神经

股外侧皮神经
股神经
股动脉
闭孔神经
长收肌
隐神经
缝匠肌
隐神经
腓浅神经
腓深神经

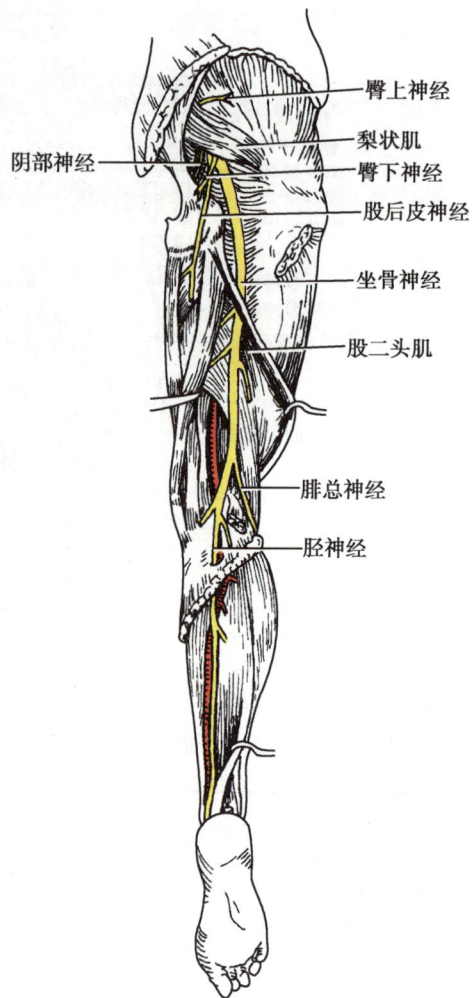

图9-58　下肢后面的神经

臀上神经
梨状肌
阴部神经
臀下神经
股后皮神经
坐骨神经
股二头肌
腓总神经
胫神经

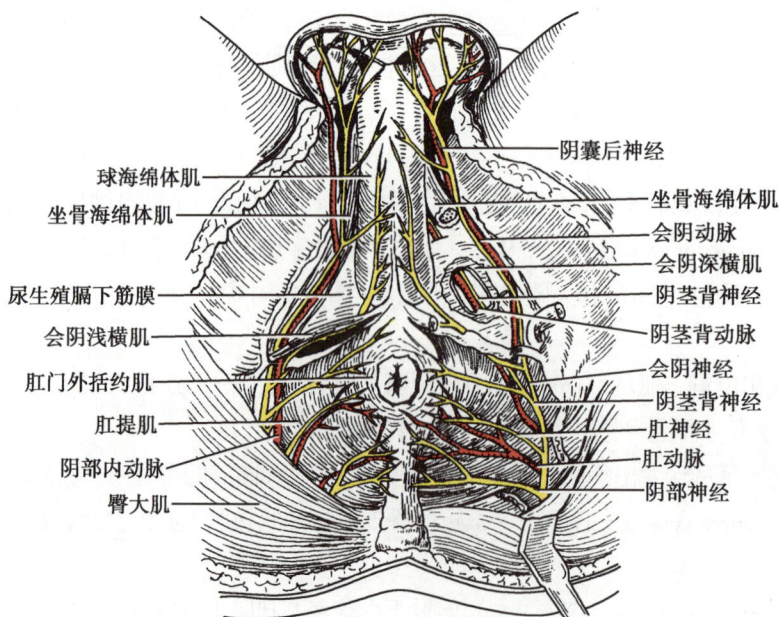

图9-59　男性阴部神经

球海绵体肌
坐骨海绵体肌
尿生殖膈下筋膜
会阴浅横肌
肛门外括约肌
肛提肌
阴部内动脉
臀大肌

阴囊后神经
坐骨海绵体肌
会阴动脉
会阴深横肌
阴茎背神经
阴茎背动脉
会阴神经
阴茎背神经
肛神经
肛动脉
阴部神经

（4）坐骨神经（sciatic nerve）（L₄~S₃）：为全身最粗大的神经，自梨状肌下孔出盆腔后位于臀大肌深面，经大转子与坐骨结节之间下行达股后区，从股二头肌长头深面下降，一般在腘窝上角处分为**胫神经**和**腓总神经**两大终支。坐骨神经在股后区发出肌支，支配大腿后群肌（见图9-58）。

1）**胫神经**（tibial nerve）（L₄~S₃）：为坐骨神经本干的直接延续，由腘窝向下穿比目鱼肌弓，在小腿后群浅、深层肌之间伴胫后血管下行，经内踝后方达足底，分为足底内、外侧神经，分布于足底肌和足底的皮肤。在腘窝及小腿部，胫神经发出肌支支配小腿肌后群，发出的皮支称**腓肠内侧皮神经**，伴小隐静脉下行，与**腓肠外侧皮神经**（来自腓总神经）合成**腓肠神经**，分布于小腿后面、外侧面和足外侧缘皮肤（见图9-58、图9-60、图9-61）。

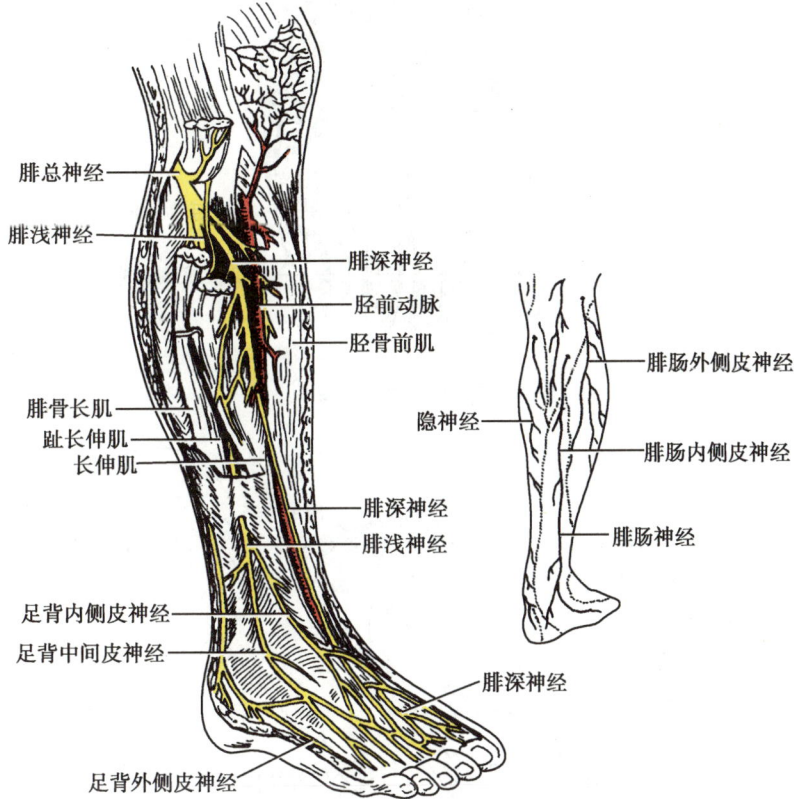

图9-60　小腿前外侧和足背的神经

胫神经损伤时足不能跖屈，内翻力弱，呈背屈和外翻位，出现**"钩状足"**畸形。小腿后面、足底和足外侧缘皮肤感觉障碍。

2）**腓总神经**（common peroneal nerve）（L₄~S₂）：沿腘窝上外侧界的股二头肌内侧向外下走行，绕腓骨颈向前，穿腓骨长肌上端达小腿前面分为腓浅、深神经（见图9-57、图9-58、图9-60）。**腓浅神经**行于腓骨长、短肌之间并分布于此二肌，皮支分布于小腿外侧、足背和第2~5趾背的皮肤。**腓深神经**在小腿前肌群深面，伴胫前动脉下行至足背，分布于小腿前肌群，足背肌和第1~2趾相对缘的皮肤。

腓总神经损伤时足不能背屈，不能外翻和不能伸趾，呈下垂和内翻位，出现**"马蹄"内翻足**畸形。小腿外侧面和足背皮肤感觉障碍。

二、脑神经

脑神经（cranial nerves）（图9-62）是与脑相连的周围神经，共12对，其序号用罗马数字表示，顺序为：Ⅰ嗅神经、Ⅱ视神经、Ⅲ动眼神经、Ⅳ滑车神经、Ⅴ三叉神经、Ⅵ展神经、Ⅶ面神经、Ⅷ前庭蜗（位听）神经、Ⅸ舌咽神经、Ⅹ迷走神经、Ⅺ副神经、Ⅻ舌下神经。

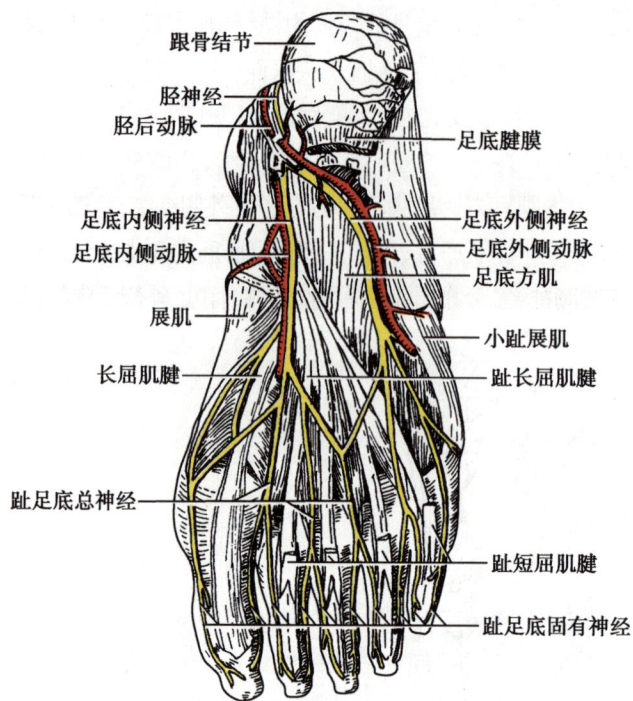

图 9-61　足底神经

跟骨结节
胫神经
胫后动脉
足底腱膜
足底内侧神经
足底内侧动脉
足底外侧神经
足底外侧动脉
足底方肌
展肌
小趾展肌
长屈肌腱
趾长屈肌腱
趾足底总神经
趾短屈肌腱
趾足底固有神经

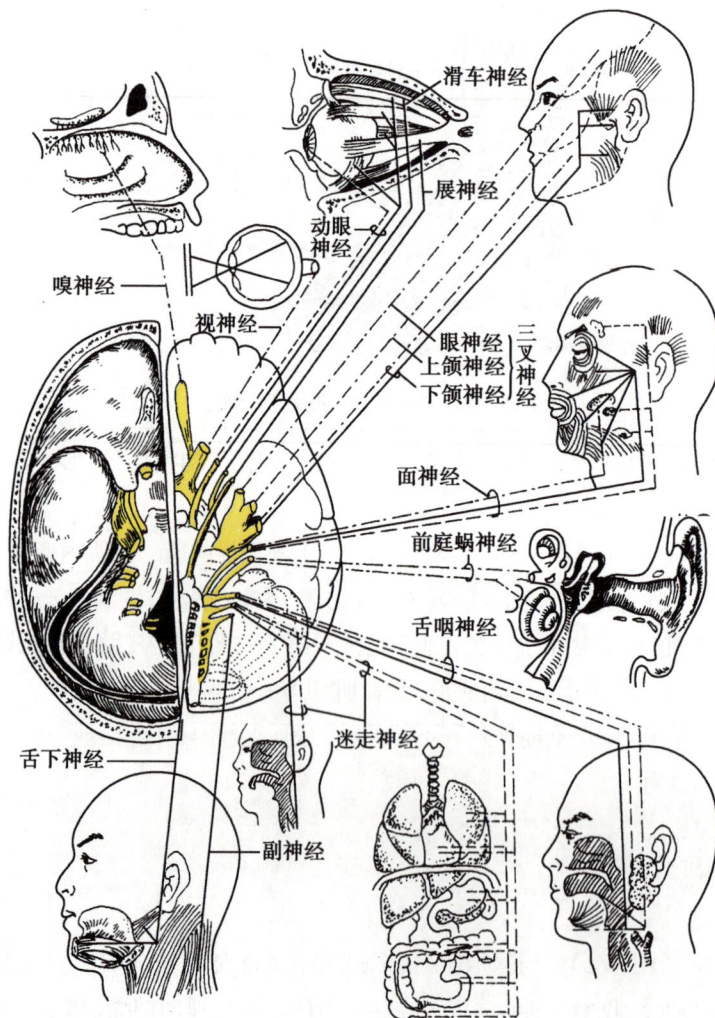

图 9-62　脑神经概况

滑车神经
展神经
动眼神经
嗅神经
视神经
眼神经
上颌神经
下颌神经
三叉神经
面神经
前庭蜗神经
舌咽神经
舌下神经
迷走神经
副神经

脑神经纤维成分较脊神经复杂,一般概括为以下四种:

躯体感觉纤维:将来自头面部皮肤,肌、肌腱和口、鼻腔黏膜以及前庭蜗器和视器的感觉冲动传入脑内的躯体感觉核。

内脏感觉纤维:将来自头、颈、胸、腹脏器以及味、嗅器的感觉冲动传入脑内的内脏感觉核。

躯体运动纤维:为脑干内的躯体运动核发出的纤维,支配眼球外肌、舌肌、咀嚼肌、面肌、咽喉肌和胸锁乳突肌等。

内脏运动纤维:为脑干内的内脏运动核发出的纤维,支配平滑肌、心肌和腺体。

每对脑神经内所含神经纤维的种类不同,多者4种,少者1种。根据脑神经所含纤维性质的不同,12对脑神经可分为以下3类:

感觉性神经:嗅神经、视神经和前庭蜗神经。

运动性神经:动眼神经、滑车神经、展神经、副神经和舌下神经。

混合性神经:三叉神经、面神经、舌咽神经和迷走神经。

(一)嗅神经

嗅神经(olfactory nerve)由内脏感觉纤维组成,传导嗅觉冲动。起自鼻腔嗅区黏膜的嗅细胞,嗅细胞为双极神经元,其周围突分布于嗅黏膜上皮,中枢突聚集成15~20条嗅丝组成嗅神经,穿筛孔入颅前窝,终于嗅球(见图9-62)。

当颅前窝骨折累及筛板损伤嗅神经后,出现嗅觉障碍,重者可有脑脊液沿嗅神经周围间隙流入鼻腔。

(二)视神经

视神经(optic nerve)由躯体感觉纤维组成,传导视觉冲动。其纤维始于视网膜的节细胞,该细胞的轴突在视神经盘处汇集,穿出巩膜构成视神经。视神经向后穿视神经管入颅中窝,形成视交叉,再延为视束,止于外侧膝状体。视神经包有3层被膜,分别为3层脑膜的延续,同时蛛网膜下隙也随之延伸到视神经周围。因此,颅内压增高时,常出现视神经盘水肿(图9-62~图9-64)。

(三)动眼神经

动眼神经(oculomotor nerve)为运动性神经。由中脑的动眼神经核发出的躯体运动纤维和动眼神经副核发出的内脏运动纤维(副交感纤维)组成。自中脑脚间窝出脑,穿经海绵窦外侧壁,向前经眶上裂入眶,分为上、下两支。上支细小,支配上直肌和上睑提肌;下支粗大,支配下直肌、内直肌和下斜肌。下斜肌支再分出一小支,由内脏运动纤维组成,入睫状神经节交换神经元后,其节后纤维支配瞳孔括约肌和睫状肌,参与瞳孔对光反射和调节反射(图9-63、图9-64)。

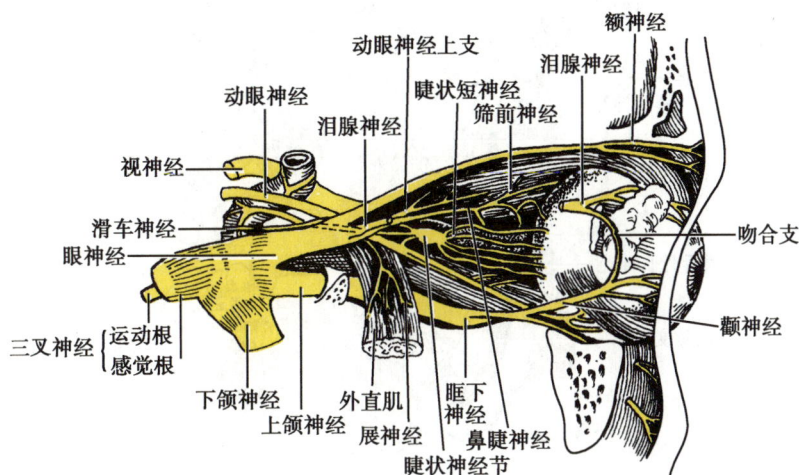

图9-63　动眼神经、滑车神经和展神经的分布(侧面观)

动眼神经损伤时可表现患侧上睑下垂,瞳孔斜向外下方,瞳孔散大和瞳孔对光反射消失等症状。

(四) 滑车神经

滑车神经(trochlear nerve)由躯体运动纤维组成。其纤维起于中脑的滑车神经核,该神经自中脑背侧下丘下方出脑,绕大脑脚外侧向前,穿海绵窦外侧壁,经眶上裂入眶,支配上斜肌(见图9-63、图9-64)。

滑车神经受损可引起上斜肌瘫痪,瞳孔不能转向外下方,并可出现复视。

(五) 三叉神经

三叉神经(trigeminal nerve)为混合性神经,是最粗大的脑神经。含有两种纤维成分:①躯体感觉纤维,其胞体在颞骨岩部的三叉神经压迹处形成膨大的三叉神经节。该节内为假单极神经元,其周围突分布于头面部皮肤、眼、口腔、鼻腔和鼻旁窦等处的黏膜,中枢突聚集成粗大的三叉神经感觉根,入脑后止于三叉神经脑桥核和三叉神经脊束核。②躯体运动纤维,起自三叉神经运动核,其轴突组成较小的三叉神经运动

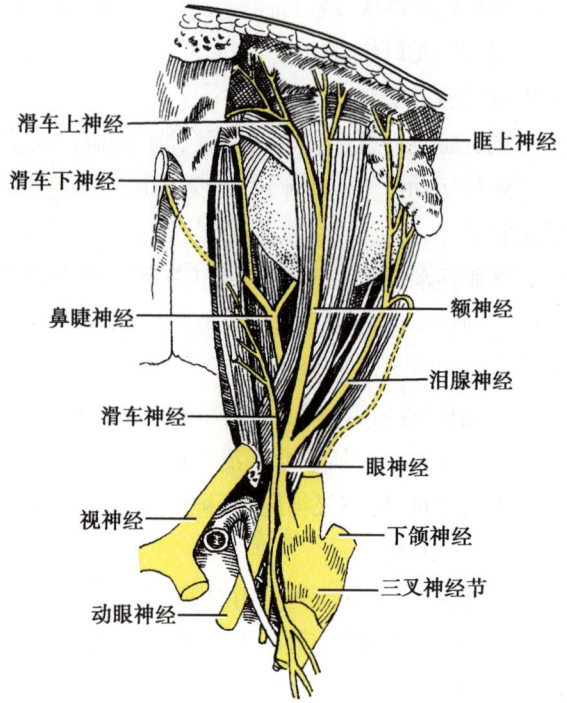

图9-64 眶内的神经(上面)

根,随下颌神经分布支配咀嚼肌。感觉根和运动根互相贴合,自脑桥与小脑中脚移行处出入脑。三叉神经自三叉神经节向前发出**眼神经、上颌神经**和**下颌神经**三条分支(图9-65、图9-66)。

1. 眼神经 眼神经(ophthalmic nerve)为感觉性神经。自三叉神经节发出后向前穿海绵窦外侧壁,经眶上裂入眶,随即分为额神经、泪腺神经和鼻睫神经,分布于额顶部、上睑和鼻背皮肤以及眼球、泪腺、结膜和部分鼻腔黏膜(见图9-65、9-67)。其中**额神经**较粗大,在上睑提肌上方前分2~3支,其中较大的分支为眶上神经,经眶上切迹(或眶上孔)出眶,分布于上睑和额顶部皮肤。

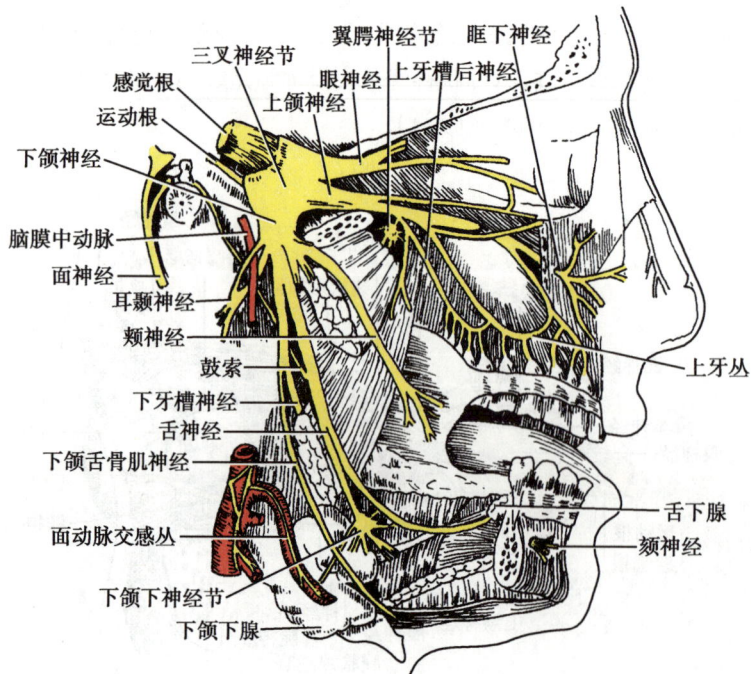

图9-65 三叉神经的分支

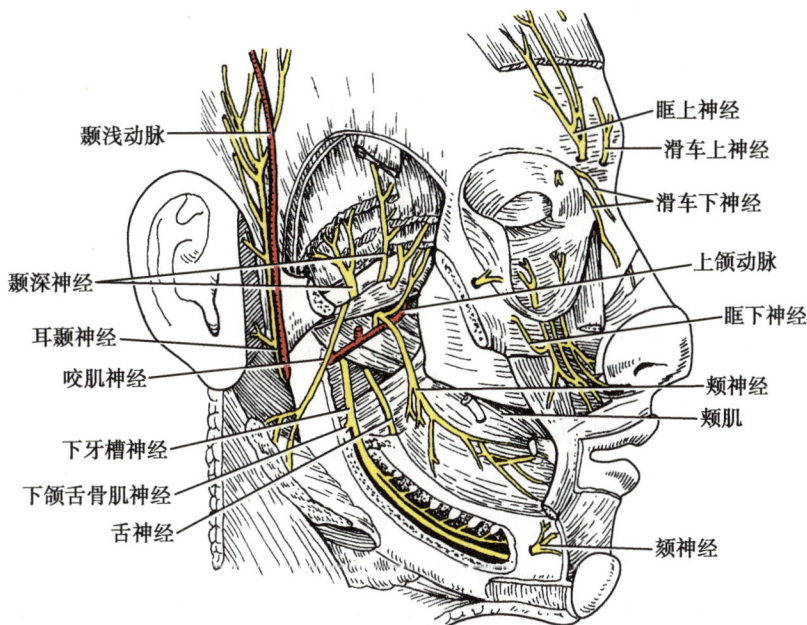

图 9-66 下颌神经

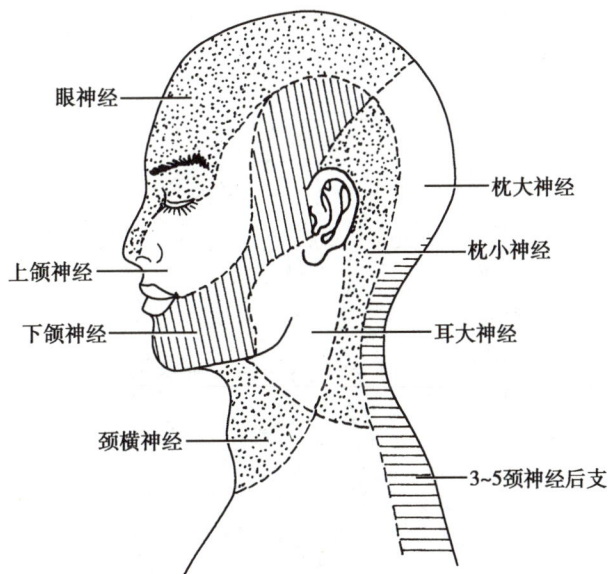

图 9-67 头面部皮神经的分布

2. **上颌神经** 上颌神经(maxillary nerve)为感觉性神经。自三叉神经节发出后,立即穿海绵窦外侧壁,经圆孔出颅入翼腭窝,再经眶下裂入眶续为眶下神经。分支分布于眼裂与口裂之间的皮肤,上颌牙齿,鼻腔和腭的黏膜(见图9-65、图9-67)。其分支有眶下神经、颧神经、翼腭神经和上牙槽神经。其中**眶下神经**为上颌神经的终支,经眶下沟、眶下管,出眶下孔到面部,分布于下睑、鼻翼和上唇的皮肤。

3. **下颌神经** 下颌神经(mandibular nerve)为混合性神经。自三叉神经节发出经卵圆孔出颅至颞下窝,即发出肌支支配咀嚼肌,感觉支分布于下颌牙、牙龈、舌前和口腔底黏膜以及口裂以下的面部皮肤(见图9-65、图9-67)。其分支有耳颞神经、颊神经、舌神经、下牙槽神经和咀嚼肌神经。**耳颞神经**以两根起始,向后包绕脑膜中动脉后合成一干,经下颌关节后方,穿腮腺后伴颞浅动脉上行,分支分布于腮腺、耳廓前面及颞部皮肤。此外,此支还接受来自舌咽神经副交感性纤维,控制腮腺分泌。**舌神经**自下颌神经发出后,在颊神经的后方,呈弓形向前,于下颌下腺上方进入舌内,分布于口腔底及舌前2/3的黏膜,司一般感觉。此外,在行经颞下窝时,有面神经的鼓索自后方加入舌神经,司舌前 2/3 的味觉。**下牙槽神经**属混合性神经,在舌神经后方,经下颌孔入下颌管,其自颏孔浅出的分支,称颏神经。下牙槽神经感觉纤维分布于下颌牙、牙龈、颏部及下唇的皮肤与黏膜;躯体运动纤维(下颌舌骨肌神经)在入下颌孔前分出,支配下颌舌骨肌和二腹肌前腹。

三叉神经损伤时,可出现同侧面部及口、鼻腔黏膜感觉障碍,角膜反射消失。咀嚼肌瘫痪和萎缩,张口时下颌偏向患侧。

(六)展神经

展神经(abducent nerve)由躯体运动纤维组成。其纤维起于脑桥的展神经核,从延髓脑桥沟出脑,向前穿经海绵窦,经眶上裂入眶,支配外直肌(见图 9-63、图 9-64)。

展神经损伤后外直肌瘫痪,表现为眼内斜视。

(七)面神经

面神经(facial nerve)为混合性神经,含 3 种纤维成分:①躯体运动纤维,起自面神经核,支配面部表情肌等。②内脏运动纤维,起于脑桥的上泌涎核,经副交感神经节交换神经元后,支配泪腺、下颌下腺、舌下腺及鼻、腭黏液腺。③内脏感觉纤维,感觉神经元的胞体在面神经管弯曲处聚集成膝神经节。其周围突分布于舌前 2/3 味蕾,中枢突止于孤束核。

面神经连于延髓脑桥沟外侧部,与前庭蜗神经伴行,经内耳门入内耳道,穿内耳道底入面神经管,从茎乳孔出颅,向前穿过腮腺深面达面部,呈辐射状发出 5 支(图 9-68),即**颞支、颧支、颊支、下颌缘支**和**颈支**,支配面部表情肌和颈阔肌。

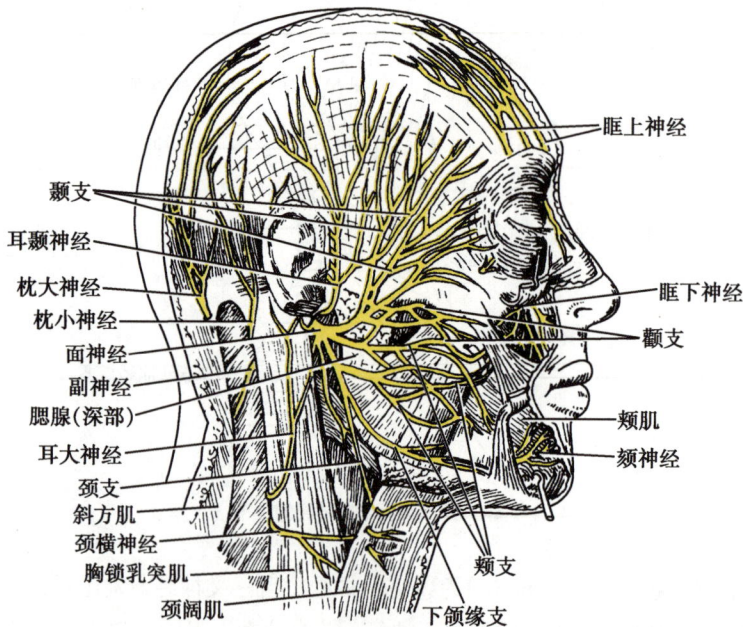

图9-68 面神经

面神经除上述分支外,在面神经管内的分支有(图 9-69):①**鼓索**,含一般内脏运动纤维和特殊内脏感觉纤维,其中特殊内脏感觉纤维随舌神经分布于舌前 2/3 味蕾,司味觉。一般内脏运动纤维分布于下颌下腺和舌下腺,支配腺体分泌。②**岩大神经**,含内脏运动纤维,分布于泪腺和鼻、腭部的黏膜腺,支配腺体分泌。③还有**镫骨肌神经**,支配镫骨肌。

面神经行程长,损伤部位不同则临床表现不同。面神经管外损伤时可致同侧表情肌瘫痪,出现额纹消失,不能闭眼和皱眉,鼻唇沟变浅或消失,口角歪向健侧,不能鼓腮。面神经管内损伤时除有以上表现外,还可出现患侧听觉过敏,舌前 2/3 味觉障碍,泪腺、舌下腺和下颌下腺分泌障碍等症状。

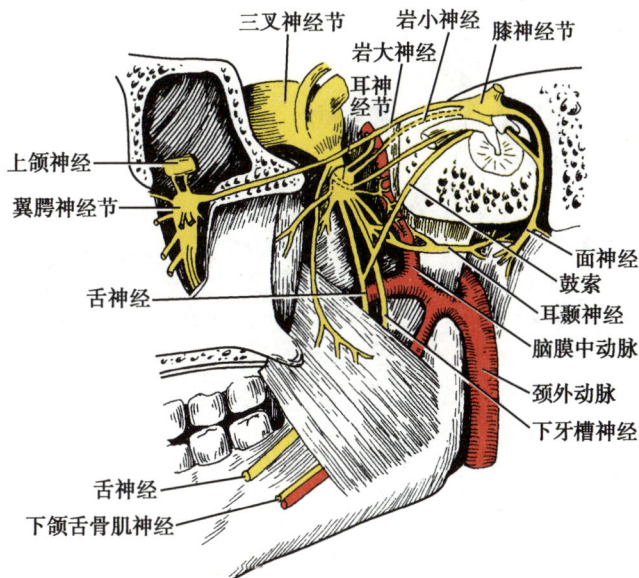

图 9-69　面神经在面神经管的分支

（八）前庭蜗神经

前庭蜗神经（vestibulocochlear nerve）为感觉性神经。由前庭神经和蜗神经两部分组成，分别传导平衡觉和听觉（见图 9-62）。

前庭神经传导平衡觉。其感觉神经元胞体在内耳道底聚集成前庭神经节，该节由双极神经元组成，其周围突分布于内耳的椭圆囊斑、球囊斑和壶腹嵴；中枢突组成前庭神经，经内耳门入颅，于延髓脑桥沟外侧部入脑，终于前庭神经核。

蜗神经传导听觉。其感觉神经元胞体在内耳蜗轴内聚集成蜗神经节（螺旋神经节），该节由双极神经元组成，其周围突分布于螺旋器；中枢突聚成蜗神经，经内耳门入颅，伴随前庭神经入脑终于蜗神经核。

前庭蜗神经完全损伤表现为患侧耳聋及平衡功能障碍，若部分损伤可出现眩晕和眼球震颤，常伴有呕吐等。

（九）舌咽神经

舌咽神经（glossopharyngeal nerve）为混合性神经。含 4 种纤维成分：①躯体运动纤维，起于延髓的疑核，支配茎突咽肌；②内脏运动纤维，起于延髓的下泌涎核，在耳神经节换神经元，其节后纤维管理腮腺分泌；③内脏感觉纤维，其神经元胞体位于颈静脉孔下方的下神经节，中枢突终于延髓的孤束核，周围突分布于舌后 1/3 黏膜和味蕾，鼓室及咽鼓管、咽黏膜，颈动脉窦和颈动脉小球；④躯体感觉纤维，胞体位于舌咽神经上神经节，中枢突止于三叉神经脊束核，周围突分布于耳后皮肤（图 9-70）。

舌咽神经连于延髓的橄榄后沟上部，经颈静脉孔出颅，先在颈内动、静脉之间下行，然后呈弓形向前，经舌骨舌肌深面至舌根。其主要分支有鼓室神经、颈动脉窦支、咽支和舌支。

单纯舌咽神经损伤少见，损伤时可出现同侧舌后 1/3 味觉消失，舌根及咽峡区痛温觉消失，同侧咽肌收缩无力。

（十）迷走神经

迷走神经（vagus nerve）为混合性神经。是行程最长，分布范围最广的脑神经。含有 4 种纤维成分：①内脏运动纤维，起于延髓的迷走神经背核，至颈、胸和腹部多个器官的副交感神经节换元，节后纤维支配相应心肌、平滑肌和腺体的活动。②内脏感觉纤维，其胞体位于颈静脉孔下方的下神经节内，其中枢突止于延髓的孤束核，周围突分布于颈部、胸部和腹部的器官。③躯体运动纤维，起于延髓的疑核，支配咽喉肌。④躯体感觉纤维，其胞体位于颈静脉孔内的上神经节，中枢突止于延髓的三叉神经脊束核，周围突主要分布于硬脑膜、耳廓及外耳道的皮肤。

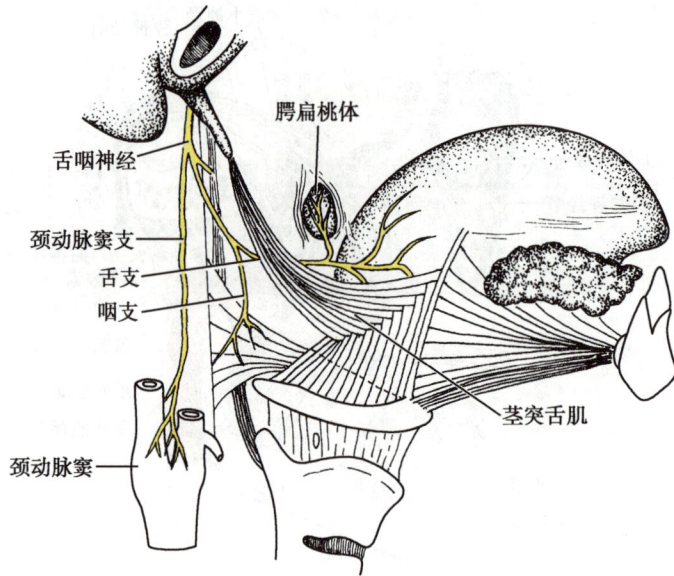

图 9-70 舌咽神经分布

迷走神经连于延髓的橄榄后沟中部，经颈静脉孔出颅，于颈内静脉与颈内动脉和颈总动脉之间的后方下行达颈根部，经胸廓上口入胸腔。在胸部，左、右迷走神经走行位置不同，左迷走神经下行至主动脉弓的前方，经左肺根后方，至食管前面参与构成食管丛，并在食管下端延为迷走神经前干；右迷走神经经右锁骨下动、静脉之间，沿气管右侧，经肺根后方，至食管后面参与构成食管丛，并下延为迷走神经后干。迷走神经前、后干与食管一起穿膈的食管裂孔进入腹腔（图 9-71）。

迷走神经的分支依其发出的部位分为以下 3 部分：

1. **颈部的分支** 迷走神经在颈部除发出脑膜支、耳支、咽支分布于硬脑膜、外耳道及耳廓后皮肤和咽部外，主要分支有喉上神经和颈心支。

（1）喉上神经：为迷走神经颈部最大的分支，发自迷走神经下神经节，沿颈内动脉与咽侧壁之间下行，至舌骨大角处分内、外两支。内支与喉上动脉伴行，穿甲状舌骨膜入喉，分布于声门裂以上的喉黏膜；外支与甲状腺上动脉伴行，支配环甲肌。甲状腺次全切除术结扎甲状腺上动脉时，注意保护喉上神经外支。

（2）颈心支：一般有上、下两支，沿颈总动脉入胸腔，与交感神经的心支共同组成心丛，传导心与主动脉弓的感觉冲动，调节心脏活动。

2. **胸部的分支** 有支气管支、食管支、胸心支，为迷走神经在胸部的细小分支，分别加入肺丛、食管丛和心丛，继而分布于气管、支气管、肺、食管和心，传导这些器官的感觉冲动，并支配其运动。

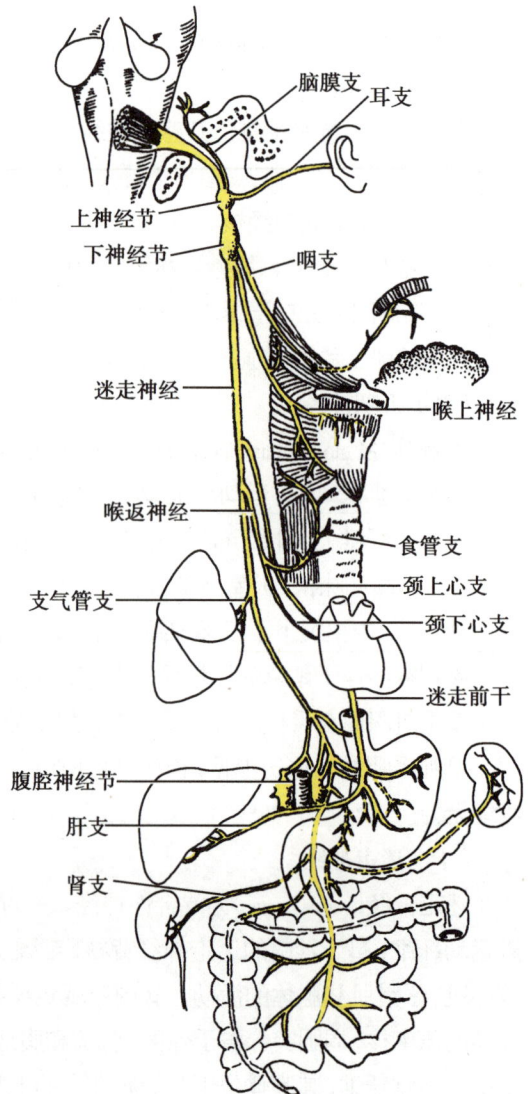

图 9-71 迷走神经的分布

喉返神经：左右喉返神经起始和返回部位有所不同。左喉返神经为左迷走神经跨越主动脉弓前方发出，并向后勾绕主动脉弓，向上返回颈部，右喉返神经为右迷走神经经过右锁骨下动脉前方发出，并勾绕该动脉向上返回颈部。在颈部喉返神经于气管与食管之间的沟内上行，在甲状腺侧叶深面环甲关节后方入喉，称喉下神经。感觉纤维分布于声门裂以下的喉黏膜，运动纤维支配除环甲肌以外的所有喉肌。喉返神经在入喉前与甲状腺下动脉互相交叉，行甲状腺次全切除术时，应注意保护喉返神经。

3. 腹部的分支

（1）**胃前支和肝支**：为迷走神经前干的终支，胃前支沿胃小弯分布于胃前壁，其终支以"鸦爪"形分布于幽门部前壁和十二指肠上部。肝支随肝固有动脉走行，分布于肝和肝外胆道。

（2）**胃后支和腹腔支**：为迷走神经后干的终支，胃后支分支分布于胃后壁，其终支以"鸦爪"形分布于幽门窦。腹腔支与交感神经一起形成腹腔丛，随腹腔干、肾动脉和肠系膜上动脉分支分布于肝、脾、胰、肾及结肠左曲以上的消化管。

单纯的迷走神经损伤不多见，常见的迷走神经分支损伤是喉返神经损伤，由于喉肌麻痹、喉黏膜感觉丧失，导致声音嘶哑或呼吸困难。

（十一）**副神经**

副神经（accessory nerve）为躯体运动神经。由延髓的疑核发出的脑根和脊髓的副神经核发出的脊髓根两部分组成，从延髓橄榄后沟下部出脑，经颈静脉孔出颅，出颅后脑根和脊髓根分别形成内支和外支，内支加入迷走神经支配咽喉肌，外支经颈内动、静脉之间行向后下外，分支支配胸锁乳突肌和斜方肌（图9-72）。

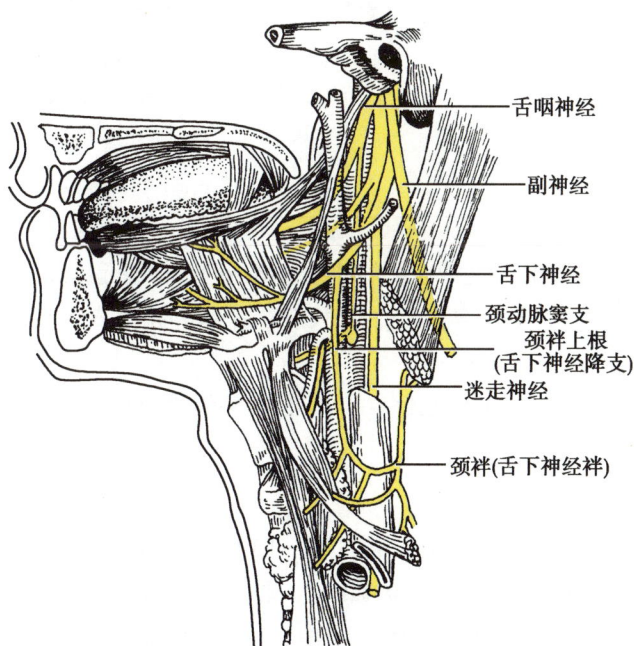

图9-72 舌下神经、舌咽神经和副神经

（十二）**舌下神经**

舌下神经（hypoglossal nerve）由躯体运动纤维组成。其纤维起于延髓的舌下神经核，从延髓的锥体与橄榄之间出脑，经舌下神经管出颅，沿颈内动、静脉之间下降，至下颌角处呈弓形向前，沿舌骨舌肌浅面穿颏舌肌入舌，支配舌内、外肌（见图9-72）。

一侧舌下神经损伤，伸舌时舌尖偏向患侧；若双侧损伤，不能伸舌且伴言语、吞咽障碍。

三、内脏神经

内脏神经(visceral nervous)是主要分布于内脏、心血管和腺体的神经。

内脏神经和躯体神经一样,按性质包括**内脏感觉神经**和**内脏运动神经**。内脏感觉神经将来自内脏、心血管等处的感觉冲动传入中枢,引起内脏反射,也可传到大脑皮质产生内脏感觉。内脏运动神经支配心肌、平滑肌的运动和腺体的分泌,通常不受人的意志控制,故又称**自主神经**(autonomic nerve);又因其主要控制和调节动、植物共有的新陈代谢活动,并不支配动物所特有的骨骼肌的运动,故又称**植物神经**(vegetative nerve)。内脏运动神经又分为**交感神经**(sympathetic nerve)和**副交感神经**(parasympathetic nerve)。

(一)内脏运动神经

内脏运动神经与躯体运动神经一样,在大脑皮质及皮质下各级中枢的控制下,互相协调,互相制约,以维持机体内、外环境的相对平衡。但两者在结构与功能上也有较大的差别,详见表9-3。

表9-3 躯体运动神经和内脏运动神经的比较

	躯体运动神经	内脏运动神经
效应器	骨骼肌	心肌、平滑肌和腺体
低级中枢	脑干躯体运动核、脊髓灰质前角运动细胞(有一定连续性)	脊髓灰质胸、腰节侧柱、脑干及骶副交感核(相对较分散)
低级中枢至效应器	一个神经元(直达)	两个神经元(换元) 节前神经元(节前纤维) 节后神经元(节后纤维)
纤维成分	一种	两种(交感和副交感)
纤维种类	粗,有髓	节前纤维(细,薄髓) 节后纤维(细,无髓)
分布形式	神经干	神经丛
是否受意识支配	受	不受

内脏运动神经(图9-73)低级中枢至效应器的神经通路由两个神经元组成。其中第一个神经元称节前神经元,胞体位于脑干或脊髓内,其轴突称节前纤维;第二个神经元称节后神经元,胞体位于周围部的内脏运动神经节内,其轴突称节后纤维。

内脏运动神经根据形态、功能和药理学特点的不同,分为交感神经和副交感神经,它们有各自的中枢部和周围部。

1. 交感神经

(1)交感神经的低级中枢:位于脊髓胸1~腰3(T1~L3)节段灰质侧柱的中间外侧核。

(2)交感神经节(见图9-73):因其所在的位置不同,又可分为椎旁节和椎前节。

1)**椎旁节**(paravertebral ganglia):位于脊柱两侧,共有22~25对,颈部有颈上、中、下3对,胸部有10~12对,腰部有4~5对,骶部有2~3对,尾部两侧合成1个奇神经节。

2)**椎前节**(prevertebral ganglia):呈不规则团块状,位于脊柱前方,腹主动脉脏支的根部附近,包括**腹腔神经节、主动脉肾神经节、肠系膜上神经节、肠系膜下神经节**。分别接受来自内脏大、小神经和腰内脏神经的节前纤维,发出节后纤维随同名动脉分支分布到各脏器。

(3)**交感干**(sympathetic trunk):位于脊柱两侧,由椎旁节(又名交感干神经节)和节间支组成(图9-74),呈串珠状,交感干上端达颅底,两干下端至尾骨前面合并。

(4)**交通支**(communicating branches):交感干神经节借白交通支和灰交通支与相应的脊神经相连。

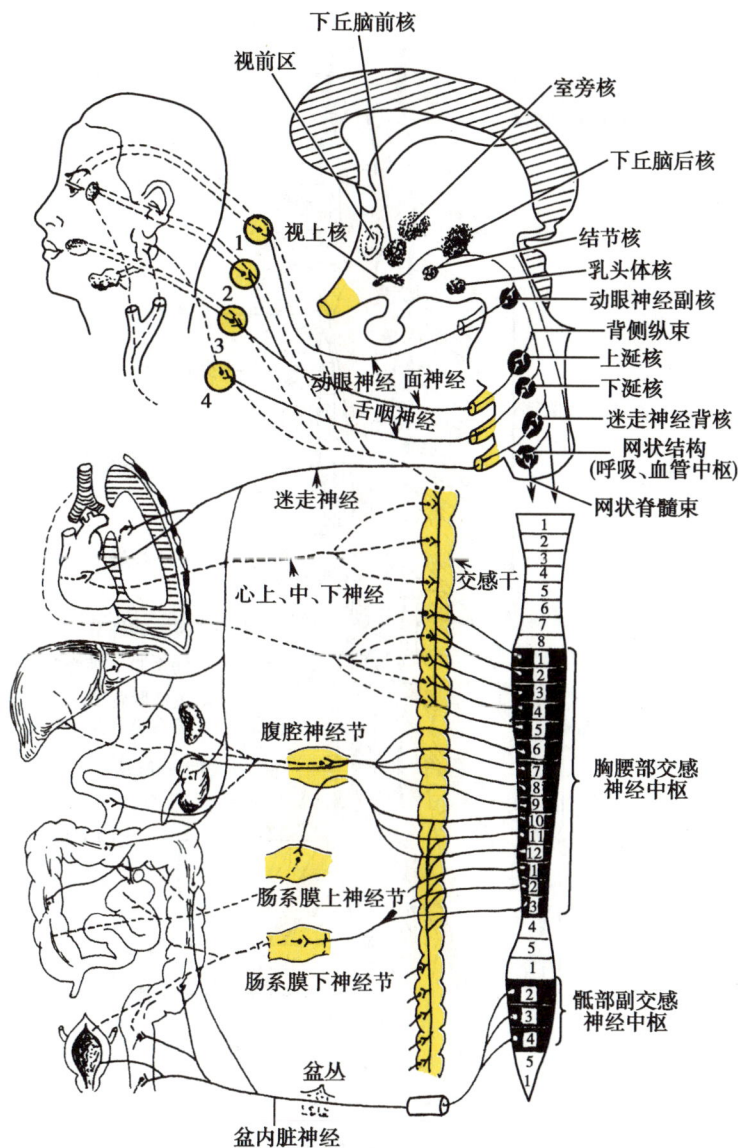

图 9-73　内脏运动神经概观
A.睫状神经节；B.翼腭神经节；C.下颌下神经节；D.耳神经节

1）**白交通支**：15 对，连于 T1～L3 脊神经与相应的交感干神经节之间，由脊髓侧角中间外侧核发出的具有髓鞘的节前纤维组成，呈白色，故称白交通支。

2）**灰交通支**：31 对，连于交感干神经节与 31 对脊神经之间，由交感干神经节发出的无髓鞘的节后纤维组成，色灰暗，故称灰交通支。

（5）**节前纤维和节后纤维**：节前纤维由交感神经低级中枢（中间外侧核）发出的轴突构成，经脊神经前根、脊神经、白交通支至交感干。节后纤维由交感神经节细胞发出的轴突构成，分布于躯干和四肢的血管、汗腺和竖毛肌及内脏器官。

其中穿经第 5～9 胸交感干神经节的节前纤维组成**内脏大神经**，穿经第 10～12 胸交感干神经节的节前纤维组成**内脏小神经**，下行入腹腔，主要终于腹腔丛内的腹腔神经节、肠系膜上神经节和主动脉肾神经节。由这些神经节发出节后纤维伴腹主动脉分支分布于肝、脾、肾等实质性脏器和结肠左曲以上的消化管。穿经腰交感干神经节的节前纤维组成**腰内脏神经**，终于肠系膜下神经节，其节后纤维分布至结肠左曲以下的消化管及盆腔脏器。

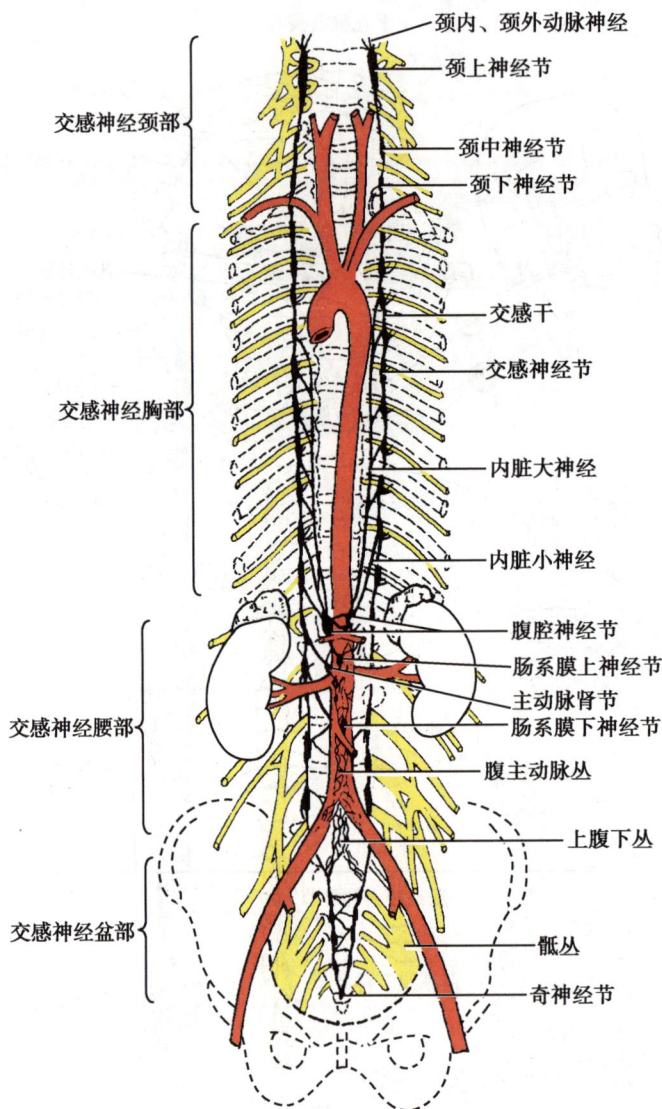

図 9-74 交感干全貌

（6）交感神経の分布規律：交感神経の節前線維と節後線維の分布規律は表9-4参照。

表9-4 交感神経分布規律

节前纤维来源	节后神经元胞体部位	节后纤维分布
脊髓T1～5节段侧角中间外侧核	椎旁节	头、颈、胸腔脏器和上肢的血管、汗腺、竖毛肌
脊髓T5～12节段侧角中间外侧核	椎旁节或椎前节	肝、胰、脾、肾等实质性器官及结肠左曲以上的消化管
脊髓L1～3节段侧角中间外侧核	椎旁节或椎前节	结肠左曲以下的消化管、盆腔脏器和下肢的血管、汗腺、竖毛肌

2. 副交感神经

（1）副交感神经的低级中枢：位于脑干的副交感神经核和脊髓骶2～4（S2～4）节段的副交感神经核。

（2）副交感神经节：按位置可分为器官旁节和器官内节。

1）器官旁节：位于所支配器官附近，多数体积较小，而位于颅部的较大，如**睫状神经节、下颌下神经节、翼腭神经节和耳神经节**等。

2）器官内节：散于所支配器官的壁内，又称壁内节。

（3）副交感神经的分布：根据低级中枢部位的不同，副交感神经分为颅部副交感神经和骶部副交感神经。

1）颅部副交感神经：脑干内的副交感核发出的节前纤维，分别加入到第Ⅲ、Ⅶ、Ⅸ、Ⅹ四对脑神经中，其分布概况已在脑神经中详述，现再概括如下：

①由中脑的动眼神经副核发出的节前纤维，随动眼神经入眼眶后至睫状神经节换元，其节后纤维支配瞳孔括约肌和睫状肌。②由脑桥的上泌涎核发出的节前纤维随面神经走行，其中一部分纤维至翼腭神经节换元，其节后纤维分布于泪腺、鼻腔、口腔及腭黏膜的腺体。另一部分纤维至下颌下神经节换元，其节后纤维分布于下颌下腺和舌下腺。③由延髓的下泌涎核发出的节前纤维随舌咽神经走行，经鼓室神经至耳神经节换元，其节后纤维随耳颞神经分布于腮腺。④由延髓的迷走神经背核发出的节前纤维，随迷走神经及其分支到达胸、腹腔脏器附近或壁内的副交感神经节换元，其节后纤维分布于心、肺、肝、胰、脾、肾及结肠左曲以上的消化管。

2）骶部副交感神经：由脊髓骶2～4节段的骶副交感核发出的节前纤维，随骶神经前支出骶前孔，离开骶神经，组成盆内脏神经。盆内脏神经的纤维到达其所支配脏器的器官旁节或壁内节更换神经元，节后纤维分布于结肠左曲以下消化管和盆腔脏器及外生殖器等（图9-75）。盆内脏器神经的部分纤维分布于阴茎或阴蒂，兴奋时引起海绵体血管扩张充血，使其勃起，故有勃起神经之称。

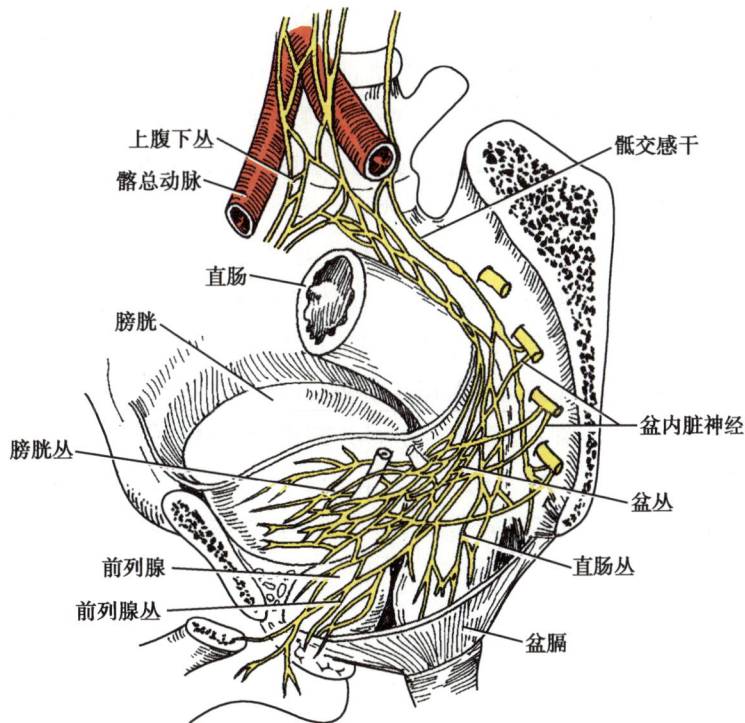

图9-75　盆部内脏神经丛

3. 交感神经与副交感神经的主要区别　交感神经与副交感神经均为内脏运动神经，常共同支配一个器官，形成对内脏的双重神经支配，但在形态结构和功能上，两者各有特点（表9-5）。

4. 内脏神经丛交感神经、副交感神经和内脏感觉神经在分布到脏器的过程中，常互相交织在一起形成内脏神经丛，由丛再发支到所支配的脏器。其主要神经丛有：

（1）心丛：位于主动脉弓下方以及主动脉弓与气管杈之间。心丛分布于心。

（2）肺丛：位于肺根的前、后方，其分支随支气管和肺的血管分布于肺。

表9-5　交感神经和副交感神经比较表

	交感神经	副交感神经
低级中枢	脊髓 T1～L3 节段中间外侧核	脑干副交感核、脊髓 S2-4 节段骶副交感核
神经节	椎旁节和椎前节	器官旁节和壁内节
节前、节后纤维	节前纤维短,节后纤维长	节前纤维长,节后纤维短
分布范围	分布范围较广(全身血管,心肌,腺体,胸、腹、盆腔内脏平滑肌,汗腺,竖毛肌,瞳孔开大肌等)	较窄(大部分血管、汗腺、竖毛肌、肾上腺髓质等无副交感神经支配)
对机体的综合作用	增强机体分解代谢以供能,使机体处于应激状态	增强机体合成代谢以储能,使机体处于静息、恢复状态

（3）腹腔丛：是最大的内脏神经丛。位于腹主动脉上段的前方,丛内有腹腔神经节、主动脉肾神经节和肠系膜上神经节,接受内脏大、小神经的节前纤维,其节后纤维和迷走神经后干的腹腔支组成腹腔丛,攀绕腹腔干、肠系膜上动脉和肾动脉的分支,分布于肝、胰、脾、肾及结肠左曲以上的消化管。

（4）腹主动脉丛：位于腹主动脉下段的前方和两侧,主要分布于结肠左曲以下至直肠上段的肠管。部分纤维随动脉分布至下肢血管、汗腺及竖毛肌。

（5）腹下丛：分为第 5 腰椎体前方的上腹下丛和盆部的下腹下丛(即盆丛)。主要分布于盆腔脏器。

（二）内脏感觉神经

内脏器官除有内脏运动神经(交感和副交感神经)支配外,还有丰富的内脏感觉神经。内脏感觉神经元胞体位于脑神经节和脊神经节内,其周围突随面神经、舌咽神经和迷走神经以及交感神经、骶部副交感神经分布于内脏器官;其中枢突一部分随面神经、舌咽神经和迷走神经进入脑干,终于孤束核;另一部分经脊神经后根进入脊髓,终于灰质后角。内脏感觉神经传入到中枢的神经冲动,部分参与完成内脏反射,如排尿反射和排便反射等;另一部分传至大脑皮质,产生诸如饥饿、恶心、便意或性兴奋等内脏感觉。

内脏感觉神经和躯体感觉神经虽在形态结构上相似,但内脏感觉与躯体感觉相比有以下特点。

（1）正常的内脏活动一般不引起感觉,较强烈的内脏活动才能引起感觉,如饥饿时,胃收缩引起饥饿感;膀胱和直肠充盈时引起膨胀感(便意);内脏痉挛性收缩引起剧痛等。

（2）内脏对牵拉、膨胀和痉挛等刺激较敏感,而对切、割等刺激不敏感。

（3）内脏感觉的传入途径分散,即一个脏器的感觉冲动可经几条脊神经的后根进入脊髓的几个节段,而一条脊神经可包含来自几个脏器的感觉纤维,因此,内脏疼痛往往是较弥散的,定位是不准确的。

（姜　东）

1. 脊神经是与脊髓相连的周围神经,共31对

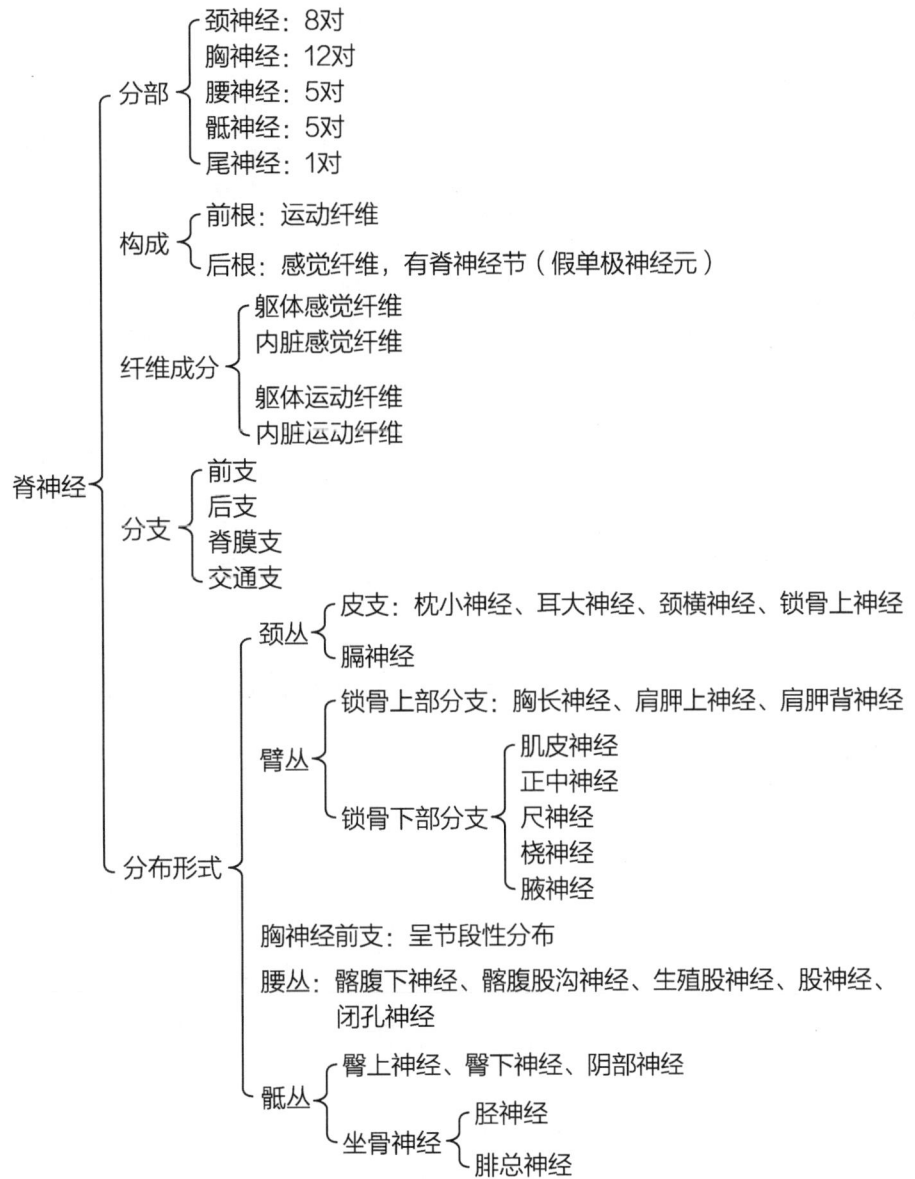

脊神经
├ 分部
│ ├ 颈神经:8对
│ ├ 胸神经:12对
│ ├ 腰神经:5对
│ ├ 骶神经:5对
│ └ 尾神经:1对
├ 构成
│ ├ 前根:运动纤维
│ └ 后根:感觉纤维,有脊神经节(假单极神经元)
├ 纤维成分
│ ├ 躯体感觉纤维
│ ├ 内脏感觉纤维
│ ├ 躯体运动纤维
│ └ 内脏运动纤维
├ 分支
│ ├ 前支
│ ├ 后支
│ ├ 脊膜支
│ └ 交通支
└ 分布形式
　├ 颈丛
　│ ├ 皮支:枕小神经、耳大神经、颈横神经、锁骨上神经
　│ └ 膈神经
　├ 臂丛
　│ ├ 锁骨上部分支:胸长神经、肩胛上神经、肩胛背神经
　│ └ 锁骨下部分支
　│ 　├ 肌皮神经
　│ 　├ 正中神经
　│ 　├ 尺神经
　│ 　├ 桡神经
　│ 　└ 腋神经
　├ 胸神经前支:呈节段性分布
　├ 腰丛:髂腹下神经、髂腹股沟神经、生殖股神经、股神经、闭孔神经
　└ 骶丛
　　├ 臀上神经、臀下神经、阴部神经
　　└ 坐骨神经
　　　├ 胫神经
　　　└ 腓总神经

2. 脑神经概要见下表

顺序和名称	性质	连脑部位	进出颅腔部位	与脑神经核的联系	分布范围	损伤后主要表现
Ⅰ嗅神经	感觉性	端脑	筛孔		鼻腔嗅黏膜	嗅觉障碍
Ⅱ视神经	感觉性	间脑	视神经管		眼球视网膜	视觉障碍
Ⅲ动眼神经	运动性	中脑	眶上裂	动眼神经核	提上睑肌,上、下、内直肌和下斜肌	上睑下垂、眼向外下斜视
				动眼神经副核	睫状肌、瞳孔括约肌	对光反射及调节反射消失

顺序和名称	性质	连脑部位	进出颅腔部位	与脑神经核的联系	分布范围	损伤后主要表现
Ⅳ滑车神经	运动性	中脑	眶上裂	滑车神经核	上斜肌	眼不能向外下斜视
Ⅴ三叉神经	混合性	脑桥	眼神经：眶上裂	三叉神经脑桥核	头面部皮肤，口、鼻黏膜，牙及牙龈，眼球及舌前2/3黏膜	头面部皮肤，口鼻腔黏膜感觉障碍，角膜反射消失
			上颌神经：圆孔	三叉神经脊束核		
			下颌神经：卵圆孔	三叉神经运动核	咀嚼肌	咀嚼肌瘫痪，张口时下颌偏向患侧
Ⅵ展神经	运动性	脑桥	眶上裂	展神经核	外直肌	眼内斜视
Ⅶ面神经	混合性	脑桥	内耳门-内耳道-面神经管-茎乳孔	面神经核	表情肌、镫骨肌、颈阔肌	额纹消失、眼不能闭合、口角歪向健侧
				上泌涎核	下颌下腺、舌下腺、泪腺	分泌障碍
				孤束核	舌前2/3味蕾	味觉障碍
Ⅷ前庭蜗神经	感觉性	脑桥	内耳门	前庭神经核	壶腹嵴、球囊及椭圆囊斑	眩晕、眼球震颤
				蜗神经核	螺旋器	听力障碍
Ⅸ舌咽神经	混合性	延髓	颈静脉孔	疑核	茎突咽肌	咽反射障碍
				下泌涎核	腮腺	分泌障碍
				孤束核	咽、鼓室黏膜、颈动脉窦、颈动脉小球、舌后1/3黏膜和味蕾	咽、舌后1/3味觉和一般感觉障碍
				三叉神经脊束核	耳后皮肤	
Ⅹ迷走神经	混合性	延髓	颈静脉孔	疑核	咽、喉肌	发音困难、声音嘶哑、吞咽困难
				迷走神经背核	胸腹腔脏器平滑肌、心肌、腺体	心率加快，内脏运动、腺体分泌障碍
				孤束核	咽、喉黏膜及胸腹腔脏器	内脏感觉障碍
				三叉神经脊束核	硬脑膜、耳廓及外耳道皮肤	耳廓、外耳道皮肤感觉障碍
Ⅺ副神经	运动性	延髓	颈静脉孔	疑核	咽、喉肌	脸无力转向健侧，患侧不能耸肩
				副神经核	胸锁乳突肌、斜方肌	
Ⅻ舌下神经	运动性	延髓	舌下神经管	舌下神经核	舌内肌和舌外肌	舌肌瘫痪、伸舌时舌尖偏向患侧

3. 内脏神经是指与脑和脊髓相连，作为脑神经和脊神经的纤维成分分布到内脏、心血管和腺体的神经

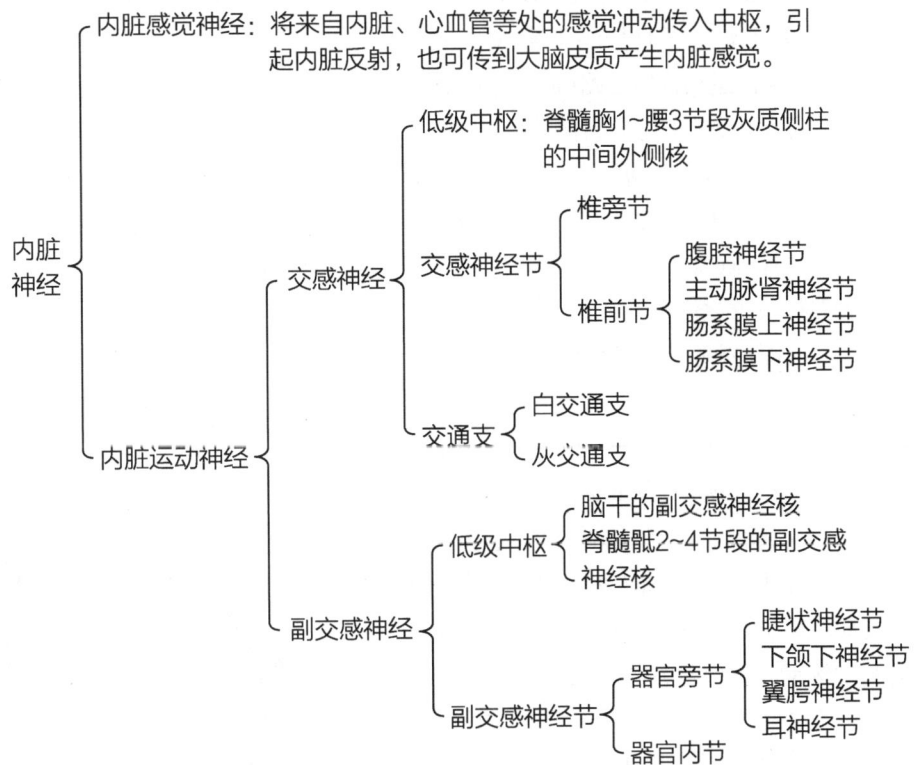

内脏神经
- 内脏感觉神经：将来自内脏、心血管等处的感觉冲动传入中枢，引起内脏反射，也可传到大脑皮质产生内脏感觉。
- 内脏运动神经
  - 交感神经
    - 低级中枢：脊髓胸1~腰3节段灰质侧柱的中间外侧核
    - 交感神经节
      - 椎旁节
      - 椎前节
        - 腹腔神经节
        - 主动脉肾神经节
        - 肠系膜上神经节
        - 肠系膜下神经节
    - 交通支
      - 白交通支
      - 灰交通支
  - 副交感神经
    - 低级中枢
      - 脑干的副交感神经核
      - 脊髓骶2~4节段的副交感神经核
    - 副交感神经节
      - 器官旁节
        - 睫状神经节
        - 下颌下神经节
        - 翼腭神经节
        - 耳神经节
      - 器官内节

复习参考题

1. 脊神经前支形成哪些丛？

2. 叙述正中神经的来源、走行、分布及损伤后的表现。

3. 简述胸神经前支的节段性分布。

4. 叙述坐骨神经的来源、走行、其肌支支配什么？

5. 交感神经与副交感神经的主要区别。

第四节　神经系统的传导通路

学习目标

掌握	躯干和四肢的意识性本体感觉（包括精细触觉）的传导通路；躯干、四肢和头面部的痛温觉、粗触觉和压觉的传导通路；视觉传导通路和瞳孔对光反射通路；锥体束的组成、行程、位置、交叉及其对运动性核团的支配。
熟悉	骨骼肌随意运动上、下两级神经元管理的基本情况；锥体外系的组成及功能概念；听觉传导通路。
了解	锥体外系的传导通路。

一、感觉传导通路

神经系统的传导通路(pathways of the nervous system)可分为两类:感觉传导通路(sensory pathway)即通过感受器接受机体内、外环境的各种刺激,并将其传入大脑皮质的高级感觉中枢,从而产生感觉,亦可称为上行传导通路;运动传导通路(motor pathway)即由大脑皮质运动中枢发出指令,将神经冲动传出至相应的效应器,从而引发效应,亦可称为下行传导通路。感觉或运动传导通路都是复杂反射弧的一部分。

感觉神经传导通路包括本体感觉(又称深感觉)传导通路,痛温觉、粗触觉和压觉(又称浅感觉)传导通路,视觉传导通路和瞳孔对光反射通路,听觉传导通路,平衡觉传导通路和内脏感觉传导通路。在此重点介绍本体感觉(深感觉)传导通路,痛温觉、粗触觉和压觉(浅感觉)传导通路,视觉传导通路和瞳孔对光反射通路以及听觉传导通路。

(一)本体感觉(深感觉)传导通路

本体感觉亦称深感觉,是指肌、腱、关节等运动器官在不同状态(运动或静止)时产生的感觉,包括位置觉、运动觉、震动觉和精细触觉。主要通路包括躯干和四肢意识性本体感觉传导通路、躯干和四肢非意识性本体感觉传导通路以及头面部本体感觉传导通路。在此重点介绍躯干和四肢意识性本体感觉传导通路。

躯干和四肢意识性本体感觉传导通路是传向大脑皮质产生意识性感觉的通路,该通路还传导皮肤的精细触觉,如两点辨别觉和物体的纹理觉。该通路由三级神经元组成。第一级神经元的胞体位于脊神经节内,其周围突分布于肌、腱、关节等处的本体觉感受器和皮肤精细触觉感受器;中枢突经脊神经后根入脊髓后索。其中来自第5胸节以下的纤维组成薄束,上行于后索的内侧部,止于延髓的薄束核;来自第4胸节以上的纤维组成楔束,上行于薄束的外侧,止于延髓的楔束核。第二级神经元的胞体位于薄束核和楔束核内,由此二核发出轴突向前内形成弓状纤维,绕过中央灰质腹侧并交叉至对侧,形成内侧丘系交叉,交叉后的纤维称为内侧丘系,上行止于背侧丘脑的腹后外侧核。第三级神经元胞体位于背侧丘脑的腹后外侧核内,其发出的纤维组成**丘脑中央辐射**(central radiation of thalamus),经内囊后肢主要投射到中央后回中、上部和中央旁小叶后部,部分纤维投射至中央前回(图9-76、图9-77)。

(二)痛温觉、粗触觉和压觉(浅感觉)传导通路

痛温觉、粗触觉和压觉通路又称浅感觉传导通路,包括躯干和四肢痛温觉、粗触觉和压觉(浅感觉)传导通路与头面部的痛温觉和触压觉(浅感觉)传导通路两部分。

1. 躯干和四肢痛温觉、粗触觉和压觉传导通路

由三级神经元组成。第一级神经元的胞体位于脊神经节内,其周围突随脊神经分布于躯干和四肢

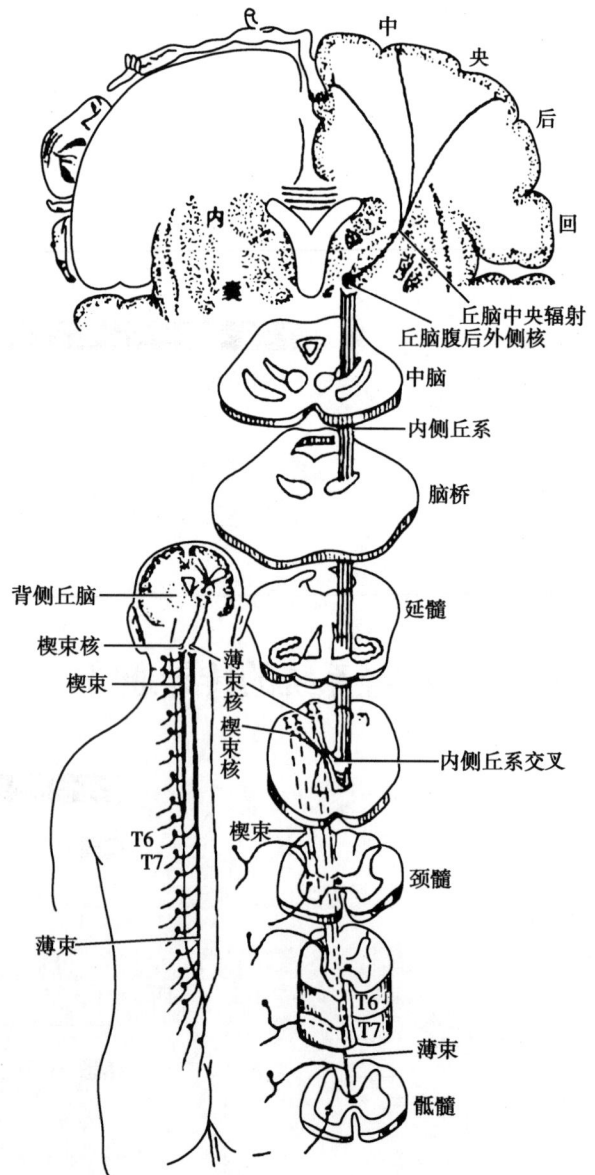

图9-76 躯干和四肢意识性本体感觉和精细触觉传导通路

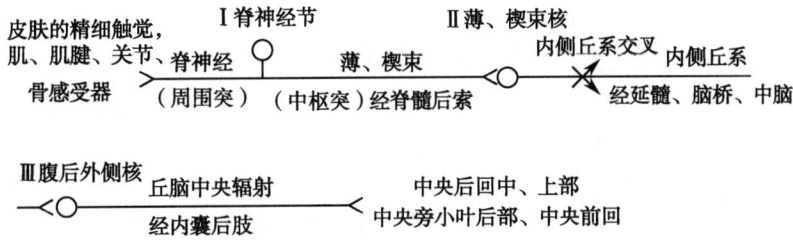

皮肤的精细触觉，　　　Ⅰ脊神经节　　　　　Ⅱ薄、楔束核
肌、肌腱、关节，脊神经　　　　薄、楔束　　　　　　内侧丘系交叉　内侧丘系
骨感受器　　（周围突）　（中枢突）经脊髓后索　　　　　　经延髓、脑桥、中脑

Ⅲ腹后外侧核　　丘脑中央辐射　　　　　中央后回中、上部
　　　　　　　　　经内囊后肢　　　　　　中央旁小叶后部、中央前回

图 9-77　躯干和四肢意识性本体感觉和精细触觉传导通路示意图

皮肤内的浅感觉感受器；其中枢突经脊神经后根外侧部（传导痛温觉）和内侧部（传导粗触觉和压觉）进入脊髓到达第二级神经元。第二级神经元胞体位于脊髓灰质的后角固有核，其发出的纤维上升 1～2 个节段后经白质前连合交叉至对侧的外侧索和前索，上行形成脊髓丘脑侧束（传导痛温觉）和脊髓丘脑前束（传导粗触觉和压觉），两束在脊髓合称脊髓丘脑束。传至脑干合并上行组成脊髓丘系，上行终止于背侧丘脑腹后外侧核。第三级神经元胞体位于背侧丘脑的腹后外侧核内，其发出纤维参与组成丘脑中央辐射，上行经内囊后肢，投射到中央后回中、上部和中央旁小叶后部（图 9-78、图 9-79）。

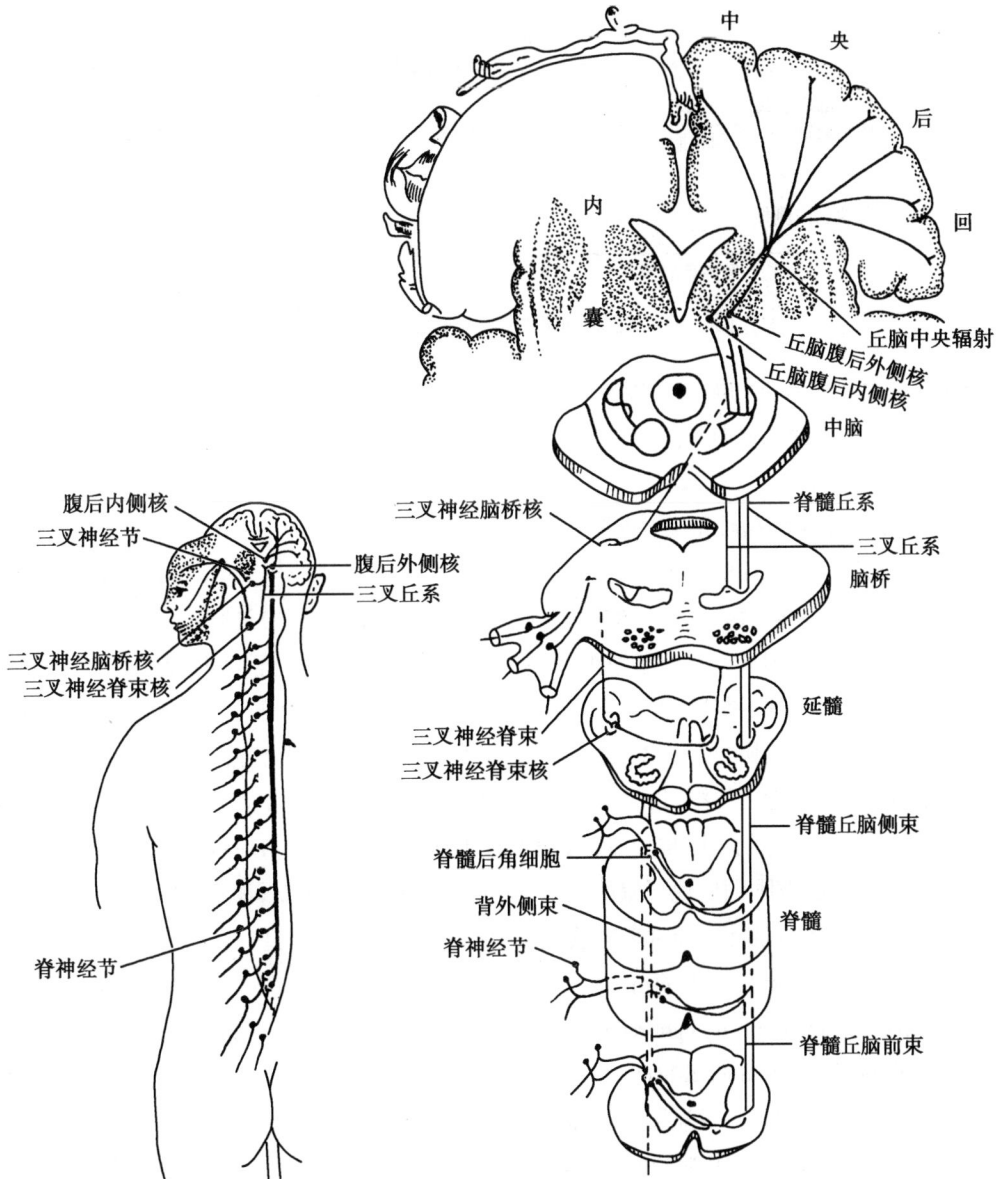

图 9-78　痛温觉、粗触觉和压觉传导通路

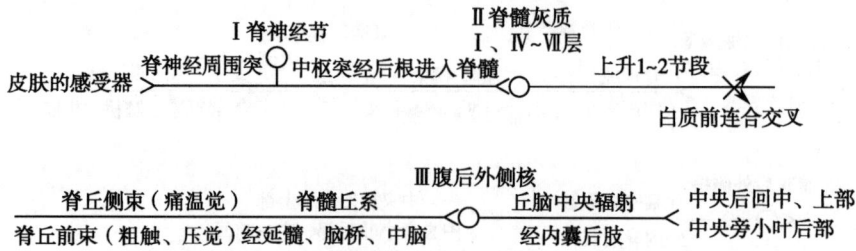

图9-79 躯干和四肢痛温觉、粗触觉和压觉传导通路示意图

2. 头面部的痛温觉和触压觉传导通路　由三级神经元组成。第一级神经元为三叉神经节，其周围突分别经眼神经、上颌神经和下颌神经分支分布于头面部皮肤、角膜、结膜以及口和鼻腔的黏膜等浅感受器；其中枢突经三叉神经根入脑桥，传导痛、温觉的纤维止于三叉神经脊束核，传导触压觉的纤维止于三叉神经脑桥核。第二级神经元胞体位于三叉神经脊束核和脑桥核，两核发出纤维交叉至对侧形成三叉丘系，上升止于背侧丘脑腹后内侧核。第三级神经元胞体位于背侧丘脑的腹后内侧核，其发出纤维参与组成丘脑中央辐射，经内囊后肢，投射到中央后回下部（见图9-78、图9-80）。

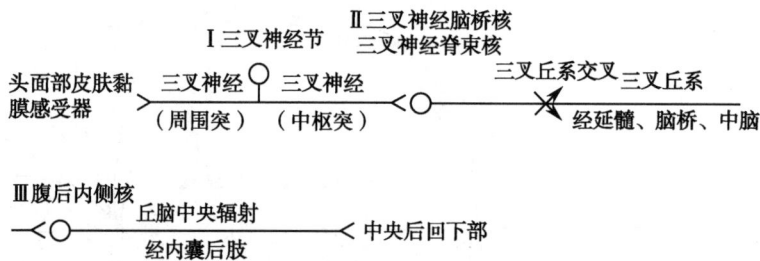

图9-80　头面部的痛温觉和触压觉传导通路示意图

临床意义：头面部痛温觉和触压觉传导通路的损伤后表现与损伤发生的部位有关，如三叉丘系交叉以上受损，则导致对侧头面部痛温觉障碍；如三叉丘系交叉以下受损，则同侧头面部痛温觉和触压觉发生障碍。

（三）视觉传导通路和瞳孔对光反射通路

1. 视觉传导通路（visual pathway）　由三级神经元组成。第一级神经元是位于视网膜内的双极细胞，其周围突至视觉感受器（视网膜内的视锥细胞和视杆细胞），其中枢突至节细胞。第二级神经元是位于视网膜内的节细胞，其轴突在视神经盘处组成视神经，经视神经管入颅，起自视网膜鼻侧半的纤维交叉至对侧，起自视网膜颞侧半的纤维不交叉；交叉至对侧的纤维和不交叉的同侧纤维汇集组成视束。视束向后绕过大脑脚，大部分终止于后丘脑的外侧膝状体。第三级神经元胞体位于外侧膝状体内，其发出的纤维组成**视辐射**（optic radiation），经内囊后肢投射到端脑距状沟周围的视觉中枢（图9-81、图9-82）。

临床意义：视觉传导通路的不同部位受损，可引起不同的视野缺失：①一侧视神经受损，同侧视野全盲；②视交叉中间部受损，双眼颞侧视野偏盲；③一侧视交叉外侧部受损，同侧眼鼻侧视野偏盲；④一侧视束及以上的视觉传导路（外侧膝状体、视辐射或视觉中枢）受损，双眼呈对侧视野同向性偏盲（如右侧受损则右眼视野鼻侧半和左眼视野颞侧半偏盲）。

2. 瞳孔对光反射通路（pupillary light reflex pathway）　正常情况下，光照一侧眼的瞳孔，引起双眼瞳孔缩小的反应称为**瞳孔对光反射**（pupillary light reflex）。其中受照射侧的瞳孔缩小的反应称直接对光反射，受照对侧（即未照射侧）的反应称间接对光反射。瞳孔对光反射的通路为：视网膜→视神经→视交叉→双侧视束→上丘臂→顶盖前区→双侧动眼神经副核→动眼神经→睫状神经节→节后纤维→瞳孔括约肌收缩→双侧瞳孔缩小（见图9-81）。

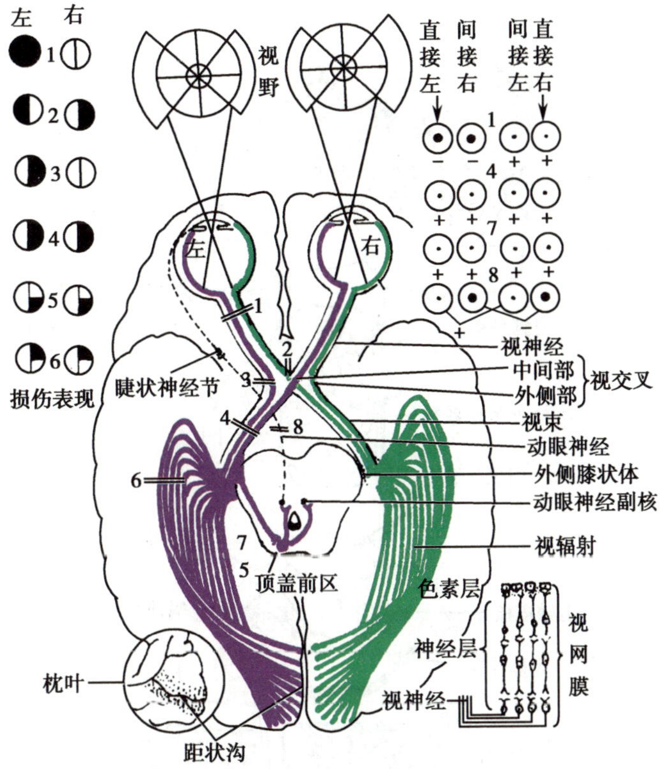

图 9-81　视觉传导通路图

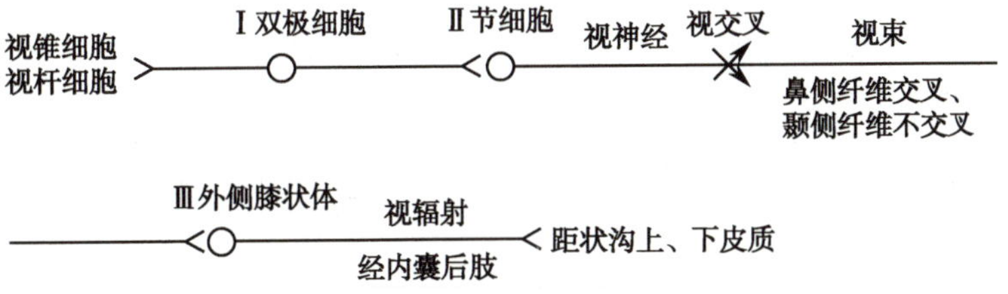

图 9-82　视觉传导通路示意图

临床意义：双侧瞳孔对光反射消失，可能预示病危；一侧视神经受损时，由于传入信息中断，光照患侧瞳孔，两侧瞳孔均不缩小，但光照健侧瞳孔时，两侧瞳孔均缩小（即患侧眼的直接对光反射消失，而间接对光反射存在）；一侧动眼神经受损时，由于传出信息中断，无论光照哪一侧瞳孔，患侧瞳孔均不缩小（即患侧直接及间接对光反射均消失），但健侧直接与间接对光反射均存在。

（四）听觉传导通路

听觉传导通路（auditory pathway）由四级神经元组成。第一级神经元为双极细胞，胞体位于内耳蜗轴内的蜗神经节内，其周围突呈放射状分布于蜗管基底膜的**螺旋器**（Corti 器），其中枢突组成蜗神经，与前庭神经一起入颅，在脑桥终于蜗神经核。第二级神经元的胞体位于蜗神经核，发出的轴突大部分交叉至对侧形成斜方体，越过中线后折向上行形成外侧丘系；而少部分纤维不交叉加入同侧的外侧丘系。外侧丘系大部分纤维止于下丘，少部分纤维直接止于内侧膝状体。第三级神经元的胞体位于下丘，其发出的纤维经下丘臂止于内侧膝状体。第四级神经元的胞体位于内侧膝状体，其发出的纤维组成听辐射，经内囊后肢投射至颞横回的听觉皮质（图 9-83、图 9-84）。

临床意义：由于少部分蜗神经核的纤维不交叉加入同侧的外侧丘系，因此，听觉是双侧传导的。若一侧通路在外侧丘系以上受损，不会产生明显症状，但如损伤了蜗神经、内耳或中耳，则将导致听觉障碍。

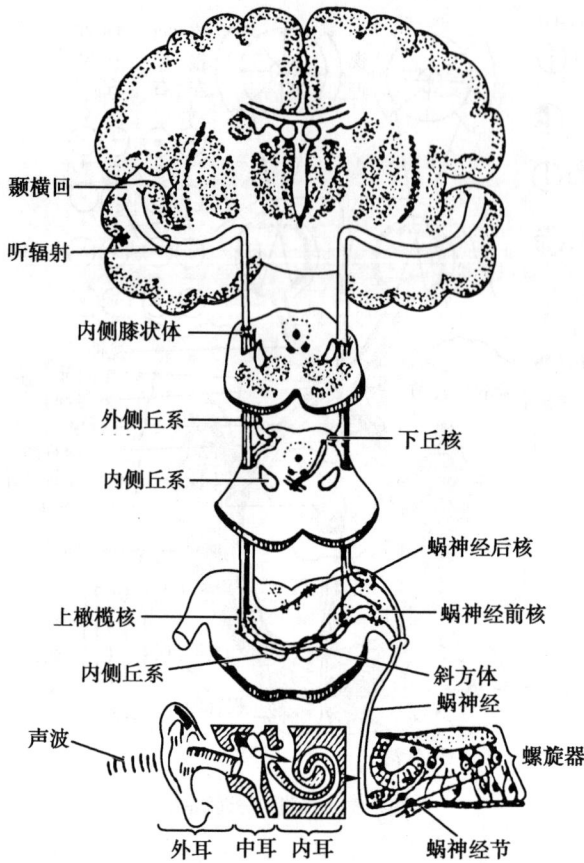

图 9-83 听觉传导通路

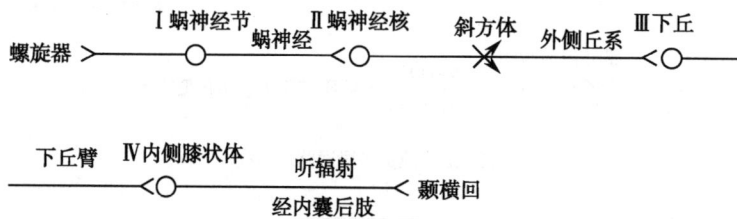

图 9-84 听觉传导通路示意图

二、运动传导通路

运动传导通路包括**锥体系**（pyramidal system）和**锥体外系**（extrapyramidal system）两部分，是指由大脑皮质至躯体运动效应器的神经联系，通过该通路完成了大脑皮质对躯体运动的调节和控制。

（一）锥体系

锥体系因皮质脊髓束行经延髓锥体而得名，调控骨骼肌的随意运动，由**上运动神经元**（upper motor neuron）和**下运动神经元**（lower motor neuron）两部分组成。所谓上运动神经元由位于中央前回和中央旁小叶前部的巨型锥体细胞（Betz 细胞）和其他类型的锥体细胞组成，它们是大脑皮质投射区域的传出神经元，该类神经元发起运动，对下运动神经元有抑制作用。下运动神经元为位于脑干内的一般躯体运动核、特殊内脏运动核和脊髓前角的运动神经元，该类神经元构成反射弧的传出部分。

锥体系的上运动神经元发出的轴突共同组成**锥体束**（pyramidal tract），通过内囊下行入脑干。锥体束的部分纤维终于脑干内的躯体运动核,这些纤维束称为皮质核束;锥体束的大部分纤维下行入脊髓,终于脊髓前角的运动神经元,这些纤维束称为皮质脊髓束。锥体系调控头面部与躯干和四肢的随意运动。

1. **皮质脊髓束**　掌管躯干和四肢的随意运动。由大脑皮质中央前回中、上部和中央旁小叶前部等处的锥体细胞发出轴突组成皮质脊髓束下行,先后经内囊后肢、大脑脚底中 3/5 的外侧部、脑桥基底部和延髓的锥体。在延髓锥体的下端,约 90% 的纤维交叉至对侧,形成锥体交叉,交叉后的纤维行于对侧脊髓外侧索的后部形成皮质脊髓侧束,在下行过程中逐节止于同侧脊髓前角细胞,支配同侧上下肢肌;约 10% 的未交叉的纤维行于脊髓前索的最内侧,形成皮质脊髓前束,在下行过程中,其中大部分纤维经白质前连合逐节交叉至对侧,止于前角细胞,少部纤维不交叉止于同侧前角细胞,主要支配双侧躯干肌(图 9-85、图 9-86)。

临床意义:该传导通路的损伤后表现与损伤发生的部位有关,当锥体交叉以上的皮质脊髓束受损时,出现对侧上、下肢肌瘫痪,当锥体交叉以下皮质脊髓侧束受损时,出现同侧上、下肢肌瘫痪。由于躯干肌受双侧大脑皮质支配,单侧皮质脊髓束损伤,对躯干肌的运动无明显影响。

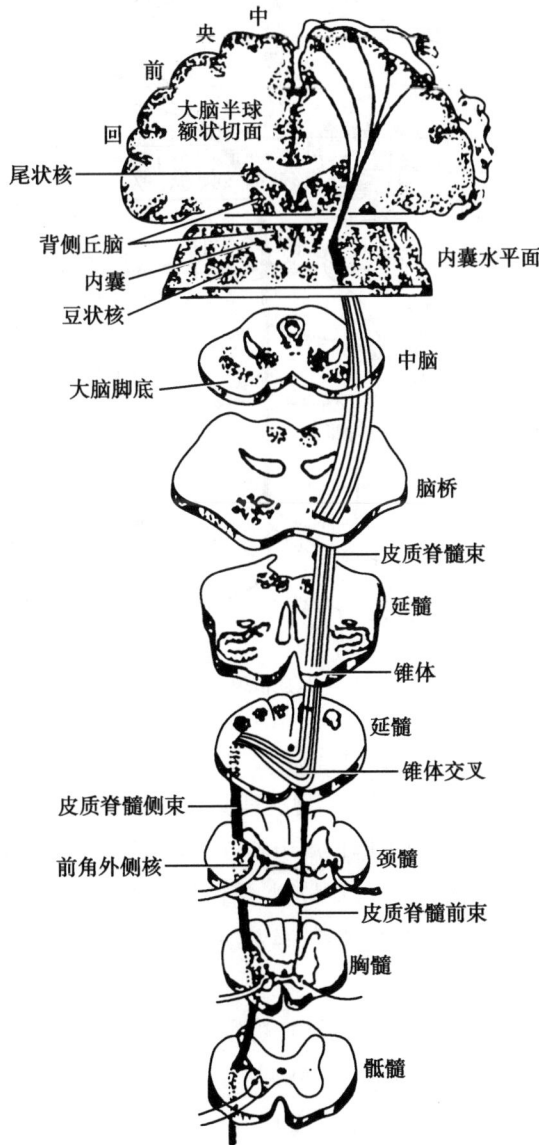

图 9-85　皮质脊髓束传导通路

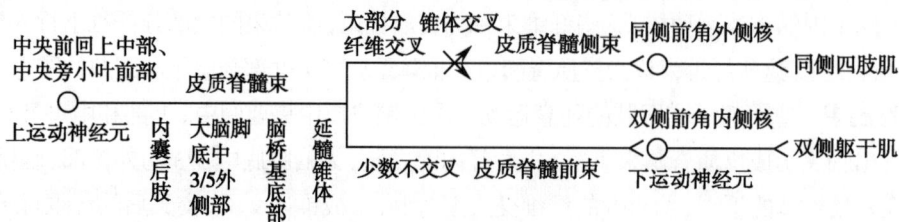

图 9-86　皮质脊髓束传导通路示意图

2. 皮质核束　掌管头面部的随意运动。由中央前回下部的锥体细胞发出纤维组成皮质核束，下行经内囊膝至大脑脚底中 3/5 的内侧，此后与皮质脊髓束伴行至脑桥和延髓，先后终于脑干内的躯体运动核。其中，除面神经核下部（支配睑裂以下面肌）和舌下神经核（支配舌内、外肌）只接受对侧皮质核束的纤维外，其余神经核均接受双侧皮质核束的纤维。脑干中的下运动神经元即躯体运动核，发出轴突构成相应的脑神经直达骨骼肌（图 9-87 ）。

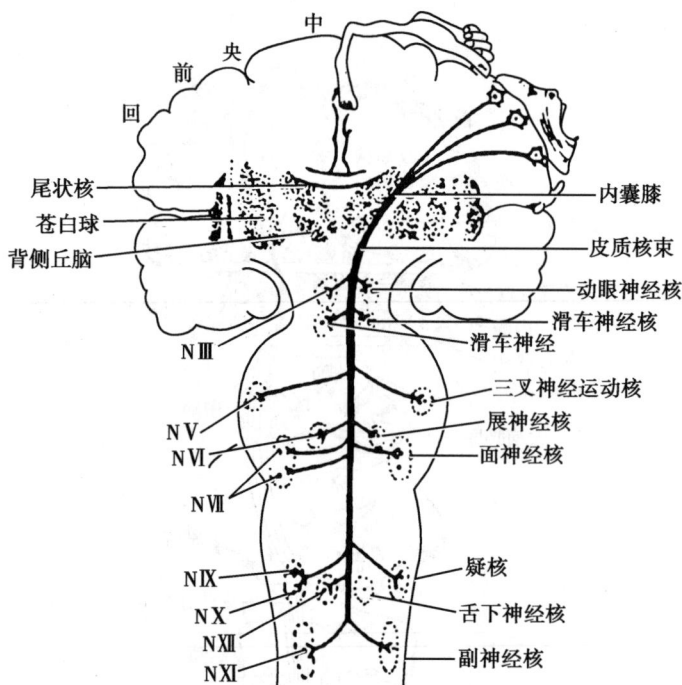

图 9-87　皮质核束传导通路

临床意义：当一侧上运动神经元受损时，主要症状为：痉挛性瘫痪（硬瘫）；肌张力增高；深反射亢进，浅反射（如腹壁反射和提睾反射）减弱或消失；出现病理反射（如 Babinski 征）；短期无肌萎缩；对侧睑裂以下面肌和对侧舌肌瘫痪，称为核上瘫。核上瘫也属于硬瘫，瘫痪肌不发生萎缩，具体表现为病灶对侧鼻唇沟消失，口角低垂并向病灶侧偏斜，流涎，不能作鼓腮、露齿等动作，伸舌时舌尖偏向病灶对侧。

下运动神经元损伤，主要症状为：迟缓性瘫痪（软瘫）；肌张力降低；深反射、浅反射均消失；不出现病理反射；短期可出现肌萎缩。

其中，如一侧面神经（属于下运动神经元）受损，可致病灶侧所有面肌瘫痪，表现为同侧额横纹消失，眼不能闭，口角下垂，鼻唇沟消失等；一侧舌下神经（属于下运动神经元）受损，可同侧全部舌肌瘫痪，表现为伸舌时舌尖偏向病灶侧，统称为核下瘫（属于软瘫）。

（二）锥体外系

锥体外系是指锥体系以外影响和控制躯体运动的传导通路的总称，其结构十分复杂，主要包括大脑皮质、纹状体、小脑、背侧丘脑、底丘脑、红核、黑质、脑桥核、前庭神经核和脑干网状结构等及其纤维联系。锥体系与锥体外系在运动功能上，是不可分割的整体。锥体外系是在锥体系的主导下进行的，为锥体系的活动提供了最适宜的背景条件，锥体系在随意运动的发动上至关重要。锥体外系的作用主要是维持肌张力，协调各肌群的运动和习惯性动作（如走路时上肢的摆动），保持身体平衡以及反馈调节锥体系所发动的随意始动运动。下面主要介绍与纹状体和小脑密切相关的环路。

1. **皮质 - 新纹状体 - 苍白球 - 皮质环路** 主要起自大脑皮质额、顶叶的纤维（包括锥体束的侧支）经内囊至新纹状体，换神经元后终于苍白球，后者发出纤维止于背侧丘脑腹前核和腹外侧核，此二核发出纤维经内囊前肢投射到额叶皮质躯体运动区（主要为 4、6 区）。新纹状体有抑制苍白球的作用，苍白球又可通过红核脊髓束和网状脊髓束抑制前角运动细胞（图 9-88）。

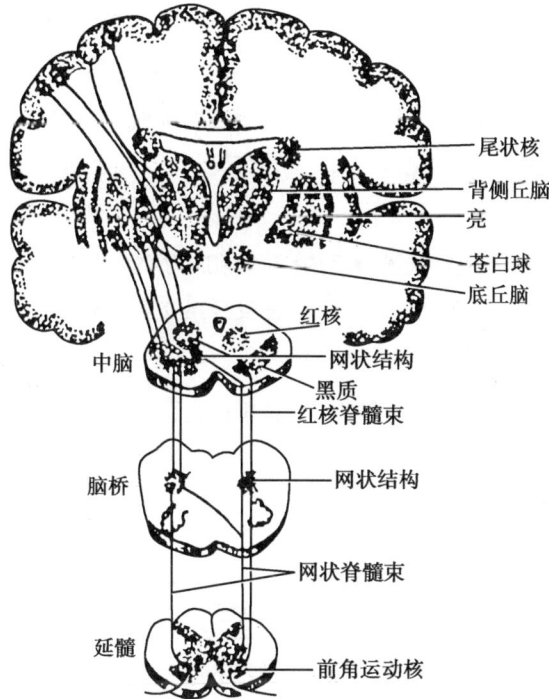

图 9-88 锥体外系传导通路

2. **新纹状体 - 黑质环路** 由尾状核和壳发出纤维，止于黑质致密部，再从黑质发出纤维返回尾状核和壳。黑质是神经系统中分泌多巴胺的主要场所，多巴胺被输送于新纹状体内，为抑制性神经递质，有抑制震颤的作用（见图 9-88）。

当黑质病变、纹状体内的多巴胺含量降低时，平衡破坏，从而异常兴奋运动皮质，与 Parkinson 病（震颤麻痹）的发生有关。

3. **苍白球 - 底丘脑环路** 苍白球与底丘脑核之间有往返的纤维联系，底丘脑核对苍白球具有抑制性反馈影响，由苍白球发出纤维经内囊到达底丘脑核，底丘脑核发出的纤维经同一途径返回苍白球。一侧底丘脑核受损，同侧苍白球不受抑制，对侧身体出现大幅度颤搐（见图 9-88）。

临床意义：脊髓半横断损伤时，病人会出现同侧损害平面以下位置觉、震动觉和精细触觉丧失，同侧肢体硬瘫，对侧躯体痛、温觉缺失的表现，临床上称为布朗 - 塞卡综合征（Brown-Sequard syndrome）。该临床症状出现的原因是神经系统感觉传导通路和运动传导通路受损的表现，受损的传导束主要有躯干和四肢意识性本体感觉和精细触觉传导通路，躯干和四肢痛温觉、粗触觉和压觉传导通路以及皮质脊髓束等。

（武　艳）

学习小结

1. 主要感觉传导通路小结

传导通路	一级神经元	二级神经元	三级神经元	纤维交叉部位	投射中枢
躯干和四肢意识性本体觉（包括精细触觉）	脊神经节	薄束核、楔束核	丘脑腹后外侧核	延髓内侧丘系交叉	中央后回中上部、中央旁小叶后部及中央前回
躯干和四肢痛温觉、粗触觉和压觉	脊神经节	脊髓灰质后角固有核	丘脑腹后外侧核	脊髓白质前连合交叉	中央后回中上部、中央旁小叶后部
头面部痛温觉和触压觉	三叉神经节	三叉神经脑桥核、三叉神经脊束核	丘脑腹后内侧核	延髓和脑桥的三叉丘系交叉	中央后回下部
视觉	视网膜双极细胞	视网膜节细胞	外侧膝状体	间脑视交叉	距状沟两岸皮质

2. 主要运动传导通路（锥体系）小结

传导通路	上运动神经元	下运动神经元	纤维交叉部位	效应器
皮质脊髓束	中央前回中上部、中央旁小叶前部	脊髓前角运动细胞	延髓锥体交叉	躯干（受双侧纤维支配）和四肢（受对侧纤维支配）的骨骼肌
皮质核束	中央前回下部	躯体运动核	中脑、脑桥和延髓（面神经核下部与舌下神经核仅受对侧皮质核束纤维支配）	头面部的骨骼肌

复习参考题

1. 试述躯干、四肢意识性本体感觉的传导通路。

2. 试述头面部浅感觉传导通路。

3. 试述视觉传导通路。描述一侧视神经、视交叉中央部、外侧部或视束受损后导致哪些视野变化。

4. 试述皮质脊髓束受损时的主要症状和体征。

5. 试述皮质核束受损时的主要症状和体征。

第五节　脑和脊髓的被膜、血管及脑脊液循环

一、脑和脊髓的被膜

脑和脊髓的表面均包有 3 层被膜，由外向内依次为硬膜、蛛网膜和软膜，具有保护、支持脑和脊髓的作用。

（一）脊髓的被膜

脊髓的被膜（图 9-89）自外向内为硬脊膜、脊髓蛛网膜和软脊膜。

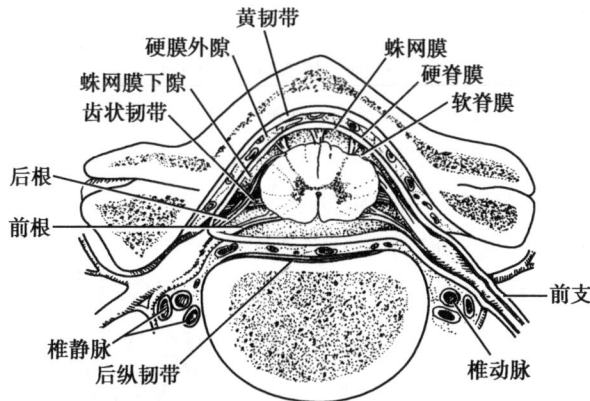

图 9-89　脊髓的被膜（横切面）

1. **硬脊膜**（spinal dura mater）　厚而坚韧，呈鞘状包裹脊髓。上端附于枕骨大孔边缘，与硬脑膜相延续；下端在第 2 骶椎水平逐渐变细，包裹终丝，末端附于尾骨。硬脊膜与椎管内面的骨膜之间的间隙称**硬膜外隙**（epidural space），此隙略呈负压，不与颅内相通，内含疏松结缔组织、脂肪、淋巴管、静脉丛和脊神经根等。临床上进行硬膜外麻醉，即将药物注入此隙，以阻滞脊神经根内的神经传导。

2. **脊髓蛛网膜**（spinal arachnoid mater）　为半透明的薄膜，位于硬脊膜与软脊膜之间，与脑蛛网膜相延续。脊髓蛛网膜与软脊膜之间的间隙称**蛛网膜下隙**（subarachnoid space），隙内充满脑脊液，脊髓蛛网膜下隙与脑蛛网膜下隙相通。该隙下部，自脊髓下端至第 2 骶椎水平扩大为终池，内无脊髓而容纳马尾和终丝。

故临床上常在第3、4或第4、5腰椎之间行腰椎穿刺，以抽取脑脊液或注入药物而不损伤脊髓。

3. 软脊膜（spinal pia mater） 紧贴脊髓表面，并延伸至脊髓的沟裂中，在脊髓末端移行为终丝。软脊膜在脊髓两侧，脊神经前、后根之间形成**齿状韧带**（denticulate ligament），有固定脊髓，防止震荡的作用。

（二）脑的被膜

脑的被膜自外向内为硬脑膜、脑蛛网膜和软脑膜。

1. 硬脑膜（cerebral dura mater）（图9-90） 坚韧而有光泽，由两层构成，硬脑膜外层即颅骨内面的骨膜，兼具颅骨内骨膜的作用，内层较坚厚。两层之间有丰富的血管神经。

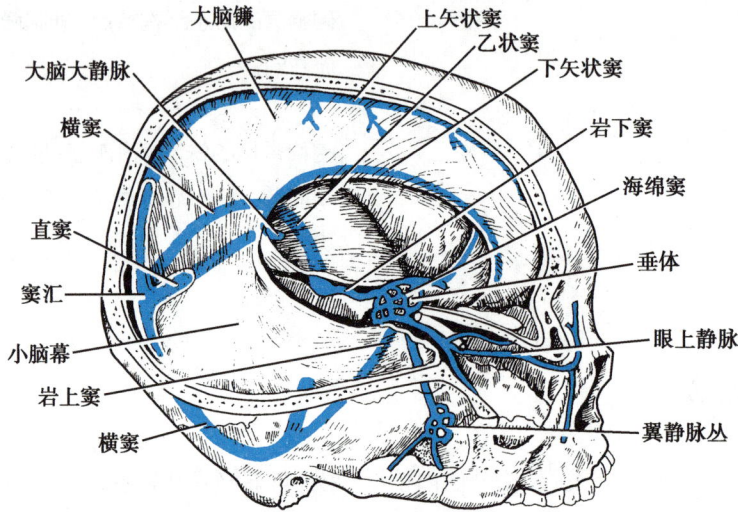

图9-90 硬脑膜及静脉窦

硬脑膜不仅包被在脑的表面，而且其内层向内折叠形成板状间隔，伸入脑各部之间，对脑有固定和承托作用。硬脑膜形成的结构主要包括：

（1）**大脑镰**（cerebral falx）：呈镰刀形，伸入两侧大脑半球之间。

（2）**小脑幕**（tentorium of cerebellum）：形似幕帐，伸入大脑和小脑之间，后外侧缘附于枕骨横窦沟和颞骨岩部上缘，前内侧缘游离形成小脑幕切迹（tentorial incisure），切迹与鞍背形成一环形孔，内有中脑通过。

（3）**硬脑膜窦**（sinuses of dura mater）：是硬脑膜的两层在某些部位分离，形成含静脉血的腔隙。主要的硬脑膜窦有：上矢状窦、下矢状窦分别位于大脑镰的上、下缘；直窦位于大脑镰和小脑幕结合处，向后在枕内隆凸处与上矢状窦汇合成窦汇；横窦成对，位于枕骨的横窦沟处，连于窦汇与乙状窦之间；乙状窦成对，是横窦的延续，位于乙状窦沟内，向前达颈静脉孔处出颅接续颈内静脉。

海绵窦（cavernous sinus）（图9-91）位于颅中窝蝶鞍两侧，为硬脑膜两层间的不规则腔隙，腔隙内有许多结缔组织小梁，将窦腔分割成许多小腔，形似海绵得名。两侧海绵窦借海绵横支相连。窦内有颈内动脉和展神经穿行。在窦的外侧壁内，自上而下有动眼神经、滑车神经、三叉神经的眼神经和上颌神经通过。岩上窦和岩下窦分别位于颞骨岩部的上缘和后缘处，将海绵窦的血液分别引向横窦和颈内静脉。

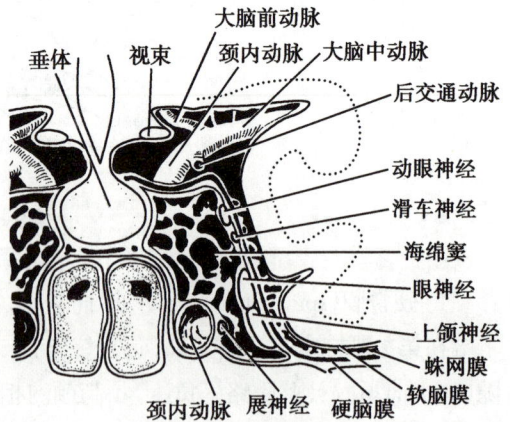

图9-91 海绵窦

硬脑膜窦内的血流方向归纳如下：

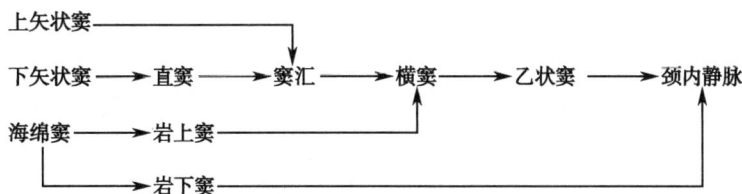

上矢状窦 ———————————↓

下矢状窦 ——→ 直窦 ——→ 窦汇 ——→ 横窦 ——→ 乙状窦 ——→ 颈内静脉

海绵窦 ——→ 岩上窦 ————↑

　　　　　　　　　　岩下窦 ——————————————————————↑

2. **脑蛛网膜**（cerebral arachnoid mater）（图 9-92） 薄而透明,无血管和神经,与硬脑膜之间有硬膜下隙,易分离;与软脑膜之间有蛛网膜下隙,充满脑脊液。脑和脊髓的蛛网膜下隙在枕骨大孔处互相交通。蛛网膜下隙在某些部位较扩大称蛛网膜下池,在小脑与延髓间有小脑延髓池,临床上可在此进行蛛网膜下隙穿刺。脑蛛网膜在上矢状窦附近形成许多颗粒状的突起,突入上矢状窦内,称**蛛网膜粒**（arachnoid granulations）,脑脊液通过这些颗粒渗入硬脑膜窦,回流入静脉。

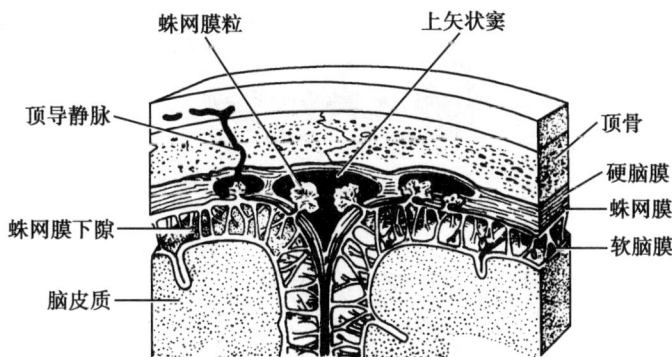

图 9-92　蛛网膜粒和硬脑膜窦

3. **软脑膜**（cerebral pia mater） 薄而富有血管,紧贴脑的表面并深入沟裂中。软脑膜的血管,在脑室的某些部位反复分支,形成毛细血管丛。这些毛细血管丛与覆盖在其表面的软脑膜和室管膜上皮共同突入脑室,形成脉络丛,脉络丛是产生脑脊液的主要结构。

二、脑和脊髓的血管

（一）脑的血管

1. **脑的动脉** 脑的血液供应很丰富,在静息状态下,占体重仅 2% 的脑,约需要全身供血量的 20%,所以脑组织对血液供应的依赖性很强,对缺氧很敏感。脑的动脉来源于颈内动脉和椎动脉（图 9-93）。以顶枕沟为界大脑半球前 2/3 和部分间脑由颈内动脉供应,大脑半球后 1/3、部分间脑、脑干和小脑由椎动脉供应。因此,按脑的动脉来源归纳为颈内动脉系和椎 - 基底动脉系。两系的分支均可分为皮质支和中央支,前者营养大脑皮质及其深面的髓质;后者供应间脑、基底核及内囊等。

（1）**颈内动脉**:起自颈总动脉,经颈动脉管入颅,向前穿出海绵窦至视交叉的外侧而陆续分支,其主要分支有:眼动脉（见视器）、大脑前动脉、大脑中动脉和后交通动脉。

1）**大脑前动脉**（图 9-94）:在视神经上方向前内行,进入大脑纵裂内,两侧大脑前动脉借前交通动脉相连,后沿胼胝体沟向后行。皮质支分布于顶枕沟以前的半球内侧面、额叶底面和半球外侧面上部。中央支入脑实质,供应尾状核、豆状核前部和内囊前肢。

2）**大脑中动脉**（图 9-95、图 9-96）:是颈内动脉的直接延续,沿外侧沟向后上走行。皮质支营养大脑半球外侧面大部和岛叶。中央支（又称豆纹动脉）有数条,以直角发于主干的起始段,垂直向上穿入脑实质,供应尾状核、豆状核、内囊膝及后肢和背侧丘脑。高血压动脉硬化的病人，这些动脉容易破裂，因此有"出血动脉"之称，可导致严重的脑出血。

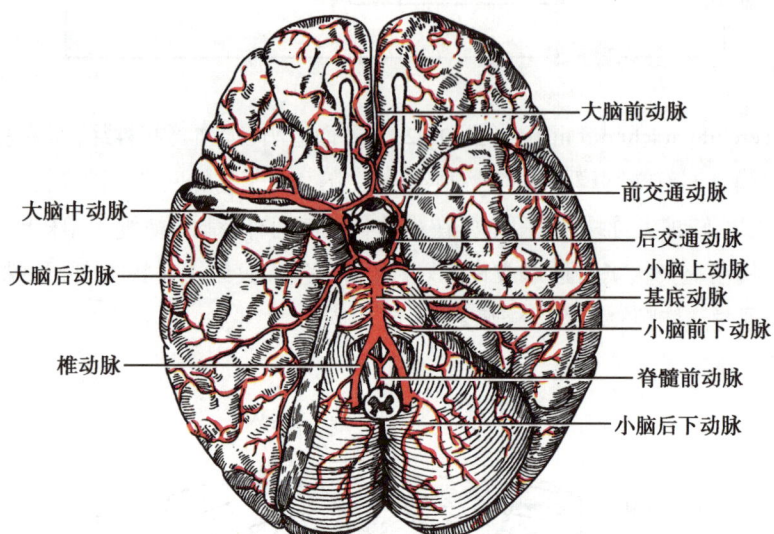

图 9-93　脑底面的动脉

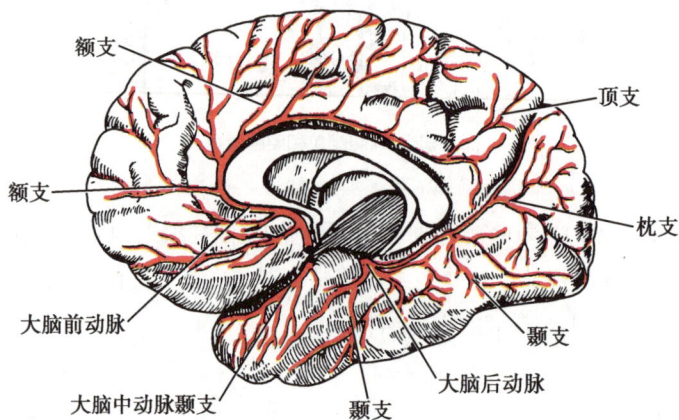

图 9-94　大脑半球内侧面的动脉

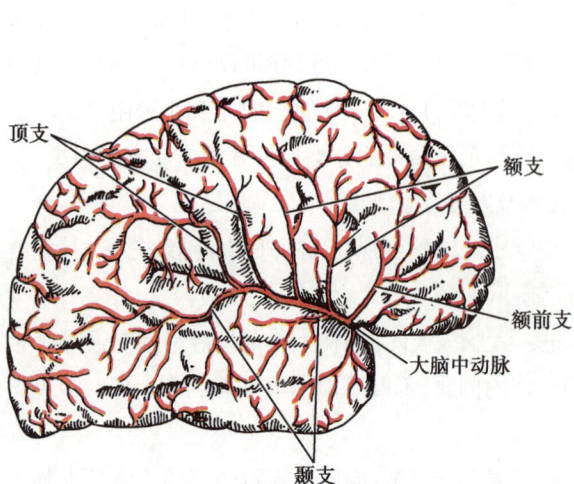

图 9-95　大脑半球外侧面的动脉

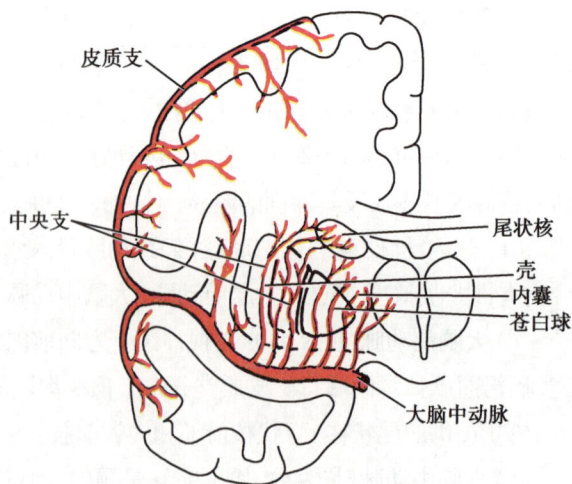

图 9-96　大脑中动脉的中央支和皮质支

3）**后交通动脉**：成对，自颈内动脉发出，向后与大脑后动脉吻合，是颈内动脉系与椎-基底动脉系的吻合支。

（2）**椎动脉**：起自锁骨下动脉，向上穿第6至第1颈椎横突孔，经枕骨大孔入颅，至延髓脑桥沟处，左、右椎动脉合成一条**基底动脉**（basilar artery）。基底动脉沿脑桥基底沟上行至脑桥上缘处，分为左、右大脑后动脉。椎动脉和基底动脉沿途还发出许多分支至脊髓、延髓、脑桥、小脑和内耳迷路。

大脑后动脉（见图9-94）是基底动脉的终末分支，绕大脑脚向后，至海马旁回钩转至颞叶和枕叶的内侧面，皮质支分布于颞叶和枕叶的内侧面、底面。中央支由起始处发出，经脚间窝入脑实质，供应背侧丘脑，内、外侧膝状体和下丘脑和底丘脑。大脑后动脉起始部与小脑上动脉根部之间夹有动眼神经，当颅内高压时，海马旁回钩可移至小脑幕切迹下方，使大脑后动脉向下移位，压迫并牵拉动眼神经，从而导致动眼神经麻痹。

（3）**大脑动脉环**（cerebral arterial circle）：又称 Willis 环（图9-97），位于脑底下方，围绕在视交叉、灰结节和乳头体周围，由两侧大脑前动脉起始段、两侧颈内动脉末端、两侧大脑后动脉借前交通动脉、后交通动脉连通吻合而成。该环将颈内动脉系与椎-基底动脉系相交通。在正常情况下，大脑动脉环两侧的血液不相混合，而是作为一种代偿的潜在结构。当构成此环的某一动脉血流减少或被阻断时，通过动脉环调节，血流重新分配和代偿，以维持脑的血液供应。据统计，大脑动脉环完全者仅占54%，变异较多，异常的动脉环易出现动脉瘤，前交通动脉和大脑前动脉的连接处也是动脉瘤的好发部位。

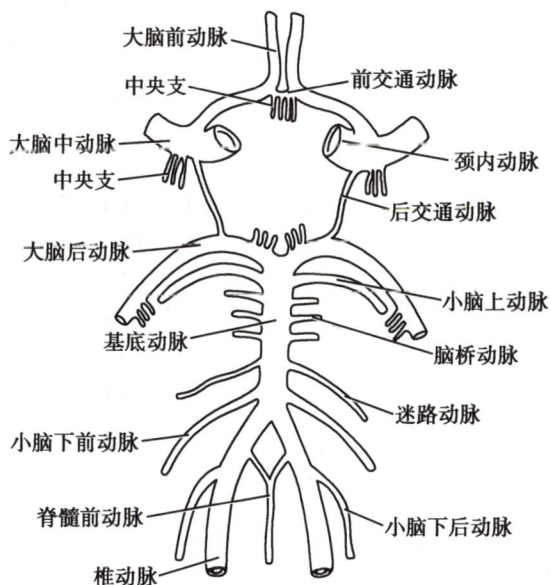

图9-97　大脑动脉环及中央支模式图

2. 脑的静脉　脑的静脉壁薄而无瓣膜，不与动脉伴行，可分浅、深静脉。浅静脉位于脑的表面，收集大脑皮质和大脑髓质浅部的静脉血，汇集成大脑上、中、下静脉（图9-98）；深静脉收集大脑髓质深部、基底核、间脑和脑室脉络丛的静脉血，汇成大脑大静脉。两组静脉分别注入附近硬脑膜窦，最终汇入颈内静脉。

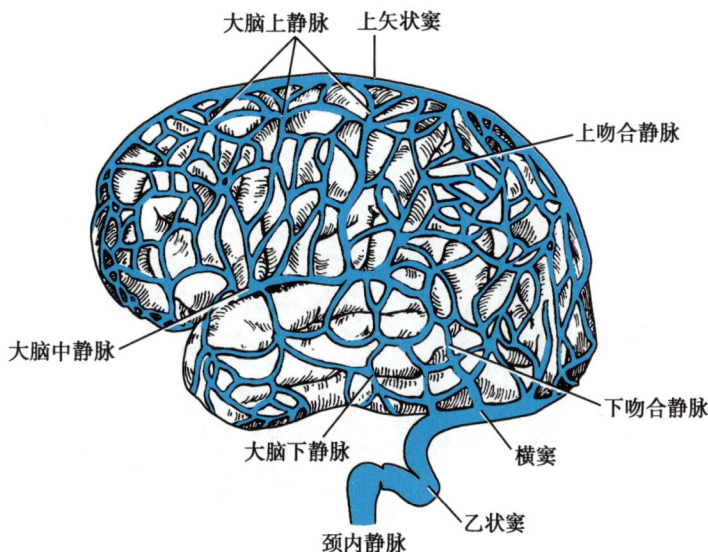

图9-98　大脑浅静脉

（二）脊髓的血管

1. **脊髓的动脉**　有两个来源：椎动脉和节段性动脉（图 9-99）。椎动脉发出脊髓前动脉和脊髓后动脉，在下行过程中，不断得到节段性动脉（如颈升动脉、肋间后动脉、腰动脉）的增补，以保障脊髓足够的血液供应。

（1）**脊髓前动脉**：发自椎动脉，成对，左、右脊髓前动脉在延髓腹侧合成一干，沿脊髓前正中裂下行至脊髓末端。

（2）**脊髓后动脉**：自椎动脉发出后，绕延髓两侧向后走行，沿脊神经后根两侧下行，直至脊髓末端。

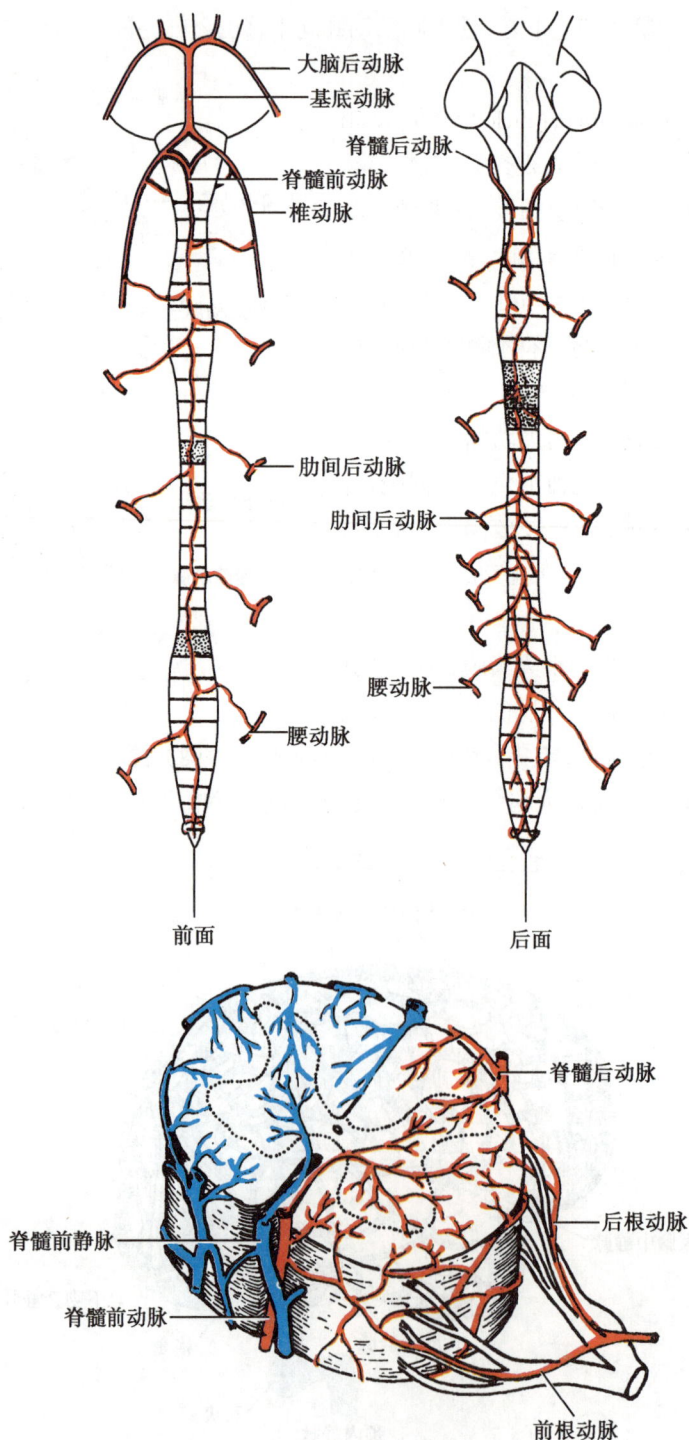

图 9-99　脊髓的血管

由于脊髓动脉的来源不同,有些节段因两个来源的动脉吻合薄弱,血供较差,容易使脊髓因缺血而发生损害,称危险区。如第1~4胸节(特别是第4胸节)和第1腰节的腹侧面。

2. 脊髓的静脉 较动脉多而粗。收集脊髓内的小静脉,最后汇集成脊髓前、后静脉,通过前后根静脉注入硬膜外隙的椎内静脉丛(见图9-99)。

三、脑脊液及其循环

脑脊液(cerebral spinal fluid)(CSF)是一种无色透明液体,充满于脑室系统、脊髓中央管和蛛网膜下隙,对中枢神经系统起缓冲、保护、运输代谢产物以及调节颅内压的作用。成人总量平均约150ml,处于不断产生、循环和回流的平衡状态。

脑脊液由脑室脉络丛产生,最终回流入血液。左、右侧脑室脉络丛产生的脑脊液,经室间孔入第三脑室,汇同第三脑室脉络丛产生的脑脊液,经中脑水管入第四脑室,再汇同第四脑室脉络丛产生的脑脊液,经第四脑室正中孔和外侧孔,不断流入小脑延髓池,由此流入蛛网膜下隙后,流向大脑背面,经蛛网膜粒渗入上矢状窦回流入静脉(图9-100)。

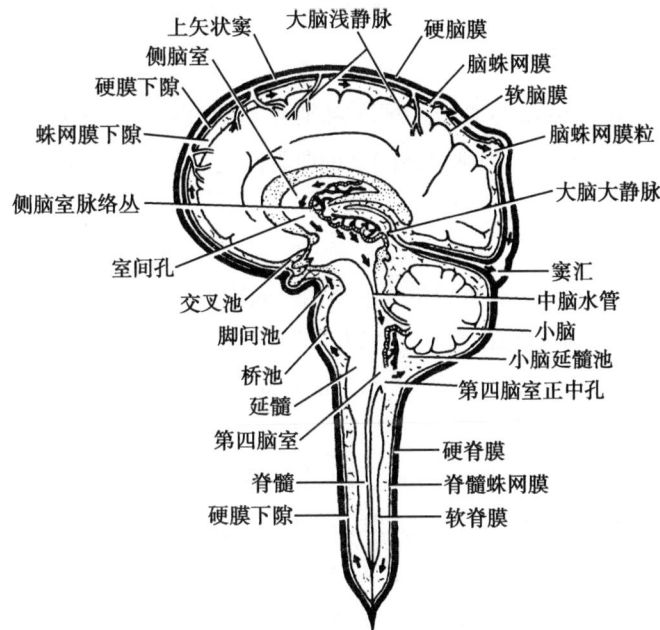

图9-100 脑脊液循环模式图

四、脑屏障

中枢神经系统的神经元的正常功能活动,需要其周围的微环境保持一定的稳定性,而维持这种稳定性的结构称脑屏障。它能选择性地允许某些物质通过,阻止另一些物质通过。脑屏障由三部分组成(图9-101)。

(一)血-脑屏障

血脑屏障(blood-brain barrier)(BBB)位于血液与脑、脊髓的神经细胞之间,其结构基础是:脑和脊髓的毛细血管内皮、毛细血管基膜以及基膜外由星形胶质细胞突起形成的胶质膜。

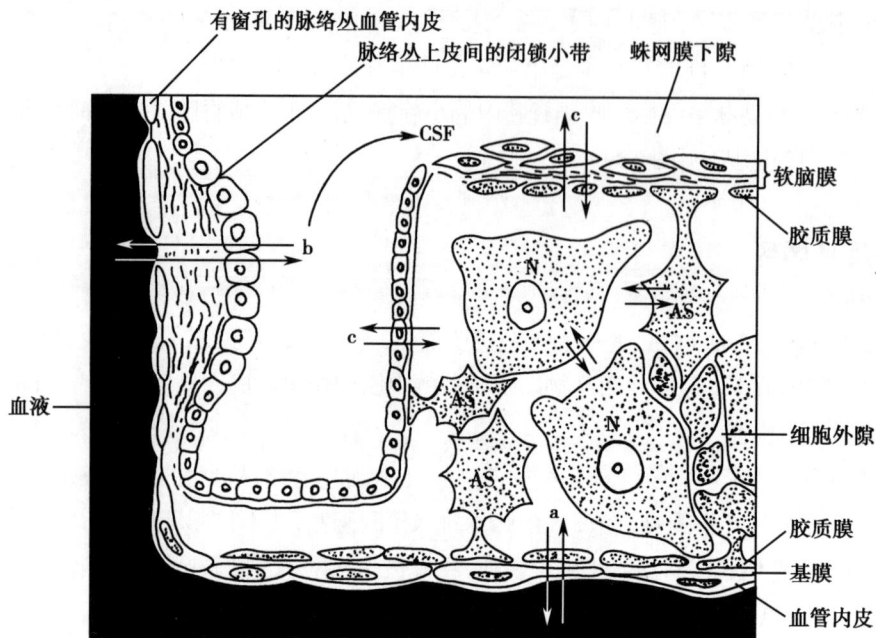

图9-101 脑屏障的结构和位置关系模式图
A. 血 - 脑屏障；B. 血 - 脑脊液屏障；C. 脑脊液 - 脑屏障。AS. 星形胶质细胞；N. 神经元；CSF. 脑脊液

（二）血 - 脑脊液屏障

血 - 脑脊液屏障（blood-CSF barrier）（BCB）位于脑室脉络丛的血液和脑脊液之间，其结构基础主要是脉络丛上皮细胞间隙有闭锁小带相连。但脉络丛的毛细血管内皮细胞上有窗孔，因此该屏障仍有一定的通透性。

（三）脑脊液 - 脑屏障

脑脊液 - 脑屏障（CSF-brain barrier）（CBB）位于脑室和蛛网膜下隙的脑脊液与脑、脊髓的神经细胞之间，其结构基础是：室管膜上皮、软脑膜和软膜下胶质膜。但室管膜上皮之间主要为缝隙连接，不能有效地限制大分子物质通过，软脑膜和它深面的胶质屏障作用也很低，因此，脑脊液的化学成分与脑组织细胞外液的成分大致相同。

在正常情况下，脑屏障能使脑和脊髓免受内、外环境各种物理、化学因素的刺激，而维持相对稳定的微环境。若脑屏障损伤（如炎症、血管病和外伤）时，脑屏障的通透性发生改变，脑和脊髓神经细胞则会受到各种致病因素的影响，导致脑水肿、脑出血、免疫异常等严重后果。脑屏障并不是绝对的，这不仅是因为脑的某些部位没有血 - 脑屏障（如神经垂体、松果体等），而且由于在脑屏障的3个组成部分中，脑脊液 - 脑屏障结构最不完善，使脑脊液和脑内神经元的细胞外液能互相交通。另外，即使是存在血 - 脑屏障的部位，也并非"天衣无缝"，有报道表明，T淋巴细胞在被抗原激活后，能产生和分泌内皮糖苷酶，降解内皮细胞周围的基膜，并以变形方式自内皮细胞之间逸出毛细血管至脑组织中，起免疫监视作用。脑屏障的相对性使人体内免疫 - 神经 - 内分泌三大调节系统的物质之间的相互调节也同样存在于中枢神经系统，它在全面调节人体的各种功能功能活动中起着重要作用。

（武志兵）

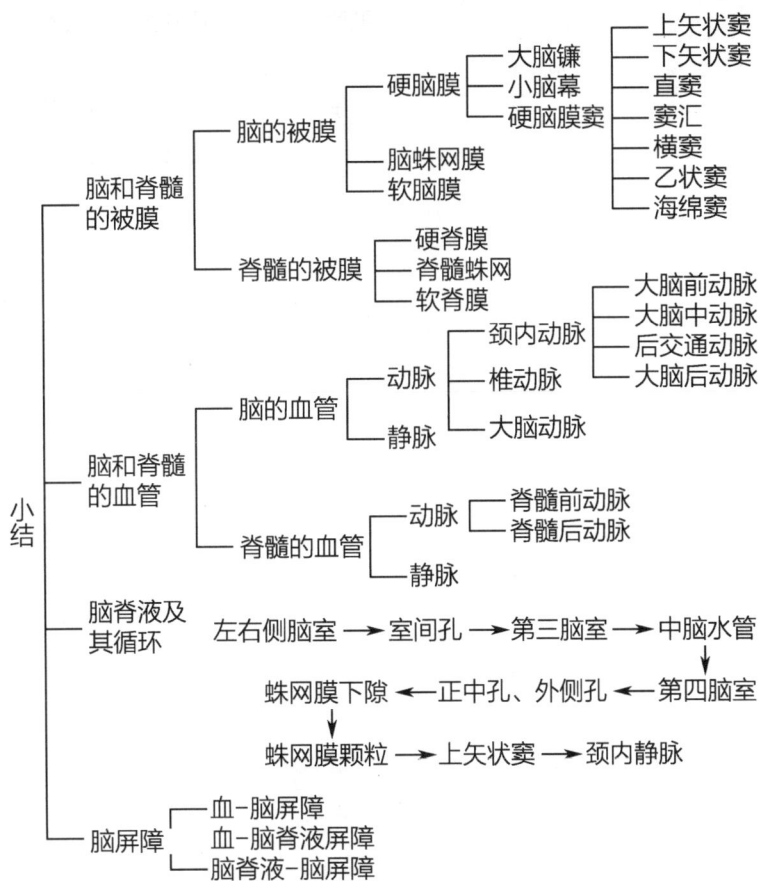

1. 简述脑脊液的产生和循环途径。

2. 脑脊髓被膜有哪些？

3. 临床上进行腰椎穿刺的穿刺点在何

处？为什么在此穿刺？穿刺针须穿过哪些结构方能到达终池？

内分泌系统

10

内分泌系统（endocrine system）是人体内重要的功能调节系统。主要包括内分泌腺和内分泌组织两部分。**内分泌腺**（endocrine gland）是分布在人体各部的一些特殊腺体，包括甲状腺、甲状旁腺、肾上腺、垂体、松果体和胸腺等（图 10-1）。**内分泌组织**（endocrine tissue）是分散在其他器官或组织内的内分泌细胞团，包括在胰腺内的胰岛，睾丸内的间质细胞，卵巢内的卵泡和黄体以及消化道、呼吸道、神经组织内的内分泌细胞等。

内分泌腺无导管，故又称无管腺，其分泌的物质称激素，激素的作用具有特异性，其直接进入血液或淋巴液，经血液循环送至全身各部，作用于特定的靶器官或靶细胞。

内分泌系统与神经系统关系密切。一方面内分泌系统受神经系统的控制和调节，神经系统通过对内分泌腺的作用，间接地调节人体各器官的功能，这种调节称神经—体液调节；另一方面内分泌系统也可影响神经系统的功能，如甲状腺分泌的甲状腺素可影响脑的发育和正常功能。

本章仅对人体内一些重要内分泌腺的位置、形态进行简要描述。

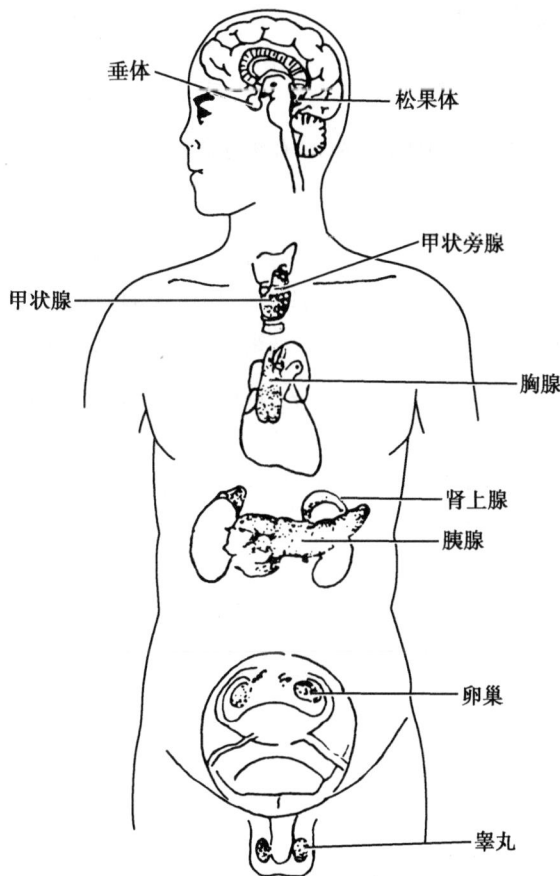

图 10-1　人体内分泌腺分布概况

一、垂体

垂体（hypophysis）（图 10-2）是人体内最重要的内分泌腺，可分泌多种激素，调节和控制其他内分泌腺。垂体借漏斗与下丘脑相连。它在神经系统与内分泌腺的相互作用中处于重要地位。

垂体呈椭圆形，位于颅中窝蝶骨体上面的垂体窝内，前上方与视交叉相邻。垂体分为**腺垂体**和**神经垂体** 2 部分。腺垂体属于腺组织，又可分为**远侧部**、**中间部**和**结节部**；神经垂体属于神经组织，又分为神经部和漏斗部。远侧部和结节部合称为**垂体前叶**，垂体后叶包括中间部和神经部。一般临床上所说的垂体前叶主要指远侧部，垂体后叶主要指神经部。

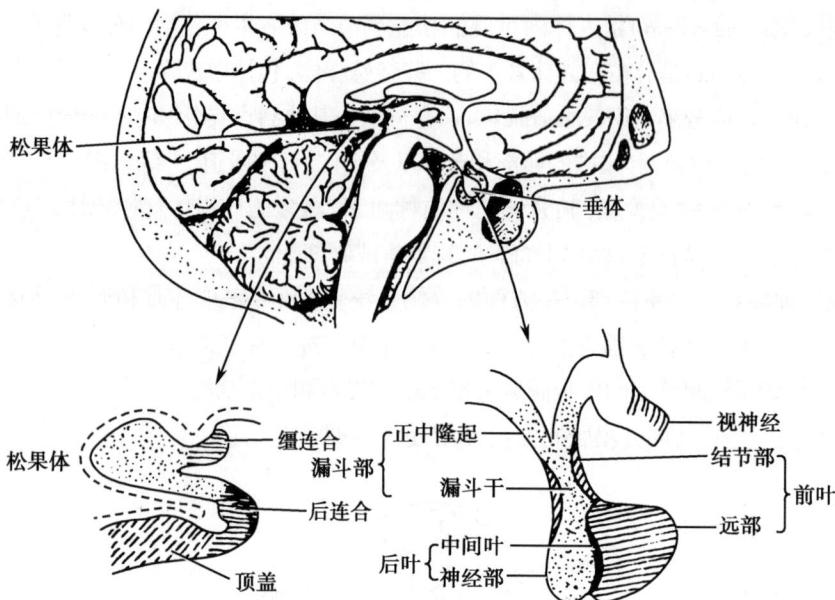

图 10-2　垂体(右)和松果体(左)

腺垂体由胚胎口凹顶的外胚层上皮形成的,是垂体的主要部分,约占垂体的 75%。能分泌生长激素、促甲状腺激素、促肾上腺皮质激素、促性腺激素、催乳素、黑色素细胞刺激激素等。神经垂体来自间脑底部神经外胚层,主要由无髓神经纤维、散在的神经胶质细胞和丰富的毛细血管组成。不具内分泌功能,只是贮存和释放下丘脑(视上核、室旁核等)所形成激素(催产素、加压素等)的部位。

垂体前叶分泌的生长素能促进机体的生长和代谢,特别是刺激骺板软骨细胞增殖,促进骨骼增长。在骨发育成熟前,分泌生长激素过多,可致巨人症;生长激素分泌过少时,可造成侏儒症。在成人生长激素分泌过盛,则发生肢端肥大症。垂体肿瘤时,可引起视神经压迫症状,致视野偏盲,甚至完全失明。

加压素又称抗利尿激素,可促进肾远端小管和集合管系对水的重吸收,使尿量减少。当超过一定含量时,可使小血管平滑肌收缩,血压升高。当加压素分泌减少,肾小管重吸收的功能减弱,大量的水分由尿排出,引发尿崩症。

二、甲状腺

甲状腺(thyroid gland)(图 10-3)是人体内最大的内分泌腺。呈"H"形,分为左、右两个侧叶及连接两叶的甲状腺峡部。甲状腺侧叶贴附在喉下部和气管上部的侧面,上至甲状软骨中部,下达第 6 气管软骨环。后方一般平对第 5 ~ 7 颈椎高度。甲状腺峡部多位于第 2 ~ 4 气管软骨环的前方,约半数的人有锥状叶从甲状腺峡向上伸出。甲状腺左、右叶的后外方与颈血管相邻,内侧面与喉、气管、咽、食管、喉返神经等相邻。

甲状腺周围包有二层被膜,内层为纤维囊,称甲状腺囊(真被膜),随血管、神经伸入腺组织,将腺体分为大小不等的小叶;外层是由颈深筋膜(气管前筋膜)包绕形成的鞘状结构,称甲状腺鞘(假被膜)。两层被膜之间为囊鞘间隙,内有甲状腺的血管、神经及甲状旁腺等。侧叶的甲状腺鞘背面与环状软骨间有增厚的甲状腺悬韧带,对甲状腺的位置有固定作用,故吞咽时甲状腺可随喉、咽的位置改变而上、下移动,临床上常利用此点作为判断甲状腺的位置和病变依据之一。

甲状腺分泌的激素称甲状腺素,可调节机体的基础代谢并影响机体的生长发育。甲状腺功能异常,常可引发临床某些疾病。甲状腺分泌过剩时,可引起功能亢进或称突眼性甲状腺肿,病人常表现为心动过速、失眠、烦躁、体重减轻、多汗或有眼球突出等症状。甲状腺分泌不足时,在成人可患黏液性水肿,出现皮肤变厚、毛发脱落及性功能减退等症状;在婴儿,可患呆小症(即克汀病),患儿身材矮小、脑发育障碍而智力低下。甲状腺素的合成需要碘,缺碘时可引起甲状腺组织增生而导致腺体增大。某些地区饮食或饮水中缺碘,若不能得到适当的补充,可引起甲状腺代偿性增生,造成甲状腺肿大,称为地方性甲状腺肿。为预防此病的发生,可服用含碘食盐。

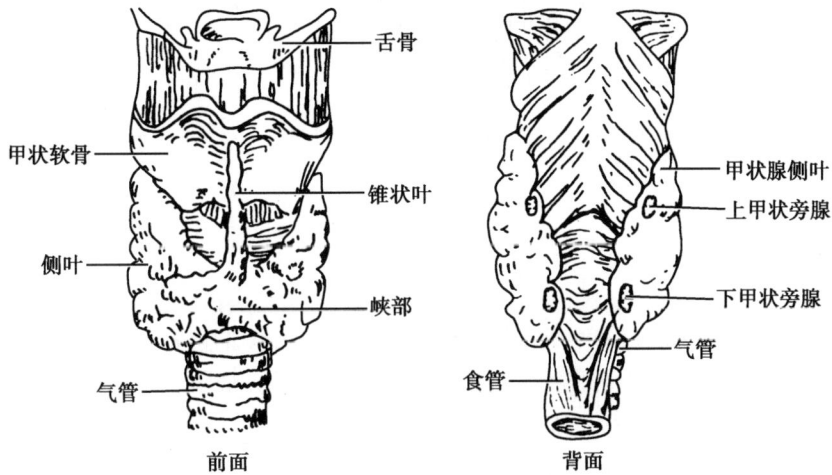

图 10-3　甲状腺和甲状旁腺

三、甲状旁腺

甲状旁腺(parathyroid gland)(见图 10-3)通常为上、下两对的扁椭圆形小体,棕黄色。均贴附在甲状腺侧叶的后面,其上一对位置较恒定,位于甲状腺侧叶后缘上、中 1/3 交界处;下一对位置变动较大,常位于甲状腺侧叶后缘近下端、甲状腺下动脉进入腺组织的附近。甲状旁腺常在甲状腺囊鞘间隙内,也可位于鞘外,有时埋于甲状腺组织中,在甲状腺手术时,应予以注意,以免将其切除。

甲状旁腺分泌甲状旁腺素,调节机体钙磷代谢,维持血钙平衡。甲状旁腺素分泌不足,或甲状腺手术中误将甲状旁腺切除,可使血钙浓度降低,可出现手足抽搐,肢体出现对称性疼痛与痉挛。甲状旁腺功能亢进,则引起骨质内钙离子过度吸收入血液,血钙浓度升高,导致骨质疏松、易发生骨折。

四、肾上腺

肾上腺(suprarenal gland)(图 10-4)人体重要的内分泌腺之一。质软,淡黄色,位于脊柱两侧,左右各一,附着于肾的内上端,与肾共同包于肾筋膜内。左肾上腺近似半月形,比右侧略高。右肾上腺呈三角形。肾上腺外包有独立的纤维囊和脂肪囊,因此,肾下垂时肾上腺不随之下降。

在新鲜肾上腺的切面观察,其浅层呈淡黄色而较厚的部分称为皮质;深层的、呈棕褐色的部分称为髓质。肾上腺皮质根据细胞形态结构和排列,由外向内可分为球状带、束状带和网状带,各带细胞分泌的激素分别为:①可调节水盐代谢的盐皮质激素;②调节碳水化合物代谢的糖皮质激素;③影响性行为和第二性征的性激素。肾上腺髓质含嗜铬细胞,分泌肾上腺素和去甲肾上腺素,能使心跳加快、心肌收缩力增强、心排出量增高,小动脉收缩、血压增高等。

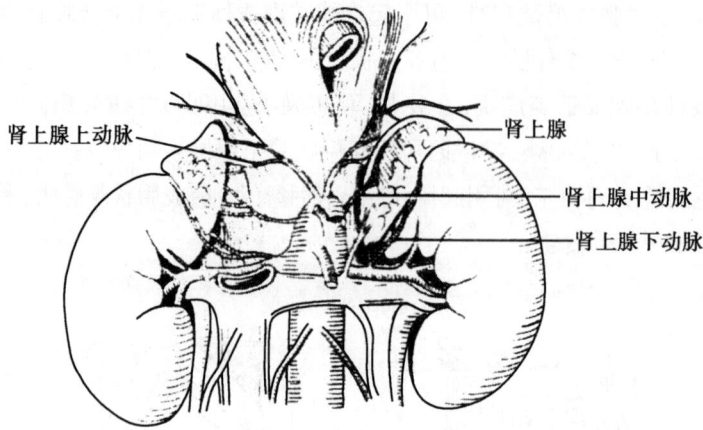

图 10-4 肾上腺

五、松果体

松果体(pineal body)(见图 10-2)为一灰红色椭圆形小体,形似松子而得名。位于上丘脑后方,借细柄附于第三脑室顶的后部。在儿童时期较发达,一般自 7 岁后开始退化,成年后可部分钙化形成钙斑,常在 X 线片上见到,称为脑砂,临床上可作为颅片定位的标志。

松果体的功能尚不十分清楚。松果体细胞分泌褪黑激素,参与调节机体的昼夜生物节律、睡眠、情绪等生理活动,可抑制促性腺激素的释放而抑制性成熟。儿童期损伤松果体(如肿瘤),则出现性早熟和第二性征的异常发育,生殖器官巨大症等;若分泌过剩,可导致青春期延迟。松果体的内分泌活动与环境的光照有密切关系,呈明显的昼夜周期变化。

六、胸腺

胸腺(thymus)(图 10-5)为机体的重要淋巴器官。其功能与免疫紧密相关,位于胸腔前纵隔,胸骨后面。胚胎后期及初生时,人胸腺约重 10 ~ 15 克,是一生中重量相对最大的时期。随年龄增长,胸腺继续发育,到青春期约 30 ~ 40 克。此后胸腺逐渐退化,淋巴细胞减少,脂肪组织增多,至老年仅 15 克。

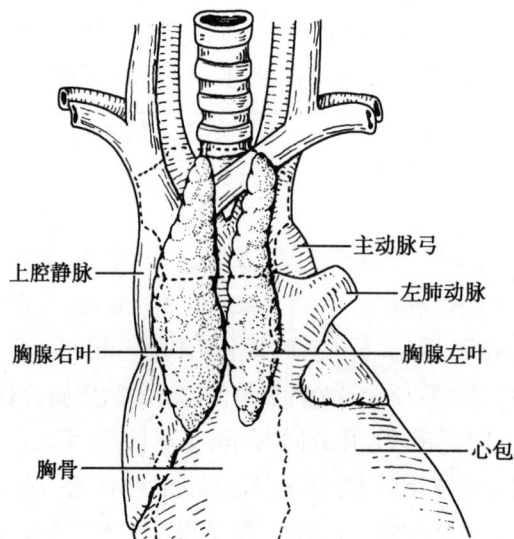

图 10-5 胸腺

胸腺呈锥体形,通常由不对称的左、右两叶组成,左、右叶多互相重叠,借结缔组织相连。每叶多成前后稍扁的条状,质软。

胸腺分泌胸腺素和促胸腺生长素。胸腺素促使骨髓产生的 T 淋巴细胞成熟,转化为具有免疫活性的 T 淋巴细胞,再经血液迁入周围淋巴器官,参与机体的免疫反应。

七、胰岛

胰岛是胰的内分泌部,为许多大小不等和形状不一的细胞团,散在于胰腺实质内。胰岛分泌的激素称胰岛素,主要调节血糖浓度。

(汪坤菊)

学习小结

内分泌腺
- 垂体:位于垂体窝,分泌生长激素等
- 甲状腺:位于颈部前方,呈"H"形,分泌甲状腺素等
- 甲状旁腺:位于甲状腺侧叶后面,呈扁椭圆,分泌甲状旁腺素等
- 肾上腺:附着于肾的内上端,左似半月形,右呈三角形。分泌肾上腺素和去甲肾上腺素等
- 松果体:位于上丘脑后方,呈椭圆形,分泌褪黑激素

胸腺:胸腔前纵隔,胸骨后面,呈锥体形,分泌胸腺素和促胸腺生长素

内分泌组织
- 胰岛(胰腺):胰腺内分泌部,分泌胰岛素
- 间质细胞(睾丸)
- 卵泡细胞(卵巢)
- 黄体(卵巢)

内分泌细胞(消化管壁)

复习参考题

1. 试述内分泌腺的结构特点和组成。
2. 试述甲状旁腺的形态和功能。
3. 试述垂体的形态、位置及分部。
4. 试述甲状腺的形态、位置和功能。

参考文献

<<<<<< [1] 孙俊, 冯克俭. 人体解剖学. 3 版. 北京: 人民卫生出版社, 2013.

<<<<<< [2] 柏树令, 应大君. 系统解剖学. 8 版. 北京: 人民卫生出版社, 2013.

<<<<<< [3] 德瑞克, 福格尔, 米切尔. 格氏解剖学教学版. 3 版. 北京: 北京大学医学出版社, 2016.

<<<<<< [4] 韩利军, 李友坪. 人体解剖学. 北京: 科学技术文献出版社, 2014.

<<<<<< [5] 吴忠敏, 孙国刚, 傅文学, 等. 人体解剖学. 天津: 天津科学技术出版社, 2016.

<<<<<< [6] 邹锦慧, 张雨生. 人体形态结构. 北京: 人民卫生出版社, 2013.

<<<<<< [7] 窦肇华, 吴建清. 人体解剖学与组织胚胎学. 7 版. 北京: 人民卫生出版社, 2014.

<<<<<< [8] 张传森, 许家军, 许金廉. 模块法教学: 人体系统解剖学. 北京: 北京大学医学出版社, 2012.

<<<<<< [9]   高洪泉. 正常人体结构. 3 版. 北京：人民卫生出版社, 2014.

<<<<<< [10] 高秀来. 系统解剖学. 3 版. 北京：北京大学医学出版社, 2013.

<<<<<< [11] 柏树令. 系统解剖学. 2 版. 北京：人民卫生出版社, 2011.

<<<<<< [12] 徐旭东. 人体解剖学. 北京：中国医药科技出版社, 2016.

<<<<<< [13] 黄文华, 张雁儒, 赵志军, 等. 系统解剖学. 2 版. 北京：科学出版社, 2017.

<<<<<< [14] 金昌洙, 章惠英. 人体解剖学. 北京：北京大学医学出版社, 2015.

<<<<<< [15] 闫剑群. 中枢神经系统与感觉器官. 北京：人民卫生出版社, 2015.

<<<<<< [16] 刘学政, 金昌洙. 局部解剖学. 3 版. 北京：科学出版社, 2015.

索 引